ERRORES COMUNES EN MEDICINA DE URGENCIAS PEDIÁTRICAS

EDITORES ASOCIADOS

Maybelle Kou, MD, MEd

Landon A. Jones, MD

Andrea Fang, MD

Keith Borg, MD, PhD

Michael H. Greenwald, MD

Christopher S. Amato, MD, FAAP, FACEP

Madeline M. Joseph, MD, FACEP, FAAP

James C. O'Neill, MD, FACEP

Matthew Neal, MD, MBA

Jean Klig, MD

Chad Scarboro, MD, FACEP

Jessica Wall, MD, MPH, MSCE, FAAP

Jenny Mendelson, MD

Lucas Friedman, MD, MEd

Whitney Minnock, MD

Debra S. Rusk, MD

Anna McFarlin, MD

Jennifer E. Guyther, MD

Marla C. Levine, MD

Dina Wallin, MD

Sheryl E. Yanger, MD

Julia N. Magana, MD

Anupam B. Kharbanda, MD, MSc

Mark S. Mannenbach, MD

Emily Rose, MD, FAAP, FAAEM, FACEP

Paul Ishimine, MD

ERRORES COMUNES EN MEDICINA DE URGENCIAS PEDIÁTRICAS

DALE P. WOOLRIDGE, MD, PHD

Professor of Emergency Medicine, Pediatrics, Chemistry and Biochemistry
Department of Emergency Medicine and Pediatrics
University of Arizona, College of Medicine
Tucson, Arizona

EDITORES DE SECCIÓN

SEAN M. FOX, MD

Professor of Emergency Medicine
Professor of Pediatrics
Program Director, Emergency Medicine Residency Program
Department of Emergency Medicine
Carolinas Medical Center
Charlotte, North Carolina

JAMES (JIM) L. HOMME, MD

Assistant Professor of Pediatrics and Emergency Medicine
Division of Pediatric Emergency Medicine
Department of Emergency Medicine
Mayo Clinic College of Medicine and Science
Rochester, Minnesota

AARON N. LEETCH, MD

Assistant Professor of Emergency Medicine and Pediatrics
Program Director, Combined Emergency Medicine and Pediatrics Residency
Departments of Emergency Medicine and Pediatrics
University of Arizona, College of Medicine
Tucson, Arizona

TIMOTHY K. RUTTAN, MD

Assistant Professor of Pediatrics
University of Texas at Austin Dell Medical School
Department of Pediatrics
Dell Children's Medical Center of Central Texas
Pediatric Emergency Medicine
Austin, Texas

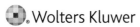

Philadelphia · Baltimore · New York · London
Buenos Aires · Hong Kong · Sydney · Tokyo

Av. Carrilet, 3, 9.ª planta, edificio D
Ciutat de la Justícia
08902 L'Hospitalet de Llobregat
Barcelona (España)
Tel.: 93 344 47 18
Fax: 93 344 47 16
Correo electrónico: consultas@wolterskluwer.com

Revisión científica:
Dr. Enrique Alfonso Gómez Sánchez
Médico Pediatra. Maestro y Doctor en Educación Médica
Facultad de Medicina, UNAM
Hospital de Pediatría, Centro Médico Siglo XXI, IMSS

Traducción:
Leonora Véliz Salazar
Dirección editorial: Carlos Mendoza
Editora de desarrollo: Cristina Segura Flores
Gerente de mercadotecnia: Simon Kears
Cuidado de la edición: Leonora Véliz Salazar
Maquetación: Carácter Tipográfico/Eric Aguirre • Aarón León • Daniel Aguirre
Adaptación de portada: Jesús Mendoza
Impresión: C&C Offset-China/Impreso en China

CCS0321

*A mi esposa Kirsten, mi mejor amiga y el jugador más valioso del hogar Homme.
Sin ti no ocurriría nunca nada productivo.*

*A mis hijos, Jack, Katie, Natalie, Sarah y Megan —me inspiran a ser más
de lo que soy.*

*A George Lucas, J. R. R. Tolkien y Walt Disney —por una vida de imaginación
y maravilla.*

*De forma más importante —Jesucristo— por salvar lo que estaba perdido
(Lucas 19:10).*
—James (Jim) Homme, MD

*Este libro está dedicado a Sarah por su apoyo y camaradería, así como a mis
hijos, Isaac y Claire, por recordarme lo que importa más y por siempre estar listos
con amor y abrazos. Un agradecimiento especial a los pacientes, estudiantes,
residentes, becarios y académicos al lado de quienes he tenido el honor de
trabajar, enseñar y aprender mientras nos hemos esforzado por servir a otros
en la sala de urgencias y hacer el mundo un poco mejor cada día.*
—Timothy K. Ruttan, MD

Maneesha Agarwal, MD, FAAP, FACEP
Assistant Professor
Departments of Emergency Medicine and
   Pediatrics
Children's Healthcare of Atlanta
Emory University School of Medicine
Atlanta, Georgia

Mahsa Akhavan, MD
Associate Director, Pediatric Emergency
   Medicine Fellowship
Attending Physician, Pediatric Emergency
   Medicine
Morristown Medical Center, Goryeb Children's
   Hospital
Morristown, New Jersey

Sabreen Akhter, DO, DTM
Associate Professor
Division of Emergency Medicine, Department
   of Pediatrics
University of Washington School of Medicine/
   Seattle Children's Hospital
Seattle, Washington

Christopher S. Amato, MD, FAAP, FACEP
Associate Professor
Department of Emergency Medicine &
   PediatricsSidney Kimmel Medical College
Director
Pediatric Emergency Medicine Fellowship
Goryeb Children's Hospital/Morristown
   Medical Center
Pediatric Medical Director
Atlantic Ambulance Company
Morristown, New Jersey

Minal Amin, MD, FAAEM
Interim Program Director
Altieri Pediatric Emergency Medicine
   Fellowship
Department of Emergency Medicine
Inova Fairfax Hospital/Inova Children's
   Hospital
Falls Church, Virginia

Nicky Amin, MD
Pediatric Emergency Medicine Fellow
Department of Emergency Medicine
Goryeb Children's Hospital
Morristown, New Jersey

Andrea P. Anderson, MD
Pediatric Emergency Medicine Fellow
Division of Emergency Medicine
Department of Pediatrics
University of Washington School of Medicine/
   Seattle Children's Hospital
Seattle, Washington

Jana L. Anderson, MD
Assistant Professor of Emergency Medicine and
   Pediatrics
Department of Emergency Medicine
Mayo Clinic
Rochester, Minnesota

Joseph Arms, MD
Pediatric Emergency Medicine
Associate Fellowship Director in Emergency
   Medicine
Emergency Department Staff Physician
Children's Hospitals of Minnesota
St. Paul, Minnesota

Anthony Arredondo, DO, FAAP
Pediatric Emergency Medicine Fellow
Department of Pediatrics
The University of Texas at Austin Dell Medical
   School
Dell Children's Medical Center
Austin, Texas

Mary Asal, MD, MPH, FAAP
Fellow
Section on Pediatric Emergency Medicine
Department of Pediatrics
University of Oklahoma College of Medicine
The Children's Hospital at OU Medical
   Center
Oklahoma City, Oklahoma

Carmen Avendano, MD
Emergency Medicine Physician
Adjunct Assistant Professor of Pediatrics
University of Minnesota Masonic Children's
   Hospital
Pediatric Emergency Division Faculty
St Francis Regional Medical Center
Shakopee, Minnesota

Shad Baab, MD
Assistant Professor of Emergency Medicine
Section of Pediatric Emergency Medicine
Brenner's Children's Hospital
Wake Forest University School of Medicine
Winston-Salem, North Carolina

Seth Ball, MD
Emergency Medicine and Pediatric Resident
   Physician
Departments of Emergency Medicine and
   Pediatrics
University of Maryland School of Medicine
Baltimore, Maryland

Nicole Barbera, DO
Pediatric Emergency Medicine Fellow
Department of Pediatrics
Altieri Pediatric Emergency Medicine Fellowship
Inova Children's Hospital
Falls Church, Virginia

Sarah Becker, DO, FAAP
Assistant Professor
Division of Pediatric Emergency Medicine
Department of Pediatrics
University of Utah School of Medicine
Salt Lake City, Utah

Kelsey Ford Bench, MD
Resident Physician
Department of Emergency Medicine
LAC + USC Medical Center
Los Angeles, California

Kelly R. Bergmann, MD
Emergency Research Director, Staff Physician
Department of Pediatric Emergency Medicine
Children's Minnesota
Minneapolis, Minnesota

Alyssa Bernardi, DO
Pediatric Critical Care Fellow
Department of Pediatrics, Critical Care Medicine
Baylor College of Medicine
Houston, Texas

Nehal Bhandari, MD, FAAP
Assistant Professor of Pediatrics
Division of Pediatric Emergency Medicine
Emory University School of Medicine/
   Children's Healthcare of Atlanta
Atlanta, Georgia

Mary Bing, MD, MPH
Director of Preclinical Programs
Associate Clinical Professor
Department of Emergency Medicine
University of California, Davis
Sacramento, California

Sarah Bingham, MD
Pediatric Emergency Medicine Fellow
Department of Pediatric Emergency Medicine
Wake Forest Baptist Medical Center
Winston Salem, North Carolina

Amanda L. Bogie, MD, FAAP, FACEP
Professor of Pediatrics
Section Chief Pediatric Emergency Medicine
   and Fellowship Director
Department of Pediatrics, Pediatric Emergency
   Medicine
University of Oklahoma Health Sciences
   Center
Oklahoma City, Oklahoma

Keith Borg, MD, PhD
Professor, Department of Pediatrics
Medical University of South Carolina
Charleston, South Carolina

Rebecca C. Bowers, MD, FACEP
Associate Professor of Emergency Medicine
University of Kentucky
Lexington, Kentucky

Amy Briggs, MD
Fellow, Wilderness Medicine
Department of Emergency Medicine
University of California, Irvine
Orange, California

Cortlyn Brown, MD
Emergency Medicine Resident Physician
Department of Emergency Medicine
University of California, San Francisco
San Francisco General Hospital
San Francisco, California

Ryan D. Brown, MD, FAAP
Clinical Associate Professor
Department of Pediatrics, Section on Pediatric
 Emergency Medicine
University of Oklahoma College of Medicine
The Children's Hospital at OU Medical
 Center
Oklahoma City, Oklahoma

Kathleen Kinney Bryant, MD, FACEP
Children's ED Medical Director, Vidant
 Medical Center
Associate Program Director, ECU/VMC
 Emergency Medicine Residency
Assistant Professor, Department of Emergency
 Medicine
ECU Brody School of Medicine
Greenville, North Carolina

Zachary T. Burroughs, MD, FAAP
Clinical Assistant Professor
Pediatric Emergency Medicine Clerkship
 Director
Division of Pediatric Emergency Medicine
Department of Emergency Medicine
University of South Carolina School of
 Medicine Greenville
Prisma Health
Greenville, South Carolina

Carrie Busch, MD, MSCR
Assistant Professor
Divisions of Pediatric Emergency Medicine &
 Child Abuse Pediatrics
Department of Pediatrics
Medical University of South Carolina
Charleston, South Carolina

James Buscher, MD
Pediatric Emergency Medicine Fellow
Emergency Department
University of Florida College of Medicine–
 Jacksonville
Jacksonville, Florida

Rachel Cafferty, MD
Pediatric Emergency Medicine Fellow
Section of Emergency Medicine
Department of Pediatrics
University of Colorado Denver–Children's
 Hospital Colorado
Aurora, Colorado

Derya Caglar, MD
Associate Professor of Pediatrics
Fellowship Director, Pediatric Emergency
 Medicine
Division of Emergency Medicine
Department of Pediatrics
University of Washington School of Medicine/
 Seattle Children's Hospital
Seattle, Washington

Meghan Cain, MD
Senior Associate Consultant
Department of Emergency Medicine
Mayo Clinic
Rochester, Minnesota

Matthew Carlisle, MD, MAS
Program Director, Assistant Professor of
 Clinical Medicine
Department of Emergency Medicine
LSU Health Sciences Center
New Orleans, Louisiana

Carlee Carranza, DO
Resident Physician
Department of Emergency Medicine
Los Angeles County + University of Southern
 California Medical Center
Los Angeles, California

Craig T. Carter, DO
Associate Professor–Emergency Medicine and
 Pediatrics
Medical Director, EM Advanced Practice Providers
Program Director, EM Advanced Practice
 Provider Residency
University of Kentucky
Lexington, Kentucky

James Chamberlain, MD
Director, Data Analytics and Informatics
Associate Director of Research
Division of Emergency Medicine
Children's National Hospital
Washington, District of Columbia

Carol C. Chen, MD, MPH, FAAP
Assistant Clinical Professor of Emergency
 Medicine and Pediatrics
Department of Emergency Medicine
University of California at San Francisco
 School of Medicine
San Francisco, California

Cullen Clark, MD
Resident Physician
Emergency Medicine/Pediatrics Residency
Louisiana State University Health Sciences
   Center–New Orleans
New Orleans, Louisiana

Forrest T. Closson, MD
Department of Pediatrics
Division of Pediatric Emergency Medicine
University of Maryland School of Medicine
University of Maryland Children's Hospital
Baltimore, Maryland

Jessica L. Chow, MD, MPH
Emergency Medicine Chief Resident
Department of Emergency Medicine
University of California, San Francisco and
   Zuckerberg San Francisco General
   Hospital
San Francisco, California

Forrest T. Closson, MD
Director, Pediatric Emergency Educational
   Program
Division of Pediatric Emergency Medicine
Department of Pediatrics
University of Maryland School of
   Medicine
Baltimore, Maryland

Ari Cohen, MD, FAAP
Chief of Pediatric Emergency Medicine
Department of Emergency Medicine
Massachusetts General Hospital
Boston, Massachusetts

Stephanie G. Cohen, MD
Assistant Professor of Pediatrics & Emergency
   Medicine
Director of Pediatric Emergency Ultrasound
Department of Pediatrics
Emory University School of Medicine
Children's Healthcare of Atlanta
Atlanta, Georgia

Daniel K. Colby, MD
Assistant Professor
Division of Medical Toxicology
Substance Use Intervention Team
Department of Emergency Medicine
UC Davis School of Medicine
Sacramento, California

Gena Cooper, MD, FAAP
Assistant Professor
Assistant Medical Director for Pediatric
   Emergency Medicine
Division of Pediatric Emergency Medicine
Department of Emergency Medicine
University of Kentucky College of
   Medicine
Lexington, Kentucky

Rachel E. M. Cramton, MD
Associate Professor of Pediatrics
Associate Program Director, Pediatric
   Residency University of Arizona
GME Director of Wellness
Pediatric Hospitalist/Palliative Care
   Provider
Banner University Medical Center–Tucson,
   Diamond Children's
Tucson, Arizona

Quinn Cummings, MD
Assistant Professor
Department of Emergency Medicine
Medical University of South Carolina
Charleston, South Carolina

Kristol Das, MD, FAAP
Pediatric Emergency Medicine Fellow
Department of Emergency Medicine
Nationwide Children's Hospital
Columbus, Ohio

Anna Darby, MD, MPH
PGY-4 Resident Physician, Chief Resident–
   Recruitment
Department of Emergency Medicine
Los Angeles County + University of Southern
   California Medical Center
Los Angeles, California

Danielle Dardis, MD
Assistant Professor
Department of Emergency Medicine
University of Kentucky
Lexington, Kentucky

Angelica W. DesPain, MD
Pediatric Emergency Medicine Fellow
Division of Emergency Medicine
Children's National Hospital
The George Washington
University School of Medicine
Washington, District of Columbia

Gabriel Paul Devlin, MD/CM
Resident Physician
Department of Pediatrics
University of California, San Francisco
San Francisco, California

Amanda Dupont, MD
Pediatric Resident
Department of Pediatrics
William Beaumont Hospital–Royal Oak
Royal Oak, Michigan

Corey W. Dye, MD
Emergency Medicine Resident
Emergency Medicine Department
University of Florida College of Medicine–
   Jacksonville
Jacksonville, Florida

Clifford C. Ellingson, MD, FAAP
Emergency Medicine and Pediatrics
Alaska Emergency Medicine Associates
Providence Medical Center
Anchorage, Alaska

Candace Engelhardt, MD, FAAP
Clinical Assistant Professor
Department of Child Health, Complex Care
   and Adolescent Medicine
University of Arizona, College of Medicine
   Phoenix, Phoenix Children's Hospital
Phoenix, Arizona

Jasmin England, MD, FAAP
Attending Physician
Department of Emergency Medicine
Children's Hospital of Orange County
Orange, California

Ryan Ericksen, MD
Clinical Assistant Professor
Department of Pediatrics, Pediatric Emergency
   Medicine
University of Oklahoma Health Science Center
Oklahoma City, Oklahoma

Andrea Fang, MD
Program Director, Pediatric Emergency
   Medicine Fellowship
Department of Emergency Medicine
Stanford University School of Medicine
Stanford, California

Ashley L. Flannery, DO, FACEP, FAAEM
Department of Emergency Medicine
AHS–Morristown Medical Center
Morristown, New Jersey

Sean M. Fox, MD
Professor of Emergency Medicine & Professor
   of Pediatrics
Program Director, Emergency Medicine
   Residency
Adult & Pediatric Emergency Departments
Carolinas Medical Center
Charlotte, North Carolina

Lucas Friedman, MD, MEd
Director of Ultrasound Education
Department of Emergency Medicine
Riverside Community Hospital
University of California Riverside School of
   Medicine
Riverside, California

Julia Fuzak Freeman, MD, FAAP
Assistant Professor
Section of Emergency Medicine
Department of Pediatrics
University of Colorado Denver–Children's
   Hospital Colorado
Aurora, Colorado

Alison Gardner, MD, MS
Assistant Professor of Pediatrics and
   Emergency Medicine
Department of Emergency Medicine
Wake Forest Baptist Medical Center
Winston-Salem, North Carolina

Peggy Gatsinos, MD, FAAP
Instructor of Pediatrics
Department of Pediatrics
Northwestern University Feinberg School of
   Medicine
Ann and Robert H. Lurie Children's Hospital
   of Chicago
Chicago, Illinois

**Marianne Gausche-Hill, MD, FACEP, FAAP,
FAEMS**
Medical Director
Los Angeles County EMS Agency
Professor of Emergency Medicine and
   Pediatrics
David Geffen School of Medicine at UCLA
Clinical Faculty
Departments of Emergency Medicine and
   Pediatrics
Harbor-UCLA Medical Center
Torrance, California

Nicole Gerber, MD
Assistant Professor of Clinical Emergency
  Medicine and Pediatrics
Department of Emergency Medicine
New York-Presbyterian Hospital Weill Cornell
  Medical Center
New York, New York

Jason Gillon, MD, FAAP
Pediatric Emergency Medicine Fellow
Department of Pediatrics
Dell Medical School at The University of Texas
  at Austin
Austin, Texas

Kina Le Goodman, MD, FAAP
Fellow, Pediatric Emergency Medicine
Department of Pediatrics
Emory University School of Medicine
Atlanta, Georgia

Denisse Fernandez Goytizolo, M.D.
Pediatric Emergency Medicine Fellow, PGY-6
Department of Emergency Medicine
University of Florida College of Medicine–
  Jacksonville
Jacksonville, Florida

Jessica Kraynik Graham, MD
University of Colorado School of Medicine
Children's Hospital Colorado
Aurora, Colorado

Joyce Granger, MD, FAAP
Clinical Assistant Professor
Department of Emergency Medicine
University of South Carolina School of
  Medicine–Greenville
Greenville, South Carolina

Emily Greenwald, MD
Fellow Pediatric Emergency Medicine
Clinical Instructor, Pediatrics
Section of Emergency Medicine
University of Colorado School of Medicine
Children's Hospital Colorado
Aurora, Colorado

Michael H. Greenwald, MD
Associate Professor, Pediatrics and Emergency
  Medicine
Emory University/Children's Healthcare of
  Atlanta
Atlanta, Georgia

Kendra Grether-Jones, MD
Associate Professor
Department of Emergency Medicine
UC Davis Medical Center
Sacramento, California

Ayush Gupta, MD
Clinical Assistant Professor
Department of Pediatrics
Louisiana State University School of Medicine
New Orleans, Louisiana

Vinayak Gupta, MD
Department of Emergency Medicine
University of Kentucky
Lexington, Kentucky

Dhritiman Gurkha, MD
Pediatric Emergency Medicine
Fellow Beaumont Health
Royal Oak, Michigan

Jennifer E. Guyther, MD
Assistant Professor of Pediatrics
Bon Secours Hospital-Baltimore
University of Maryland Medical Center
University of Maryland Upper Chesapeake
  Medical Center
Baltimore, Maryland

Monica Hajirawala, MD
LSU Pediatrics Chief Resident
LSU Pediatrics Clinical Instructor
Department of Pediatrics
Louisiana State University School of Medicine
  at Children's Hospital of New Orleans
New Orleans, Louisiana

Gregory Hall, MD, MHA, FACEP
Assistant Professor of Emergency Medicine
Department of Emergency Medicine
Medical University of South Carolina
Charleston, South Carolina

Molly Hallweaver, MD
Global Health Fellow
Department of Emergency Medicine
University of California, Davis
Davis, California

Mahmoud Hamdan, MD, CDE, ABCL
Pediatric Endocrinologist and Clinical
  Lipidologist
Carle Foundation Hospital
New Orleans Louisiana

Anna Handorf, MD
Pediatric Resident
Department of Pediatrics
Massachusetts General Hospital
Boston, Massachusetts

Rosy Hao, MD
Pediatric Emergency Fellow
Department of Emergency Medicine
SUNY Downstate/Kings County Hospital
Brooklyn, New York

Michael Hardy, MD, FAAP
Pediatric Emergency Medicine Fellow
Division of Emergency Medicine and Trauma
    Services
Children's National Hospital
The George Washington University School of
    Medicine and Health Sciences
Washington, District of Columbia

William E. Hauda II, MD, FACEP, FAAP
Medical Director
Inova Ewing Forensic Assessment and
    Consultation Team Department
Inova Health System
Falls Church, Virginia

Geoffrey P. Hays, MD
Assistant Professor of Clinical Emergency
    Medicine and Pediatrics
Departments of Emergency Medicine and
    Pediatrics
Indiana University School of Medicine
Indianapolis, Indiana

Michael Hazboun, MD
Rady Children's Hospital—San Diego
San Diego, California

Heather A. Heaton, MD, FACEP
Assistant Professor of Emergency Medicine
Mayo Clinic College of Medicine
Department of Emergency Medicine
Mayo Clinic
Rochester, Minnesota

Rachel J. Heidt, MD
Title (at time of writing chapter): PGY-3;
    (at time of publication) General
    Pediatrician
Department of Pediatrics
UC Davis Medical Center
Sacramento, California

Jonathan Higgins, MD, FAAP
Fellow, Pediatric Emergency Medicine
University of Washington School of Medicine
    and Seattle Children's Hospital
Seattle, Washington

Eva Tovar Hirashima, MD, MPH
Assistant Ultrasound Director, Assistant
    Professor
Department of Emergency Medicine
University of California Riverside
Riverside, California

James (Jim) Homme, MD, FACEP
Assistant Professor of Pediatrics and
    Emergency Medicine
Program Director
Emergency Medicine Residency
Mayo School of Graduate Medical Education
Department of Emergency Medicine
Division of Pediatric Emergency Medicine
Mayo Clinic College of Medicine and
    Science
Rochester, Minnesota

Jason (Jay) Homme, MD, FAAP
Assistant Fellowship Program Director–
    Pediatric Hospital Medicine
Department of Pediatric and Adolescent
    Medicine
Mayo Clinic School of Graduate Medical
    Education
Rochester, Minnesota

Rebecca Hutchings, MD
Director of Medical Education
Division of Emergency Medicine
Children's Hospital New Orleans
New Orleans, Louisiana

Vivian Hwang, MD, FACEP, FAAP
Inova Pediatric Emergency Department
    Resident Rotation Director
Department of Emergency Medicine
Inova Fairfax Hospital
Falls Church, Virginia
Assistant Clinical Professor
The George Washington University School of
    Medicine and Health Sciences
Washington, District of Columbia
Virginia Commonwealth University School of
    Medicine
Richmond, Virginia

Paul Ishimine, MD
Clinical Professor
Departments of Emergency Medicine and
Pediatrics
University of California, San Diego School of
Medicine
San Diego, California

Benjamin F. Jackson, MD, FAAP, FACEP
Associate Professor of Pediatrics
Pediatric Emergency Medicine
Medical University of South Carolina
Charleston, South Carolina

Courtney Jacobs, MD
Pediatric Emergency Medicine Fellow
Department of Emergency Medicine
Eastern Virginia School of Medicine
Norfolk, Virginia

Priya Jain, MD, FAAP
Assistant Professor, Pediatric Emergency
Medicine
Department of Pediatrics
Feinberg School of Medicine, Northwestern
University
Chicago, Illinois

Angela Jarman, MD, MPH
Director, Sex & Gender in Emergency
Medicine
Assistant Professor, Emergency Medicine
University of California, Davis
Davis, California

Lily Anne Jewett, MD
Resident Physician
Department of Emergency Medicine
University of California Davis Health
Sacramento, California

Daniel L. Johnson, MD, MSEd
Emergency Medicine Physician
LAC+USC Emergency Medicine Program
Los Angeles, California

Landon A. Jones, MD
Associate Professor–Emergency Medicine and
Pediatrics
Medical Director, Makenna David Pediatric
Emergency Center
University of Kentucky
Lexington, Kentucky

Madeline M. Joseph, MD, FACEP, FAAP
Professor of Emergency Medicine and Pediatrics
Assistant Chair, Pediatric Emergency Medicine
Quality Improvement
Department of Emergency Medicine
Associate Dean for Inclusion and Equity
University of Florida College of Medicine
Jacksonville, Florida

Cree Kachelski, MD, FAAP
Pediatric Emergency Medicine Fellow and
Child Abuse Pediatrics Fellow
Department of Pediatric Emergency Medicine
and Child Adversity and Resilience
Children's Mercy Hospital
Kansas City, Minnesota

Kristin Kahale, MD
Emergency Medicine Resident
Oakland University William Beaumont School
of Medicine
Beaumont Hospital, Royal Oak
Royal Oak, Michigan

Rahul Kaila, MD
Assistant Professor of Pediatrics and
Emergency Medicine
Department of Pediatrics and Emergency Medicine
University of Minnesota Masonic Children's
Hospital
Minneapolis, Minnesota

Ian Kane, MD
Associate Program Director, Pediatric
Emergency Medicine Fellowship
Department of Pediatrics
Medical University of South Carolina
Charleston, South Carolina

Ryan Kearney, MD, MPH
Northampton Area Pediatrics, LLP
Boston Children's Hospital Community of Care
Member

Kathryn Kean, MD
Pediatric Emergency Medicine Fellow
Department of Emergency Medicine
Goryeb Children's Hospital, Morristown
Medical Center
Morristown, New Jersey

Samantha Kerns, MD
Resident, Emergency Medicine
Department of Emergency Medicine
University of California, Davis
Sacramento, California

Naghma S. Khan, MD, FAAP, FACEP
Associate Professor of Pediatric and Emergency
   Medicine
Department of Pediatrics and Emergency Medicine
Emory University School of Medicine
Atlanta, Georgia

Anupam B. Kharbanda, MD, MSc
Chief, Critical Care Services
Children's Minnesota Emergency Medicine
Associate Professor of Pediatrics
University of Minnesota
Minneapolis, Minnesota

Tommy Y. Kim, MD
Health Science Clinical Professor
Department of Emergency Medicine
HCA Healthcare, Riverside Community
   Hospital/UC Riverside School of Medicine
Riverside, California

Tyler Kingdon, MD
Resident Physician
Department of Pediatrics
LSU Health Sciences Center, School of Medicine
New Orleans, Louisiana

Sarah Kleist, MD
Pediatric Emergency Medicine Medical Director
Department of Pediatrics and Emergency Medicine
Grand Strand Regional Medical Center
Myrtle Beach, South Carolina

Jean Klig, MD
Assistant Professor of Emergency Medicine and
   Pediatrics
Department of Emergency Medicine
Massachusetts General Hospital
Harvard Medical School
Boston, Massachusetts

Adam Kochman, MD, FAAP, FACEP
Associate Director of Pediatric Emergency
   Medicine
Department of Emergency Medicine
Deputy Advisor for Pediatric Emergency
   Preparedness and Response
Inova Fairfax Hospital for Children
Falls Church, Virginia

Marie Kotenko, MD, MPH
Emergency Medicine Resident
Oakland University William Beaumont School
   of Medicine
Beaumont Hospital, Royal Oak
Royal Oak, Michigan

Maybelle Kou, MD, MEd
Associate Clinical Professor
Department of Emergency Medicine
The George Washington University School of
   Medicine
Washington, District of Columbia
Assistant Professor
Departments of Emergency Medicine and
   Pediatrics
Virginia Commonwealth University School of
   Medicine Fairfax Campus
Falls Church, Virginia

Ioannis Koutroulis, MD, PhD, MBA
Pediatric Emergency Medicine Attending
Assistant Professor of Pediatrics, Emergency
   Medicine, and Genomics and Precision
   Medicine
Division of Emergency Medicine
Children's National Hospital
The George Washington University School of
   Medicine
Washington, District of Columbia

Atsuko Koyama, MD, MPH
Clinical Assistant Professor
Department of Child Health
University of Arizona, College of Medicine
Phoenix, Arizona

Kevin Landefeld, MD
Chief Resident
Department of Emergency Medicine
LSU Health Sciences New Orleans
New Orleans, Louisiana

Sean Larsen, MD
Pediatric Chief Resident
University of Arizona College of Medicine
Tucson, Arizona

Simone L. Lawson, MD, FAAP
Assistant Professor of Pediatrics and
   Emergency Medicine
Division of Emergency Medicine and Trauma
   Services
Children's National Hospital
The George Washington University School of
   Medicine and Health Sciences
Washington, District of Columbia

Flavien Leclere, MD, MA
Resident Physician
Department of Emergency Medicine
LAC+USC Medical Center
Los Angeles, California

Hannah Y. Lee, MD
Pediatric Urgent Care Physician
Department of Pediatric Urgent Care
Children's Healthcare of Atlanta
Atlanta, Georgia

Jonathan Lee, MD, FAAP
Pediatric Emergency Medicine Fellow
Department of Pediatrics
Inova Fairfax Hospital
Falls Church, Virginia

Moon O. Lee, MD, MPH, FACEP
Quality Director
Pediatric Emergency Department
Department of Emergency Medicine
Stanford University School of Medicine
Stanford, California

Aaron N. Leetch, MD
Associate Professor of Emergency Medicine
    and Pediatrics
Program Director, Combined Emergency
    Medicine and Pediatrics Residency
Departments of Emergency Medicine and
    Pediatrics
University of Arizona College of Medicine
Tucson, Arizona

Beatrice Leverett, MD
Combined Pediatric & Emergency Medicine
    Residency Programs
University of Maryland Medical Center
Baltimore, Maryland

Marla C. Levine, MD
Assistant Professor, Department of Pediatrics
The University of Texas at Austin Dell Medical
    School
Pediatric Emergency Medicine Physician
Dell Children's Medical Center
Austin, Texas

Jenna Lillemoe, MD
Chief Resident of Pediatrics
Department of Pediatrics
Massachusetts General Hospital for Children
Boston, Massachusetts

Stephen Lim, MD, FAAEM
Director of Resident Research
Assistant Professor
Section of Emergency Medicine
Louisiana State University Health Sciences Center
New Orleans, Louisiana

Carly Loner, MD
Attending
Department of Emergency Medicine
University of Rochester Strong Memorial Hospital
Rochester, New York

Mimi Lu, MD
Adjunct Assistant Professor
Director, PEM Education
Department of Emergency Medicine
University of Maryland
Baltimore, Maryland

Stephen Mac, MD, FAAP
Director of Clinical Effectiveness
Department of Emergency Medicine
Children's Hospital of New Orleans
Louisiana State University
New Orleans, Louisiana

Emily C. MacNeill, MD
Associate Professor/Associate Residency
    Director Emergency Medicine
Director of Inclusion and Health Equity for
    Medical Education
Carolinas Medical Center

Marci Macaraeg, MD
Department of Pediatrics
University of Arizona
Tucson, Arizona

Julia N. Magana, MD
Assistant Professor of Emergency Medicine
Pediatric Emergency Medicine
UC Davis Children's Hospital
Sacramento, California

Akhila Reddy Mandadi, MD
Fellow in Pediatric Emergency Medicine
University of Florida College of Medicine –
    Jacksonville
Jacksonville, Florida

Mark S. Mannenbach, MD
Consultant, Division of Pediatric and
    Adolescent Emergency Medicine
Chair of Education and Faculty Development
Department of Emergency Medicine
Mayo Clinic
Rochester, Minnesota

Erica Marburger, MD
Emergency Medicine Resident, PGY-3
Department of Emergency Medicine
Beaumont Health System
Royal Oak, Michigan

Julia E. Martin, MD, FACEP
Professor of Emergency Medicine
Department of Emergency Medicine
University of Kentucky
Lexington, Kentucky

William Martin, MD
Chief Resident, 2019-2020
Emergency Medicine and Pediatrics Residency
    Program, PGY-5
Indiana University School of Medicine
Indianapolis, Indiana

Chad D. McCalla, MD
Assistant Professor of Emergency Medicine
Section of Pediatric Emergency Medicine
Wake Forest University School of Medicine
Winston-Salem, North Carolina

Anna McFarlin, MD
Assistant Professor of Clinical Pediatrics
Department of Pediatrics
LSU Health New Orleans
New Orleans, Louisiana

Kayla McManus, DO
Department of Pediatrics
University of Florida School of Medicine
Jacksonville, Florida

Ryley McPeters, MD
Department of Internal Medicine and
    Pediatrics
Louisiana State University Health Sciences
    Center, Children's Hospital of New
    Orleans
New Orleans, Louisiana

Kathleen Meadows, MD, FAAP
Emergency Department
Children's Hospital New Orleans
New Orleans, Louisiana

Jenny Mendelson, MD
Assistant Professor, Division of Critical Care
Departments of Pediatrics
University of Arizona, College of Medicine
Tucson, Arizona

Neethu M. Menon, MD
Assistant Professor
Department of Pediatrics
The University of Texas Health Science Center
    at Houston & McGovern Medical School
Houston, Texas

Collin Michels, MD
Resident, Stanford Emergency Medicine
Stanford University School of Medicine
Stanford, California

Elise Milani, MD
PGY-4
Section of Emergency Medicine
Louisiana State University Health Sciences Center
New Orleans, Louisiana

Whitney Minnock, MD
Director of Simulation Pediatric Emergency
Emergency Medicine
Oakland University William Beaumont School
    of Medicine
Rochester, Michigan

Carl Mirus IV, MD
Resident
Department of Emergency Medicine
University of Rochester Strong Memorial Hospital
Rochester, New York

Michael S. Mitchell, MD
Medical Director, Pediatric Emergency
Department at Brenner Children's Hospital
Assistant Professor of Emergency Medicine
Section of Pediatric Emergency Medicine
Wake Forest University School of Medicine
Medical Center Boulevard
Winston-Salem, North Carolina

Perry White Mitchell, MD
PGY-IV Resident
Department of Internal Medicine/Emergency
    Medicine
LSU Health Sciences Center
New Orleans, Louisiana

Matthew Moake, MD, PhD
Assistant Professor
Division of Pediatric Emergency Medicine
Medical University of South Carolina
Charleston, South Carolina

Sephora N. Morrison, MBBS, MSCI, MBA,
CPE
Associate Division Chief, Director of Clinical
    Operations EMTC
Director, Patient Experience & Clinical Service
    Innovation
Children's National Medical Center
Washington, District of Columbia

Amber M. Morse, MD, FAAP
Assistant Professor and Associate Fellowship
  Director
Department of Pediatric Emergency Medicine
University of Arkansas for Medical Sciences
Little Rock, Arkansas

David Muncy, DO
Department of Emergency Medicine
University of Kentucky
Lexington, Kentucky

Erin Munns, MD
Pediatric Emergency Medicine Fellow
Department of Pediatric Emergency Medicine
University of Texas at Austin Dell Medical School
Austin, Texas

Carrie M. Myers, MD
Resident Physician
Department of Emergency Medicine
Hennepin County Medical Center
Minneapolis, Minnesota

Kimberly Myers, MD
Assistant Instructor of Emergency Medicine
Department of Emergency Medic
Wake Forest Baptist Medical
Center Winston-Salem, North Carolina

Vishal Naik, MD
Chief Pediatric Resident
Department of Pediatrics
University of Minnesota Masonic Children's
  Hospital
Minneapolis, Minnesota

Nidhya Navanandan, MD
Assistant Professor of Pediatrics
Section of Emergency Medicine
University of Colorado School of Medicine
Children's Hospital Colorado
Aurora, Colorado

Matthew Neal, MD, MBA
Clinical Assistant Professor
Department of Emergency Medicine
Prisma Health
University of South Carolina School of
  Medicine, Greenville
Greenville, South Carolina

Mylinh Thi Nguyen, M.D.
Assistant Clinical Professor, Pediatrics
University of California San Diego
San Diego, California

Jonathan Nielson, MD
Department of Pediatric Emergency
  Medicine
Pediatric Emergency Medicine Fellow
Children's Minnesota
Minneapolis, Minnesota

Mahnoosh Nik-Ahd, MD, MPH
Pediatric Emergency Medicine Fellow
Department of Emergency Medicine
UCSF Benioff Children's Hospital Oakland
Oakland, California

Kimberly L. Norris, MD
Assistant Professor of Pediatric Emergency
  Medicine
Department of Pediatrics
Emory University School of Medicine
Atlanta, Georgia

Rachel O'Brian, MD
Pediatric Emergency Medicine Fellow
Department of Pediatrics
Inova Fairfax Hospital for Children
Falls Church, Virginia

Michelle Odette, MD
Resident Physician
Department of Pediatrics
University of California, Davis
Sacramento, California

James C. O'Neill, MD, FACEP
Associate Professor of Emergency
  Medicine
Department of Emergency Medicine
Wake Forest Baptist Health
Winston-Salem, North Carolina

Nicholas Orozco, MD MS
Resident Physician
Department of Emergency Medicine
Los Angeles County + University of Southern
  California Medical Center
Los Angeles, California

Jonathan Orsborn, MD, FAAP
Pediatric Emergency Ultrasound
  Co-director
Department of Pediatric Emergency
  Medicine
University of Colorado School of Medicine
Children's Hospital Colorado
Aurora, Colorado

Leslie Palmerlee, MD, MPH
Assistant Professor of Emergency Medicine
Associate Director
Division of Emergency Ultrasound
Department of Emergency Medicine
LSU Health Sciences/University Medical
  Center New Orleans
New Orleans, Louisiana

Devan Pandya, MD
Resident Physician
Department of Emergency Medicine
HCA Healthcare, Riverside Community
  Hospital/UC Riverside School of
  Medicine
Riverside, California

Kelly Patel, MD
Emergency Medicine Resident
Department of Emergency Medicine
Beaumont Health – Royal Oak
Royal Oak, Michigan

Saharsh Patel, MD
Clinical Instructor
Department of Pediatrics
Stanford University School of Medicine
Palo Alto, California

Amy Pattishall, MD
Associate Professor
Division of Pediatric Emergency Medicine
Department of Pediatrics
Emory University School of Medicine
Children's Healthcare of Atlanta
Atlanta, Georgia

Robert Peterson, MD
Assistant Professor
Department of Pediatrics
University of Washington School of
  Medicine
Seattle, Washington

Frederick Place, MD, FACEP, FAAP
Director of the Pediatric Emergency
  Department
Department of Emergency Medicine
Inova Fairfax Medical Campus
Fairfax, Virginia

Jennifer Plitt, MD
Assistant Professor
Department of Emergency Medicine
University of Arizona, Banner UMC

Nicholas Pokrajac, MD
Assistant Professor
Pediatric Emergency Medicine
Department of Emergency Medicine
Stanford University School of Medicine
Palo Alto, California

Adriana Porto, MD
Pediatric Emergency Medicine Fellow
Department of Emergency Medicine
William Beaumont Hospital
Royal Oak, Michigan

Jennifer K. Potter, MD
Resident Physician
Department of Emergency Medicine
Carolinas Medical Center, Atrium Health
Charlotte, North Carolina

Amanda Price, MD
Assistant Professor
Division of Pediatric Emergency Medicine
Director, Pediatric Simulation
Department of Pediatrics
Medical University South Carolina
Charleston, South Carolina

Nadira Ramkellawan, MD
Department of Emergency Medicine
Inova Loudoun Hospital
Leesburg, Virginia

Katie Rebillot, DO
Keck School of Medicine of the University of
  Southern California
Assistant Professor of Clinical Emergency
  Medicine
Department of Emergency Medicine
Los Angeles County + USC Medical
  Center
Los Angeles, California

Ryan J. Reichert, MD
Fellow of Pediatric Emergency Medicine
Department of Emergency Medicine
Wake Forest School of Medicine
Winston Salem, North Carolina

Lindsey Retterath, MD
Resident Physician
Departments of Emergency Medicine and
  Pediatrics
Banner–University Medical Center
Tucson, Arizona

Nicholena Richardson, MD
Department of Emergency Medicine
Carolinas Medical Center
Charlotte, North Carolina

Eddie G. Rodriguez, MD
Attending Physician
Department of Emergency Medicine
Ponce Health Sciences University/St. Luke's
  Episcopal Medical Center
Ponce, Puerto Rico

Blair Rolnick, MD, FAAP
Chief Pediatric Emergency Medicine
  Fellow
St. Christopher's Hospital for Children
Philadelphia, Pennsylvania

Emily Rose, MD, FAAP, FAAEM, FACEP
Director for Pre-Health Undergraduate Studies
Director of the Minor in Health Care Studies
Keck School of Medicine of the University of
  Southern California
Associate Professor of Clinical Emergency
  Medicine (Educational Scholar)
Department of Emergency Medicine
Los Angeles County + USC Medical Center
Los Angeles, California

Efrat Rosenthal, MD
Assistant Professor
Department of Emergency Medicine
University of California, San Francisco
San Francisco, California

Debra S. Rusk, MD
Assistant Dean for Career Mentoring,
  Educational Affairs
Assistant Professor of Clinical Emergency
  Medicine
Assistant Professor of Clinical Pediatrics
Indiana University School of Medicine
Indianapolis, Indiana

Timothy K. Ruttan, MD
Assistant Professor of Pediatrics
Pediatric Emergency Medicine Education and
  Clerkship Director
University of Texas at Austin Dell Medical
  School
Department of Pediatrics
Dell Children's Medical Center of Central Texas
Pediatric Emergency Medicine
Austin, Texas

Sami K. Saikaly, MD
Dermatology Resident
Department of Dermatology
University of Florida
Gainesville, Florida

Sandal Saleem, MD, FAAP
Pediatric Emergency Medicine Fellow
Department of Pediatric Emergency Medicine
Beaumont Health – Royal Oak
Royal Oak, Michigan

Nicholas Sausen, MD
Assistant Professor of Pediatrics
Division of Pediatric Emergency Medicine
Department of Pediatrics
University of Minnesota Masonic Children's
  Hospital
Minneapolis, Minnesota

Chad Scarboro, MD, FACEP
Associate Professor of Emergency Medicine
  and Pediatrics
Division of Pediatric Emergency Medicine
Department of Emergency Medicine
Atrium Health's Carolinas Medical Center/
  Levine Children's Hospital
Charlotte, North Carolina

Anna Schlechter, MD, FAAP
Fellow, Pediatric Emergency Medicine
Department of Pediatrics
The University of Texas at Austin Dell Medical
  School
Dell Children's Medical Center of Central Texas
Austin, Texas

Dr. Suzanne M. Schmidt, MD
Assistant Professor of Pediatrics
Department of Pediatric Emergency Medicine
Ann & Robert H. Lurie Children's Hospital of
  Chicago/Northwestern University Feinberg
  School of Medicine
Chicago, Illinois

Jennifer J. Schoch, MD
Assistant Professor of Dermatology
University of Florida College of Medicine–
  Gainesville
Gainesville, Florida

Daniel Scholz, MD, MPH
Department of Emergency Medicine
Mayo Clinic
Rochester, Minnesota

Paul Schunk, MD, FAAEM
Assistant Program Director
Madigan Army Medical Center
Fort Lewis, Washington

Julia Schweizer, MD, FAAP
Director of Outreach
Department of Emergency Medicine
Children's Hospital of New Orleans
New Orleans, Louisiana

Erica Scott, MD
Resident
Department of Emergency Medicine
ECU Brody School of Medicine
Greenville, North Carolina

Kara K. Seaton, MD, FAAP
Fellowship Director, Pediatric Emergency
   Medicine
Department of Emergency Medicine
Children's Minnesota
Minneapolis, Minnesota

Suzanne E. Seo, MD
Pediatric Emergency Medicine Fellow
Department of Pediatric Emergency
   Medicine
University of Washington School of Medicine/
   Seattle Children's Hospital
Seattle, Washington

Haig Setrakian, MD
Assistant Professor of Emergency Medicine and
   Pediatrics
Indiana University
Indianapolis, Indiana

Lekha Shah, MD, FAAP, FACEP
Fellowship Director, Pediatric Emergency
   Ultrasound
Departments of Emergency Medicine and
   Pediatrics
Emory University/Children's Healthcare of
   Atlanta
Atlanta, Georgia

Seema Shah, MD
Medical Director
Division of Emergency Medicine
Rady Children's Hospital San Diego
Clinical Professor of Pediatrics
University of California San Diego
San Diego, California

Supriya Sharma, MD, FAAP
Fellow, Pediatric Emergency Medicine
Fellow, Child Abuse Pediatrics
Harbor–UCLA Medical Center
Torrance, California

Matthew Shapiro, MD
Pediatric Hospital Medicine Fellow
Department of Pediatrics
Ann & Robert H. Lurie Children's Hospital of
   Chicago
Northwestern University Feinberg School of
   Medicine
Chicago, Illinois

Corinne Shubin, MD
Clinical Assistant Professor
Pediatric Emergency Medicine
University of Washington School of Medicine
Seattle Children's Hospital
Seattle, Washington

Joshua Siembieda, MD
Pediatric Emergency Medicine Physician
Department of Pediatric Emergency Medicine
CHOC Children's Hospital
Orange, California

David Skibbie, MD, MA, FACEP, FAAEM
Inova Fairfax Hospital
Falls Church, Virginia
Department of Emergency Medicine
Assistant Professor of Emergency Medicine
Virginia Commonwealth University
Richmond, Virginia

Morgan J. Sims, MD, FAAP
Assistant Professor of Pediatrics
Pediatric Emergency Medicine
University of North Carolina
Chapel Hill, North Carolina

Leah Sitler, MD
Resident Physician
Department of Pediatrics
University of California Davis Children's
   Hospital
Sacramento, California

Daniel Slubowski, MD
Pediatric Emergency Medicine Fellow
Department of Emergency Medicine
University of Texas at Austin Dell Medical School
Dell Children's Medical Center
Austin, Texas

Adrienne N. Smallwood, MD
Resident Physician, PGY-3
Department of Pediatrics
Ann & Robert H. Lurie Children's Hospital of
Chicago/Northwestern University Feinberg
School of Medicine
Chicago, Illinois

Anna G. Smith, MD, FAAP
Fellow, Pediatric Emergency Medicine
Department of Emergency Medicine
Ann & Robert H. Lurie Children's Hospital
Chicago, Illinois

Jeremiah Smith, MD, FAAP
GME Director for Pediatric Education for EM
Residency
Department of Emergency Medicine
Prisma Health–Upstate, University of South
Carolina–Greenville
Greenville, South Carolina

Kathleen M. Smith, MD, MPH
Attending Physician
Rady Children's Hospital–San Diego
Department of Emergency Medicine
UCSD School of Medicine
San Diego, California

Natasha Smith, MD
Resident Physician
Department of Emergency Medicine and Pediatrics
University of Maryland Medical Center
Baltimore, Maryland

David Soma, MD, CAQSM
Assistant Professor of Pediatrics
Departments of Pediatrics and Orthopedic
Surgery
Mayo Clinic College of Medicine
Rochester, Minnesota

Rajesh Sood, MD, FAAP
Pediatric Emergency Medicine Fellow
Department of Pediatrics
Inova Children's Hospital
Falls Church, Virginia

Fernando Soto, MD, FACEP
Attending Physician
UPR Hospital–Dr. Federico Trilla
University Pediatric Hospital–Dr. Antonio Ortiz
Assistant Professor Emergency Medicine/
Pediatric Emergency Medicine
Department of Emergency Medicine
University of Puerto Rico–School of Medicine

Samuel J Spizman, MD, FAAP
Assistant Professor
Children's Healthcare of Atlanta
Department of Pediatrics
Division of Pediatric Emergency Medicine
Emory University
Atlanta, Georgia

Kathleen Stephanos, MD, FAAEM
Assistant Clerkship Director
Departments of Emergency Medicine and
Pediatrics
University of Rochester Strong Memorial Hospital
Rochester, New York

Josephine Stout, MD
Chief Resident
Department of Pediatrics
University of Arizona, College of Medicine
Tucson, Arizona

Ashley M. Strobel, MD, FACEP, FAAP
Director of Pediatric Emergency Education
Assistant Professor of Emergency Medicine
Department of Emergency Medicine
Hennepin County Medical Center
Division of Pediatric Emergency Medicine
University of Minnesota Masonic Children's
Hospital
Minneapolis, Minnesota

Jonathan Strutt, MD, FAAP
Assistant Professor
Pediatric Emergency Medicine
University of Minnesota Masonic Children's
Hospital
Minneapolis, Minnesota

Katina M. Summerford, MD
Pediatric Emergency Medicine Fellow
Department of Emergency Medicine
Phoenix Children's Hospital
Phoenix, Arizona

Scott W. Sutton, MD
Assistant Professor of Emergency
Medicine
Section of Pediatric Emergency Medicine
Wake Forest Baptist Health Medical Center Blvd
Winston Salem, North Carolina

Yongtian Tina Tan, MD, MBA
Pediatrics Resident
Department of Pediatrics
University of California at San Francisco
San Francisco, California

Ankita Taneja, MD, MPH
Pediatric Emergency Medicine Fellow
University of Florida, Jacksonville
Jacksonville, Florida

Joseph Abraham Tanga, MD
Resident Emergency Medicine Physician
Department of Emergency Medicine
PRISMA Health at the University of South
    Carolina School of Medicine–Greenville
    Campus
Greenville, South Carolina

Getachew Teshome, MD, MPH
Associate Professor and Division Head
Pediatric Emergency Medicine
Department of Pediatrics
University of Maryland School of
    Medicine
Baltimore, Maryland

Lindly A. Theroux, DO
Pediatric Emergency Medicine Fellow
Department of Emergency Medicine
Wake Forest Baptist Health
Medical Center Blvd
Winston Salem, North Carolina

Anita A. Thomas, MD
Assistant Professor
Division of Emergency Medicine
Department of Pediatrics
University of Washington, Seattle Children's
    Hospital
Seattle, Washington

Sean Thompson, MD
Assistant Professor of Clinical Emergency
    Medicine
Assistant Professor of Clinical Pediatrics
Department of Emergency Medicine
Indiana University School of Medicine
Indianapolis, Indiana

Tseng-Che Tseng, MD
Emergency Medicine/Pediatrics Combined
    Resident PGY-3
Department of Emergency Medicine and
    Pediatrics
Louisiana State University Health Science
    Center
New Orleans, Louisiana

Brittany Tyson, MD
Resident Physician
Department of Emergency Medicine
Los Angeles County + University of Southern
    California Medical Center
Los Angeles, California

Matthew B. Underwood, MD, FACEP
Health Sciences Assistant Professor
Department of Emergency Medicine
University of California Riverside, School of
    Medicine
HCA Healthcare, Riverside Community Hospital
Riverside, California

Atim Uya, MD
Director, Point-of-Care Ultrasound
Associate Professor of Pediatrics
Department of Pediatrics
University of California-San Diego/Rady
    Children's Hospital
San Diego, California

Selina Varma, MD, MPH
Pediatric Emergency Medicine Fellow
Department of Pediatrics
Northwestern University Feinberg School of
    Medicine
Ann & Robert H. Lurie Children's Hospital
Chicago, Illinois

Tatyana Vayngortin, MD
Assistant Clinical Professor
Division of Emergency Medicine
Rady Children's Hospital San Diego
University of California, San Diego
San Diego, California

Adam E. Vella, MD, FAAP
Associate Chief Quality Officer
Associate Professor of Clinical Emergency
    Medicine and Pediatrics
Department of Emergency Medicine
New York-Presbyterian Hospital Weill Cornell
    Medical Center
New York, New York

Evan Verplancken, MD
Resident Physician
Department of Emergency Medicine
Medical University of South Carolina
Charleston, South Carolina

Robert Vezzetti, MD, FAAP, FACEP
Attending Physician, Pediatric Emergency
    Medicine
Associate Program Director, Pediatric
    Residency Program
Course Director, Pediatric Emergency
    Medicine Radiology, Pediatric Emergency
    Medicine Fellowship Program
Dell Children's Medical Center
Dell Medical School at the University of Texas–
    Austin
Austin, Texas

Brian Wagers, MD, FAAP
Physician Director of Pediatric and Maternal
    Quality and Safety
Riley Hospital for Children
Assistant Professor of Clinical Emergency
    Medicine and Pediatrics
Riley Hospital for Children and Indiana
    University School of Medicine
Indianapolis, Indiana

Emily Wagner, MD
Chief Resident
Emergency Medicine and Pediatrics Residency
    Program
Indiana School of Medicine
Indianapolis, Indiana

Jessica Wall, MD, MPH, MSCE, FAAP
Clinical Assistant Professor of Emergency
    Medicine and Pediatrics
Associate Pediatric Medical Director, Airlift
    Northwest
University of Washington, School of
    Medicine
Seattle, Washington

Dina Wallin, MD
Physician, Pediatric Emergency Care
Assistant Professor, Department of Emergency
    Medicine
UCSF Benioff Children's Hospital
San Francisco, California

Caroline Wang, MD
Pediatric Chief Resident
Department of Pediatrics
University of California, Davis
Sacramento, California

George Sam Wang, MD, FAAP, FAACT
Associate Professor of Pediatrics
Section of Emergency Medicine, Medical
    Toxicology
Department of Pediatrics
University of Colorado Anschutz Medical Campus
Children's Hospital Colorado
Aurora, Colorado

Yvette Wang, MD
Assistant Clinical Professor of Pediatrics
Department of Pediatrics, Division of
    Emergency Medicine
Rady Children's Hospital, San Diego
University of California, San Diego
San Diego, California

Crick Watkins, DO
Assistant Professor
Section of Pediatric Emergency Medicine
Department of Emergency Medicine
Wake Forest University School of Medicine
Winston-Salem, North Carolina

Rachel Weigert, MD
Pediatric Emergency Medicine Fellow
Department of Emergency Medicine
Children's Hospitals and Clinics of Minnesota
Minneapolis, Minnesota

Sarah N. Weihmiller, MD, FAAP
Attending Physician, Quality Assurance
    Committee Leader
Division of Pediatric Emergency Medicine
Department of Emergency Medicine
Levine Children's Hospital
Carolinas Medical Center, Atrium Health
Charlotte, North Carolina

Alexander Werne, MD
Resident, PGY-3
Department of Pediatrics
University of California, San Francisco
San Francisco, California

Heidi Werner, M.D., MSHPEd
Associate Professor
Department of Emergency Medicine
University of California School of Medicine,
    San Francisco
San Francisco, California

William White, MD, MA
Fellow, Pediatric Emergency Medicine and
Emergency Ultrasound
Department of Emergency Medicine
Harbor-UCLA Medical Center
Torrance, California

Anne Whitehead, MD, FAAEM
Assistant Professor of Clinical Emergency
Medicine and Pediatrics
Department of Emergency Medicine
Indiana University School of Medicine
Indianapolis, Indiana

Danielle Wickman, MD
Resident Physician
Department of Emergency Medicine
LAC+USC Medical Center
Los Angeles, California

Rachel Wiltjer, DO
Resident in Emergency Medicine/Pediatrics
Program
Departments of Emergency Medicine and
Pediatrics
University of Maryland Medical Center
Baltimore, Maryland

Dale P. Woolridge, MD, PhD
Block Director College of Medicine
Curriculum: Digestion, Metabolism,
Hormones (DMH)
Director of the Southern Arizona Children's
Advocacy Center
Professor of Emergency Medicine, Pediatrics
and Chemistry/Biochemistry
Department of Emergency Medicine
University of Arizona
Tucson, Arizona

Todd Wylie, MD
Associate Professor
Program Director, Pediatric Emergency
Medicine Fellowship
Medical Director, Pediatric Emergency
Department
Department of Emergency Medicine
University of Florida College of Medicine–
Jacksonville
Jacksonville, Florida

Sheryl E. Yanger, MD
Physician, Pediatric Emergency Medicine
Ann & Robert H. Lurie Children's Hospital of
Chicago
Assistant Professor of Pediatrics (Emergency
Medicine)
Northwestern University Feinberg School of
Medicine
Winfield, Illinois

Kelly D. Young, MD, MS
Health Sciences Clinical Professor of
Pediatrics
David Geffen School of Medicine
at UCLA
Pediatric Emergency Medicine Fellowship
Program Director
Department of Emergency Medicine
Harbor-UCLA Medical Center
Torrance, California

Mark Zhang, MD
Resident Physician
Department of Emergency Medicine
Los Angeles County + USC Medical Center
Los Angeles, California

Elise Zimmerman, MD, MS
Assistant Clinical Professor of Pediatrics
Division of Emergency Medicine
Department of Pediatrics
Rady Children's Hospital San Diego
University of California, San Diego
San Diego, California

**Melissa E. Zukowski, MD, MPH, FACEP,
FAAP**
Medical Director, Emergency Department
Department of Emergency Medicine
The University of Arizona College of
Medicine–Tucson
Banner University Medical Center–Tucson
Tucson, Arizona

La medicina es una profesión que te hace humilde y hay pocos ejemplos donde esto sea más evidente que al atender a niños en la sala de urgencias. Los médicos atienden un amplio espectro de síntomas y gravedades de los pacientes de forma simultánea con información y tiempo limitados. Los ambientes abarrotados y una sensación constante de urgencia sin importar la gravedad de la enfermedad hacen más grande el desafío. Por fortuna, la mayoría de los pacientes pediátricos no es de alto riesgo y muy pocos están gravemente enfermos; sin embargo, muchos se presentan con trastornos que son *sutiles* y una enfermedad importante pasa inadvertida cuando el médico cae en un falso sentido de seguridad. Si bien la mayoría de los niños no se atiende en salas de urgencias dedicadas específicamente a pediatría y la confianza con que los médicos individuales atienden a niños varía en gran medida, aún es del interés de todos mantenerse vigilantes y aspirar a la excelencia. La exploración pediátrica puede ser difícil y es posible que la manifestación de la enfermedad sea oscura. Así, una comprensión sólida de las diversas presentaciones de las enfermedades pediátricas y qué errores evitar es la base de "Errores comunes en medicina de urgencias pediátricas".

Creemos que los niños merecen una valoración y un manejo iniciales en urgencias de la mejor calidad sin importar en qué lugar se presenten. Por lo tanto, este libro se ha escrito pensando en la gran variedad de profesionales médicos que atienden a los niños en el ámbito de urgencias. Los capítulos abarcan la extensión de los temas médicos relevantes a la atención de urgencias pediátricas en un formato sucinto y accesible al que puede referirse con facilidad para servir de guía mientras se atiende al paciente. Es nuestra sincera esperanza que la información aquí reunida ayude a todos los profesionales en la identificación y el manejo apropiados tanto de los problemas frecuentes como de las presentaciones sutiles de las enfermedades significativas.

Cometeríamos un gran error si no agradeciéramos a todos los que han contribuido como individuos o grupos y a todo el personal de apoyo que ha colaborado en la publicación de este texto de referencia. Queremos dar un agradecimiento muy especial a los autores y editores asociados por el tiempo que dedicaron a hacer que sus capítulos fueran de vanguardia, informativos y aplicables a la atención de los niños en el área de urgencias. Damos las gracias a la editora de la serie, la Dra. Lisa Marcucci, por darnos la oportunidad de crear esta referencia bibliográfica dedicada a nuestra especialidad. Creemos que será una valiosa adición a la serie. También queremos agradecer a la editorial y a los editores de Wolters Kluwer por su apoyo para desarrollar y publicar esta obra. De parte de todos los autores y editores, queremos dar las gracias a nuestra fuente de inspiración: nuestros estudiantes, residentes, becarios, colegas. Nos motivan a buscar y compartir el conocimiento para el beneficio de los pacientes pediátricos en todas partes. ¡Gracias a todos!

Dale P. Woolridge, MD, PhD
Sean M. Fox, MD
James (Jim) Homme, MD
Aaron N. Leetch, MD
Timothy K. Ruttan, MD

TABLA DE CONTENIDO

■ AMBIENTAL/TOXICOLOGÍA 25

■ OÍDOS, NARIZ Y GARGANTA 41

■ VÍAS RESPIRATORIAS   105

■ CARDIOLOGÍA/ARRITMIA   122

■ ABDOMEN 141

■ DERMATOLOGÍA 179

■ ENDOCRINO 191

■ NEUROLOGÍA   203

■ HEMATOLOGÍA/ONCOLOGÍA   257

■ GENÉTICA/METABOLISMO   273

■ NEONATOLOGÍA   279

■ ALERGIA/INMUNOLOGÍA   286

■ COMUNIDAD/LEGAL   290

■ PRÁCTICA APLICADA   302

■ SALUD CONDUCTUAL   310

■ FARMACIA 313

Pasar por alto lo básico y enfocarse en medicamentos que no importan durante paros cardiacos pediátricos

Michael S. Mitchell, MD y Crick Watkins, DO

El paciente pediátrico inestable puede inducir ansiedad tanto al personal médico como al de enfermería, en especial si no se le encuentra con frecuencia. Deben seguirse los lineamientos de reanimación cardiovascular avanzada pediátrica (PALS, por sus siglas en inglés) al atender al paciente pediátrico gravemente enfermo y los profesionales de la salud tienen que estar conscientes de que estos lineamientos pueden no ir de la mano con la reanimación cardiovascular avanzada para adultos (ACLS, por sus siglas en inglés). "Los niños no son adultos chiquitos", ni deben seguirse los lineamientos para adultos cuando se atiende a pacientes pediátricos. Más adelante se presentan algunos de los errores típicos cuando se atiende a pacientes pediátricos enfermos.

Peso

Obtener el peso exacto es un componente esencial en el manejo del paciente pediátrico gravemente enfermo. Todos los fármacos para la atención crítica se basan en el peso, por lo que pequeñas imprecisiones en el peso estimado pueden impactar de forma significativa en la eficacia del medicamento. Gran parte de la bibliografía se ha dedicado a la exactitud de estimar el peso en los pacientes pediátricos y la conclusión aún es la misma: estimar el peso con base en la edad percibida no es preciso.

Las herramientas de reanimación basadas en la longitud, como la cinta de Broselow, son más precisas si se usan correctamente. Los profesionales de la salud deben seguir las instrucciones al pie de la letra y asegurarse que el extremo de la cinta se lleve hasta la parte superior de la cabeza del niño. Aun estas sencillas indicaciones pueden aplicarse de forma incorrecta, por lo que la interpretación cuidadosa de la medida con cinta se justifica. La cinta de Broselow suele coincidir con el peso real, pero es menos precisa cuando el niño pesa más de 25 kg, por lo que si su longitud es cercana al fin de la cinta, hay que asumir que el peso es menos preciso. También hay que tomar en cuenta el hábito corporal, ya que los niveles de obesidad se mantienen altos entre niños estadounidenses. Algunos otros sistemas de estimación del peso pueden ser mejores que la cinta de Broselow; sin embargo, al margen del método elegido, todos son mejores que adivinar el peso. ¡No adivine el peso!

Reanimación cardiopulmonar adecuada

A causa de la limitada reserva cardiopulmonar que se encuentra en niños gravemente enfermos, es esencial una reanimación cardiopulmonar (RCP) buena y efectiva. La profundidad de las compresiones torácicas debe ser de 1/2 a 1/3 de la profundidad total del tórax y cada compresión ha de permitir que el tórax vuelva a su posición original. Se recomienda cambiar con frecuencia a los miembros del equipo que están realizando la RCP. Es fundamental evitar interrupciones. Esto es particularmente cierto después de efectuar desfibrilación, en la que un choque debe ir seguido de inmediato por 2 minutos de RCP de gran calidad.

Las mediciones de CO_2 teleespiratorio o capnografía ($ETCO_2$, por sus siglas en inglés) pueden ser benéficas cuando se practica RCP. Pueden ayudar a asegurar que la sonda endotraqueal esté colocada en la tráquea si el niño está intubado. También ayudan a guiar la eficacia de la RCP. Aunque lineamientos previos sugerían intentar mantener el $ETCO_2$ por arriba de 15, lo que es consistente con una buena RCP, las guías actuales cuestionan esta cifra y señalan que, si bien se recomiendan las mediciones de $ETCO_2$, no hay un corte específico.

Medicamentos sin un beneficio sistemático

La administración sistemática de varios medicamentos durante paros cardiacos pediátricos ya no se recomienda. Estos medicamentos son gluconato de calcio, bicarbonato de sodio y atropina.

1) Gluconato de calcio: no se recomienda el calcio para su uso sistemático con excepción del tratamiento dirigido para hipocalciemia documentada, sobredosis de bloqueadores de los canales de calcio, hipermagnesiemia o hiperpotasiemia.
2) Bicarbonato de sodio: no se recomienda para uso en paro cardiaco y no ha mostrado un beneficio sistemático.
3) Atropina: ya no se recomienda como agente periintubación para ayudar en la intubación en secuencia rápida. Puede emplearse si se espera bradicardia, como con el uso de succinilcolina.

PUNTOS CLAVE

- Usar la reanimación basada en la longitud para determinar el peso; adivinar es impreciso y conduce a errores en la dosificación de los medicamentos de reanimación.
- Las compresiones de calidad son clave, con énfasis en pocas interrupciones. El ETCO2 es una medida de calidad.
- El gluconato de calcio, el bicarbonato de sodio y la atropina ya no se emplean de forma sistemática en los paros cardiacos pediátricos.

Lecturas sugeridas

de Caen AR, Berg MD, Chameides L, et al. Part 12: Pediatric Advanced Life Support. 2015 American Heart Association guidelines update for cardiopulmonary resuscitation and emergency cardiovascular care. *Circulation*. 2015;132(suppl 2):S526–S542.

Wells M, Goldstein LN, Bentley A, et al. The accuracy of the Broselow tape as a weight estimation tool and a drug-dosing guide-a systematic review and meta-analysis. *Resuscitation*. 2017;121:9-33.

2

Poner la comodidad de los profesionales médicos sobre la presencia de la familia

Michael S. Mitchell, MD y Sarah Bingham, MD

Los traumatismos pediátricos representan casi 30% de todas las visitas a la sala de urgencias al año, con 12 000 muertes anuales. Estos traumatismos ocurren más a menudo con los familiares presentes, por lo que suelen ser los primeros en responder e iniciar la reanimación. Sin embargo, una vez que el paciente llega al hospital, es frecuente que los familiares se queden en la sala de espera de urgencias.

Los profesionales de la salud se han resistido a implementar la reanimación con la familia presente debido a la preocupación de que esta interrumpa durante el procedimiento. Los mitos más frecuentes relacionados con la participación de la familia se describen en seguida con la esperanza de involucrar a todos los profesionales de la sala de urgencias a invitar a las familias a ser testigos del proceso de reanimación. Cabe destacar que la presencia de la familia durante la reanimación pediátrica está avalada por la American Academy of Pediatrics.

Mito: la labor de los profesionales y los equipos de atención se ve obstaculizada por la presencia de los familiares durante el proceso de reanimación

La creencia antigua entre los médicos y miembros de los equipos de atención era que los familiares contribuían al estrés del paciente, hacían que las acciones del equipo fueran más lentas y podían impactar sobre la habilidad para tomar de decisiones de los profesionales. Los médicos anticipaban episodios emocionales y un posible daño físico por participar en la reanimación en curso de sus seres queridos. Al inicio, dejar a los familiares fuera de la sala de urgencias se percibía como proteger a los seres queridos. Sin embargo, las investigaciones de los últimos 20 años sugieren lo contrario.

La investigación sostiene que la presencia de un familiar no inhibe la atención en relación con el tiempo ni interfiere con la evaluación del equipo de traumatología. A pesar de esta evidencia, la implementación inconsistente de esta práctica prevalece. Esto puede deberse a falta de apoyo de la organización, falta de oportunidades educativas o preocupación por la responsabilidad legal del médico. Aunque las investigaciones que examinan los riesgos médico-legales de esta práctica son limitadas, dichos estudios sugieren que no hay un aumento del riesgo.

Por último, los familiares pueden ser aliados valiosos para ayudar con la comodidad del menor y con su cooperación en una reanimación traumática, lo que favorece la capacidad de los profesionales para proporcionar la atención necesaria sin problemas. Este punto no puede subestimarse si el niño que se va a someter a reanimación está alerta y consciente de la atención que se le brinda. Es probable que la presencia de un familiar dé al niño una sensación de seguridad y reduzca su estrés, lo que puede ayudar al equipo a practicar una evaluación más detallada.

Mito: los familiares sufren daño emocional al presenciar la reanimación

"Lo primero es no hacer daño".

Históricamente, un gran obstáculo para implementar la reanimación ante la vista de la familia es la preocupación de que el ser testigo de este evento sobre un ser querido puede inducir sentimientos de estrés postraumático. A primera vista, esta preocupación parece válida. El familiar acaba de presenciar un evento traumático o una enfermedad crítica con la posibilidad de muerte de su ser querido, ¿para qué introducir el estrés añadido de un ambiente al parecer caótico de una reanimación pediátrica?

Sin embargo, las investigaciones sugieren que lo opuesto es cierto. Muchos familiares prefieren atestiguar la reanimación si se les da la opción, pero casi todos prefieren que se les pida que estén presentes. Para reforzar esta afirmación, los pacientes que efectivamente presenciaron la reanimación en traumatología de su hijo o hija volverían a elegir hacerlo si encararan de nuevo una situación similar. La investigación de la atención previa al hospital también sugiere que los familiares que estuvieron presentes durante la reanimación de su ser querido, ya fuera adulto o niño, tienen menos síntomas de ansiedad y depresión más adelante.

Los beneficios potenciales de estar presente incluyen una mejor comprensión de la atención proporcionada, una sensación de control, asistencia en el proceso de duelo y una sensación de conclusión en caso de que ocurra la muerte. La investigación respalda que las familias han tenido un mejor proceso de afrontamiento del fallecimiento de su hijo o hija porque estuvieron presentes durante la reanimación.

PUNTOS CLAVE

- La presencia de la familia no retrasa la evaluación o la atención en traumatología.
- Las familias prefieren estar a pie de cama durante la reanimación y esto puede mejorar el proceso de afrontamiento y el duelo.
- Las barreras para incluir a los familiares son la comodidad del profesional, la falta de recursos y la falta de oportunidades educativas.

Lecturas sugeridas

Jabre P, Belpomme V, Azoulay E, et al. Family presence during cardiopulmonary resuscitation. *N Engl J Med*. 2013;368(11):1008-1018.

Johnson C. A literature review examining the barriers to the implementation of family witnessed resuscitation in the emergency department. *Int Emerg Nurs*. 2017;30:31-35.

O'Connell KJ, Farah MM, Spamdorger P, Zorc JJ. Family presence during pediatric trauma team activation: an assessment of a structured program. *Pediatrics*. 2007;120(3):565-574.

Pasar por alto oportunidades de ayudar a la familia conservando evidencia fundamental

William E. Hauda II, MD, FACEP, FAAP

Solo alrededor de 2% de todos los fallecimientos en la sala de urgencias ocurre en niños. Las lesiones no intencionadas aún son la causa de muerte más frecuente entre personas de 1 a 44 años de edad en Estados Unidos. Los homicidios son la cuarta causa de muerte entre lactantes y escolares, en tanto que el suicidio es la segunda causa para los preadolescentes y adolescentes. De los niños con problemas médicos subyacentes, 3 a 20% muere en la sala de urgencias por comorbilidades médicas subyacentes.

Cualquier muerte en la sala de urgencias requiere que el médico de urgencias equilibre el apoyo a la familia con la toma de decisiones sobre los esfuerzos de la reanimación y la posible evidencia forense. La presencia de la familia durante la reanimación puede parecer desafiante y difícil, pero ayuda a prepararla para el resultado esperado y no ocasiona interrupciones o retrasos en la atención. Comunicarse de forma efectiva y compasiva con la familia durante estos momentos traumáticos es difícil y requiere capacitación y tacto, pero transmitir hábilmente estas "malas noticias" es una intervención terapéutica poderosa. La presencia de un trabajador social puede auxiliar al médico de urgencias a preparar a la familia, comunicar las "malas noticias" y referir la muerte a las autoridades para su investigación si resulta apropiado. El trabajador social también puede estar al tanto de investigaciones o preocupaciones previas en relación con la familia que acentúen las sospechas de muerte por causas no naturales. Es necesario tratar a los padres con compasión y respeto sin importar las sospechas de los profesionales de la salud. Es posible que uno o ambos padres ignoren que su hijo sufrió una lesión como resultado de las acciones de otra persona.

Durante los esfuerzos de reanimación, es posible encontrar evidencia de lesiones accidentales o infligidas. La participación oportuna de una enfermera o médico forenses mientras se trata al paciente en la sala de urgencias puede ayudar a dirigir la documentación de los hallazgos observados y los procedimientos para evitar la destrucción inadvertida de evidencia. Los médicos de urgencias necesitan saber que esta evidencia puede ser alterada o destruida de forma no intencional durante el proceso de reanimación, como al limpiar la piel para colocar una vía, causar una lesión oral o dental durante la intubación o dejar marcas en el pecho durante las compresiones torácicas. La evidencia de ADN puede eliminarse de manera inadvertida durante la limpieza de los genitales para la cateterización urinaria de un niño que sufrió abuso sexual o al limpiar las manos o el cuello de un niño que fue atacado o estrangulado. Los médicos forenses con frecuencia capacitan a otros médicos mediante programas de educación continua médica o de enfermería para estas situaciones durante la reanimación de niños.

Una vez que se certifica la muerte, el médico de urgencias debe estar dispuesto a escrutar todas las posibles causas para determinar si es apropiado realizar una investigación médico-legal. Muchas muertes de niños son investigadas por las autoridades, ya que 70% de los fallecimientos infantiles por maltrato ocurre en niños menores de 3 años de edad. Es importante que los médicos de urgencias sepan que cada jurisdicción, a menudo por localidad o estado, es responsable de la investigación médico-legal de la muerte a cargo de un examinador o forense médico. Puede ser que no se realice una necropsia en todos los casos de muerte infantil; esta decisión suele tomarla la autoridad encargada de la investigación. El personal de urgencias debe esforzarse para conservar la evidencia en casos que se refieren para su investigación. Por lo general, no hay que limpiar o alterar el cuerpo después del fallecimiento si alguna autoridad de la jurisdicción va a investigarla. La ropa, los medicamentos y los artículos personales deben quedar junto al cadáver hasta que las autoridades tomen una decisión. Los dispositivos terapéuticos colocados en el cadáver deben permanecer en su sitio para ayudar a los investigadores a determinar la naturaleza y la causa de las heridas y marcas en el cuerpo. La investigación médico-legal no impide la donación de órganos y tejidos, pero las políticas y prácticas determinarán qué niños pueden ser donadores bajo la circunstancia de muerte específica.

Lecturas sugeridas

Bechtel K. Sudden unexpected infant death: differentiating natural from abusive causes in the emergency depart-ment. *Pediatr Emerg Care*. 2012;28(10):1085-1089.
O'Malley P, Barata I, Snow S, et al. Death of a child in the emergency department. *Ann Emerg Med*. 2014;64(1):e1-e17.

Epinefrina 1:10 000 frente a 1:1 000. ¿Está preparado para entenderlo?

Samuel J. Spizman, MD, FAAP

La epinefrina es una intervención médica crítica para el paro cardiaco y las múltiples disritmias que provocan o pueden conducir a paro cardiaco. También es el tratamiento primario para la anafilaxia y el choque hipoten-sivo. En lo que parece una práctica confusa a nivel internacional, se prepara en dos concentraciones diferentes: 1:10 000 (0.01%) y 1:1 000 (0.1%). Sin embargo, la posología se basa en miligramos por peso en kilogramos. ¿Es lo bastante confuso? No tanto, considerando que una dosis o una vía inadecuadas pueden ser lesivas. ¡Por eso debemos estar seguros de usar la dosis y la vía correctas para la indicación!

Primero, es importante entender lo que significan estos números. Cualquier razón mencionada de un fár-maco es igual a los g/mL en esa solución. Aquí se muestra cómo se comparan las dos concentraciones:

1:10 000 = 1 g/10 000 mL o 1 000 mg/10 000 mL. Al eliminar tantos ceros como sea posible en ambos lados, queda **1 mg/10 mL**, 0.1 mg/1 mL, o 0.01 mg/0.1 mL.

La concentración **1:1 000** es 10 veces el concentrado, por lo que la razón final es **1 mg/1 mL**. Dado que esta concentración es 1:1, se traduce fácilmente a 0.1 mg/0.1 mL o 0.01 mg/0.01 mL.

Ambos fármacos suelen dispensarse en ámpulas, con la concentración de 1:1 000 en un ámpula de 1 mL y la de 1:10 000 en un ámpula de 10 mL; en cualquier caso, cada una contendrá un total de 1 mg de epinefrina en la ámpula.

La dosis de intervención de epinefrina para la mayoría de los trastornos es 0.01 mg/kg para pacientes pediátricos (o para pacientes no pediátricos con bajo peso para la edad). En tanto que los médicos con frecuen-cia piensan en miligramos, el personal de enfermería que administra el medicamento suele pensar en y usar mililitros, por lo que es importante entenderlo y ser capaz de comunicarlo con seguridad de forma apropiada. Para este esquema de dosis, puede sustituir la dosis en mg/kg por mL/kg con base en la concentración que esté usando:

Para 1:10 000, esto es igual a 0.1 mL/kg/dosis.
Para 1:1 000, esto es igual a 0.01 mL/kg/dosis.

La concentración de 1:1 000, por lo tanto, resultará en un volumen muy reducido, lo que es importante para la administración IM, como en el caso de la anafilaxia.

¿Cuándo debe usarse la concentración de 1:10 000? Solo cuando un volumen muy reducido pueda ser problemático. Usando como ejemplo un niño de 20 kg, el volumen por dosis debe ser 2 mL para la forma de 1:10 000 y 0.2 mL para la de 1:1 000. Un volumen de 0.2 mL apenas sale de la jeringa cuando se infunde. Por este motivo, algunas fuentes recomiendan usar la forma de 1:10 000 cuando se administre epinefrina IV o IO. Una alternativa es enjuagar la línea por completo cuando se usa la concentración 1:1 000 IV/IO para asegurar la administración total.

Por último, algunos autores recomiendan una dosis 10 veces mayor cuando se administra epinefrina mediante sonda endotraqueal debido a la mayor absorción, lo que requiere mayores dosis. Esto sería igual a 20 mL de la concentración de 1:10 000 y 2 mL de la de 1:1 000. Así, cuando se administra epinefrina por **sonda endotraqueal** (a 10 veces la dosis), se usa la forma más concentrada de **1:1 000**.

Tener solo una concentración de epinefrina (1:1 000) puede evitar la confusión entre las dos formulaciones. Sin embargo, esto podría requerir una dilución a la cabecera del paciente, lo que crea una oportunidad de error distinta. Por fortuna, puede haber una esperanza en el horizonte con un movimiento por reetiquetar este medicamento de modo similar a los demás medicamentos, es decir, en mg/mL. Solo queda tener esperanza.

PUNTOS CLAVE

- **La dosis de epinefrina para paro, disritmia, choque y anafilaxia es 0.01 mg/kg/dosis** (nota: mL/kg/dosis cambia con diferentes concentraciones).
- **La concentración de 1:1 000 puede usarse para todas las dosis comunes con inyección intravenosa rápida.**
- **Siempre emplear la concentración 1:1 000 (0.01 mL/kg/dosis) para la vía IM y 10 veces para las dosis por sonda endotraqueal.**
- **Si se utiliza la concentración de 1:10 000 para las dosis IV e IO, administrar 0.1 mL/kg/dosis.**

Lecturas sugeridas

Pediatric Advanced Support Provider Manual. American Heart Association; 2016.

No escanee un traumatismo cefálico con base en su "intuición": ¡use guías basadas en evidencia!

Anna Schlechter, MD, FAAP

Las visitas a la sala de urgencias pediátricas por un traumatismo cefálico son un evento frecuente, con ~60 000 casos de este tipo al año. La tomografía computarizada (TC) es el estándar de referencia para diagnosticar de forma urgente una lesión cerebral traumática, pero los médicos deben tener cuidado de usarla cuando sea apropiado y no obtener imágenes de todos los pacientes.

A pesar de la frecuencia con la que las lesiones cefálicas ocurren, una lesión cerebral traumática con importancia clínica (LCTIC) es un evento raro. Asimismo, las imágenes de TC de la cabeza se relacionan con un mayor riesgo de por vida de neoplasia letal. El riesgo de por vida estimado de una neoplasia letal por una sola TC de la cabeza en un paciente de 1 año de edad es de 1 en 1 000 a 1 500; el riesgo disminuye a 1 en 5 000 para un paciente de 10 años de edad. Por lo tanto, el riesgo de neoplasia secundario a la TC puede resultar más alto que el riesgo de LCTIC en un paciente de riesgo bajo.

Entre los diversos auxiliares para realizar una TC, la regla de predicción de lesión cefálica de la Pediatric Emergency Care Applied Research Network (PECARN) ha mostrado de forma consistente tener una sensibilidad por demás alta y una especificidad relativamente alta en varios estudios y los médicos deben considerar usar esta herramienta para ayudar a tomar las decisiones con respecto a imágenes.

Para niños menores de 2 años con una escala de coma de Glasgow (ECG) de 15 sin un mecanismo de lesión grave, que actúan con normalidad según informan sus padres, sin signos de estado mental alterado, sin fractura craneal palpable, sin hematoma occipital, parietal o temporal en el cuero cabelludo y sin pérdida de la consciencia de 5 segundos o más, se recomienda no obtener una TC (riesgo de LCTIC < 0.02%).

Para niños mayores de 2 años de edad con una ECG de 15 y ningún otro signo de estado mental alterado o fractura craneal basilar, sin antecedentes de pérdida de la consciencia, ni vómito, con un mecanismo de la lesión no grave y sin cefalea intensa, también se recomienda no obtener una TC (riesgo de LCTIC < 0.05%).

En ambos grupos de pacientes, un mecanismo grave se define como un choque en vehículo automotor con expulsión del paciente, muerte de otro pasajero o volcadura; peatón o ciclista sin casco que es golpeado por un vehículo motorizado; una caída de más de 90 cm (para los menores de 2 años) o 150 cm (para los mayores de 2 años); o golpe en la cabeza con un objeto de alto impacto.

En ambos grupos de edad, los pacientes que tienen una ECG normal sin signos de estado mental alterado, así como ninguna fractura craneal palpable/signos de fractura craneal basilar, se recomienda que el médico considere la observación en lugar de una TC inmediata. Esta consideración debe basarse en si hay signos y síntomas de empeoramiento, preferencia de los padres, experiencia del médico, múltiples datos aislados o edad < 3 meses. Es importante considerar el grupo de edad más joven, ya que estos pacientes suelen ser difíciles de examinar y el riesgo de un traumatismo no accidental puede ser mayor. Además, si los médicos sospechan un traumatismo no accidental, estos lineamientos no aplican, ya que dependen de una historia clínica verídica y precisa.

Al seguir estos lineamientos se estima que más de 50% de los pacientes que se presentan a la sala de urgencias con un traumatismo cefálico puede definitivamente evitar una TC de la cabeza. También es importante notar que los datos aislados, como pérdida de la consciencia, cefalea y vómito, tienen un riesgo menor de 1% de

LCTIC. Estos pacientes no deben someterse de manera automática a imágenes de la cabeza, sino que el médico tiene que sopesar los riesgos y beneficios con la participación de la familia en el proceso de toma de decisiones.

PUNTOS CLAVE

- La TC de la cabeza sin contraste es el estándar de referencia para el diagnóstico de urgencia de lesiones cerebrales en niños.
- La TC de la cabeza se relaciona con un mayor riesgo de neoplasias letales a lo largo de la vida del paciente.
- La regla de predicción de lesión cefálica de la PECARN en niños con puntuaciones en la ECG > 14 puede usarse para descartar con seguridad la presencia de una LCTIC.
- En un paciente de riesgo bajo, el riesgo de neoplasias inducidas por TC es mayor que el de LCTIC.

Lecturas sugeridas

Babl FE, Borland ML, Phillips N, et al. Accuracy of PECARN, CATCH and CHALICE head injury decision rules in children: a prospective cohort study. *Lancet*. 2017;389(11087):2393-2402.

Easter JS, Bakes K, Dhaliwal J. Comparison of PECARN, CATCH and CHALICE rules for children with minor head injury: a prospective cohort study. *Ann Emerg Med*. 2014;64(2):145-152.

Kuppermann N, Holmes J, Dayan P, et al. Identification of children at very low risk of clinically-important brain injuries after head trauma: a prospective cohort study. *Lancet*. 2009;9696:1160-1170.

Mastrangelo M, Midulla F. Minor head trauma in the pediatric emergency department: decision making nodes. *Curr Pediatr Rev*. 2017;13(2):92-99.

6

Gammagrafía negativa–abdomen positivo: no depender nada más de la TC al evaluar al niño con traumatismo abdominal contuso

Anna Schlechter, MD

Los traumatismos abdominales contusos son la lesión letal no reconocida más frecuente en los pacientes pediátricos con traumatismo. Los niños tienen menos grasa intraabdominal, los músculos abdominales están poco desarrollados y los órganos abdominales son relativamente más grandes en comparación con los adultos, lo que hace que el riesgo de una lesión abdominal significativa sea más alto que en adultos. El mecanismo más frecuente de lesión abdominal contusa son los choques de vehículo automotor. Las lesiones en bicicletas, las caídas, las lesiones deportivas, los traumatismos no accidentales y los atropellamientos también son mecanismos frecuentes de traumatismo abdominal contuso en pediatría. Los médicos deben estar atentos al identificar a pacientes pediátricos con lesiones abdominales para proporcionar la atención apropiada en la sala de urgencias y no depender por completo de estudios radiológicos para excluir una lesión importante.

Un reconocimiento primario y secundario y la obtención apropiada de los antecedentes deben ser el paso inicial en la evaluación del niño con un traumatismo abdominal contuso. Un mecanismo grave de lesión, distensión abdominal, hipersensibilidad abdominal, equimosis o abrasiones abdominales, taquicardia y presión arterial sistólica baja han mostrado ser factores de riesgo significativos para una posible lesión intraabdominal. Con frecuencia, resulta difícil determinar la presencia de dolor abdominal en un niño asustado y que llora. Un niño que ha tragado una cantidad importante de aire por estar llorando también puede percibirse con el estómago distendido. Como los adultos, los pacientes con estado mental alterado o una lesión distractora pueden tener datos poco confiables en la exploración abdominal.

La gammagrafía con tomografía computarizada (TC) del abdomen y la pelvis con contraste intravenoso es el estándar de referencia para las lesiones abdominales después de un traumatismo contuso en el paciente pediátrico hemodinámicamente estable. La TC es sensible y específica para detectar lesiones de órgano sólido y es hasta cierto punto sensible en la detección de lesiones de vísceras huecas. Sin embargo, la TC debe realizarse de forma juiciosa, ya que se calcula que el riesgo de cáncer letal por radiación es de 1 por 1 000 gammagrafías TC pediátricas en niños pequeños, con un riesgo de por vida de 0.18% para la TC abdominal en niños de 1 año de edad.

Un paciente que no tiene ningún dato preocupante en los antecedentes o la exploración física puede evaluarse con ecografía a pie de cama FAST (ecografía abdominal focalizada para traumatismo) o pruebas de laboratorio como biometría hemática (BH), pruebas de función hepática (PFH) y análisis de orina para proporcionar evidencia adicional de que no hay una lesión abdominal. Las exploraciones abdominales en serie también pueden emplearse en el paciente estable sin datos preocupantes y obtener imágenes o realizar cirugía exploratoria solo en caso de que se desarrollen. Es importante mencionar que en contraste con los pacientes adultos, la FAST en pacientes pediátricos con traumatismo hemodinámicamente estables no ha mostrado ser sensible en la detección de lesión con importancia clínica.

Si bien la TC puede ser útil para decidir qué pacientes con traumatismo abdominal contuso tienen un traumatismo intraabdominal, no debe considerarse que excluye una lesión de forma definitiva. En un metaanálisis de 2 596 pacientes pediátricos con traumatismo abdominal contuso, la tasa general de lesión intraabdominal después de una TC abdominal negativa siguió siendo de 0.19% (IC de 95% 0.08 a 0.44). Otro estudio de pacientes pediátricos que se sometieron a gammagrafías con TC al inicio de su evolución mostró una tasa de falsos negativos con TC de ~3.6% en aquellos con traumatismo abdominal contuso con signo del cinturón de seguridad. A la larga, la decisión de proceder con manejo quirúrgico u hospitalización debe basarse en los antecedentes, la exploración física y el estado hemodinámico del paciente. Por último, nunca debe retrasarse la intervención quirúrgica en un paciente inestable por esperar a obtener una TC. Estos pacientes deben ser llevados de inmediato al quirófano para su manejo definitivo.

PUNTOS CLAVE

- La TC del abdomen y la pelvis con contraste es el estándar de referencia para diagnosticar una lesión abdominal en el paciente pediátrico con traumatismo abdominal contuso.
- La TC del abdomen y la pelvis expone al niño a radiación potencialmente dañina y solo debe realizarse si se considera necesario con base en los antecedentes y la exploración.
- Una TC negativa no descarta de forma definitiva una lesión abdominal en un paciente con dolor abdominal que empeora, evolucionando a peritonitis, o signos vitales inestables después de un traumatismo abdominal contuso.
- En el paciente con un traumatismo inestable no debe retrasarse el manejo quirúrgico para que pueda obtenerse una tomografía computarizada.

Lecturas sugeridas

Chatoorgoon K, Brown RL, Garcia VF, et al. Role of computed tomography and clinical findings in pediatric blunt intestinal injury. *Pediatr Emerg Care*. 2012;28(12):1338-1342.

Hom J. The risk of intra-abdominal injuries in pediatric patients with stable blunt abdominal trauma and negative abdominal computed tomography. *Acad Emerg Med*. 2010;17(5):469-475.

Kopelman TR, Jamshidi R, Piere PG. Computed tomographic imaging in the pediatric patient with a seatbelt sign: still not good enough. *J Pediatr Surg*. 2018;53(2):357-361.

Schacherer N, Miller J, Petronis K. Pediatric blunt abdominal trauma in the emergency department: evidence-based management techniques. *Pediatr Emerg Med Pract*. 2014;11:1-24.

7

Apreciar las diferencias en la práctica en el abordaje del dolor abdominal no traumático pediátrico

Paul Schunk, MD, FAAEM

El dolor abdominal pediátrico es una queja de presentación muy frecuente en la sala de urgencias y constituye ~6% de todas las visitas a urgencias. La utilización de TC para dolor abdominal pediátrico no traumático (DAPNT) se ha hecho usual en urgencias, con tasas de uso que aumentan con rapidez sin un incremento concurrente en diagnósticos relevantes o mejorías en la mortalidad. Con la preocupación constante y creciente sobre los peligros potenciales de la exposición a radiación de la población pediátrica, además de las preocupaciones acerca del costo y la duración de la estancia en urgencias, se recomienda un abordaje prudente y conservador en muchos pacientes. En capítulos diferentes se evalúan modalidades distintas a la TC y este capítulo destacará que el médico debe entender las indicaciones claras y las diferentes modalidades relacionadas con el uso de TC en DAPNT. Reconocer el empleo apropiado de la TC ayudará a obtener el diagnóstico necesario sin provocar retrasos o tiempos de espera prolongados en urgencias.

Utilidad del contraste

Rara vez está indicado el contraste oral o rectal en la evaluación del DAPNT agudo en el paciente pediátrico. Está demostrado que el contraste oral incrementa la duración de la estancia de los pacientes sin aumentar el rendimiento diagnóstico del estudio, incluidos casos de apendicitis aguda. El contraste oral puede ser útil en pacientes posoperatorios que se presentan con fiebre y la preocupación de un absceso abdominal o una filtración de una anastomosis quirúrgica. La administración de contraste rectal solo debe considerarse con una consulta específica de un especialista y rara vez está indicada en la evaluación en la sala de urgencias. No solo se requiere en raras ocasiones, sino que también añade una experiencia potencialmente incómoda y traumática para el paciente pediátrico. Esto contrasta con los patrones históricos y los médicos de urgencias deben promover protocolos para minimizar el uso innecesario del contraste en sus instituciones.

El contraste IV es útil en la evaluación de masas, tumores e infecciones, y por lo tanto suele administrarse en la sala de urgencias pediátrica. A menudo se obtiene la creatinina en suero para valorar la función renal cuando se evalúa el DAPNT agudo, pero no es necesaria antes de TC con contraste IV en niños a menos que se sepa que el paciente recibió un trasplante renal o tiene insuficiencia renal preexistente. Esto varía de la práctica típica en pacientes adultos y puede ayudar a reducir el tiempo hasta que se realice e interprete un estudio.

Una contraindicación falsa prevalente para la administración de contraste IV yodado es un paciente con una alergia informada a mariscos. Este mito se ha propagado a pesar de que no hay datos duros que lo respalden. El componente alérgico de los mariscos es la proteína tropomiosina y no el yodo. El yodo es un elemento esencial necesario para la función tiroidea y una alergia verdadera sería rara. Las alergias al contraste tampoco son verdaderas en las reacciones alérgicas mediadas por IgE, sino que más bien son una reacción anafilactoide. El material de contraste actúa de manera directa para liberar histamina y otros componentes inflamatorios de los mastocitos. Los medicamentos o protocolos previos al tratamiento para pacientes con alergias al contraste solo deben utilizarse en casos con sibilancias, broncoespasmo, estridor, edema laríngeo o anafilaxia diagnosticados con anterioridad.

Conclusiones

La mayoría de las causas de DAPNT se evalúa mejor con modalidades de imágenes distintas a la TC. En pacientes con abdomen agudo puede usarse TC cuando otras modalidades de imágenes no hayan permitido llegar a un diagnóstico. En el niño con buen aspecto con una exploración abdominal benigna, la TC rara vez revela el diagnóstico de dolor y tiene el potencial de exponer al paciente a radiación innecesaria. La evaluación de masas y tumores abdominales sospechosos suele realizarse con TC y se practica mejor con la administración de contraste IV, que no debe retrasarse en espera de la función renal o suspenderse debido a una alergia informada a "yodo" o mariscos.

- La mayor parte del dolor abdominal pediátrico no traumático no requiere TC como la modalidad de imágenes diagnósticas inicial en la sala de urgencias.
- El contraste oral y el rectal casi nunca están indicados para las gammagrafías con TC para DAPNT.
- La alergia a los mariscos no es una contraindicación para la administración de contraste.

Lecturas sugeridas

Farrell CR, Bezinque AD, Tucker JM, et al. Acute appendicitis in childhood: oral contrast does not improve CT diagnosis. *Emerg Radiol.* 2018;25:257-263.
Shaw KN, Bachur RG. *Fleisher & Ludwig's Textbook of Pediatric Emergency Medicine.* Philadelphia, PA: Wolters Kluwer; 2016. Chapter 48.

Imágenes neurológicas en pacientes sin traumatismos

Lekha Shah, MD, FAAP, FACEP

Los padres con frecuencia llevan a sus hijos a la sala de urgencias para que los evalúen por cefaleas o convulsiones de primera vez y experimentan ansiedad al pensar que estos síntomas se deriven de una patología grave, como un tumor cerebral. A pesar de una multitud de bibliografía que sugiere que las imágenes transversales no son necesarias en la mayoría de los casos, la tasa de imágenes neurológicas se ha triplicado de 1998 a 2008 (11.1% en 1998 a 31% en 2008) sin encontrar un aumento significativo de patologías intracraneales clínicamente significativas. La desconexión entre la ansiedad de los padres y la conducta del médico con las tasas de enfermedad real expone a los niños a radiación innecesaria y riesgos de sedación, y produce costos importantes.

En quién obtener imágenes

La decisión de en quién obtener imágenes sigue siendo compleja. Aunque se han propuesto auxiliares para tomar decisiones clínicas que identifican factores de riesgo preocupantes como la nemotecnia SSNOOPPPPY, no se han validado de forma prospectiva y es probable que resulten en imágenes irrelevantes (véase tabla 8-1). Los antecedentes clínicos y la exploración neurológica aún son los mejores factores de predicción de una patología estructural anormal del SNC. Algunas indicaciones razonables para tomar imágenes incluyen la consideración de factores de riesgo predisponentes (p. ej., convulsión de primera vez en pacientes con síndromes neurocutáneos como neurofibromatosis o esclerosis tuberosa), antecedentes preocupantes de cefaleas (cefalea que empeora de forma progresiva, vómito matutino, cefalea intensa de inicio repentino, estado mental alterado) y, de la mayor importancia, una exploración neurológica anormal. Se considera que la exploración neurológica es anormal cuando están alterados los elementos tradicionales del examen neurológico (habla, estado de alerta, motor, sensorial, cerebeloso, etc.) y el examen de los ojos (papiledema y nistagmo). Las imágenes neurológicas son anormales en < 1% de los pacientes con estado mental normal y exploración neurológica/ocular normal, y esta baja tasa de patologías del SNC puede usarse para tranquilizar a los padres preocupados en el contexto de una discusión razonada.

Pruebas excesivas

La percepción errónea del médico también desempeña una función en las pruebas excesivas. Dado que las masas en la fosa posterior representan la mayor parte de las neoplasias intracraneales de la infancia, las cefaleas occipitales suelen llevar a los médicos preocupados a indicar IRM/TC. Sin embargo, los patrones de cefaleas occipitales recurrentes a menudo son el resultado de trastornos de cefalea primaria (p. ej., migrañas, tensión, cefaleas en racimos). Las cefaleas occipitales secundarias a neoplasias cerebrales casi siempre se relacionan con datos neurológicos/oculares anormales. Cabe notar que la malformación de Chiari I tiene un

Tabla 8-1 ■ Nemotecnia SSNOOPPPPY de indicaciones para imágenes neurológicas en pacientes con cefalea atraumática		
	Factores de riesgo preocupantes	Ejemplos clínicos
S	Síntomas sistémicos	Fiebre, pérdida de peso
S	Sistémica (enfermedad)	VIH, cáncer
N	Neurológicos (signos/síntomas)	Confusión, estado mental alterado, déficits neurológicos, papiledema
O	Origen: repentino	Cefalea de trueno
O	Occipital (ubicación)	Dolor de ubicación occipital
P	Patrón	Precipitado por la maniobra de Valsalva
P	Patrón	Posicional
P	Patrón	Progresivo
P	Padres	Falta de antecedentes familiares de migraña
Y	Años (*years*)	Edad < 6 años

patrón típico (cefalea transitoria peor con tos o Valsalva) que puede observarse en imágenes con una base no emergente dado que rara vez resulta en herniación.

Convulsiones de primera vez

Es entendible que una primera convulsión no provocada (afebril) en niños sanos produzca miedo en los padres que experimentan ansiedad por pensar que su hijo puede tener epilepsia o un tumor del SNC. Los adultos con una convulsión de primera vez, que suelen tener una enfermedad comórbida preocupante, a menudo requieren imágenes neurológicas de urgencia. Sin embargo, los niños neurológicamente intactos sin factores de riesgo tienen < 1 a 8% de patologías del SNC en las imágenes. Incluso menos niños (< 1%) requieren una intervención neuroquirúrgica de urgencia. Cabe destacar que la epilepsia rolándica benigna (ERB) es un subtipo de convulsiones pediátricas bastante común en niños en edad escolar que ocurre de forma singular durante el sueño y el despertar; la mayoría de los niños deja de experimentar estas convulsiones al crecer y no se necesitan imágenes neurológicas. Casi todos los pacientes sanos con convulsiones de primera vez pueden ser referidos con seguridad a una clínica neurológica ambulatoria para su evaluación ambulatoria.

Radiación

La TC aún es el tipo de imagen neurológica de la que la mayoría de los médicos de urgencias dispone con mayor facilidad, pero la dosis de radiación varía con amplitud de acuerdo con el protocolo de análisis. Aunque la dosis de radiación de la TC de cabeza con un protocolo pediátrico puede ser baja (7 Grays), las tasas de neoplasias aumentan de forma lineal con la dosis de radiación acumulada. Aun cuando las imágenes neurológicas están justificadas, la IRM ambulatoria a menudo se prefiere a la TC en niños que han regresado a su estado mental de referencia.

PUNTOS CLAVE

- Las imágenes neurológicas rara vez son necesarias en niños sanos con una exploración neurológica no focal y una exploración ocular normal.
- Si se justifican las imágenes, debe considerarse la IRM en pacientes que han regresado a su estado mental de referencia.
- Hay que tranquilizar a los padres con paciencia acerca de la extremadamente baja (< 1%) probabilidad de un tumor cerebral si el único síntoma de presentación son cefaleas o convulsiones.
- Las cefaleas occipitales recurrentes suelen deberse a migrañas. No se requieren imágenes.

Lecturas sugeridas

Bear JJ, Gelfand AA, Goadsby PJ, et al. Occipital headaches and neuroimaging in children. *Neurology*. 2017;89:469-474.

Dayan PS, Lillis K, Bennett J, et al. Prevalence of and risk factors for intracranial anomalies in unprovoked seizures. *Pediatrics*. 2015;136:e351-e359.

Irwin SL, Gelfand AA. Occipital headaches and neuroimaging in children. *Curr Pain Headache Rep*. 2018;22:59.

Trofimova A, Vey B, Mullins ME, et al. Imaging of children with non-traumatic headaches. *AJR Am J Roentgenol*. 2018;210:8-17.

TC o no TC: desarrollar una buena estrategia de imágenes

Stephanie G. Cohen, MD

Las imágenes del tórax son una herramienta esencial para evaluar a los niños con tos, dolor torácico o disnea. Estos síntomas son inespecíficos y las etiologías pueden variar de neumonía extrahospitalaria a causas menos frecuentes de cuerpo extraño en las vías respiratorias y embolia pulmonar. Como cualquier prueba médica, los estudios de imágenes se eligen con base en la probabilidad ponderada antes de la prueba de encontrar evidencia de una enfermedad tratable, el peligro potencial de pasar por alto un diagnóstico y el costo financiero y físico para el paciente. Debido al riesgo de neoplasia inducida por radiación con las imágenes médicas, se recomienda aplicar el principio ALARA ("tan bajo como sea razonablemente alcanzable") para reducir la exposición a la radiación en niños. El estimado de la exposición a la radiación de una TC de tórax es ~200 veces la de una radiografía de tórax, por lo que el uso juicioso de los estudios de imágenes es obviamente un aspecto importante en la atención de los niños con síntomas respiratorios.

Imágenes para neumonía

Las imágenes iniciales en niños con tos y fiebre suelen comenzar con una *radiografía de tórax* (RXT). La RXT suele ser suficiente para evaluar una neumonía extrahospitalaria o no complicada. Cuando hay una consolidación extensa o un derrame pleural grande, puede aparecer un área "iluminada" en el pulmón afectado. Las placas en decúbito pueden demostrar capas de líquido, pero no revelan pequeñas acumulaciones pleurales. La RXT no permite distinguir de manera confiable entre líquido pleural y una consolidación extensa, y en ocasiones las imágenes adicionales con ecografía o TC están indicadas.

La *ecografía de tórax* se realiza con frecuencia para evaluar un infiltrado detectado en la RXT. La ecografía puede detectar incluso pequeños derrames y distinguir entre líquido pleural y consolidación pulmonar subyacente. Además de caracterizar la naturaleza del líquido pleural, la ecografía puede guiar el drenaje percutáneo. La *tomografía computarizada (TC) de tórax* ha aumentado la precisión para valorar complicaciones; sin embargo, el uso sistemático por lo general no se recomienda, ya que puede no influir en el manejo inicial. La TC es más útil en casos complicados o refractarios que tienen una respuesta clínica deficiente, en especial si se planea una intervención quirúrgica. Las imágenes con TC también son benéficas en pacientes con infecciones recurrentes, infecciones atípicas en caso de compromiso inmune o malformaciones pulmonares congénitas subyacentes.

La técnica óptima para las imágenes en neumonía complicada es controvertida. Los lineamientos de la British Thoracic Society recomiendan la ecografía para confirmar la presencia de líquido pleural y dirigir la toracocentesis. La guía con TC debe reservarse para casos refractarios o cuando la ecografía proporciona una visualización inadecuada.

Imágenes para embolia pulmonar

Los signos y síntomas de presentación de la embolia pulmonar (EP) son variables y pueden incluir dolor torácico, disnea, taquicardia, síncope, hipotensión o paro cardiaco. La evaluación por EP incluye estratificación de riesgos para determinar la probabilidad previa a la prueba e identificar a los pacientes que requieren imágenes adicionales. La *angiografía pulmonar con TC* (APTC) tiene sensibilidad y especificidad elevadas y es el estudio de imágenes de elección para la evaluación de EP. La TC también puede proporcionar un diagnóstico alternativo cuando no hay EP.

El uso de la APTC ha aumentado de forma marcada en años recientes. A pesar de pruebas más frecuentes, la incidencia inicial de la enfermedad no ha cambiado, lo que sugiere un alto grado de pruebas innecesarias. La función de la ecografía multiorgánica (torácica, cardiaca y vena de la pierna) como prueba de selección en la evaluación de EP está en investigación. Usadas como pruebas independientes, estas modalidades tienen una baja sensibilidad y no pueden descartar con seguridad la EP. En combinación, estas aplicaciones han mostrado ser más sensibles que la ecografía de un solo órgano. La ecografía multiorgánica puede ayudar muy pronto a elegir qué pacientes requieren APTC, con lo que se reduce la exposición a la radiación.

PUNTOS CLAVE

- Se recomienda la RXT para la evaluación de neumonía no complicada.
- La ecografía de tórax se recomienda para detectar un derrame pleural y dirigir el drenaje.
- La TC no se indica para la evaluación sistemática de la neumonía, pero desempeña una función en los casos que no responden al tratamiento.
- La APTC es el estudio de imagen de elección para la evaluación de la EP.
- La ecografía multiorgánica tiene potencial como prueba de detección para elegir qué pacientes necesitan APTC: seguir atento.

Lecturas sugeridas

Calder A, Owens CM. Imaging of parapneumonic pleural effusions and empyema in children. *Pediatr Radiol.* 2009;39:527-537.

Coley BD. Chest sonography in children: current indications, techniques, and imaging findings. *Radiol Clin North Am.* 2011;49:825-846.

Koenig S, Chandra S, Alaverdian A, et al. Ultrasound assessment of pulmonary embolism in patients receiving CT pulmonary angiography. *Chest.* 2014;145(4):818-823.

Kurian J, Levin TL, Han BK, et al. Comparison of ultrasound and CT in the evaluation of pneumonia complicated by parapneumonic effusion in children. *AJR Am J Roentgenol.* 2009;193:1648-1654.

Nazerian P, Vanni S, Volpicelli G, et al. Accuracy of point-of-care multiorgan ultrasonography for the diagnosis of pulmonary embolism. *Chest.* 2014;145(5):950-957.

Conocer las opciones: modalidades de imágenes para masas en el cuello pediátricas

Naghma S. Khan, MD, FAAP, FACEP y Kina Le Goodman, MD, FAAP

Las masas en el cuello son una queja de presentación frecuente en niños y a menudo se requieren imágenes diagnósticas para limitar el diferencial y distinguir entre masas que requieren tratamiento conservador en oposición a una intervención quirúrgica programada o de urgencia. Debe emprenderse un abordaje escalonado que utilice la modalidad de imágenes menos dañina para ayudar a establecer el diagnóstico y ajustar la intervención.

Radiografías de tejidos blandos del cuello

Las radiografías de tejidos blandos del cuello están indicadas cuando se sospecha una infección profunda del cuello o hay signos de obstrucción de las vías respiratorias. Una proyección lateral verdadera con el cuello en extensión tomando la imagen durante la inspiración es importante para evitar un resultado falso positivo. Además de la presencia de un cuerpo extraño, un dato clave es el ensanchamiento del espacio prevertebral. A nivel de C2-C3, el espacio prevertebral debe ser < 1/3 a 1/2 el ancho del cuerpo vertebral adyacente. A nivel de C4-C7, el ancho debe ser igual o menor que el ancho del cuerpo vertebral. Las placas simples son rápidas, económicas y asequibles; tienen baja radiación y sirven como una valiosa herramienta de detección.

Ecografía del cuello

Para masas palpables del cuello, una ecografía es la elección más segura y menos invasiva, y a menudo proporciona información valiosa. La penetración ecográfica y la resolución son mejores en niños que en adultos debido al menor tamaño del cuerpo y a que hay menos grasa subcutánea. Las imágenes ecográficas proveen información de la ubicación, el tamaño, la forma y la vascularidad de una masa en el cuello, y --lo que es más importante-- si la masa es tejido salival, una masa solitaria/nódulo linfático o múltiples nódulos. La ecografía ayuda a distinguir entre linfadenitis y nódulos linfáticos supurativos o un absceso que requiere incisión y drenaje. En combinación con la exploración física, la ecografía ayuda a decidir entre antibioticoterapia ambulatoria o nosocomial, incisión y drenaje o la necesidad de realizar una intervención quirúrgica u obtener una biopsia. Pueden necesitarse ecografías en serie para seguir la progresión o resolución de la masa del cuello. La ecografía a pie de cama practicada por los médicos de urgencias pediátricas en comparación con los radiólogos muestra una coincidencia significativa ($\kappa = 0.71$; intervalo de confianza de 95%, 0.6-0.83) entre los datos. Si la masa es demasiado grande, demasiado profunda o muy irregular, están indicadas imágenes con tomografía computarizada (TC) o imagen por resonancia magnética (IRM). Si bien la ecografía puede diferenciar entre un tumor sólido y masas benignas del cuello, a la larga se requiere TC o IRM para guiar la clasificación y el manejo.

Tomografía computarizada de masas del cuello

Si bien una TC es la modalidad de elección para valorar masas en el cuello en adultos, debe usarse con prudencia en niños debido al mayor riesgo de por vida de cáncer. Sin embargo, cuando las placas simples o la ecografía no proporcionan suficiente información, está indicada una TC para guiar el diagnóstico y el tratamiento. También está indicada una TC cuando se sospecha compromiso de las vías respiratorias o afección ósea.

Imágenes por resonancia magnética de masas en el cuello

Una IRM con contraste es tan efectiva como una TC, pero es más costosa, no está tan disponible y puede requerir sedación en niños pequeños. La sedación durante el procedimiento está contraindicada si existe la preocupación de que la masa en el cuello está comprimiendo las vías respiratorias. La IRM es excelente para la evaluación de una masa en los tejidos blandos del cuello, pero la TC es superior cuando preocupa que el hueso esté afectado. Si hay una malformación vascular en la región de la cabeza/el cuello, se requiere una IRM y una angiografía con IRM del cerebro y el cuello para evaluar en busca de alguna anomalía vascular intracraneal relacionada, como el síndrome PHACE (anomalías de la fosa posterior, hemangioma, arterial, cardiaca/aórtica y ocular [e*ye*]).

PUNTOS CLAVE

- Las placas laterales del cuello son útiles para diagnosticar un absceso retrofaríngeo.
- La ecografía es la modalidad de imágenes de elección para la mayoría de las masas palpables del cuello.
- Para lesiones congénitas o neoplásicas, considerar una IRM.
- Cuando se sospecha afección ósea, se utiliza una TC para confirmarla.

Lecturas sugeridas

Bansal AG, et al. US of pediatric superficial masses of the head and neck. *Radiographics*. 2018;38(4):1239-1263.
Brown RE, Harave S. Diagnostic imaging of benign and malignant neck masses in children—a pictorial review. *Quant Imaging Med Surg*. 2016;6(5):591.
Friedman N, et al. Reliability of neck mass point-of-care ultrasound by pediatric emergency physicians. *J Ultrasound Med*. 2019;38(11):2893-2900.
Friedman ER, John SD. Imaging of pediatric neck masses. *Radiol Clin*. 2011;49(4):617-632.
Stern JS, et al. Imaging of pediatric head and neck masses. *Otolaryngol Clin North Am*. 2015;48(1):225-246.

Imágenes avanzadas: IRM en niños

Matthew Moake, MD, PhD

Las preocupaciones crecientes acerca de la exposición a la radiación en niños y la disponibilidad cada vez mayor de las imágenes por resonancia magnética (IRM) crean nuevas opciones para considerar técnicas de imágenes avanzadas en pacientes pediátricos. Los médicos deben considerar cuándo es la IRM la modalidad más apropiada para establecer el diagnóstico.

La IRM proporciona imágenes transversales de alta resolución para evaluar una lista siempre en expansión de procesos patológicos. Fuera de las estructuras óseas/calcificadas y de hemorragia aguda, como en caso de un traumatismo en que el tiempo es fundamental y la TC sigue siendo superior, la IRM puede usarse para casi todas las evaluaciones que antes se reservaban para la TC. Las limitaciones del uso extenso de IRM incluyen su disponibilidad y el tiempo prolongado de valoración, el cual tiene implicaciones para los pacientes pediátricos.

Las proporciones anatómicas, el contenido de grasa y agua de los tejidos, la sensibilidad a la radiación y los procesos patológicos cambian conforme el niño se desarrolla. Estas diferencias técnicas a menudo requieren equipo de tamaño específico y rebanadas de menor grosor, que resultan en tiempos de exploración más prolongado en comparación con los estudios equivalentes en adultos. Los tiempos de exploración prolongados son una importante limitación de la IRM pediátrica, sobre todo debido a la intolerancia conductual que limita la adquisición de imágenes de calidad. Las soluciones incluyen optimizar la tolerancia conductual, sedación y protocolos de IRM enfocados que limitan el tiempo de exploración.

En general, los lactantes < 3 meses de edad pueden tolerar la duración de la exploración con IRM estándar si se les alimenta justo antes y se les envuelve. Los niños < 5 años por lo general requieren algún nivel de sedación moderada a profunda, lo que puede requerir una vía aérea avanzada con respiradores y monitores compatibles con IRM y esto está fuera del alcance de la mayoría de las prácticas de urgencias. Los niños mayores de 10 años de edad casi siempre toleran la exploración usando alguna protección para los oídos, atención emocional pediátrica y distractores apropiados para la edad, lo que incluye juguetes, libros y medios audiovisuales. Los niños de 6 a 10 años de edad son muy variables y la atención debe individualizarse.

Los protocolos de imágenes específicos de la edad y la patología son esenciales para optimizar la adquisición de secuencias y minimizar el tiempo de exploración. Hay una sopa de letras de acrónimos para las secuencias de IRM que sigue creciendo, muchas de las cuales son específicas de cada fabricante y que al final son iguales a secuencias más rápidas, mejor calidad de la imagen en caso de degradación de movimiento y menor necesidad de contraste IV. Algunos ejemplos, cuyas siglas corresponden al inglés, incluyen las secuencias de imágenes ponderadas por difusión (DWI) y eco de giro rápido de disparo único (SSFSE) para la valoración rápida de un accidente vascular cerebral mayor en el territorio del SNC y el tamaño ventricular; imágenes ponderadas por susceptibilidad (SWI) para evaluar hemorragias, calcificaciones y estructura vascular; secuencias rápidas en disparo único como HASTE (eco de giro turbo en disparo único con adquisición Fourier parcial) y secuencia multieco modificada (RARE) que pueden proporcionar imágenes ponderadas T2 en < 1 segundo; y técnicas de compensación de movimiento como PROPELLER (líneas paralelas superpuestas que giran de forma periódica con reconstrucción aumentada), que corrigen para los artefactos de rotación y traslación en el plano.

Los protocolos que incorporan estas diversas secuencias son específicos de cada institución y deben discutirse con el radiólogo a cargo antes de la adquisición para optimizar el protocolo, además de contar con una interpretación en tiempo real para guiar las secuencias repetidas o adicionales según se requiera. Estos protocolos clínicamente ajustados reducen el tiempo de exploración y evitan la necesidad de sedación con pérdida mínima de información clínica. El mejor ejemplo de esto son los protocolos cerebrales "de detección" o "rápidos", que pueden evaluar en poco tiempo (< 10 minutos) si hay hidrocefalia, una masa, una hemorragia o un infarto en un niño de casi cualquier edad sin sedación, contraste o exposición a radiación. Estos protocolos pueden pasar por alto pequeñas lesiones focales y no son apropiados para detalle anatómico fino, como la evaluación de un nervio craneal. Es posible que después se requiera un estudio más detallado, pero por lo general puede hacerse de forma ambulatoria. De modo similar, los protocolos de IRM rápidos enfocados pueden usarse para evaluar apendicitis con métricas de desempeño similares a la TC al tiempo que se evita la radiación y el contraste intravenoso.

- La IRM es el estándar de referencia para imágenes del SNC y componentes de tejidos blandos del sistema neuromuscular, pero puede usarse para todos los órganos parenquimatosos y de tejidos blandos; sus limitaciones son las estructuras óseas finas/calcificadas y la evaluación aguda de un traumatismo.
- La tolerancia conductual pediátrica a la IRM puede maximizarse con técnicas de distracción apropiadas para la edad, atención emocional pediátrica y agentes ansiolíticos.
- Las nuevas secuencias de IRM permiten una adquisición más rápida, una mejor calidad de las imágenes en caso de degradación de movimiento y menor necesidad de contraste intravenoso.
- Los protocolos de imágenes clínicamente ajustados, como los estudios "cerebrales rápidos", pueden reducir el tiempo de análisis y evitar la necesidad de sedación y contraste con una pérdida mínima de información clínica.

Lecturas sugeridas

Courtier J, Rao AG, Anupindi SA. Advanced imaging techniques in pediatric body MRI. *Pediatr Radiol.* 2017;47: 522-533.

Darge K, Anupindi SA, Jaramillo D. MR imaging of the abdomen and pelvis in infants, children, and adolescents. *Radiology.* 2011;261(1):12-29.

Ho ML, Campeau NG, Ngo TD, et al. Pediatric brain MRI part 1: basic techniques. *Pediatr Radiol.* 2017;47: 534-543.

Riccabona M. *Pediatric Imaging Essentials: Radiography, Ultrasound, CT, and MRI in Neonates and Children.* Stuttgart, Germany: Georg Thieme Verlag KG; 2014.

Ecografía pulmonar pediátrica a pie de cama: una herramienta subutilizada para la neumonía pediátrica

Erin Munns, MD

Millones de niños alrededor del mundo desarrollan neumonía cada año, lo que la convierte en una importante preocupación de salud pública. La gravedad de la infección puede variar de una enfermedad incómoda a una que pone en riesgo la vida. La mayoría de los médicos recurre a una combinación de antecedentes, exploración clínica y radiografía de tórax para diagnosticar la neumonía. Si bien se utiliza ampliamente, la radiografía de tórax como modalidad imagenológica tiene sus limitaciones. Aunque los estudios muestran que tiene una especificidad de 98% para diagnosticar neumonía pediátrica, su sensibilidad es apenas de 87%. Esto significa que muchos casos de neumonía pediátrica se pasarían por alto si la radiografía de tórax se usara sola. La ecografía a pie de cama ha mostrado ser una excelente herramienta para diagnosticar neumonía pediátrica y tiene una precisión diagnóstica superior a la radiografía de tórax; sin embargo, la ecografía pulmonar a pie de cama aún es una modalidad diagnóstica subutilizada.

La ecografía pulmonar es superior a la radiografía de tórax para diagnosticar neumonía bacteriana temprana y también permite visualizar mejor la neumonía en el espacio retrocardiaco. Además, la ecografía evita a los niños la radiación ionizante y suele ser más económica que la radiografía de tórax. Tal vez igual, si no es que más importante, la tecnología ecográfica puede salvar vidas y estar fácilmente disponible en sitios con recursos limitados. Además, es una técnica fácil de aprender y sencilla de aplicar en la sala de urgencias. Un metaanálisis reciente mostró que la ecografía pulmonar a pie de cama tiene una sensibilidad de 96% y una especificidad de 93% para el diagnóstico de neumonía pediátrica cuando la efectúa un médico de urgencia capacitado para usar ecografía a pie de cama.

La ecografía pulmonar pediátrica a pie de cama se realiza al explorar los pulmones en los planos anterior, posterior y medioaxilar. Puede usarse ya sea un transductor curvilíneo o de fase para asegurar la visualización de las bases pulmonares. El transductor lineal es mejor para visualizar las líneas pleurales. La neumonía en una ecografía pulmonar aparece como un segmento del pulmón que tiene el aspecto de tejido hepático, lo que suele denominarse hepatización del pulmón. Esto se debe a una mayor cantidad de densidad en el pulmón a causa del líquido y la inflamación. Múltiples líneas B significan la presencia de líquido dentro del parénquima pulmonar. La visualización de tres o más líneas B dentro de un segmento pulmonar puede sugerir una consolidación dentro del pulmón. Cuando se evalúa la línea pleural, el signo del límite irregular (*shred sign*, pleura desigual) también puede ayudar a identificar la presencia de neumonía. Un "signo de columna" que se nota en las imágenes describe el fenómeno en el que la columna puede visualizarse por arriba del diafragma cuando se explora el tórax. La columna por lo general no puede verse por arriba del diafragma porque las ondas de la ecografía no se mueven bien a través del aire. Cuando hay un aumento de líquido en la cavidad torácica, las ondas ecográficas pueden moverse con mayor facilidad a través del tejido, lo que hace que la columna sea evidente. En el contexto de neumonía, la presencia del signo de la columna puede revelar una neumonía complicada por derrame.

La neumonía es un proceso patológico importante para los pacientes pediátricos. La capacidad de establecer este diagnóstico con rapidez es vital para asegurar el tratamiento apropiado de los pacientes. La presencia de hepatización del pulmón, líneas B focales, signo del límite irregular y signo de la columna son signos ecográficos que pueden ayudar al ecografista a diagnosticar neumonía en las imágenes con ecografía a pie de cama. Hay que recordar que debe considerarse el uso de ecografía a pie de cama para diagnosticar neumonía en pacientes pediátricos.

PUNTOS CLAVE

- La ecografía pulmonar a pie de cama tiene sensibilidad y especificidad altas para diagnosticar neumonía pediátrica.
- La ecografía pulmonar a pie de cama puede diagnosticar mejor la neumonía temprana y la retrocardiaca.
- Deben usarse técnicas apropiadas para asegurar la visualización de todos los campos pulmonares.
- Se anima a los médicos de urgencias a adquirir experiencia en la aplicación de la ecografía.

Lecturas sugeridas

Pereda M, Chavez M, Hooper-Miele C, et al. Lung ultrasound for the diagnosis of pneumonia in children: a meta-analysis. *Pediatrics*. 2015;135(4):714-722.

No aplicar los criterios FAST para adultos a los pacientes pediátricos de traumatología

Anthony Arredondo, DO, FAAP

Los traumatismos se mantienen como una causa importante de morbilidad y mortalidad entre los pacientes pediátricos y los traumatismos abdominales representan 20 a 30% de los casos. Se ha identificado que la ecografía es una modalidad de imágenes que puede detectar con precisión incluso hasta 100 mL de líquido libre dentro de la cavidad peritoneal. Como resultado, la exploración FAST (valoración enfocada con ecografía en traumatología) se ha convertido en una parte integral del algoritmo de reanimación cardiopulmonar avanzada para traumatismos (ATLS, por sus siglas en inglés) para la atención del paciente lesionado. Ubicaciones específicas donde puede acumularse líquido libre incluyen espacios subfrénicos, la cavidad hepatorrenal (bolsa de Morrison), la cavidad esplenorrenal, la cara inferior del hígado o el bazo o el riñón y detrás de la vejiga dentro de la pelvis (bolsa rectovesical en hombres, bolsa rectouterina de Douglas o fondo de saco posterior en mujeres). La FAST se convirtió con rapidez en una parte integral de la atención de la población adulta en traumatología y los médicos la han extrapolado a la población pediátrica; como resultado, el uso de FAST se ha extendido.

La ecografía permite al médico identificar de forma rápida y segura el líquido libre a la cabecera del paciente sin exponerlo a radiación potencialmente dañina. Sin embargo, la mayoría de los estudios que delinean la utilidad de la ecografía para la detección de líquido libre se ha enfocado en población adulta. La exploración FAST tiene una utilidad cuestionable en la población pediátrica dado que existen diferencias importantes entre niños y adultos en relación con las lesiones traumáticas. Primero, más de un tercio de las lesiones orgánicas sólidas en pacientes pediátricos no produce hemoperitoneo y por lo tanto resultaría en una exploración FAST negativa. Segundo, la anatomía del niño difiere de la del adulto. Los niños tienen músculos abdominales más débiles, el área de superficie del abdomen representada por los órganos abdominales es mayor en niños y estos tienden a tener menos tejido adiposo, todo lo cual conduce a diferentes patrones de lesión. A continuación, los niños tienden a tener líquido libre fisiológico dentro del peritoneo; los estudios refieren un rango de 1.5 a 12% de los niños con líquido fisiológico en la pelvis. La presencia de líquido libre fisiológico en el abdomen pediátrico puede hacer que la interpretación de la exploración FAST sea un desafío, ya que el líquido libre fisiológico y el patológico son indistinguibles justo después de una lesión traumática. Por último, la pelvis se ha identificado como la ubicación única más sensible para la detección de líquido libre en niños, en contraste con el cuadrante superior derecho del abdomen en los adultos; los médicos que no reconocen esta diferencia pueden interpretar los exámenes a la cabecera de manera incorrecta.

Ya que la pelvis es la ubicación más importante a revisar en la exploración FAST pediátrica, asegurar que esta región se analice con detalle es crucial. La orina dentro de la vejiga crea un aumento acústico posterior, por lo que la capacidad para identificar líquido libre dentro de la pelvis constituye un desafío. Una regla general es disminuir la ganancia mientras se obtienen imágenes de la pelvis para asegurar que el líquido no quede enmascarado por un artefacto.

PUNTOS CLAVE

- La pelvis es la ubicación más sensible del líquido intraperitoneal libre en niños.
- Los niños tienen una incidencia de 1.5 a 12% de líquido libre fisiológico dentro de la pelvis, con una cantidad estimada de 1 mL o menos.
- La exploración FAST pediátrica es una buena herramienta de selección y un coadyuvante útil en el ámbito de traumatología; sin embargo, más de un tercio de las lesiones de órgano sólido no resulta en hemoperitoneo. Por lo tanto, la ausencia de datos de líquido libre en FAST no excluye una lesión intraabdominal.
- Es importante reducir la ganancia cuando se analiza la pelvis, para asegurar que un aumento acústico no enmascare el líquido libre.

Lecturas sugeridas

Brenkert TE, Adams C, Vieira RL, Rempell RG. Peritoneal fluid localization on FAST examination in the pediatric trauma patient. *Am J Emerg Med.* 2017;35(10):1497-1499. http://doi.org/10.1016/j.ajem.2017.04.025

Jéquier S, Jéquier J-C, Hanquinet S. Intraperitoneal fluid in children: normal ultrasound findings depend on which scan head you use. *Pediatr Radiol.* 2003;33(2):86-91. http://doi.org/10.1007/s00247-002-0837-x

Ma OJ, Mateer JR. *Ma and Mateer's Emergency Ultrasound.* 3rd ed. New York, NY: McGraw-Hill; 2014.

Rathaus V, Grunebaum M, Konen O, et al. Minimal pelvic fluid in asymptomatic children: the value of the sonographic finding. *J Ultrasound Med.* 2003;22(1):13-17. http://www.ncbi.nlm.nih.gov/pubmed/12523605

Simanovsky N, Hiller N, Lubashevsky N, Rozovsky K. Ultrasonographic evaluation of the free intraperitoneal fluid in asymptomatic children. *Pediatr Radiol.* 2011;41(6):732-735. http://doi.org/10.1007/s00247-010-1927-9

14

Ecografía cardiaca a pie de cama: ser capaz de distinguir entre derrames pericárdicos y sus simuladores

Daniel Slubowski, MD

La ecografía a pie de cama permite diagnosticar con rapidez un derrame pericárdico y el taponamiento cardiaco. Sin embargo, algunos otros diagnósticos pueden confundirse con derrames pericárdicos y conducir a complicaciones yatrógenas indebidas. Los derrames pericárdicos aparecen anecoicos, u oscuros, pero pueden tener una apariencia hiperecoica por la presencia de otro material, como fibrina o coágulos. En un paciente asintomático, el espacio pericárdico puede albergar ~20 a 50 mL de líquido. El líquido pericárdico fisiológico tiende a ubicarse en sentido anterior. Sin embargo, los derrames pericárdicos se identifican por la presencia de > 50 mL de líquido y tienden a tener una ubicación dependiente o en circunferencia. Los derrames pericárdicos se identifican mejor en las proyecciones subxifoideas o paraesternales largas. El taponamiento pericárdico es una complicación temida de un derrame pericárdico y ocurre cuando el corazón está constreñido por el líquido colindante, lo que produce una función cardiaca comprometida. El taponamiento cardiaco puede identificarse con medios ecográficos por el colapso de la aurícula o el ventrículo derechos durante la diástole. Otro dato consistente con taponamiento cardiaco es identificar una vena cava inferior con aumento de tamaño (> 2 cm) que se colapsa 50% durante la inspiración, lo que señala un aumento de la presión venosa central. El taponamiento cardiaco es una alteración de urgencia que requiere drenaje del líquido mediante pericardiocentesis para restaurar una función cardiaca normal. La pericardiocentesis es un procedimiento que implica riesgos significativos para el paciente, por lo que distinguir un derrame pericárdico de otras entidades es una de las principales indicaciones para realizar una ecografía cardiaca a pie de cama.

Derrame pericárdico frente a grasa epicárdica

La grasa epicárdica es el tejido adiposo posicionado entre el pericardio y el miocardio. La grasa epicárdica tiene una densidad tisular hipoecoica. Este simulador se localiza exclusivamente en sentido anterior y se visualiza entre el hígado y el miocardio en la proyección subxifoidea. Una característica clave de la grasa epicárdica comparada con un derrame epicárdico es que suele desaparecer durante la diástole. Para confirmar la presencia de grasa epicárdica, este dato se visualiza mejor en las proyecciones paraesternales del corazón.

Derrame pericárdico frente a derrame pleural

Los derrames pleurales son acumulaciones de líquido ubicadas en el espacio pleural. Los derrames pericárdicos pueden ser difíciles de distinguir de los derrames pleurales, ya que pueden verse muy similares en la ecografía. Una estructura clave que puede ayudar a distinguir entre un derrame pleural y uno pericárdico es la aorta torácica descendente. En las proyecciones paraesternales largas del corazón se nota un derrame pleural en sentido posterior a la aorta descendente, en tanto que los derrames pericárdicos se notan en sentido anterior. Cuando se visualiza un derrame pleural del lado derecho, la acumulación de líquido anecoico se nota junto a las cámaras cardiacas y se extiende a lo largo de un área descubierta del hígado en las proyecciones subcostales. Otro posible dato que puede confirmar la presencia de derrames pleurales es la observación de un pulmón móvil y consolidado

Derrame pleural frente a ascitis

La ascitis es otro posible simulador de derrame pericárdico. Una acumulación de líquido ubicada en el abdomen puede verse anterior y a la derecha de las cámaras cardiacas en la proyección subxifoidea del corazón. Una clave para distinguir entre ascitis y derrame pericárdico es la identificación del ligamento falciforme en proyección subxifoidea. Este ligamento conecta el hígado con la pared abdominal anterior y denota ascitis si se encuentra hacia la profundidad del hígado en el espacio ecolúcido. Si existe cualquier duda, la exploración ecográfica puede extenderse al abdomen y realizarse una valoración enfocada con ecografía en un traumatismo.

- El taponamiento cardiaco es un diagnóstico clínico, pero puede apoyarse en la ecografía a pie de cama.
- La sospecha de taponamiento puede confirmarse al observar una vena cava con aumento de tamaño y que no se colapsa bien, junto con colapso de la aurícula o el ventrículo derechos.
- El derrame pericárdico debe confirmarse mediante la identificación de líquido pericárdico en varias proyecciones cardiacas. La aorta torácica descendente, el ligamento falciforme y el pulmón son todos estructuras que pueden ayudar a diagnosticar correctamente un derrame pericárdico y distinguir entre el derrame pericárdico y trastornos parecidos.

Lecturas sugeridas

Blaivas M, DeBehnke D, Phelan MB. Potential errors in the diagnosis of pericardial effusion on trauma ultrasound for penetrating injuries. *Acad Emerg Med*. 2000;7(11):1261-1266.

Blanco P, Volpicelli G. Common pitfalls in point-of-care ultrasound: a practical guide for emergency and critical care physicians. *Crit Ultrasound J*. 2016;8(1):15.

Cardello FP, Yoon DH, Halligan RE Jr, Richter H. The falciform ligament in the echocardiographic diagnosis of ascites. *J Am Soc Echocardiogr*. 2006;19(8):1074.e3-1074.e4.

Goodman A, Perera P, Mailhot T, Mandavia D. The role of bedside ultrasound in the diagnosis of pericardial effusion and cardiac tamponade. *J Emerg Trauma Shock*. 2012;5(1):72-75.

Explore primero, irradie después: el error en saltar a la tomografía computarizada

Robert Vezzetti, MD, FAAP, FACEP

Las imágenes pueden desempeñar una importante función en la evaluación del paciente pediátrico con sospecha de un trastorno quirúrgico abdominal no traumático. La edad y los síntomas del niño guían las consideraciones diagnósticas y la necesidad de tomar imágenes. Si bien no todos los niños requieren imágenes, las pruebas apropiadas pueden conducir al diagnóstico, o a su exclusión, e impactar el tratamiento y la disposición del paciente.

Hay una variedad de modalidades de imágenes disponibles para el médico. El principio de ALARA ("tan bajo como sea razonablemente alcanzable") siempre debe considerarse al decidir la realización de pruebas radiográficas y deben hacerse todos los esfuerzos posibles para reducir la cantidad de exposición a la radiación ionizante. A nivel histórico, las imágenes pediátricas se han limitado a radiografías simples y tomografía computarizada (TC). La primera modalidad es útil para evaluar patrones de gas intestinal y la presencia de aire libre; la segunda es útil para evaluar patrones de gas intestinal, procesos inflamatorios o infecciosos y órganos abdominales/pélvicos. Sin embargo, las radiografías simples pueden ser inespecíficas y proporcionar información limitada de los contenidos intraabdominales. La TC incluye exposición a radiación ionizante y requiere la colocación de una vía intravenosa (IV) y el empleo de contraste. Si bien estas modalidades tienen su sitio y están indicadas en casos clínicos apropiados, la ecografía surgió como una modalidad de imágenes que tiene una excelente precisión diagnóstica y debe ser la prueba de elección al evaluar niños por las urgencias quirúrgicas pediátricas más frecuentes, lo que incluye apendicitis (sensibilidad > 90%, especificidad de 40 a 90%, valor predictivo positivo de 98%, valor predictivo negativo de 99%), intususcepción (sensibilidad de 98%, especificidad de 98%, valor predictivo positivo de 87%, valor predictivo negativo de 99%) y estenosis pilórica (sensibilidad de 100% y especificidad de 100%). Esta modalidad de imágenes no utiliza radiación ionizante, es rápida y no requiere contraste IV. Cuando se sospecha malrotación, la ecografía incluso puede ser útil para valorar la orientación de los vasos intestinales (sensibilidad de 94%, especificidad de 100%, valor predictivo positivo de 100%, valor predictivo negativo de 97%) y puede usarse junto con otras modalidades de imágenes (como una serie gastrointestinal superior).

Como con cualquier prueba, existen límites para usar la tecnología ecográfica que los médicos deben entender. La ecografía es una modalidad de imágenes dependiente del operador. Para asegurar la mayor precisión diagnóstica, los ecografistas deben tener experiencia en imágenes abdominales pediátricas y el radiólogo que da lectura a los estudios debe sentirse cómodo con la interpretación de patologías abdominales pediátricas. Estas pueden no estar disponibles en todas las salas de urgencias generales o centros de atención de urgencias y, en estos casos, se aconseja la discusión conjunta con el centro pediátrico más cercano para determinar si es apropiada la transferencia del paciente individual.

Muchos hospitales cuentan con guías institucionales que incluyen protocolos pediátricos específicos, los cuales pueden guiar al médico en la evaluación diagnóstica del paciente pediátrico. Como un lineamiento general, la ecografía abdominal debe considerarse la modalidad de imágenes inicial para cualquier niño en quien se sospecha un trastorno abdominal quirúrgico. Si bien la TC aumentada con contraste IV sigue siendo una opción imagenológica viable, debe reservarse para pacientes en quienes los datos ecográficos sean equívocos o cuando haya evidencia que sugiera que la TC puede ser una prueba más apropiada.

PUNTOS CLAVE

- La ecografía es la modalidad de imágenes abdominales preferida para los trastornos quirúrgicos abdominales frecuentes en pacientes pediátricos, incluidos apendicitis, intususcepción y estenosis pilórica.
- La ecografía es una modalidad de imágenes dependiente del operador y, por lo tanto, la precisión diagnóstica depende en gran medida de la habilidad del ecografista y el radiólogo que interpreta los estudios.
- La tomografía computarizada debe reservarse para pacientes en los que la ecografía es equívoca, los datos ecográficos requieren mayor investigación diagnóstica o se sospecha una complicación.
- Siempre deben implementarse los principios ALARA al momento de elegir una modalidad de imágenes.

Lecturas sugeridas

Kessler N, Cyteval C, Gallix B, et al. Appendicitis: evaluation of sensitivity, specificity, and predictive values of US, Doppler US, and laboratory findings. *Radiology*. 2004;23: 472-478.

Leeson K, Leeson B. Pediatric ultrasound: applications in the emergency department. *Emerg Med Clin North Am.* 2013;31:809-829.

Newman B, Callahan MJ. ALARA (as low as reasonably achievable) CT 2011—executive summary. *Pediatr Radiol.* 2011;41(suppl 2):453-455.

Sanchez TR, Corwin MT, Davoodian A, et al. Sonography of abdominal pain in children: appendicitis and its common mimics. *J Ultrasound Med.* 2016;35:627-635.

Swenson DW, Ayala RS, Sams C, et al. Practical imaging strategies for appendicitis in children. *AJR Am J Roentgenol.* 2018;211:909-911.

Infecciones de piel y tejidos blandos: cincuenta sombras de psoriagris

Jason Gillon, MD, FAAP

Las infecciones de la piel y los tejidos blandos (IPTB) son frecuentes en la población pediátrica y, como resultado, es importante distinguir una celulitis de un absceso porque el manejo puede ser muy distinto. Varios estudios han demostrado una confiabilidad de deficiente a aceptable de la exploración clínica por sí sola para hacer esta distinción. La ecografía a pie de cama es una modalidad de imágenes bien validada para el diagnóstico de IPTB y ha mostrado cambiar el manejo en más de 20% de los casos de IPTB. La ecografía a pie de cama puede ayudar a que los pacientes se ahorren procesos de drenaje innecesarios y a identificar a los que se beneficiarían del drenaje. La bibliografía reciente sugiere que los pacientes con un absceso que se sometieron a drenaje bajo guía ecográfica presentan una tasa de falla del tratamiento significativamente menor que aquellos con abscesos drenados sin usar ecografía a pie de cama. Para el diagnóstico de IPTB, la ecografía a pie de cama requiere una capacitación mínima, pero hay ciertos errores que es necesario evitar.

Las IPTB se observan mejor con transductores lineales de alta frecuencia (por lo general 5 a 20 MHz), ya que proporcionan una resolución excelente a profundidades bajas. El empleo generoso de gel de ecografía ayuda a disminuir la cantidad de presión necesaria para obtener imágenes de calidad de estas dolorosas infecciones y también previene la caída de la señal debido a un contacto deficiente del transductor en abscesos convexos. Los médicos pueden considerar analgesia o ansiolíticos según se requiera para facilitar la exploración.

La pregunta más importante que debe responderse en relación con las IPTB es si hay una acumulación de líquido susceptible de drenarse. La celulitis tiene el aspecto que suele describirse como empedrado, lo que representa la separación de líquido de los lóbulos de grasa en el tejido subcutáneo. Los abscesos, por el otro lado, suelen aparecer como estructuras anecoicas o hipoecoicas discretas y sobre todo ovoides.

Si bien los abscesos suelen ser anecoicos a hipoecoicos, también pueden ser isoecoicos y confundirse con los tejidos colindantes. En estos casos, dos datos importantes pueden ayudar a establecer el diagnóstico. El primero es el aumento acústico posterior, que es un incremento de la intensidad de la señal que se observa en la pared inferior de estos abscesos dado que la cavidad de un absceso lleno de líquido transmite las ondas de sonido de una forma más efectiva que el tejido subcutáneo que lo rodea. El segundo se conoce como "signo de *squish*" o "signo de remolino", el cual describe el movimiento de detritos dentro de la cavidad del absceso cuando el absceso sospechado se comprime con el transductor.

Una herramienta ecográfica final que puede ser útil para determinar si una estructura es un absceso es la ecografía Doppler color. No hay vasculatura dentro de la cavidad del absceso y por lo tanto no debe demostrar flujo con el Doppler color. Por el contrario, las paredes de un absceso tienen un mayor flujo como se esperaría con la inflamación y debe demostrarse un aumento de la señal de color en comparación con el tejido subcutáneo normal colindante. El Doppler color con sospecha de una cavidad de absceso debe llevar a considerar diagnósticos alternativos, como nódulos o malformaciones linfáticas, lesiones vasculares o tumores.

PUNTOS CLAVE

- En los casos en que la exploración clínica no es clara, la ecografía a pie de cama puede determinar de forma efectiva la presencia de un absceso.
- No todos los abscesos son anecoicos o hipoecoicos. Es importarte usar claves adicionales, como aumento acústico posterior, signo de *squish*/remolino o modo color para establecer el diagnóstico.

Lecturas sugeridas

Gaspari RJ, Sanseverino A, Gleeson T. Abscess incision and drainage with or without ultrasonography: a randomized controlled trial. *Ann Emerg Med.* 2019;73(1):1-7.

Marin JR, Abo AM, Arroyo AC, et al. Pediatric emergency medicine point-of-care ultrasound: summary of the evidence. *Crit Ultrasound J.* 2016;8(1):16.

Sivitz AB, Lam SH, Ramirez-Schrempp D, et al. Effect of bedside ultrasound on management of pediatric soft-tissue infection. *J Emerg Med.* 2010;39(5):637-643.

Subramaniam S, Bober J, Chao J, et al. Point-of-care ultrasound for diagnosis of abscess in skin and soft tissue infections. *Acad Emerg Med.* 2016;23(11):1298-1306.

17

Errores que evitar: pasar por alto el potencial de una lesión pulmonar en niños que tienen un buen aspecto

Chad D. McCalla, MD y Ryan J. Reichert, MD

"No te ahogas por caerte; te ahogas por quedarte bajo el agua". Si bien esto es cierto, en los últimos años ha habido una confusión cada vez mayor sobre los mecanismos, las clasificaciones y el manejo del ahogamiento. Aquí se aclararán varios de estos malentendidos y se explicará el manejo de los pacientes asintomáticos involucrados en un ahogamiento.

Ahogamiento se define como el proceso de experimentar una alteración respiratoria por estar inmerso/ sumergido en un medio líquido. Los términos usados con anterioridad están caducos y ahora se recomiendan los términos evento de ahogamiento letal y no letal.

El adagio "un gramo de prevención vale una libra de la cura" es verdadero para el ahogamiento, ya que se ha estimado que 80% de estos puede prevenirse. Cuando estas medidas preventivas fracasan y ocurre un ahogamiento, el factor de predicción del resultado más importante es lo que pasa en el lugar. Los estudios han demostrado que incluso tan poco como 1 a 3 mL/kg de líquido aspirado pueden conducir a lavado de surfactante, lo que ocasiona un compromiso respiratorio importante. Sin embargo, hasta 93% de las víctimas de ahogamiento que llegan a la sala de urgencias con pulso sobrevive con un buen resultado. Esto destaca la importancia de una valoración rápida de las vías respiratorias (*airways*) del paciente, su respiración (*breathing*) y su circulación, o ABC. Una vez que se ha valorado el ABC y se ha procedido con la estabilización inicial, deben realizarse una anamnesis y una exploración física detalladas. Los puntos importantes de la anamnesis incluyen duración de la sumersión (los tiempos de sumersión > 10 minutos tienen resultados más desfavorables), temperatura del agua (los ahogamientos en agua fría tienen mejores resultados que en agua tibia) y cómo se encontraba el paciente al momento que lo sacaron del agua, es decir, apneico, sin respuesta, sin pulso, etcétera.

Si un niño se presenta después de un evento y se encuentra sintomático (es decir, con tos, sibilancias taquipnea o dificultad respiratoria), se le debe estabilizar y hospitalizar para su manejo/observación adicional. El mayor reto consiste en qué hacer con un niño asintomático o con uno que presenta síntomas leves. La bibliografía más reciente sugiere que no todos estos niños deben ingresarse al hospital y potencialmente pueden ser dados de alta después de un periodo de observación de 4 a 6 horas. Sin embargo, si desarrollan síntomas o estos empeoran, entonces la hospitalización está justificada. En fechas recientes los medios de comunicación transmitieron varios reportajes sobre ahogamientos secos o secundarios en los que el niño se encuentra asintomático durante varios días después de un evento de sumersión leve pero más adelante se descompensa y acaba por morir. Sin embargo, la bibliografía sobre ahogamiento ha desmentido este fenómeno, ya que estas muertes se han atribuido luego a otras causas y no al evento de ahogamiento. Por lo tanto, un niño que se encuentra asintomático o en quien los síntomas se resolvieron después de 6 horas puede ser dado de alta con seguridad con seguimiento ambulatorio estrecho.

Con frecuencia se obtienen radiografías de tórax (RXT); sin embargo, debe tenerse cuidado al interpretarlas porque es posible que hasta 60% de los niños asintomáticos tenga una RXT anormal y 20% de los sintomáticos tenga placas normales, lo que sugiere que no son un indicador confiable de la evolución clínica. Muchos recomiendan solo solicitarlas si el estado clínico del niño se está deteriorando o cuando los síntomas persisten después de 4 a 6 horas.

Los análisis de laboratorio no suelen estar indicados, ya que en su mayor parte son normales y no arrojan un beneficio clínico. La cantidad de agua requerida para causar alteraciones electrolíticas es considerable (hasta 20 mL/kg) y excede por mucho la cantidad de agua que se aspira en realidad.

Las lesiones de la columna cervical son raras en esta población y la inmovilización cervical se usa de forma excesiva en muchos casos, lo que dificulta el manejo de las vías respiratorias. Por este motivo, la *American Heart Association* no recomienda su empleo a menos que haya signos evidentes de traumatismo, un mecanismo de riesgo elevado (lesión por clavado, accidente en bote o caída importante) o una puntuación en la escala de coma de Glasgow < 9. Por lo anterior, no están indicadas las imágenes sistemáticas de la columna cervical.

La hospitalización estaría indicada para síntomas moderados/graves o si durante el periodo de observación el niño desarrolla síntomas o tiene síntomas persistentes o que empeoran. Los pacientes sintomáticos pueden requerir oxígeno suplementario con o sin salbutamol, reanimación intensiva con líquidos e incluso la adición de presores.

PUNTOS CLAVE

- Las clasificaciones de ahogamiento son anticuadas e imprecisas.
- La prevención es clave; la educación y las medidas de seguridad para proteger la entrada accidental a zonas de riesgo y los dispositivos de flotación personal son esenciales para proteger a los niños.
- El manejo es de apoyo y los pacientes asintomáticos pueden darse de alta con seguridad después de un periodo de observación de 4 a 6 horas sin imágenes o estudios de laboratorio adicionales.

Lecturas sugeridas

Meyer RJ, et al. Childhood drowning. Pediatr Rev. 2006;27:163-169.

Schmidt AC, Sempsrott JR, Hawkins SC, Arastu AS, Cushing TA, Auerbach PS. Wilderness medical society practice guidelines for the prevention and treatment of drowning. Wilderness Environ Med. 2016;27(2):236-251. doi:10.1016/j.wem.2015.12.019.

Szpilman D, Sempsrott J, Webber J, et al. "Dry drowning" and other myths. Cleve Clin J Med. 2018;85(7):529-535. doi:10.3949/ccjm.85a.17070.

Tintinalli JE, Stapczynski J, Ma O, Yealy DM, Meckler GD, Cline DM, eds. *Tintinalli's Emergency Medicine: A Comprehensive Study Guide*. 8th ed. New York, NY: McGraw-Hill; 2016.

No tratar intensivamente a la víctima de ahogamiento hipotérmica

Emily Rose, MD, FAAP, FAAEM, FACEP y Mark Zhang, MD

El ahogamiento es la segunda causa principal de muerte accidental en niños a nivel mundial. Si bien muchos niños sobreviven a los eventos de ahogamiento sin secuelas, otros pueden presentar devastación neurológica. El reto es reanimar de forma exitosa y adecuada a los posibles supervivientes al tiempo que se asegura un resultado neurológico óptimo.

Manejo

La reanimación de un paciente con ahogamiento agudo consiste sobre todo en cuidados respiratorios y de apoyo. El lavado de surfactante por aspiración resulta en broncoespasmo, edema pulmonar, cortocircuito vascular e hipoxia persistente. La agresión hipóxica puede ocasionar insuficiencia sistémica multiorgánica. Debe administrarse oxígeno si hay hipoxia. El broncoespasmo agudo por irritación pulmonar también puede requerir broncodilatadores. Si bien la ventilación con presión positiva apoya los esfuerzos ventilatorios y la oxigenación y puede ser útil, está indicada la intubación si el paciente no responde, está apneico o presenta enfermedad grave. Los ajustes del respirador deben seguir estrategias de protección pulmonar con volúmenes corriente de 5 a 6 mL/kg.

El calentamiento activo, la reanimación con líquidos intravenosos y los vasopresores deben administrarse según esté indicado. La hipotermia leve (32 a 35 °C) puede recalentarse de forma pasiva con líquidos/oxígeno tibio y calentamiento externo pasivo (retirando la ropa mojada, con frazadas). La hipotermia moderada (28 a 32 °C) requiere técnicas tanto de recalentamiento externo activo (frazadas de calentamiento, aire forzado) como de recalentamiento mínimamente invasivo (lavado vesical). Los pacientes con hipotermia grave (< 28 °C) requieren técnicas de recalentamiento invasivo (lavado peritoneal o torácico) u oxigenación con membrana extracorpórea (ECMO, por sus siglas en inglés). Debe considerarse la ECMO con compromiso circulatorio (presión arterial sistólica [PAS] < 90 mm Hg o arritmias ventriculares), temperaturas centrales < 28 °C y ausencia de trastornos coexistentes notorios (como un traumatismo). Los antibióticos o esteroides profilácticos no son benéficos después de eventos de ahogamiento.

Deben considerarse los trastornos subyacentes potenciales o las lesiones traumáticas, incluidas causas no accidentales o una lesión de la médula espinal. Arritmias cardiacas subyacentes (en particular síndrome de QT prolongado), un trastorno convulsivo u otra urgencia médica pueden haber desencadenado el evento de ahogamiento.

Los estudios de laboratorio y de imágenes no están indicados de forma sistemática. Sin embargo, ambos apoyan la atención crítica en un niño que necesita reanimación. Los datos de la radiografía de tórax no se correlacionan directamente con la gravedad clínica. Se requieren ~11 mL/kg de material aspirado para impactar el estado de volumen y duplicar esa cantidad para impactar los electrolitos; la mayoría de las víctimas de ahogamiento aspira ~3 a 4 mL/kg de líquido (o pueden tener laringoespasmo y no aspirar nada de líquido). Las lesiones hipóxicas pueden causar daño a cualquier órgano y las secuelas incluyen insuficiencia sistémica multiorgánica y presión intracraneal elevada. Estas complicaciones demandan manejo de apoyo.

Hipotermia

La hipotermia es neuroprotectora *solo* cuando ocurre hipotermia antes del inicio de la isquemia. En la mayoría de los incidentes de ahogamiento, un paciente hipotérmico simplemente se correlaciona con un tiempo de inmersión prolongado. Cabe destacar que hay muchos informes de caso de pacientes con hipotermia grave (temperatura central tan baja como 13.7 °C) que sobrevivieron con un excelente resultado neurológico. La movilización temprana de recursos y el inicio de la ECMO en un paciente de ahogamiento hipotérmico es fundamental para obtener resultados óptimos en el paciente apropiado. La reanimación del paciente hipotérmico debe continuar hasta que se recaliente hasta ~32 °C y se confirme la ausencia de movimiento cardiaco mediante ecografía a pie de cama.

Duración de la reanimación

No hay un factor de riesgo único que prediga de forma confiable el resultado. La edad y la salud subyacente del paciente, las circunstancias del ahogamiento, el tiempo de sumersión, la temperatura del agua y el tiempo hasta iniciar la reanimación cardiopulmonar (RCP) contribuyen al resultado final. Existen múltiples informes de caso de resultados excelentes a pesar de tiempos de sumersión prolongados. Todos estos casos tuvieron hipotermia importante y utilizaron ECMO. Excepto por el paciente hipotérmico, el resultado de la reanimación prolongada después de eventos de ahogamiento es un sobreviviente con devastación neurológica. En general, las reanimaciones por > 30 minutos en sumersiones en agua tibia, > 60 minutos en sumersiones en agua helada o que requieren tres dosis de epinefrina tienen pocas probabilidades de un resultado neurológico favorable. Se reanima de forma intensiva al paciente hipotérmico que tiene el potencial de ser salvado con un buen resultado si se reanima bien con la asistencia de ECMO, en especial si se proporcionó RCP temprana y ocurrió hipoxia antes del inicio de la lesión isquémica.

PUNTOS CLAVE

- La reanimación pulmonar incluye broncodilatación y ventilación con presión positiva.
- La hipotermia es neuroprotectora si ocurre antes de la isquemia cerebral.
- Debe considerarse ECMO al inicio de la reanimación del paciente con hipotermia grave.

Lecturas sugeridas

Brown DJ, Brugger H, Boyd J, et al. Accidental hypothermia. *N Engl J Med*. 2012;367:1930-1938.

Burke CR, Chan T, Brogan TV, et al. Extracorporeal life support for victims of drowning. *Resuscitation*. 2016;104:19-23.

Champigneulle B, Bellenfant-Zegdi F, Lebard C, et al. Extracorporeal life support (ECLS) for refractory cardiac arrest after drowning: an 11-year experience. *Resuscitation*. 2015;88:126-131.

Jenks CL, Raman L, Dalton HJ, et al. Pediatric extracorporeal membrane oxygenation. *Crit Care Clin*. 2017;33:825-841.

Main AB, Hooper AJ. Drowning and immersion injury. *Anaesth Inten Care Med*. 2017;8:401-403.

Prevención de ahogamiento – perder la oportunidad de enseñar: prevención cuando casi ocurre una tragedia

Nicole Barbera, DO y Frederick Place, MD, FACEP, FAAP

En Estados Unidos, el ahogamiento es la causa número uno de muerte entre niños de 1 a 4 años de edad y la tercera causa principal de muerte hasta los 19 años de edad. La nomenclatura se ha actualizado de modo que los términos "ahogamiento" y "casi ahogamiento" son sinónimos; la única diferencia es el resultado final. Por cada muerte por ahogamiento, se atiende a cuatro víctimas de ahogamiento en la sala de urgencias. Los sobrevivientes de un evento de ahogamiento de cualquier gravedad están en riesgo de ser víctimas de ahogamiento en el futuro y la educación en la sala de urgencias puede prevenir esta contingencia.

Ahogamiento

Ahogamiento se define como la sumersión o inmersión en un líquido que produce afección respiratoria; esto incluye eventos tanto letales como no letales (es decir, casi ocurre una tragedia). Un evento de sumersión sin síntomas respiratorios se considera un rescate acuático. El ahogamiento es una secuencia de eventos que comienza con la entrada de agua a la boca o las vías respiratorias, una batalla inicial seguida por laringoespasmo breve y deglución frecuente que evoluciona a una batalla violenta, inspiraciones convulsivas y espasmódicas, aspiración pulmonar continua e hipoxia que conduce a pérdida de la consciencia y a la larga a la muerte. En quienes sobreviven lo suficiente para llegar a la sala de urgencias, la aspiración de agua ocasiona una disfunción del surfactante alveolar y conduce a edema pulmonar, disminución del intercambio de gases e hipoxia del sistema nervioso central. No existen los ahogamientos "secos" o "retrasados"; los niños que están destinados a presentar síntomas lo hacen en un lapso de 4 a 8 horas. Si bien las víctimas de ahogamiento pueden luchar de forma violenta, un punto de aprendizaje clave para los padres es que ¡muchos eventos de ahogamiento en niños son silenciosos! A diferencia de lo que pasa en las películas, los ahogamientos pueden ocurrir sin un solo ruido.

Prevención

La función de la educación en la sala de urgencias crea una oportunidad potencial de prevenir el siguiente evento de ahogamiento. Los recursos que ahí se proporcionan pueden guiar la educación de los padres.

El lema de la *National Drowning Prevention Alliance* (NDPA) es "los ahogamientos son prevenibles". La NDPA proporciona estadísticas actualizadas, realiza eventos comunitarios y cuenta con recursos educativos disponibles en línea y enfatiza estos cinco puntos: (1) cualquier cantidad de agua, incluidos cubetas e inodoros, es un riesgo; (2) no hay alternativa a la supervisión adulta directa; (3) los niños que han tomado clases de natación no deben considerarse "a prueba de ahogamiento"; (4) los juguetes y otros objetos atractivos deben retirarse de las albercas para reducir el interés de los niños por el agua; y (5) tener un teléfono cerca de la alberca puede ser esencial para salvar la vida. *Safe Kids* ofrece información similar en línea, con listas de verificación para diferentes ambientes de exposición al agua con información disponible tanto en inglés como en español. De manera similar, la *Consumer Product Safety Commission* (CPSC) ofrece múltiples informes de seguridad detallados acerca de cómo ayudar a las familias a colocar un enrejado adecuado alrededor de la alberca y planear con anticipación para proteger a sus hijos de un ahogamiento. Todos los ambientes con exposición al agua tienen el potencial de un evento de ahogamiento. Lo que se ve y se oye durante un ahogamiento puede no ser lo que se espera. No planear con anticipación es igual a planear demasiado tarde.

PUNTOS DE SEGURIDAD CLAVE

- La mayoría de los ahogamientos ocurre en albercas no supervisadas, con falta de enrejado, sobre todo en casa, con uno o ambos padres que dejan de ver a los hijos por < 5 minutos.
- Un enrejado por los cuatro lados con una puerta con seguro puede ser la medida preventiva aislada más efectiva.
- Las clases de natación son importantes; dos tercios de las víctimas de ahogamiento no saben nadar.
- La presencia de un salvavidas reduce de modo notorio el número de rescates acuáticos que requieren atención médica.
- Contar con un adulto responsable y en su juicio que se dedique a observar a los niños en las albercas residenciales también es fundamental.
- La playa es un lugar especialmente peligroso; los niños pueden nadar o meterse al mar más allá de las distancias de rescate seguras y las corrientes representan un riesgo letal tanto para el niño como para su posible rescatador.

PUNTOS DE ENSEÑANZA CLAVE

¡No se quede callado! Aproveche la oportunidad de educar a los familiares de los pacientes que presentan un ahogamiento no letal. Los recursos de prevención confiables para ahogamiento están fácilmente disponibles en línea.

- Nunca deje a un niño nadar solo; no hay que quitarle la vista de encima.
- Los chalecos salvavidas y otros dispositivos de flotación deben mantenerse al lado de la alberca y usarse en todas las actividades a mar abierto o en botes.
- Siempre mantener un teléfono al lado de la alberca, ¡pero sin dejar que se convierta en una distracción!
- Un niño que no aparece puede ser un niño que se está ahogando. Siempre busque primero en la alberca.

Lecturas sugeridas

CDC. National Center for Health Statistics. https://www.cdc.gov/injury/images/lc-charts/leading_causes_of_death_by_age_group_2017_1100w850h.jpg

National Drowning Prevention Alliance (NDPA). http://ndpa.org/

Newth CJL, Hammer J, Numa AH. 41: Drowning. Kendig's Disorders of the Respiratory Tract in Children, January 2019:634–638.e2. doi:10.1016/B978-0-323-44887-1.00041-9.

Safe Kids Worldwide. Water Safety At Home. https://www.safekids.org/watersafety?gclid=CjwKCAjwvuzkBRAhEiwA9E3FUu2qufcItVBvmT3FWDlIcYy-GjFbiFdB6lAaKvabJ5RIF1ds_Sr53RoCulMQAvD_BwE

United States Consumer Product Safety Commission. https://www.cpsc.gov/safety-education/neighborhood-safety-network/toolkits/drowning-preventionaap.org/drowning

Cuando los pequeños bocados importan: el potencial letal de una píldora

Ryan D. Brown, MD, FAAP y Mary Asal, MD, MPH, FAAP

Las intoxicaciones pediátricas tienen un lugar destacado en la medicina de urgencias. El informe anual de 2017 de la American Association of Poison Control Centers registró 2 115 186 exposiciones en personas en ese año. Cerca de 60% era niños ($\leq$ 19 años de edad) y 67% de esos casos tenía 3 años o menos. En la tabla 20-1 se muestra esta clasificación poblacional.

Los proveedores de servicios urgencias deben tener las ingestiones muy arriba en sus diagnósticos diferenciales para todos los pacientes pediátricos capaces de desplazarse con un estado mental alterado o síntomas no explicados. La mayoría de las ingestiones en niños $\leq$ 5 años de edad es accidental: por sobredosis inadvertida, uso inapropiado/incorrecto de medicamentos por el cuidador o autoingestión de medicamentos por parte de niños que están explorando. Los preescolares están naturalmente en mayor riesgo debido a su propensión a explorar y meterse a la boca los objetos que encuentran. Los niños pueden ingerir cualquier cosa desde cuentas hasta baterías; sin embargo, las pastillas tienen un mayor riesgo porque se confunden fácilmente con mentas o dulces.

En 1993 había ~10 medicamentos conocidos que podían matar a un niño con una sola dosis para adultos. Ese número aumentó a 27 en 2004 y ahora se ha duplicado a más de 50 medicamentos.

Medicamentos (no incluidos quimioterapéuticos) que son letales con una sola dosis

Antidepresivos	Quinidina	Morfina
Amitriptilina	Antihiperglucémicos orales	Oxicodona
Desipramina	Clorpropamida	Tramadol
Imipramina	Glimepirida	Antiplaquetarios/ACON
Venlafaxina	Glipizida	Clopidogrel
Antipsicóticos	Gliburida	Dabigatrán
Clorpromacina	Repaglinida	Prasugrel
Clozapina	Sitagliptina	Rivaroxabán
Loxapina	Fármacos para la esclerosis múltiple	Ticagrelor
Tioridazina	Dalfampridina	Bloqueadores de los canales de
Ziprasidona	Fingolimod	calcio
Antipalúdicos	Antiepilépticos	Diltiazem
Cloroquina	Gabapentina	Nifedipina
Hidroxicloroquina	Lamotrigina	Verapamilo
Quinina	Pregabalina	Otros
Antiarrítmicos	Opioides	Alcanfor
Disopiramida	Buprenorfina	Imidazolina
Flecainida	Codeína	Metilsalicilato
Ivabradina	Fentanilo	Podofilina
Procainamida	Hidrocodona	Sildenafilo
Propafenona	Metadona	Teofilina

En 2017 hubo 14 muertes relacionadas con ingestiones informadas en la población $\leq$ 5 años de edad, entre ellas 10 atribuidas a fármacos, lo que incluye metadona, oxicodona, morfina, metadona, trazodona, nifedipina, quetiapina y metanfetamina.

Una anamnesis detallada, un alto grado de vigilancia y un rápido reconocimiento de la ingestión pueden ayudar a prevenir la morbilidad y mortalidad a largo plazo. Los profesionales deben recordar el **ABCD$_3$EF** (*vías respiratorias [airways]; respiración [breathing]; circulación; discapacidad, drogas [sustancias], descontaminación; electrocardiograma; fiebre*) como una guía para manejar las ingestiones.

Tabla 20-1 ■ Exposiciones por grupo de edad pediátrica		
Exposiciones tóxicas en las poblaciones pediátricas, 2017		
Edad (años)	Exposiciones (*N*)	Exposiciones (%)
< 1	107 126	8.5%
1	307 882	24.3%
2	296 003	23.4%
3	136 479	10.8%
4	67 258	5.3%
5	40 375	3.2%
Niños 6-12	132 451	10.5%
Adolescentes 13-19	171 303	13.5%
Total	1 265 052	

Modificada de Gummin DD, Mowry JB, Spyker DA, et al. 2017 annual report of the American Association of Poison Control Centers' National Poison Data System: 35th annual report. *Clin Toxicol (Phila)*. 2018;56:1213-1415.

El National Poison Control Center (NPCC) está bien equipado para reconocer toxíndromes y pastillas, y cuenta con información médica y algoritmos de tratamiento. Si se requieren guía y consulta adicionales, hay toxicólogos especializados disponibles.

Aunque muchas ingestiones pediátricas son accidentales, pueden reflejar negligencia o abuso intencional. La seguridad del niño debe ser la principal preocupación para los profesionales y el potencial de abuso debe considerarse en cada caso. Si se encuentra que el niño ha ingerido sustancias ilegales, debe contactarse a las autoridades y a los servicios de protección infantil.

Los niños de todas las edades están en riesgo de ingestión. Los resultados exitosos dependen de la vigilancia del profesional para sospechar, intervenir y proteger a la población más vulnerable que "puede morir con una pastilla".

PUNTOS CLAVE

- El número de medicamentos que puede matar a un preescolar con una dosis está creciendo.
- Los médicos siempre deben considerar la ingestión en su diagnóstico diferencial e intervenir sin demora.
- Mantener un umbral bajo para contactar al Centro de Información y Asistencia Toxicológica del CMN Siglo XXI del IMSS al teléfono 55 56 27 69 00, extensiones 22317 y 22320.
- Estar atento a signos de negligencia y abuso relacionados con ingestiones y hacer el reporte correspondiente.

Lecturas sugeridas

Bar-Oz B, Levichek Z, Koren G. Medications that can be fatal for a toddler with one tablet or teaspoonful: a 2004 update. *Paediatr Drugs*. 2004;6(2):123-126.

Calello D, Henretig F. Pediatric toxicology: specialized approach to the poisoned child. *Emerg Med Clin North Am*. 2014;32:29-52.

Gummin DD, Mowry JB, Spyker DA, et al. 2017 annual report of the American Association of Poison Control Centers' National Poison Data System: 35th annual report. *Clin Toxicol (Phila)*. 2018;56:1213-1415.

Koren G, Nachmani A. Drugs that can kill a toddler with one tablet or teaspoonful: a 2018 updated list. *Clin Drug Investig*. 2019;39:217-220.

Matteucci MJ. One pill can kill: assessing the potential for fatal poisonings in children. *Pediatr Ann*. 2005;34:12.

Carbón activado: evitar el uso inútil de un valioso tratamiento

Jessica Kraynik Graham, MD y George Sam Wang, MD, FAAP, FAACT

El carbón activado (CA) es un producto poroso de carbón con una gran área de superficie que se usa para la descontaminación gastrointestinal (GI) en ingestiones tóxicas. El CA se une con las toxinas al contacto en el tracto GI, lo que disminuye la absorción y mitiga la toxicidad sistémica. La American Academy of Clinical Toxicology (AACT) no recomienda el uso sistemático de CA para pacientes intoxicados. Más bien, los médicos deben utilizar el CA de forma selectiva de acuerdo con cada caso.

Indicaciones

El CA debe administrarse como una sola dosis o en dosis múltiples, en cuyo caso se repiten dos o más dosis a lo largo de un periodo determinado.

Dosis única de carbón activado

La dosis única de CA debe considerarse para las ingestiones que es probable que causen toxicidad o descompensación intensas. Los beneficios máximos de la dosis única de CA se aprecian cuando se administran poco después (< 1 hora) de la ingestión. La administración tardía puede considerarse para ingestiones abundantes, ingestiones de fármacos de liberación prolongada e ingestiones de drogas de abuso.

La posología estándar para dosis única es:

- 10-25 g o 0.5-1.0 g/kg para niños hasta de 1 año de edad
- 25-50 g o 0.5-1.0 g/kg para niños de 1 a 12 años de edad
- 25-100 g para adolescentes y adultos

Dosis múltiple de carbón activado

Las dosis múltiples deben considerarse para ingestiones de fármacos con disolución retrasada o liberación prolongada, o bien aquellos que puedan recircular en el tracto GI (p. ej., enteroentéricos, enterohepáticos y enterogástricos). La AACT recomienda las dosis múltiples para ingestiones que ponen en riesgo la vida de carbamacepina, dapsona, fenobarbital, quinina o metilxantinas. Las dosis múltiples también se utilizan con frecuencia en las ingestiones de salicilatos debido a su disolución retrasada y riesgo de toxicidad grave. También pueden ser benéficas para las ingestiones de amitriptilina, dextropropoxifeno, digitoxina, digoxina, disopiramida, nadolol, fenilbutazona, fenitoína, piroxicam y sotalol.

Las dosis múltiples varían en cantidad y frecuencia. Más a menudo, se administran primero como una dosis única estándar, seguida por 0.5 g/kg cada 4 a 6 horas por hasta 12 a 24 horas. Si la dosis múltiple causa vómito o se administra a un niño < 5 años de edad, pueden ser útiles dosis más reducidas y frecuentes.

Administración

El CA por lo general se administra por vía oral o por sonda nasogástrica (si el paciente se encuentra intubado). El CA tiene un fuerte olor a azufre y un color oscuro, si bien los niños lo beben cuando está saborizado; mezclado con jugo, refresco o leche con chocolate; y dentro de un recipiente con tapa. Los nombres ingeniosos como "jugo de Batman" pueden ayudar a su consumo. De manera previa se pueden administrar antieméticos para la náusea/el vómito. Los productos de CA que contienen sorbitol aumentan el riesgo de vómito y anormalidades electrolíticas y están contraindicados en niños.

Contraindicaciones

Para disminuir el riesgo de aspiración, el CA está contraindicado en pacientes con convulsiones o estado mental alterado y nunca debe ser administrado a la fuerza. Se aconseja tener precaución en pacientes con náusea o que están vomitando. La administración con sonda nasogástrica solo se recomienda en pacientes intubados, ya que el paso de una sonda NG en el paciente despierto puede provocar el vómito. El CA también está contraindicado en obstrucción GI o ingestión de hidrocarburos, cáusticos (ácidos, álcalis) y en pacientes en riesgo de hemorragia o perforación GI. El CA no se une a metales (hierro y litio), sales (sodio, magnesio, potasio) o alcoholes.

Efectos adversos

Los efectos adversos son raros cuando el CA se usa de forma apropiada. Los más frecuentes son náusea y vómito y ocurren en 6 a 26% de los pacientes. Otros efectos secundarios informados incluyen plenitud abdominal, cefalea y diarrea. La aspiración es poco frecuente, pero más probable en pacientes con alteración del sensorio, convulsiones o vómito. Han ocurrido eventos graves de aspiración cuando se ha administrado CA directamente a los pulmones del paciente de forma inadvertida (sonda NG mal colocada, etc.). Las dosis múltiples de CA rara vez se han relacionado con obstrucción intestinal.

PUNTOS CLAVE

- La dosis única de carbón activado debe usarse selectivamente y solo está indicada para ingestiones recientes en las que es probable que el paciente tenga efectos tóxicos graves.
- Las dosis múltiples de carbón activado rara vez se recomiendan en niños, pero pueden considerarse para medicamentos de liberación modificada y medicamentos con reabsorción GI.
- La dosis única de CA está contraindicada en convulsiones, vómito y estado mental alterado y no debe administrarse por vía NG a menos que el paciente esté intubado.
- Para animar a los niños pequeños a beberlo, el CA puede mezclarse con una bebida saborizada o llamarse por un nombre creativo.

Lecturas sugeridas

American Academy of Clinical Toxicology; European Association of Poisons Centres and Clinical Toxicologists. Position statement and practice guidelines on the use of multi-dose activated charcoal in the treatment of acute poisoning. *J Toxicol Clin Toxicol.* 1999;37(6):731-751. doi:10.1081/CLT-100102451.

American Academy of Clinical Toxicology; European Association of Poisons Centres and Clinical Toxicologists. Position paper: single-dose activated charcoal. *Clin Toxicol.* 2005;43(2):61-87. doi:10.1081/CLT-51867.

Juurlink DN. Activated charcoal for acute overdose: a reappraisal. *Br J Clin Pharmacol.* 2015;81:482-487. doi:10.1111/bcp.12793.

Lapus R. Activated charcoal for pediatric poisonings: the universal antidote? *Curr Opin Pediatr.* 2007;19:216-222.

Subestimando el daño que una simple cápsula de detergente puede causar

David Muncy, DO y Craig T. Carter, DO

¡Las cápsulas de detergente NO son dulces! Si bien parecen divertidos bocadillos, se ha documentado que causan lesiones pulmonares, del sistema nervioso central, oculares, tegumentarias, gastrointestinales (GI) y orofaríngeas. Sin embargo, estas exposiciones a productos caseros no se limitan a las cápsulas de detergente. Existen otras numerosas sustancias químicas caseras que causan lesiones similares. Aquí se usan las cápsulas de detergente como ejemplo. Estas cápsulas se desarrollaron para disminuir el desperdicio ambiental al aumentar la concentración del detergente y reducir los empaques. Sin sospecharlo, se han convertido en un riesgo pediátrico de exposición química con exposiciones cada vez más frecuentes a lo largo de los últimos 10 años. Con el aumento de la incidencia de exposición, tanto accidental como intencional (piense en los "retos en línea" entre adolescentes), a nuevas fórmulas y empaques de sustancias químicas caseras, es importante reconocer estas lesiones frecuentes y sus tratamientos.

Lo mismo que mucho del tratamiento toxicológico, la atención por ingestión de cápsulas de detergente y otras exposiciones a sustancias químicas caseras es sintomática. Las ingestiones pueden causar una variedad de síntomas como vómito, dificultades respiratorias y depresión neurológica. La depresión del SNC por algunas ingestiones puede ser profunda. Para las exposiciones graves, si se requiere intubación, la asistencia de laringoscopia con video/fibra óptica puede ser útil para evitar la exacerbación de cualquier daño a la membrana mucosa que el producto ingerido ya haya causado. Las ingestiones de gel antibacteriano (alcohol isopropílico) pueden provocar una importante depresión del SNC. De nuevo, después de estabilizar al paciente, el tratamiento consiste en cuidados de apoyo. En cuanto a las cápsulas de detergente, no está claro cuál es el ingrediente específico que causa la lesión GI, ya que las compañías fabricantes no son particularmente transparentes con los componentes químicos de las cápsulas. El pH de la mayoría de las cápsulas de lavandería es de alrededor de 8, lo que no es lo bastante alto para producir una lesión significativa por sí solo. Mediante cromatografía de gas, se cree que los componentes surfactantes y solventes son los que ocasionan los efectos adversos GI y neurológicos. Existen numerosos informes de caso de depresión significativa del SNC con la ingestión de cápsulas de detergente, por lo que no deben pasarse por alto los síntomas del SNC referidos por los familiares, aunque el niño pueda tener un buen aspecto. Otros productos caseros cuya ingestión puede causar problemas importantes incluyen etilenglicol (anticongelante) y baterías de botón (quemaduras alcalinas). Para preguntas acerca de la ingestión de baterías de botón, la National Battery Ingestión Hotline, en Estados Unidos, puede brindar respuestas adicionales. Según la ubicación de la batería ingerida/aspirada, puede ser necesario extraerla de urgencia.

La exposición ocular es otro problema con los productos caseros. Para las cápsulas de detergente, es la segunda mayor causa de presentación a la sala de urgencias y una queja frecuente, en especial en el grupo de 2 a 5 años de edad. Es probable que esto se deba a su mayor movilidad, exploración e interpretación de estos pequeños paquetes como juguetes o dulces. En estos pacientes debe sospecharse una lesión por álcalis y medir el pH ocular. Debe investigarse desde el inicio, ya que el pH puede variar de neutro (7) hasta 11. La irrigación abundante hasta un pH neutro es clave con un examen ocular detallado. La consulta con oftalmología y un seguimiento estrecho son importantes.

Para pacientes con exposiciones cutáneas/por contacto, el manejo inicial en un paciente estable consiste en descontaminación/eliminación del agente lesivo. La eliminación de las ropas contaminadas puede ser todo lo que se requiera, pero la dilución adicional del contaminante también puede estar justificada. Para síntomas pulmonares, el apoyo respiratorio con oxígeno o broncodilatadores puede ayudar. Los toxicólogos y los centros de control de intoxicaciones son también excelentes recursos.

Por último, hay que utilizar estas experiencias en la sala de urgencias para educar a los pacientes y las familias sobre seguridad en el hogar, destacando la necesidad de almacenar en un lugar seguro u óptimo, fuera del alcance del niño, estos productos caseros. Es necesario prevenir la repetición del evento. Para los adolescentes que intencionalmente ingieren estos productos, hay que educarlos sobre la toma de decisiones inadecuada (p. ej., el "*Tide pod challenge*") y también valorar si se trató de un intento autolesivo que requiere una evaluación adicional. Así, ¡recuerde que para un aliento fresco es mucho mejor la pasta de dientes que una cápsula de detergente para ropa!

PUNTOS CLAVE

- Tratar la exposición a los productos químicos caseros de forma sintomática. La mayoría no es tóxica, pero los síntomas pueden incluir dificultad respiratoria, depresión del SNC, molestias oculares, molestias GI, etc.
- Descontaminar si es necesario. Esto puede incluir dilución. No olvidar los ojos en caso necesario.
- Las cápsulas de detergente NO son dulces. No hay que comerlas. Enfatizar esto a los niños que accidentalmente las ingieran o estén expuestos a ellas.
- Usar estas exposiciones como oportunidades educativas con los pacientes y las familias, y destacar la prevención y la seguridad.

Lecturas recomendadas

O'Donnell KA. Pediatric toxicology: household product ingestions. *Pediatr Ann.* 2017;46(12):e449-e453.
Yin S, Colvin J, Behrman A. Single-use laundry detergent pack exposures in children under 6 years: a prospective study at U.S. poison control centers. *J Emerg Med.* 2018;55(3):354-365.

No contar con un plan para enfriar de forma segura y efectiva a pacientes graves con golpe de calor

Shad Baab, MD y James C. O'Neill, MD, FACEP

Las enfermedades por calor producen una variedad de desajustes fisiológicos que son secundarios a la temperatura central elevada. La hipertermia que se observa en las enfermedades por calor ocurre cuando una exposición ambiental y la producción endógena de calor sobrepasan los mecanismos compensatorios del cuerpo. Los factores predisponentes incluyen mala condición física, deshidratación, falta de aclimatación y uso de sustancias.

El calor se disipa a través de evaporación, radiación, convección y conducción, pero la evaporación secundaria a la sudoración es por mucho la más efectiva. En ambientes con una humedad ambiental > 75%, el enfriamiento por evaporación ya no es efectivo. La radiación, la convección y la conducción requieren un gradiente de temperatura entre la piel y el ambiente, y como tal no son efectivas si la temperatura ambiente es mayor que la del paciente.

La enfermedad por calor se clasifica más a menudo como agotamiento por calor y golpe de calor, aunque algunas clasificaciones incluyen lesión por calor como una tercera categoría entre el agotamiento por calor leve y el golpe de calor grave. En clínica, el agotamiento por calor se caracteriza por temperaturas centrales entre 38.3 y 40 grados, taquicardia, ataxia/síncope/colapso, debilidad, calambres, cefalea y mareo. Por lo general no hay disfunción del sistema nervioso central en el agotamiento por calor, pero la confusión leve y breve es posible. El golpe de calor incluye de forma característica una temperatura central > 40 grados y colapso con disfunción persistente del SNC (confusión, labilidad emocional, obnubilación, coma o convulsiones). Casi siempre hay daño a otro órgano terminal. La morbilidad y la mortalidad se relacionan directamente con el tiempo durante el cual el paciente tuvo una temperatura elevada.

Las enfermedades por calor, en especial el golpe de calor, son una verdadera urgencia médica. Existen múltiples estrategias para el tratamiento de enfriamiento que dependen de los recursos disponibles. Si bien algunas estrategias son más efectivas que otras, usar la primera disponible para comenzar el tratamiento tan pronto como sea posible debe ser el objetivo terapéutico inicial.

Como en cualquier urgencia médica, deben atenderse primero las vías respiratorias, la respiración y la circulación. Si hay una fuerte sospecha de enfermedad por calor, el tratamiento debe iniciar de inmediato a la llegada. Si el personal/recursos están limitados, entonces debe darse prioridad al tratamiento de enfriamiento sobre el acceso IV y la obtención de estudios de laboratorio, y debe ocurrir justo después de que la valoración inicial asegure que las vías respiratorias, la respiración y la circulación sean adecuadas.

El tratamiento de enfriamiento más efectivo es la inmersión en agua helada. Por lo general, esta puede reducir la temperatura central 0.2 °C por minuto (0.4 °F por minuto). A esta velocidad, la mayoría de los pacientes puede enfriarse de forma adecuada en 15 a 20 minutos. En pacientes que se encuentran inestables, en especial intubados o convulsionándose, el tratamiento con inmersión puede no ser factible. El tratamiento de inmersión en agua helada también está limitado por su disponibilidad incluso en el ámbito nosocomial. Si la inmersión no es práctica o no está disponible, hay otras opciones menos efectivas:

Opciones secundarias:

1) Paquetes de hielo en el cuello, las ingles y las axilas.
2) Rociar agua tibia o a temperatura ambiente sobre el paciente mientras se le abanica de forma continua.
3) Cubrir al paciente con tela fría y mojada y cambiarla con regularidad (alrededor de cada 1 a 2 minutos).
4) Infusiones de líquidos IV helados.
5) Intervención farmacológica (sedación o bloqueo neuromuscular) para detener los escalofríos. A menudo pueden usarse al mismo tiempo, pues en conjunto alcanzan tasas de enfriamiento que se aproximan a la de la inmersión en agua fría.

Los esfuerzos de enfriamiento deben continuarse hasta que la temperatura alcance 38 °C y después la temperatura debe vigilarse de cerca para asegurarse que no vuelva a aumentar.

Después de la estabilización inicial y el tratamiento de enfriamiento debe seguirse con la evaluación de laboratorio y el tratamiento de las complicaciones frecuentes de la enfermedad por calor. Se sabe que la deshidratación, la rabdomiólisis, la coagulación intravascular diseminada, la deshidratación hiponatriémica, el choque cardiógeno, la lesión renal aguda, la insuficiencia hepática y el edema cerebral complican la enfermedad por calor. Pueden ocurrir al mismo tiempo o en las siguientes 24 horas. Por definición, se recomienda el ingreso para todos los casos de enfermedad por calor, excepto los más simples.

PUNTOS CLAVE

- El tiempo es fundamental: la morbilidad y la mortalidad están directamente relacionadas con la duración de la hiperpirexia.
- Planear con anticipación: el enfriamiento más efectivo requiere equipo que no suele almacenarse en las salas de urgencia (p. ej., tanque de inmersión, ventiladores grandes).
- Dejar de enfriar activamente al paciente una vez que alcance los 38 °C, pero seguir vigilándolo para otras complicaciones.

Lecturas recomendadas

Bouchama A, Dehbi M, Chaves-Carballo E. Cooling and hemodynamic management in heatstroke: practical recommendations. *Crit Care*. 2007;11:R54.
Bytomski JR, Squire DL. Heat illness in children. *Curr Sports Med Rep*. 2003;2:320.
Centers for Disease Control and Prevention (CDC). Heat illness among high school athletes—United States, 2005–2009. *MMWR Morb Mortal Wkly Rep*. 2010;59:1009.
McDermott BP, Casa DJ, Ganio MS, et al. Acute whole-body cooling for exercise-induced hyperthermia: a systematic review. *J Athl Train*. 2009;44:84.

Enfermedad por frío: estar preparado para usar todos los trucos para un recalentamiento intensivo

Gena Cooper, MD, FAAP

La exposición al frío ambiental en niños es única y se debe a características tanto físicas como psicológicas. El hábito corporal pediátrico hace que los mecanismos compensatorios sean problemáticos. Los niños tienen una mayor relación entre área de superficie y volumen, lo que significa que la pérdida de calor se acelera con variaciones mínimas de temperatura. Por esto es tan importante mantener a los bebés abrigados. Los neonatos tienen una grasa subcutánea "aislante" muy limitada y los lactantes tienen una capacidad extremadamente limitada para los escalofríos, por lo que experimentan dificultades para la producción de calor. Los niños de mayor edad pueden usar la grasa parda para la producción de calor, pero esto también requiere una oxigenación importante y puede ocasionar acidosis metabólica, así como hipoglucemia e hipocalciemia. Por estos motivos, los niños tienen una desventaja singular para mantener la temperatura.

Los signos externos de exposición al frío dependen de si son centrales o periféricos. El frío central se conoce como hipotermia, se define como una temperatura central < 35 °C y se diferencia aún más por las lecturas de temperatura central. Cuando les es posible, los síntomas de los niños comienzan con escalofríos y vasoconstricción, y evolucionan a disminución del flujo sanguíneo cerebral, diuresis, hiperexcitabilidad cardiaca e hipovolemia. Los signos físicos reflejan estos estados de perfusión deficiente. En estas etapas puede apreciarse hiperexcitabilidad cardiaca que causa una onda clásica de Osborn en el ECG y puede evolucionar a fibrilación ventricular.

En la hipotermia grave, los niños tienen rigidez muscular, pérdida de la termorregulación, gasto cardiaco disminuido, conducción cardiaca reducida y actividad cerebral suspendida. Los niños con hipotermia grave pueden parecer muertos, pero se conocen numerosos informes de casos de niños reanimados de estados hipotérmicos con buenos resultados neurológicos, por lo que no hay que darse por vencido fácilmente.

El tratamiento de la hipotermia sigue un abordaje en fases, que dependen del grado de hipotermia, con recalentamiento **pasivo, activo externo** y **activo interno**. El recalentamiento pasivo consiste en retirar a la persona del ambiente frío y usar frazadas tibias. El recalentamiento externo activo incluye aire recalentado y calor radiante. En este caso, primero hay que calentar el torso. El recalentamiento externo activo no es ideal para los pacientes con hipotermia intensa, ya que aumenta el riesgo de una caída posterior de la temperatura y disritmias cardiacas subsecuentes. El recalentamiento interno activo puede iniciar con oxígeno humidificado calentado y líquidos IV tibios, pero puede evolucionar a lavado de pleura, vejiga, estómago o peritoneo con solución salina entibiada. No hay que olvidar que puede usarse oxigenación con membrana extracorpórea (ECMO, por sus siglas en inglés) para aumentar la temperatura central en niños con temperatura extremadamente baja, en particular los que no responden. Los estudios han mostrado que el paro cardiaco hipotérmico que no es por asfixia se relaciona con una mayor incidencia de regreso espontáneo de la circulación con buenos resultados neurológicos.

Si bien el frío central es hipotermia, el frío periférico se llama más a menudo congelamiento y corresponde a la descripción de la piel congelada. Las áreas anatómicas que se ven afectadas con mayor frecuencia por congelamiento son los dedos, las orejas, la nariz, las mejillas y la barbilla. Se cree que la destrucción tisular es el resultado de muerte celular con inflamación por reperfusión relacionada que empeora por el descongelamiento y el nuevo congelamiento.

De forma similar a las quemaduras térmicas, hay grados de congelamiento. La lesión superficial se describe como de primer o segundo grado y varia de piel normal a ampollas claras hasta la posible necesidad de amputar tejido. Las lesiones de tercer grado más profundas tienen cianosis inicial en sentido proximal con ampollas hemorrágicas. Es probable que estas lesiones demanden amputación tisular y produzcan secuelas funcionales. Las lesiones de cuarto grado tienen cianosis inicial con ampollas hemorrágicas, con frecuencia resultan en amputación y suelen relacionarse con sepsis.

Como la hipotermia, el tratamiento del congelamiento requiere eliminar primero las fuentes de frío. No hay que recalentar si existe cualquier posibilidad de regresar al frío antes del tratamiento definitivo. No debe frotarse el área congelada o caminar con los pies congelados porque causa fricción en los dedos. En el hospital, las extremidades se colocan en agua calentada a 37 a 39 °C. Después de 15 a 30 minutos, los dedos deben descongelarse y la piel adquirirá un color rojo o púrpura y será blanda al tacto. Pueden requerirse trombolíticos para lesiones graves que se presentan en un lapso de 24 horas, pero esta atención no debe iniciarse en urgencias. Por último, se recomienda profilaxis contra el tétanos. Las complicaciones de la exposición al frío incluyen amputación, hipersensibilidad al frío de largo plazo, neuropatía periférica y limitaciones funcionales.

PUNTOS CLAVE

- El frío ambiental afecta profundamente a los niños pequeños y de forma diferente que a los adultos.
- La hipotermia inicia con temperaturas centrales por debajo de 35 °C. Tratar con estrategias de recalentamiento activo y pasivo.
- Debe usarse la derivación cardiopulmonar al inicio en pacientes hipotérmicos que no responden.
- Tratar el congelamiento (periférico) con un baño de líquido tibio en la sala de urgencias. Los dedos se recalientan cuando adquieren un color rojo o púrpura y la piel está suave.

Lecturas sugeridas

Cushing TA, Harris NS. Hypothermia. In: *Auerbach's Wilderness Medicine*. 7th ed. Cambridge: Elsevier; 2014: 135–162.

Seeyave DM, Brown KM. Environmental emergencies, radiological emergencies, bites and stings. In: Bachur RG, Shaw KN, ed. *Textbook of Pediatric Emergency Medicine*. 7th ed. Philadelphia, PA: Wolters Kluwer; 2016: 1021–1025.

Rabia, más que murciélagos: conocer los casos de alto riesgo

Adam Kochman, MD, FAAP, FACEP

Los niños solían tener miedo a los "leones, tigres y osos", pero tal vez las películas de hoy deben sembrar el miedo a los "mapaches, murciélagos y zorrillos". Aunque en Estados Unidos solo se han informado 23 casos de rabia en humanos en la última década, se mantiene como una enfermedad prevenible responsable de miles de muertes a nivel mundial cada año.

Virus de la rabia

El virus de la rabia es un virus de ácido ribonucleico (ARN) monocatenario que se replica en el sistema nervioso central (SNC) de los mamíferos y se transmite mediante contacto directo. Cuando el virus infecta las glándulas salivales del animal hospedador, puede transmitirse a través de la mordedura en el tejido subcutáneo y el músculo del hospedador susceptible. El virus se replica entonces en el SNC, se extiende a casi todos los tejidos y órganos del sistema y casi siempre es uniformemente letal.

En clínica, la rabia puede presentarse de dos formas distintas: una encefalítica (80% de los casos) y una paralítica (20% de los casos). Ambas formas comparten un pródromo común durante la primera semana caracterizado por síntomas inespecíficos, como fiebre, escalofríos, malestar, vómito, cefalea y dolor/parestesia que irradia del sitio de la herida. La forma encefalítica se manifiesta como hipertermia, hipersalivación, hidrofobia, espasmos faríngeos e hiperactividad profunda seguida por parálisis, coma y la muerte. En la rabia paralítica, una parálisis flácida inicial que se extiende de la mordedura va seguida de parálisis ascendente con fasciculaciones, pérdida de los reflejos tendinosos profundos y cuadriparesia total.

A nivel global, la variante canina del virus de la rabia representa más de 98% de la mortalidad por el virus de la rabia. Si bien esta variante se ha eliminado en Estados Unidos, los mapaches, murciélagos y zorrillos siguen siendo reservorios importantes. Los zorros, coyotes, linces y mangostas son otras fuentes potenciales.

Profilaxis posterior a la exposición

Cualquier persona que es mordida por alguno de los mamíferos antes mencionados requiere profilaxis inmediata posterior a la exposición (PPE). Además, debido a que ciertas especies de murciélagos son portadores de una variante del virus capaz de replicarse en la dermis superficial, se recomienda PPE cuando pudiera tenerse contacto con murciélagos incluso sin una herida identificable (p. ej., una persona que duerme en una habitación donde se sabe que hay un murciélago). Para los pacientes que son mordidos por animales como perros, gatos o hurones en los que el riesgo es sustancialmente menor en Estados Unidos, es importante determinar el estado de vacunación del animal y si se ha aislado para su observación. Los animales inevitablemente manifiestan síntomas y mueren en un lapso de 10 días de la infección viral de sus glándulas salivales. Por lo tanto, si el animal puede confinarse no necesita iniciarse PPE de inmediato. Cualquier sintomatología de rabia debe llevar a la eutanasia sin demora del animal para iniciar de inmediato la PPE del paciente. La infección por rabia puede excluirse en clínica si el animal permanece sano durante este periodo de 10 días. La exposición a animales domésticos, pero sin mordedura, así como las mordeduras de conejos y roedores (ardillas, ratones, ratas y hámsteres) rara vez requieren PPE.

Todas las heridas por mordedura requieren atención local de la herida (lo que incluye toxoide tetánico y antibióticos según esté indicado) y debe irrigarse de modo abundante porque el virus puede permanecer en el sitio. En Estados Unidos, el uso simultáneo de profilaxis tanto pasiva como activa es el estándar y debe comenzar tan pronto como sea posible después de la exposición. La inmunización pasiva se administra como 20 UI/kg de inmunoglobulina de rabia humana (IGRH). En condiciones ideales, debe administrarse todo lo posible de IGRH en el sitio de la herida y el resto por vía IM en un sitio distinto. La inmunización activa se administra como 1 mL de vacuna de rabia humana en individuos inmunocompetentes en el primer día de la PPE (día 0) así como en los días 3, 7 y 14. En los individuos inmunocomprometidos se administra una dosis adicional de la vacuna en el día 28. Los pacientes que recibieron con anterioridad una serie de vacunación requieren vacuna en los días 0 y 3 nada más. No está indicada la IGRH. En caso de incertidumbre, hay que contactar al departamento de salud local.

PUNTOS CLAVE

- El virus de la rabia debe incluirse en el diagnóstico diferencial de cualquier paciente con encefalitis rápidamente progresiva e inexplicable.
- La PPE debe iniciarse de inmediato después de la exposición en cualquiera que sea mordido por un animal de alto riesgo, lo que incluye mapaches, murciélagos, zorrillos y zorros. En animales domésticos, la PPE puede posponerse en espera de la observación de sintomatología durante 10 días.
- Cuando haya duda acerca del tratamiento profiláctico, consultar al departamento de salud local o institución equivalente.

Lecturas sugeridas

American Academy of Pediatrics. *Committee on Infectious Diseases.* Red Book. 31st ed; 2018:673-680.
Birhane MG, Cleaton JM, Monroe BP, et al. Rabies surveillance in the United States during 2015. J Am Vet Med Assoc. 2017;250:1117-1130.
Centers for Disease Control and Prevention. *Rabies.* https://www.cdc.gov/rabies/index.html. Consultado el 9 de marzo, 2019.
Weber D. *Chapter 157: Rabies: Tintinalli's Emergency Medicine: A Comprehensive Study Guide.* 8th ed. New York: McGraw-Hill Education; 2016

26

El antiveneno en niños no se basa en el peso

Joshua Siembieda, MD

Mordedura de serpiente

Las víboras de fosetas (Crotalinae) y los coralillos (Elapidae) son dos tipos de serpientes venenosas nativas de Estados Unidos. La familia de las víboras de fosetas incluye las serpientes de cascabel, el mocasín cabeza de cobre y la serpiente boca de algodón. Las mordeduras de las serpientes de cascabel son las más frecuentes en Estados Unidos y producen la mayor morbilidad y mortalidad.

Mordeduras de crotálidos

Las víboras de fosetas tienen largos colmillos huecos que permiten una mordedura rápida que envenena a la presa. Alrededor de 75% de las mordeduras inyecta veneno y el 25% restante es "mordeduras secas". El veneno de los crotálidos contiene proteínas que causan daño tisular y alteran la cascada de la coagulación, lo que resulta en edema y coagulopatía.

Pueden apreciarse síntomas inespecíficos como náusea y vómito poco después de la mordedura. En unas cuantas horas suele haber dolor y edema en el sitio del envenenamiento. Se recomienda atención local de la herida, analgesia, ferulización y elevación. Los dispositivos para succionar la herida y los torniquetes no se recomiendan.

Los pacientes pediátricos con estudios de laboratorio normales, exploración tranquilizadora y sin signos de toxicidad sistémica deben observarse durante 8 horas. Sin embargo, las mordeduras en las extremidades inferiores en niños están en riesgo de toxicidad retrasada y deben observarse por lo menos durante 12 horas.

Los pacientes con anormalidades de laboratorio (coagulopatía, trombocitopenia) o edema progresivo deben recibir antiveneno Fab inmunológico polivalente para crotálidos. La dosis es igual para pacientes de todas las edades y tamaños. Los pacientes que se encuentran hemodinámicamente inestables o con sangrado activo deben recibir 8 a 12 ampolletas de antiveneno. Todos los demás deben recibir 4 a 6 ampolletas de antiveneno. Hay que revaluar en busca de signos de mejoría clínica y de laboratorio en 1 hora. Hay que administrar una dosis repetida de antiveneno si los estudios de laboratorio no mejoran o los síntomas evolucionan. Cualquier paciente que recibe antiveneno o que tiene una mordedura sintomática debe ingresar al hospital.

Mordeduras de elápidos

Los coralillos tienen dientes y colmillos más pequeños que los crotálidos, por lo que requieren una mordedura más prolongada para poder envenenar a su presa. El patrón de color característico de la víbora puede recordarse con un adagio: "rojo y amarillo, mata al chiquillo, rojo y negro, no hay riesgo". El veneno de la coralillo es una neurotoxina que inhibe los receptores de acetilcolina, lo que resulta en debilidad muscular y parálisis. La coralillo oriental y la coralillo de Texas contienen un potente veneno, en tanto que la coralillo de Sonora no se ha relacionado con toxicidad.

Al inicio puede haber poco o ningún dolor por la mordedura y los síntomas tal vez sean inespecíficos, como náusea, vómito y mareo, después de lo cual puede observarse neurotoxicidad. Es posible que los síntomas neurológicos se presenten hasta 12 horas después de la mordedura e incluyen debilidad bulbar, parálisis descendente e insuficiencia respiratoria.

Los pacientes asintomáticos han de hospitalizarse y vigilarse por el desarrollo de secuelas neurológicas durante 24 horas. En Norteamérica, debe administrarse antiveneno para coralillo a todos los pacientes con cualquier síntoma neurológico. La dosis es igual para los pacientes de todos los tamaños o edades. La dosis inicial es de 3 a 5 ampolletas, requiriéndose 10 o más ampolletas en los casos graves. El suministro actual de antiveneno para coralillo de Norteamérica es limitado. Debe contactarse a los centros locales de control de intoxicaciones para recibir asistencia a fin de ubicar el antiveneno y recibir la información más actualizada con respecto al mismo.

Picaduras de escorpión

El alacrán de corteza de Arizona (*Centruroides sculpturatus*) se encuentra en el suroeste de Estados Unidos y en Sonora, Baja California y Baja California Sur, y es la única especie capaz de causar toxicidad y mortalidad importantes. El veneno actúa sobre los canales de sodio, causando la liberación de catecolaminas y acetilcolina.

Los síntomas varían de dolor localizado en el sitio de la picadura hasta parestesias y disfunciones de nervios esqueléticos y craneales. A menudo no hay datos notorios en el sitio de la picadura; sin embargo, suelen observarse taquicardia, hipertensión, hipertermia, aumento de las secreciones pulmonares e intoxicación en los envenenamientos graves. Deben usarse analgésicos opioides y benzodiacepinas para controlar los síntomas sistémicos. Los efectos neurotóxicos pueden evolucionar con rapidez a insuficiencia respiratoria.

Se recomienda el antiveneno para *Centruroides* en cualquier paciente con algún signo de envenenamiento grave. Para todos los pacientes, la dosis iniciales son tres ampolletas intravenosas a lo largo de 10 minutos. Pueden requerirse ampolletas adicionales para los síntomas persistentes.

PUNTOS CLAVE

- El antiveneno para el envenenamiento por víbora de fosetas, coralillo y alacrán debe basarse en el escenario clínico, no en la edad o el tamaño del paciente.
- Después de una mordedura de víbora de fosetas, debe observarse a los niños con pruebas de laboratorio normales y exploraciones tranquilizadoras por al menos 8 horas (un mínimo de 12 horas para mordeduras en las extremidades inferiores).
- Después de la mordedura de una coralillo, todos los pacientes asintomáticos tienen que ingresarse al hospital para observarlos de cerca y vigilarlos al menos durante 24 horas.

Lecturas recomendadas

Hessel M, McAninch S. Coral snake toxicity. *StatPearls*. Treasure Island, FL: StatPearls Publishing; February 2019 https://www.ncbi.nlm.nih.gov/books/NBK519031/.

Levine M. Pediatric envenomations: don't get bitten by an unclear plan of care. *Pediatr Emerg Med Pract*. 2014;11(8):6-11.

27

Otitis externa: un clavado al oído de nadador

Peggy Gatsinos, MD, FAAP

La otitis externa (OE) es una inflamación del canal auditivo externo que más a menudo tiene etiología infecciosa y se conoce popularmente como oído de nadador. Los factores de riesgo para OE incluyen nadar con frecuencia, exponerse al agua o limpiarse o rascarse el canal auditivo de forma excesiva. *Pseudomonas aeruginosa* es el patógeno causal de OE más frecuente.

Los pacientes se presentan más a menudo con dolor de oído acompañado de prurito del canal auditivo. Puede haber secreción del canal y con menor frecuencia una queja de hipoacusia. Los pacientes suelen estar afebriles dado que la infección es localizada. En la exploración física, el canal se encuentra eritematoso, inflamado y muchas veces edematoso. El grado de edema puede variar de mínimo a tan grave que el canal se ve casi por completo ocluido. Los detritos en el canal se acompañan de cantidad variable de secreción, lo que dificulta visualizar el tímpano. Palpar el trago o tirar del pabellón a menudo provoca dolor.

El tratamiento varía según la gravedad de la OE. Los analgésicos orales como paracetamol o ibuprofeno pueden ayudar a disminuir las molestias. En casos leves en que solo hay prurito y molestias menores, es probable que el tratamiento con una solución de ácido acético al 2% con un corticoesteroide sea suficiente. La solución de ácido acético ayuda a que el canal auditivo recupere un pH ácido y los corticoesteroides contribuyen a combatir la inflamación local. En los casos moderados o graves en los que preocupa una infección bacteriana, se prefiere una solución ácida que combina antibióticos con corticoesteroides (aminoglucósido/polimixina B/corticoesteroide o una fluoroquinolona/corticoesteroide). La eliminación de los detritos y la secreción que llena el canal con un hisopo de algodón o succión leve antes de la aplicación de soluciones óticas puede ser de ayuda para permitir que los agentes tópicos funcionen con mayor efectividad al asegurar el acceso a la totalidad del canal auditivo. En un paciente con OE grave en el que el edema es lo bastante intenso para evitar que los agentes tópicos entren al canal, debe usarse un pabilo después de limpiar el canal auditivo. Esto puede ser bastante doloroso para los pacientes, por lo que debe considerarse el uso de analgesia o sedación apropiadas según esté indicado. Debe pedirse a los pacientes que eviten nadar o la entrada de agua al oído hasta que la OE se resuelva. Pueden usarse tapones para los oídos o una torunda de algodón empapada en petrolato para proteger el oído afectado durante el baño.

Los síntomas suelen resolverse en unos cuantos días después de iniciar el tratamiento. Para la mayoría de los casos, un esquema de tratamiento de 7 días es adecuado para la resolución de la OE. Si no hay mejoría después del tratamiento inicial, debe reevaluarse al paciente para confirmar que el diagnóstico de OE es correcto. Otras consideraciones incluyen infecciones micóticas, otitis media con perforación timpánica y secreción, mastoiditis, otitis media supurativa crónica, dermatitis por contacto y carcinoma del canal auditivo externo.

Un paciente puede tomar precauciones para prevenir la recurrencia futura de OE. Después de nadar, secar el canal con ácido acético al 2% o alcohol isopropílico diluido puede ayudar a evitar que el canal permanezca húmedo por periodos prolongados, lo que disminuye la probabilidad de desarrollar OE. Además, los pacientes deben abstenerse de producir traumatismos al canal auditivo externo al limpiarlo con demasiada fuerza con un hisopo de algodón o al rascarse la oreja.

Lecturas sugeridas

Fleisher GR, Ludwig S. *Textbook of Pediatric Emergency Medicine*. 6th ed. Philadelphia, PA: Lippincott Williams &Wilkins; 2010.

Kliegman RM, Marcdante KJ, Jenson HB, et al. *Nelson Essentials of Pediatrics*. 5th ed. Philadelphia, PA: Elsevier Saunders; 2006.

Otitis media aguda y complicaciones

Nehal Bhandari, MD, FAAP y Hannah Y. Lee, MD

Etiologías frecuentes de la otitis media

Los patógenos bacterianos más frecuentes que se sabe causan otitis media aguda (OMA) son *Streptococcus pneumoniae*, *Haemophilus influenzae* y *Moraxella catarrhalis*. Los virus respiratorios como los rinovirus y el virus sincitial respiratorio también son causa frecuente de otitis media aguda.

Diagnóstico de la otitis media

Debe sospecharse OMA en niños con dolor de oído de inicio agudo $+/-$ fiebre. De acuerdo con la American Academy of Pediatrics, debe diagnosticarse OMA en niños que se presentan con protrusión moderada a grave del tímpano *o* con otorrea de nuevo inicio que *no* se debe a otitis externa aguda. Otras consideraciones para el diagnóstico incluyen niños que acuden con protrusión leve del tímpano, ya sea con dolor de oído de nuevo inicio (< 48 horas) o eritema intenso del tímpano. No debe diagnosticarse OMA a menos que el niño tenga derrame del oído medio.

Cabe destacar que ha de diferenciarse entre OMA y otitis media con derrame (OMD). La OMD es un derrame del oído medio sin protrusión/eritema característicos del tímpano, otorrea, dolor o fiebre. No se recomiendan antibióticos para la otitis media con derrame.

Tratamiento de la otitis media aguda

Todos los niños con OMA grave se tratan con antibióticos. Los síntomas graves se definen como temperatura $\geq$ 39 °C en las últimas 48 horas, un niño con aspecto tóxico u otalgia persistente por < 48 horas. Todos los menores de 6 meses de edad con OMA deben tratarse con antibióticos sin importar la gravedad de la enfermedad y sin importar la lateralidad. Además, todos los menores de 24 meses de edad con OMA bilateral deben tratarse con antibióticos. La observación es apropiada para niños entre 6 y 23 meses de edad con OMA unilateral sin síntomas graves. También la observación resulta apropiada para los mayores de 24 meses de edad con OMA unilateral o bilateral sin síntomas graves. Al considerar la observación, el médico tiene que platicar con la familia para garantizar el seguimiento con un médico en 48 a 72 horas. Por último, si hay dolor, se recomiendan analgésicos como ibuprofeno o paracetamol.

El tratamiento de primera línea recomendado para OMA consiste en dosis elevadas de amoxicilina (90 mg/kg/día dividida en dos dosis) durante 10 días. Los niños que han tomado amoxicilina en los últimos 30 días, tienen conjuntivitis purulenta concurrente o en quienes ha fracasado amoxicilina deben recibir amoxicilina-clavulanato (90 mg/kg/día de amoxicilina dividida en dos dosis). El tratamiento alternativo para aquellos con alergia a la penicilina o en quienes ha fracasado amoxicilina-clavulanato consiste en una cefalosporina de tercera generación, como cefdinir (14 mg/kg/día). Aquellos en quienes los tratamientos previos fracasaron pueden recibir ceftriaxona (50 mg/kg/día durante 1 a 3 días). Los niños en quienes el tratamiento sigue fracasando han de referirse con un otorrinolaringólogo especializado. En general, el uso de macrólidos como azitromicina debe evitarse debido a las tasas de resistencia cada vez mayores.

Si el paciente tiene OMA con otorrea (sospecha de perforación timpánica) sin signos de otitis externa aguda, tiene que tratársele con amoxicilina oral. Los niños con OMA y sondas de timpanostomía pueden tratarse con antibióticos tópicos como ofloxacina.

Complicaciones de la otitis media

La complicación más frecuente de la OMA es la OMD. Los pacientes con OMD deben tener un seguimiento estrecho por parte de su pediatra para vigilar si hay signos de hipoacusia o retraso del lenguaje. Otras complicaciones de la OMA incluyen perforación timpánica, mastoiditis y otitis media supurativa crónica.

PUNTOS CLAVE

- La OMA solo debe diagnosticarse en pacientes con (1) un derrame del oído medio y (2) signos y síntomas característicos de infección del oído medio (protrusión o eritema del tímpano, otorrea sin otitis externa aguda, otalgia +/− fiebre).
- No deben prescribirse antibióticos para OMD.
- El tratamiento de primera línea para OMA es la amoxicilina a dosis altas (90 mg/kg/día dividida en dos dosis durante 10 días). Al tratar la OMA, el profesional debe considerar edad, gravedad de los síntomas, lateralidad y certeza de seguimiento.
- Los pacientes tienen que ser referidos con un otorrinolaringólogo ante cualquier signo de hipoacusia o retraso del lenguaje.

Lecturas sugeridas

Lieberthal AS, Carroll AE, Chonmaitree T, et al. The diagnosis and management of acute otitis media. *Pediatrics*. 2013;131(3):964-999.
Ren Y, Sethi RKV, Stankovic KM. Acute otitis media and associated complications in United States emergency departments. *Otol Neurotol*. 2018;39(8):1005-1011.

No pase por alto la hipoacusia: un signo sutil de una patología grave

Haig Setrakian, MD

La hipoacusia es subinformada por las familias y a menudo pasa inadvertida en la sala de urgencias a pesar de su prevalencia relativamente elevada. Uno de 40 pacientes está afectado para la edad de 18 años y poblaciones especiales como los egresados de la unidad de cuidados intensivos neonatales están en riesgo aún mayor. La hipoacusia que no se atiende en niños pequeños conduce a desafíos importantes en el desarrollo social, intelectual y académico, y puede ser el único signo observable de otras patologías graves. En ocasiones, la hipoacusia adquirida puede complicar la enfermedad preexistente. Aunque la mayoría de los niños en Estados Unidos se somete a a tamiz auditivo, la hipoacusia congénita puede ser indetectable al nacer e irse haciendo más grave con el tiempo. La mayoría de los más de 500 síndromes genéticos que afectan la audición no se relaciona con características físicas evidentes.

El conocimiento de la vía de la audición normal ayuda a identificar las causas de hipoacusia. Primero, el sonido pasa a través de la oreja hasta el tímpano y después a los huesecillos de la cóclea. La cóclea convierte la vibración en una señal eléctrica que se conduce a través del nervio auditivo hasta el cerebro, el cual debe interpretar la señal de una forma significativa. Cualquier problema para llevar el sonido al tímpano causa "hipoacusia conductiva" (HC). Los problemas para convertir el sonido de vibración a impulso eléctrico y transmitirlo al cerebro resultan en "hipoacusia neurosensiva" (HNS). Las técnicas a pie de cama, como la prueba de Weber y Rinne, pueden delimitar el diagnóstico diferencial a un problema conductivo o neurosensivo. La HC y la HNS pueden coexistir o verse complicadas por hipoacusia "central" relacionada con la forma en que el cerebro procesa el sonido.

La causa más frecuente de hipoacusia adquirida en niños es la otitis media (OM) con derrame. Los pacientes pueden presentarse con OM aguda y los signos visibles de una infección aguda pueden haberse resuelto. Es necesario preguntar acerca de una infección reciente y el uso de otoscopia neumática para evaluar un derrame persistente. El tapón de cerumen, la otitis externa y los cuerpos extraños también son causa frecuente de HC.

Las causas traumáticas de hipoacusia incluyen traumatismo contuso, penetrante, acústico y barotraumatismo. Las fracturas del hueso temporal o un traumatismo penetrante en el oído interno pueden dañar el tímpano y alterar la cadena de huesecillos o la cóclea. La hipoacusia sugiere una lesión más grave en un niño con traumatismo cefálico y deben obtenerse imágenes. Ante la sospecha de un traumatismo acústico, deben valorarse la duración y la intensidad de la exposición al ruido. Los ruidos infrecuentes de alta intensidad, como los producidos por un balazo, suelen causar menos daño que la exposición relativamente menos intensa pero más frecuente a un ruido común, como la música a volumen elevado. Además, los cambios en la presión atmosférica como por viajar en avión o bucear pueden causar barotraumatismo.

La meningitis bacteriana se encuentra entre las causas históricamente más significativas de hipoacusia en niños. Las vacunas han contribuido a reducir la incidencia de meningitis bacteriana e HNS relacionada. La vacunación contra sarampión, paperas y rubéola han tenido un efecto similar sobre las tasas de hipoacusia tanto congénita como adquirida. Los antecedentes de meningitis o las irregularidades en el esquema de vacunación no deben pasarse por alto. Después de preguntar por las inmunizaciones, recuerde obtener antecedentes farmacológicos detallados. La quimioterapia a base de platino, los diuréticos de asa, los aminoglucósidos y los antiinflamatorios no esteroides (AINE) se encuentran entre los fármacos que pueden causar HNS. La exposición a metales pesados también es una causa conocida y puede afectar de forma desproporcionada a poblaciones socialmente vulnerables expuestas a tasas más elevadas de contaminantes ambientales, como plomo.

Si no es posible identificar una causa con facilidad, se requiere una evaluación diagnóstica más avanzada o una referencia. La hipoacusia con afección multisistémica o los déficits neurológicos focales sugieren enfermedad maligna, inflamatoria u otra de tipo proliferativo y deben llevar a solicitar imágenes. Las causas traumáticas de hipoacusia como las fracturas del hueso temporal se observan mejor en la tomografía computarizada. Las imágenes por resonancia magnética con contraste permiten observar el cerebro, el tronco encefálico y el canal auditivo interno. Las evaluaciones de laboratorio por lo general no son de ayuda a menos que se dirijan a un diagnóstico del que se sospecha en clínica, como valores cuantitativos de Lyme o concentraciones de plomo. Para el resto de los pacientes que son dados de alta a casa con síntomas sin resolver, o un diagnóstico incierto, debe indicárseles una audiología y referirlos con un otorrinolaringólogo.

PUNTOS CLAVE

- Un tamiz auditivo neonatal normal no descarta hipoacusia congénita.
- No hay un solo examen de laboratorio o de imágenes recomendado para todos los pacientes con sospecha de hipoacusia, pero la mayoría de los casos debe acompañarse de una cita con el otorrinolaringólogo y con el audiólogo.
- Los pacientes con sospecha de hipoacusia deben someterse a una anamnesis detallada con atención a los trastornos predisponentes.

Lecturas recomendadas

Gregg RB, Wiorek LS, Arvedson JC. *Pediatric audiology: a review.* Pediatr Rev. 2004;25(7):224-234.

Grindle CR. Pediatric hearing loss. *Pediatr Rev.* 2014;35(11):456-463.

Joint Committee on Infant Hearing. Year 2007 position statement: principles and guidelines for early hearing detection and intervention programs. *Pediatrics.* 2007;120(4):898-921.

Sokol JR, Martyn H. Hearing screening. *Pediatr Rev.* 2002;23(5):155-162.

Filtrando la información: prepárese para manejar la otorrea

Selina Varma, MD, MPH

La otorrea en niños puede ser benigna, como la secundaria a retención de un caramelo en el canal auditivo, o poner en riesgo la vida, como una filtración de líquido cefalorraquídeo (LCR) relacionada con un traumatismo cefálico. Recuerde que las cosas comunes son lo más común, pero hay algunos diagnósticos "que no deben pasarse por alto" que es necesario tener en mente.

Etiologías de la otorrea

- **Otitis con perforación del tímpano**
  Es más frecuente en pacientes de menor edad y puede presentarse con dolor, fiebre, acúfenos, vértigo, audición apagada y supuración purulenta del oído medio. Quizá sea difícil visualizar el canal y el tímpano debido a una secreción purulenta abundante y es posible que se requiera una limpieza cuidadosa con un hisopo de algodón. El canal puede estar irritado por la secreción, pero el canal en sí mismo no suele estar dañado debido a que el origen es el oído medio. Las complicaciones potenciales incluyen mastoiditis, extensión intracraneal de la infección y colesteatoma o formación de granuloma. Los antibióticos orales, como en el caso de la otitis media, son suficientes, pero la adición de un antibiótico con gotas esteroides es frecuente, aunque no absolutamente necesaria.

- **Otitis externa (OE) bacteriana**
  También conocida como "oído de nadador", la OE es una inflamación del canal auditivo externo debido a la introducción de humedad con un drenaje deficiente. Jalar la oreja con cuidado a menudo provoca dolor importante. A la inspección visual, pueden observarse desechos sueltos o tejido de granulación y eritema en el canal. Los casos graves pueden acompañarse de adenopatía preauricular e hipersensibilidad a la palpación. El tratamiento consiste en mantener el canal seco. Algunos pacientes se benefician de colocar un pabilo en el oído para minimizar la humedad y facilitar la penetración de los antibióticos. Los antibióticos en combinación con gotas esteroides son más benéficos que las gotas antibióticas por sí solas. Los antibióticos deben incluir cobertura contra *Pseudomonas*.

  Las indicaciones para referir con el otorrinolaringólogo incluyen complicaciones como parálisis del nervio facial u OE necrosante/maligna, invasión bacteriana de la piel y diseminación subsecuente al cartílago, rodeando los tejidos blandos o la base del cráneo. Los pacientes inmunocomprometidos corren más riesgo de estas complicaciones. Debe mantenerse un elevado índice de sospecha de otitis necrosante si el paciente indica dolor al masticar, lo que es evidencia de afección de la articulación temporomandibular, o parálisis de nervio facial.

- **Cuerpo extraño retenido**
  Los cuerpos extraños en el canal auditivo son frecuentes en preescolares y niños mayores con trastornos del espectro autista o retraso del desarrollo. Los objetos frecuentes comprenden alimentos, juguetes y sondas de miringotomía expulsadas. Si no pueden retirarse con seguridad en la sala de urgencias mediante otoscopia, está justificada la referencia a un servicio ambulatorio de otorrinolaringología. La urgencia con la que debe retirarse depende del objeto, ya que la mayoría de los materiales inorgánicos, con excepción de artículos como baterías de botón, puede dirigirse para extracción ambulatoria si el procedimiento en urgencias es complicado.

- **Traumatismo**
  Las perforaciones traumáticas del tímpano se presentan con un canal auditivo normal y secreción serosa o serosanguinolenta. La causa más frecuente es la inserción de un objeto extraño, pero también debe considerarse un

barotraumatismo acústico. Estos casos por lo general pueden ser dados de alta para seguimiento con un otorrinolaringólogo como paciente ambulatorio a fin de asegurar la resolución. En caso de un traumatismo cefálico importante, el hemotímpano o la secreción clara son causas de preocupación por la posibilidad de una fractura de la base del cráneo hasta que se demuestre lo contrario.

- **Sondas de timpanostomía**
La otorrea en el contexto de la colocación reciente de una sonda de timpanostomía es de esperarse y puede manejarse con cuidados de apoyo. La secreción purulenta y dolorosa con fiebre es consistente con otitis en caso de sondas de timpanostomía. El tratamiento incluye antibióticos tópicos con o sin antibióticos orales, según la gravedad de la enfermedad.

Si los síntomas no mejoran en las primeras 48 a 72 horas de tratamiento, debe considerarse lo siguiente:

- Infección micótica en la otitis media purulenta o externa que no responde a los tratamientos antibacterianos estándar.
- Dermatitis por contacto en caso de nuevas soluciones cosméticas o para limpieza ótica.
- Algunas inmunodeficiencias pueden presentarse con otitis recurrente, en particular si se relacionan con otras enfermedades sistémicas.
- La vasculitis, específicamente la granulomatosis con poliangitis, puede presentarse con otorrea; también debe buscarse afección renal o pulmonar.
- Los colesteatomas pueden ser una complicación de la formación de cicatrices con infecciones recurrentes. Suelen visualizarse en el oído interno detrás de un tímpano intacto o pueden surgir del propio tímpano.

PUNTOS CLAVE

- La mayoría de los casos de otitis media con perforación timpánica puede manejarse nada más con un antimicrobiano oral.
- La afección del nervio facial en cualquier niño con otorrea debe motivar a una consulta urgente de otorrinolaringología.
- Debe tenerse un elevado índice de sospecha para complicaciones de OE en pacientes que refieren dolor al masticar o parálisis del nervio facial.
- La otorrea en caso de traumatismo cefálico es indicativa de una fractura de la base del cráneo en el hueso temporal hasta que se demuestre lo contrario.
- La otorrea refractaria al tratamiento justifica la sospecha de otros posibles diagnósticos.

Lecturas sugeridas

Beers SL, Abramo TJ. Otitis externa review. *Pediatr Emerg Care.* 2004;20(4):250–256.
Schmidt S. Otitis media. In: Hoffman RJ et al., eds. *Fleisher and Ludwig's 5-Minute Pediatric Emergency Medicine Consult*. Philadelphia, PA: Wolter Kluwer Health, Lippincott Williams & Wilkins; 2012;694–695.
Strother CG, Sadow K. Evaluation of otorrhea in children. In: Teach SJ, ed. *UpToDate*; 2018 https://www.upto-date-com./evaluation-of-otorrhea-ear-discharge-in-children.

Un golpe al manejo de un traumatismo de la oreja

Adrienne Smallwood, MD y Suzanne M. Schmidt, MD

Las orejas de los niños en edad escolar suelen sufrir lesiones debido a la ubicación expuesta del pabellón auricular. Las lesiones en la oreja pueden ocasionar daño al cartílago con necrosis, infección y deformidad, por lo que el reconocimiento de estas lesiones y su reparación adecuada son imperativos.

Laceración del pabellón auricular

La oreja, o pabellón auricular, es particularmente vulnerable a la laceración. Las laceraciones cutáneas sin afección del cartílago pueden cerrarse con una sola capa de suturas 6.0 continuas simples. Las laceraciones significativas de cartílago deben repararse con suturas absorbibles para evitar escotaduras o defectos cosméticos con la cicatrización. Antes del cierre, debe irrigarse de modo abundante la herida y anestesiar con bloqueo auricular o lidocaína local sin epinefrina. El cartílago expuesto está en riesgo de infección o necrosis, por lo que debe tenerse cuidado en la limpieza y el cierre. Las indicaciones para referencia con un subespecialista incluyen laceraciones complejas que afectan el cartílago o se extienden al canal auditivo externo y la avulsión de porciones de la oreja.

Hematoma del pabellón auricular

Un golpe directo a la oreja puede provocar sangrado entre el cartílago y el pericondrio, formando un hematoma auricular. El hematoma se observa como una inflamación tensa púrpura o eritematosa sobre la oreja. Cuando se acumula sangre en el espacio subericóndrico, el cartílago está privado de su irrigación sanguínea. Como resultado, el cartílago puede presentar necrosis y cicatrización desorganizada, lo que resulta en una oreja deformada "de coliflor", como suele observarse en luchadores o jugadores de rugby. El manejo incluye evacuación de los productos de la sangre y prevención de una nueva acumulación con un apósito de presión. Pueden usarse técnicas de aspiración (solo para hematomas pequeños < 48 horas de haberse originado) o incisión y drenaje.

Técnica de aspiración

1) Limpiar el área con solución antiséptica.
2) Proporcionar analgesia con bloqueo local o auricular.
3) Aspirar el hematoma con una aguja calibre 18 acoplada a una jeringa. Presionar el área del hematoma para promover el drenaje.
4) Aplicar presión manual y después un apósito de presión. Para el apósito de presión, colocar una gasa con petrolato en la oreja, dándole forma para que se ajuste al contorno. Colocar tres a cuatro capas de gasa de algodón detrás de la oreja y sobre la gasa con petrolato encima del pabellón auricular. Envolver toda la cabeza con una venda para mantener los apósitos en su sitio.

Técnica de incisión y drenaje

1) Limpiar el área con solución antiséptica.
2) Realizar un bloqueo auricular para anestesia.
3) Hacer una pequeña incisión curvilínea que siga el contorno de la hélice.
4) Evacuar el hematoma usando fórceps para abrir con cuidado el área e irrigar con solución salina.
5) Considerar colocar suturas de colchonero o refuerzos para evitar que se vuelva a acumular la sangre.
6) Aplicar apósitos de presión como se señaló antes.

Algunos expertos recomiendan un esquema de 7 a 10 días de antibióticos debido al riesgo de infección, de preferencia con cobertura para *Pseudomonas*. Los pacientes con un hematoma del pabellón auricular requieren seguimiento estrecho en 24 horas para valorar si hay reacumulación. En caso de ocurrir, puede ser necesaria una consulta quirúrgica y la colocación de un tubo de drenaje.

Lesiones térmicas

Las quemaduras en la oreja representan un riesgo de infección y necrosis del cartílago. La atención de la quemadura incluye antibióticos tópicos, cambios frecuentes de apósitos y seguimiento estrecho. Las quemaduras de espesor total pueden requerir una consulta de subespecialidad para considerar un injerto cutáneo. Debe ponerse particular atención a prevenir la presión sobre el pabellón quemado, lo que puede conducir a necrosis.

Una lesión por congelamiento en la oreja debe manejarse con recalentamiento de esta. Esto puede lograrse sumergiendo el pabellón auricular en solución salina tibia, con enjuagues de solución salina tibia o mediante la aplicación de compresas tibias. Debe evitarse frotar el área congelada porque eso puede exacerbar el daño tisular.

Lecturas sugeridas

Desai BK. Treatment of auricular hematoma. In: Ganti L, ed. *Atlas of Emergency Medicine Procedures*. New York, NY: Springer; 2016.

Martinez NJ, Friedman MJ. External ear procedures. In: King C, Henretig FM, eds. *Textbook of Pediatric Emergency Procedures*. 2nd ed. Philadelphia, PA: Lippincott Williams & Wilkins; 2008.

Niescierenko ML, Lee GS, et al. ENT trauma. In: Shaw KN et al., eds. *Fleisher & Ludwig's Textbook of pediatric emergency medicine*. 7th ed. Philadelphia, PA: Lippincott Williams & Wilkins; 2016:1142-1144.

Sarabahi S. Management of ear burns. *Indian J Burns*. 2012;20:11-17.

No pasar por alto los traumatismos del oído medio e interno: no toda secreción ótica es infecciosa

Brian Wagers, MD, FAAP

"Toc-toc". "¿Quién es?" "Abraham". "No, primero dígame quién es". Este chiste es uno de los que mis hijos suelen contar en casa, por lo general con la voz más alta posible. Sin embargo, los niños con traumatismo del oído medio e interno están en riesgo de no poder participar naturalmente en este tipo de dinámicas cotidianas. La anatomía y las funciones del oído medio y el interno son fundamentales para entender los patrones de lesión y la patología. El sonido se transmite del exterior del oído al tímpano, que hace vibrar el martillo, el yunque y el estribo. Estos huesecillos transmiten ondas sonoras a la cóclea, que las convierte en impulsos eléctricos que el cerebro interpreta.

Los traumatismos al oído medio e interno provienen de varias fuentes y se manifiestan de diferentes maneras, que van de un traumatismo penetrante a lesiones inducidas por presión. El tipo de lesión más frecuente es un traumatismo directo por la inserción de un objeto en el canal auditivo. Los hisopos con punta de algodón son más a menudo los culpables, pero la bibliografía también registra dedos, juguetes, llaves y muchos otros objetos como la causa de una lesión penetrante. Un traumatismo penetrante puede causar rotura del tímpano, daño a los huesecillos (fractura o alteración), lesión a la cóclea o afectación de los tres. Los traumatismos penetrantes suelen causar otorrea sanguinolenta que oscurece el tímpano y puede requerir succión para visualizarlo. La rotura del tímpano también puede ocurrir como una yatrogenia durante la desimpactación del cerumen o al retirar un objeto extraño. Puede considerarse la sedación para evitar lesiones durante estos procedimientos. La rotura timpánica suele tratarse con antimicrobianos tópicos y curar en un lapso de 2 a 3 semanas. Durante este tiempo, los pacientes deben reexaminarse para detectar la formación de colesteatoma, una estructura similar a un quiste que contiene células cutáneas y desechos. De sospecharse, el paciente tiene que ser referido con un otorrinolaringólogo para una posible remoción.

Un barotraumatismo también puede causar lesiones al oído medio o interno. Las trompas de Eustaquio sirven para igualar la presión entre el oído medio y el ambiente durante cambios de presión. El ascenso o el descenso al viajar en avión o bucear puede producir una diferencia en la presión que conduce a un traumatismo, en especial si ya existe disfunción de la trompa de Eustaquio. Un golpe directo a la oreja también puede transmitir una gran onda de presión o una lesión por conmoción al oído medio e interno que ocasiona daño. Si no se rectifica un gran diferencial de presión entre el oído medio o el interno y el ambiente, la mucosa del oído medio se inflama e ingurgita y los vasos sanguíneos locales se rompen, con filtración subsecuente de sangre hacia la cavidad del oído medio. Por lo general un barotraumatismo se resuelve por sí solo en varias semanas, pero si hay síntomas persistentes de vértigo, náusea o hipoacusia, un otorrinolaringólogo debe evaluar en busca de la presencia de fístula de perilinfa u otras secuelas graves. Los casos que no se resuelven solos pueden requerir la inserción de sondas para igualar la presión. Si la membrana coclear está alterada, la hipoacusia neurosensorial y el vértigo a menudo son permanentes.

La exposición prolongada a ruidos > 85 decibeles también puede causar alteración de las células vellosas de la cóclea y ocasionar hipoacusia neurosensorial permanente. La lesión depende de la dosis en el sentido de que la exposición prolongada a ruidos fuertes puede causar un daño serio, pero los ruidos extremadamente fuertes pero breves también pueden inducir daño significativo. Para comparación, la conversación normal es de ~60 decibeles y una podadora de 90 decibeles. Se recomienda protección para los oídos para evitar estas lesiones.

La fractura del hueso temporal puede causar la alteración física de cualquier estructura del oído medio o interno. Esto debe sospecharse cuando hay hemotímpano, otorrea clara o sanguinolenta o hematomas sobre la apófisis mastoides (signo de Battle) en caso de un traumatismo cefálico. Las fracturas del hueso temporal también ponen al paciente en riesgo de parálisis del nervio facial debido a su paso por este hueso. Si se sospecha o descubre una fractura del hueso temporal, siempre debe valorarse la función del nervio facial y hay que involucrar al otorrinolaringólogo en el manejo.

Debe considerarse la posibilidad de que haya ocurrido un traumatismo infligido o abuso en los niños con hematomas en la oreja o signos/síntomas de traumatismo del oído medio o interno. Por lo general, estos niños presentan lesiones bilaterales, aunque la lesión unilateral suele estar en el lado izquierdo debido al predominio de individuos diestros en la población. Los niños < 1 años de edad suelen lesionarse la oreja por caídas porque su movilidad es limitada (a menos que ya caminen). Cualquier lactante con una lesión en la oreja debe ser evaluado por un médico y explorar la posibilidad de un traumatismo infligido y otras lesiones.

PUNTOS CLAVE

- La presencia de sangre en el oído debe ser evaluada de inmediato por un médico.
- En un traumatismo cefálico, debe buscarse un hemotímpano u otorrea de líquido cefalorraquídeo como signos de una fractura del hueso temporal.
- Hacer que todos los pacientes con perforación timpánica se revalúen para colesteatoma después de que el tímpano haya sanado.
- Todos los lactantes con traumatismos del oído medio o interno deben evaluarse para determinar si fue un traumatismo infligido.

Lecturas sugeridas

Ameen ZS, Thiphalak C, Smith GA, et al. Pediatric cotton-tip applicator-related ear injury treated in United States emergency departments, 1990–2010. *J Pediatr.* 2017;186:124-130.

Kazahaya K, Handler S. Otolaryngologic trauma. In: Fleisher GR, Ludwig S, Henretig FM, eds. *Textbook of Pediatric Emergency Medicine.* 5th ed. Philadelphia, PA: Lippincott Williams & Wilkins; 2006:1498-1499.

Miyamoto R. Traumatic perforation of the tympanic membrane. *The Merck Manual* [Online]. https://www.merck-manuals.com/professional/ear,-nose,-and-throat-disorders/middle-ear-and-tympanic-membrane-disorders/traumatic-perforation-of-the-tympanic-membrane.

Steele BD, Brennan PO. A prospective survey of patients with presumed accidental ear injury presenting to a paediatric accident and emergency department. *Emer Med J.* 2002;19(3):226-228.

Cuerpos extraños intranasales: optimizar las probabilidades de una extracción exitosa

Kristol Das, MD, FAAP y Priya Jain, MD, FAAP

Antecedentes y exploración física

Los niños con cuerpos extraños en la nariz pueden presentarse por este síntoma principal, puede notarse de forma incidental en la sala de urgencias por otro motivo o puede ser la fuente de otro síntoma, como epistaxis recurrente o secreción nasal purulenta. Una vez que se ha identificado un cuerpo extraño en la nariz, debe seguir la exploración cuidadosa de la narina contralateral.

Urgencia de la extracción

Los cuerpos extraños en la nariz deben retirarse cuando se identifiquen debido al riesgo de aspiración. Los cuerpos extraños que permanecen en la nariz por un periodo prolongado pueden formar un rinolito, cuya extracción puede dificultarse a causa de tejido de granulación, calcio y fosfato y carbonato de magnesio. Los materiales alcalinos como las baterías deben extraerse con urgencia ya que pueden ocasionar corrosión y destruir el tejido nasal.

Consulta

El médico de urgencias no debe intentar la extracción si el cuerpo extraño está impactado, si hay sangrado excesivo o si es un cuerpo extraño grande que entró a la narina de forma traumática. Tiene que considerar una consulta con otorrinolaringología después de uno a dos intentos fallidos en urgencias para minimizar el riesgo de aspiración no intencional o de un traumatismo adicional.

Técnicas de extracción

La elección de la técnica de extracción depende de las herramientas disponibles, la forma y textura del objeto, y el grado de obstrucción de la narina. La iluminación de manos libres, la visualización óptima del objeto y técnicas adecuadas para tranquilizar al niño y limitar el movimiento son fundamentales para reducir el riesgo de complicaciones yatrógenas. Considerar la sedación durante el procedimiento si no puede lograrse la posición corporal ideal. La aplicación tópica de fenilefrina en la narina afectada 5 a 10 minutos antes del intento de extracción puede ayudar a controlar la inflamación local y facilitar la extracción.

Beso materno/presión positiva

El cuidador ocluye la narina no obstruida y sopla en la boca del paciente. El cuidador debe crear un sello adecuado alrededor de la boca del paciente. Las tasas de éxito de este método varían de 48.8 a 79%. Este método puede ser un primer abordaje benigno y suele producir poca angustia al niño. De forma alternativa, puede usarse un adaptador macho-macho acoplado a la fuente de oxígeno de la pared, ajustado a 10 a 15 L/min y colocado en la narina contralateral como una fuente alternativa de presión positiva.

Fórceps

Se usa visualización directa para extraer el objeto. Esta técnica es útil para cuerpos extraños con un borde o abertura que puede asirse. Esta técnica no está indicada para cuerpos extraños redondos.

Catéter con balón

Esta técnica aplica a los cuerpos extraños que obstruyen parcialmente la cavidad nasal. Se avanza un catéter lubricado sin inflar más allá del objeto extraño y después se infla a 0.5 a 1 cc y se retrae fuera de la narina. Un catéter con balón también puede estabilizar un cuerpo extraño desde la parte posterior mientras se extrae con fórceps.

Cucharilla para oído/pinza de ángulo recto

Estas herramientas son ideales para atrapar objetos redondos que no pueden asirse y obstruyen de modo parcial el canal nasal. El instrumento se pasa detrás del objeto y el gancho o asa se gira para extraer el objeto de la nariz.

Succión

Se coloca el extremo del tubo de succión directamente sobre el objeto. Se aplica succión y se retira lentamente el tubo.

Posterior a la extracción

Es imperativo reexaminar la cavidad nasal para evaluar si hay cuerpos extraños residuales. En caso de un traumatismo de la mucosa, considerar la aplicación de solución salina, agua estéril o ungüento antibiótico al área.

Seguimiento

Los familiares deben recibir asesoría para regresar a buscar atención si notan un olor desagradable o una secreción verde-amarillenta de las narinas, que es causa de preocupación por la posibilidad de un cuerpo extraño retenido que no se visualice. Los familiares también deben recibir información acerca de cómo hacer que el hogar sea a prueba de niños para evitar que el incidente se repita. Los pacientes con baterías incrustadas necesitan seguimiento con otorrinolaringología para vigilancia en caso de quemaduras térmicas en curso o perforación retrasada del tabique.

PUNTOS CLAVE

- Visualización, iluminación y técnica adecuadas para tranquilizar al niño y limitar su movimiento son esenciales para una extracción exitosa.
- Hay que tener una variedad de herramientas a la mano antes de intentar la extracción. Elegir la técnica de extracción de acuerdo con la forma y textura del objeto, así como el grado de obstrucción de la narina.
- Considerar una consulta con otorrinolaringología después de uno o dos intentos fallidos. Esto minimiza el riesgo de aspiración no intencional o de un traumatismo adicional.

Lecturas sugeridas

American Academy of Pediatrics. Foreign bodies of the ear, nose, airway, and esophagus. In: McInerny TK, Adam HM, Campbell DE, DeWitt TG, Foy JM, Kamat DM, eds. *American Academy of Pediatrics Textbook of Pediatric Care.* 2nd ed. Elk Grove Village, IL: American Academy of Pediatrics; 2017.

Kiger JR, Brenkert TE, Losek JD. Nasal foreign body removal in children. *Pediatr Emerg Care.* 2008;24(11):785-792. doi:10.1097/pec.0b013e31818c2cb9.

Loh WS, Leong J, HKK T. Hazardous foreign bodies: complications and management of button batteries in nose. *Ann Otol Rhinol Laryngol.* 2003;112(4):379-383. doi:10.1177/000348940311200415.

Golpe por golpe para los traumatismos nasales en niños

Anna G. Smith, MD, FAAP y Priya Jain, MD, FAAP

Principios generales

Los traumatismos nasales son una lesión frecuente en pacientes pediátricos y algunos principios clave ayudan a distinguir las lesiones benignas de las graves. Si bien la mayoría de los traumatismos nasales se ve peor de lo que es en realidad y que el manejo es directo, hay que tener en mente los signos de alerta y la forma en que se manejan las complicaciones graves y que ponen en riesgo la vida. Los traumatismos nasales pueden ser el resultado de una fuerza contusa o penetrante debido a accidentes durante el juego, lesiones deportivas, accidentes de tránsito o agresiones. Al obtener la anamnesis, debe determinarse el mecanismo de la lesión y cualquier alteración comórbida como trastornos hemorrágicos, cirugías previas o anormalidades anatómicas. La exploración física debe enfocarse en identificar la presencia de una fractura nasal, un hematoma septal, filtración de líquido cefalorraquídeo (LCR) y signos de lesiones oftalmológicas relacionadas o cefálicas graves. Se inspecciona en busca de lesiones en la mitad de la cara que afecten ojos, dientes, senos paranasales y columna cervical, con el riesgo de fracturas nasoorbitoetmoideas en mente. El edema y la equimosis posteriores a la lesión pueden ser extensos y oscurecer los huesos faciales. En ocasiones puede ocurrir un traumatismo sustancial a la mucosa y el tabique sin que haya signos externos de lesión.

Fractura nasal

Las fracturas nasales son menos frecuentes en niños porque el cartílago es suave y flexible y es posible que las deformidades no sean evidentes hasta que la hinchazón y la equimosis han mejorado. Los datos clínicos relacionados con fracturas nasales incluyen epistaxis, dolor y deformidad nasales, desviación del tabique, hematoma o lesión de la mucosa. No se indica una radiografía de forma sistemática para la evaluación de las lesiones nasales o de las fracturas nasales simples. La lesión del cartílago nasal puede requerir reparación especializada para la preservación óptima de la función y el aspecto cosmético. El tratamiento de las fracturas nasales simples consiste en cuidados de apoyo con manejo del dolor. El seguimiento con otorrinolaringología o cirugía plástica debe hacerse para valorar una deformidad que podría requerir una intervención quirúrgica. Las fracturas nasales compuestas o las que se relacionan con fracturas de los senos demandan tratamiento con antibióticos.

Rinorrea de líquido cefalorraquídeo

La rinorrea acuosa clara que se observa después de un traumatismo nasal es preocupante por la posibilidad de una filtración de LCR, lo que sugiere una fractura craneal subyacente que resulta en una lesión intracraneal comunicante. Es imperativo diferenciar una filtración de LCR de una rinorrea. Usando la prueba del halo, se recolecta secreción nasal en papel filtro. Cualquier halo de líquido claro alrededor de sangre es preocupante porque puede ser LCR. La prueba de glucosa con papel de oxidasa de glucosa está sujeta a reacciones falsas positivas y debe emplearse con cautela. La prueba con beta-2-transferrina es la más específica para rinorrea de LCR, pero los resultados rara vez están disponibles en la sala de urgencias. Las imágenes por tomografía computarizada (TC) pueden confirmar una fractura craneal subyacente. Si la rinorrea de LCR es una preocupación, la consulta temprana con otorrinolaringología y neurocirugía es prudente. Los niños en quienes se sospecha filtración de LCR se ingresan para reposo en cama y elevación de la cabecera a 30 grados. La mayoría de las filtraciones de LCR sana de forma espontánea con reposo y cuidados de apoyo. El uso de antimicrobianos profilácticos es controvertido.

Hematoma septal

Los hematomas septales se forman debido a la hemorragia de una arteria por debajo del mucopericondrio, separándolo del cartílago septal y robándole su irrigación sanguínea. Los hematomas pueden formarse hasta 14 días después de un traumatismo nasal y se caracterizan por dolor nasal localizado intenso con hipersensibilidad a la palpación. Se observan como una protuberancia eritematosa o violácea en la cavidad nasal. La masa no cambia de tamaño cuando se aplican agentes vasoconstrictores tópicos y es fluctuante cuando se mueve. Es probable una fractura adyacente. Debe considerarse una consulta con otorrinolaringología, ya que los hematomas septales requieren incisión y drenaje urgentes con taponamiento nasal o un *apósito* de presión para restaurar la irrigación sanguínea adecuada al cartílago septal. Las complicaciones a largo plazo de los hematomas persistentes pueden incluir formación de absceso septal, infección intracraneal, trombosis del seno cavernoso, necrosis del cartílago y perforación que resulta en una deformidad en silla de montar. Los pacientes pueden requerir seguimiento prolongado posterior a la lesión para vigilar en busca de signos de destrucción del cartílago y cambios cosméticos.

PUNTOS CLAVE

- Las fracturas nasales pueden ser difíciles de detectar poco después de un traumatismo debido a inflamación significativa. Las deformidades nasales que persisten días después de la lesión requieren una evaluación de subespecialidad.
- La presencia de rinorrea de LCR sugiere una fractura craneal relacionada.
- Los hematomas septales requieren incisión y drenaje urgentes para evitar las complicaciones a largo plazo.

Lecturas recomendadas

Kazahava K. Otolaryngologic trauma. In: Fleisher GR, Ludwig S, eds. *Textbook of Pediatric Emergency Medicine*. 6th ed. Philadelphia, PA: Williams & Wilkins; 2010:1300-1301.

McConnell S, Drigalla D. Maxillofacia & neck trauma. In: Stone CK, Humphries RL, eds. *CURRENT Diagnosis and Treatment Pediatric Emergency Medicine*. New York, NY: McGraw-Hill Professional Publishing; 2015:232, 238.

Savage RR, Valvich C. Hematoma of the nasal septum. *Pediatr Rev.* 2006;27(12):478.

Stankovic C. Facial trauma. In: Hoffman RJ, Vincent JW, Richard JS, eds. *Fleisher and Ludwig's 5-Minute Pediatric Emergency Medicine Consult*. Philadelphia, PA: Wolters Kluwer Health; 2011:958-959.

Epistaxis: la nariz sabe cómo detener las filtraciones

Kimberly L. Norris, MD

La epistaxis es una queja frecuente de presentación en niños en la sala de urgencias y ocurre más a menudo entre los 2 y 10 años de edad. La mayoría de los casos es resultado de traumatismo menor, irritación nasal, sequedad de la mucosa nasal o cuerpo extraño en el contexto de una irrigación vascular superficial abundante. Noventa por ciento de los casos es anterior, por lo general unilateral y de naturaleza rezumante. Debe tenerse cuidado de no solo controlar la epistaxis activa e investigar el sangrado anormal, sino también evitar estudios excesivos o innecesarios en el paciente pediátrico.

Debe ponerse atención cuidadosa a los antecedentes y la exploración física. Los antecedentes de una hemorragia prolongada que dura más de 30 minutos, la hemorragia espontánea en otros sitios, el inicio antes de los 2 años de edad o antecedentes familiares de coagulopatía deben motivar estudios para un trastorno hemorrágico. La exploración debe evaluar en busca de vasos sangrantes y evidencia de un cuerpo extraño, hemangiomas, telangiectasias o tumores raros, como angiofibromas nasofaríngeos juveniles. El sangrado escaso de los pasajes nasales anteriores con sangre en la parte posterior de la orofaringe debe despertar sospechas de una fuente posterior.

Los estudios de laboratorio y de imágenes no están indicados de forma sistemática. La historia clínica relacionada con un trastorno hemorrágico, uso de tratamiento anticoagulante o evidencia clínica de pérdida importante de sangre puede ameritar la obtención de una biometría hemática completa, tiempo de protrombina, tiempo parcial de tromboplastina y detección para enfermedad de von Willebrand. Los estudios de imágenes se reservan para pacientes con antecedentes de traumatismo facial importante, sospecha de tumor o antecedentes de epistaxis recurrente/refractaria.

Si bien la epistaxis es una queja frecuente, el manejo ambulatorio por los pacientes y las familias suele estar lleno de malentendidos. Durante el manejo inicial del sangrado activo en la sala de urgencias, deben destacarse las intervenciones apropiadas, que incluyen sentarse e inclinarse ligeramente hacia adelante para evitar deglutir demasiada sangre, evacuación cuidadosa de los coágulos al sonarse la nariz y compresión constante y directa de la porción cartilaginosa de la nariz distal a los huesos nasales por 5 a 20 minutos.

La epistaxis refractaria a la presión directa puede requerir medidas más extensas. La aplicación de oximetazolina tópica o de una gasa empapada en epinefrina o fenilefrina produce vasoconstricción. Los coadyuvantes terapéuticos adicionales pueden incluir la aplicación tópica de ácido tranexámico (ATX) o el uso de una esponja de gelatina (Gelfoam) o una esponja de colágeno (Surgicel) que se detiene contra el sitio de sangrado. Si hay epistaxis persistente o intensa, puede necesitarse cauterio o taponamiento nasal. La aplicación unilateral de nitrato de plata, rodándolo sobre el área de sangrado durante 5 a 10 segundos, suele ser efectiva; sin embargo, debe evitarse la aplicación bilateral debido al riesgo de perforar el tabique nasal. Es posible lograr el taponamiento nasal con dispositivos comerciales o venda de gasa. Existen tampones nasales disponibles en el comercio para bloquear el sangrado. De forma alternativa, puede colocarse gasa empapada en petrolato en capas sucesivas a lo largo del piso de la nariz hasta que la cavidad nasal esté completamente taponada. El taponamiento puede mantenerse en su sitio con cinta y dejarse colocado por 3 a 5 días. El uso de taponamiento nasal anterior puede verse complicado por rinosinusitis bacteriana, síndrome de choque tóxico o ulceración/perforación del tabique, por lo que puede considerarse antibioticoterapia empírica. La epistaxis posterior suele ser refractaria a las medidas antes descritas y tal vez sean necesarios taponamientos posteriores, que consisten en catéteres con balón, cauterio endoscópico o ligadura de los vasos sangrantes por parte de un otorrinolaringólogo.

La educación relacionada con tratamientos apropiados para el hogar debe comentarse con los pacientes y su familia. Las intervenciones pueden incluir el uso de humidificadores de bruma fría, aerosol salino y emolientes tópicos como jalea de petrolato o ungüento antibiótico. Además, las instrucciones para el manejo en casa de un sangrado agudo deben repasarse y los pacientes con datos anormales en la exploración (p. ej., pólipos, telangiectasias), hemorragia grave/recurrente o sospecha de una fuente posterior han de referirse para evaluación ambulatoria con el otorrinolaringólogo.

PUNTOS CLAVE

- La epistaxis anterior suele ser unilateral y lenta. La hemorragia bilateral rápida puede indicar una fuente posterior.
- Las pruebas de laboratorio y las imágenes no se indican de forma sistemática.
- Si la hemorragia persiste a pesar de presión directa, está indicado el uso de vasoconstrictores tópicos o agentes protrombóticos.
- Puede considerarse cauterio o taponamiento nasal para la hemorragia refractaria.
- Debe considerarse una consulta de urgencia con otorrinolaringología para epistaxis posterior o epistaxis anterior que no responden a intervenciones no invasivas.

Lecturas sugeridas

Delgado EM, Nadel FM. Epistaxis. In: Bachur RG et al., eds. *Fleisher and Ludwig's Textbook of Pediatric Emergency Medicine*. 4th ed. Philadelphia, PA: Lippincott Williams & Wilkins; 2000.

Stallard TC. Emergency disorders of the ear, nose, sinuses, oropharynx, & mouth. In: Stone CK et al., eds. *CURRENT Diagnosis & Treatment: Emergency Medicine*. 8th ed. New York, NY: McGraw-Hill; 2017.

Yoon PJ et al. Ear, nose, & throat. In: Hay WW et al., eds. *Current Diagnosis & Treatment: Pediatrics*. 24th ed. New York, NY: McGraw-Hill; 2018.

Fracturas orbitarias: cuidado con quedar atrapado

Amanda Price, MD

Las fracturas orbitarias son la tercera fractura facial más frecuente en niños y pueden conducir a complicaciones visuales y cosméticas a largo plazo si no se tratan de forma apropiada. En pediatría, la prevalencia es mayor en hombres adolescentes, lo que suele ser secundario a lesiones deportivas.

Las características específicas del hueso y el desarrollo de los senos paranasales crean patrones de fractura singulares en niños. La ausencia de senos frontales en los pequeños conduce a una mayor frecuencia de fracturas del techo orbitario en comparación con los adultos, lo que puede relacionarse con lesión intracraneal y daño del nervio supraorbitario. La neumatización del seno frontal comienza alrededor de los 7 años de edad, lo que desvía el predominio a fracturas del piso orbitario y la pared medial. Estas pueden provocar atrapamiento muscular y de tejido blando y lesiones al nervio infraorbitario, el sistema lagrimal y el ligamento del canto medial.

En la clásica fractura de "estallido" del piso orbitario, el hueso facial del adulto se destroza y puede haber protrusión de los contenidos orbitarios hacia el espacio maxilar. En niños, los huesos son más elásticos con un periostio grueso que conduce a un subtipo distintivo conocido como la fractura "de trampilla". El aumento repentino de la presión hace que una porción del piso orbitario se desplace temporalmente y después regrese a su sitio, lo que incrementa el potencial de atrapamiento del recto inferior dentro del fragmento de la fractura y causa un riesgo elevado de necrosis tisular.

Las características clínicas incluyen hipersensibilidad ósea, equimosis y edema, con quejas de cambios visuales, a menudo diplopía. En contraste, las fracturas "en trampilla" pueden presentarse con diplopía o pérdida de la motilidad ocular sin edema o equimosis asociados, lo que se ha llamado la "fractura de estallido con los ojos en blanco o estrabismo". El atrapamiento puede conducir a náusea/vómito y bradicardia, secundarios al reflejo oculocardiaco. La náusea y el vómito han mostrado ser sumamente predictivos de atrapamiento en pacientes con traumatismo orbitario.

Todos los pacientes con traumatismo orbitario deben someterse a una evaluación oftalmológica detallada para valorar si hay una lesión intraocular concomitante. La pérdida de la agudeza visual puede ser un signo temprano de lesión. El atrapamiento conduce de manera clásica a un movimiento extraocular limitado (pérdida unilateral de la movilidad hacia arriba o los lados). En las fracturas del suelo orbitario, el ojo puede verse hundido (enoftalmos), porque el globo es empujado más hacia el interior de la órbita, o puede haber distopia orbitaria (una asimetría a nivel horizontal de los ojos). Una pupila en forma de lágrima indica un globo abierto y la proptosis o un nuevo defecto pupilar aferente sugieren un hematoma retrobulbar. Las regiones del nervio supraorbitario e infraorbitario han de valorarse por disminución de la sensación. Deben realizarse una fundoscopia y un examen de la presión intraocular (PIO) y, de ser posible, una exploración con lámpara de hendidura.

La modalidad imagenológica de elección es la tomografía computarizada (TC) con cortes delgados de las órbitas. Debe obtenerse en cualquiera con sospecha clínica de fractura orbitaria. La sensibilidad de las radiografías simples es de solo 50% y la ecografía tiene una elevada tasa de falsos negativos para fracturas. Puede considerarse la resonancia magnética si la TC es negativa para atrapamiento y la preocupación clínica persiste, pero no se recomienda como la imagen inicial.

El manejo en la sala de urgencias incluye estabilización temprana de lesiones que amenazan la visión e interconsulta urgente para fracturas complejas. Un globo abierto y los hematomas retrobulbares son urgencias oftalmológicas y puede estar indicada una cantotomía lateral para estos últimos. El tratamiento de apoyo con elevación de la cabecera, protección ocular, control del dolor y antieméticos puede limitar las elevaciones de la PIO. Las fracturas de trampilla con náusea/vómito o bradicardia requieren cirugía en un lapso de 12 a 24 horas de la lesión. La liberación quirúrgica temprana del atrapamiento ha mostrado mejores resultados. Deben considerarse los corticoesteroides en pacientes con limitación de los movimientos extraoculares para reducir el edema. Las fracturas orbitarias no complicadas requieren seguimiento oftalmológico ambulatorio en el lapso de 1 semana y las instrucciones del alta deben incluir precauciones sinusales y considerar antibióticos profilácticos para fracturas con extensión sinusal.

Muchas fracturas orbitarias no son complicadas y no requieren reparación quirúrgica; si se realiza una exploración detallada y se hace una interconsulta especializada desde el inicio, las complicaciones con frecuencia pueden mitigarse.

PUNTOS CLAVE

- Las fracturas orbitarias requieren una exploración ocular detallada y seguimiento oftalmológico estrecho.
- La fractura en trampilla es un fragmento óseo en bisagra que puede atrapar el músculo y el tejido con un riesgo elevado de necrosis y es exclusiva de la población pediátrica.
- Debe mantenerse un elevado índice de sospecha de fractura en el paciente con diplopía o movimientos extraoculares limitados incluso en ausencia de equimosis y edema.
- La liberación quirúrgica temprana del atrapamiento se relaciona con mejores resultados.

Lecturas sugeridas

Chung S, Langer P. Pediatric orbital blowout fractures. *Curr Opin Ophthalmol*. 2017;28:470-476.
Gerber B, et al. Orbital fractures in children: a review of outcomes. *Br J Oral Maxillofac Surg*. 2013;51:789-793.
Miller AF, et al. Epidemiology and predictors of orbital fractures in children. *Pediatr Emerg Care*. 2018;34:21-24.
Neuman MI. Facial trauma. In: Fleisher G, Henretig R, eds. *Textbook of Pediatric Emergency Medicine*. 6th ed. Philadelphia, PA: Lippincott Williams & Wilkins; 2005:1307-1315.

37

No usar suturas absorbibles para niños con laceraciones faciales

Emily Greenwald, MD y Nidhya Navanandan, MD

Las laceraciones se encuentran entre las lesiones más frecuentes en la atención pediátrica de urgencia. El resultado cosmético óptimo es una preocupación clave para los pacientes y los cuidadores, ya que la posibilidad de una cicatriz puede ser una fuente importante de ansiedad. Existe una variedad de materiales para el cierre de las heridas en la cara, incluidos tiras estériles, adhesivos tisulares y suturas. Las decisiones sobre la técnica de cierre y los materiales apropiados dependen de numerosos factores, como ubicación, profundidad y complejidad de la herida. Aquí promovemos el uso de suturas para la reparación de laceraciones faciales y buscamos acabar con los mitos existentes acerca de su uso para el cierre de heridas faciales en niños.

Hay dos tipos principales de suturas: absorbibles o no absorbibles. La principal diferencia entre estos tipos de sutura radica en su fuerza y reactividad. Las suturas absorbibles proporcionan un beneficio obvio al eliminar el procedimiento de retirar las suturas y por lo tanto son especialmente benéficas para niños pequeños. Múltiples estudios confirman ahora que no hay diferencia en el resultado cosmético, dehiscencia o tasas de infección entre heridas reparadas con suturas absorbibles frente a no absorbibles. Incluso un estudio controlado aleatorizado cegado en que el resultado fue valorado por cirujanos plásticos después de la reparación de la laceración en la sala de urgencias con suturas no absorbibles (nailon) frente a absorbibles (catgut simple) no encontró diferencias entre resultados cosméticos a largo plazo, tasas de dehiscencia o infección entre los grupos. Otros estudios han demostrado resultados similares, así como una mejor satisfacción del paciente y el cuidador. Un metaanálisis de estudios controlados aleatorizados (ECA) que compararon los dos tipos de suturas también arrojó resultados similares. Así, la evidencia actual apoya de forma convincente el uso de suturas absorbibles para el cierre de laceraciones faciales traumáticas pediátricas.

La elección de una sutura absorbible también es importante para lograr resultados cosméticos óptimos. Las estrategias por tipo de sutura se detallan en la tabla 37-1.

La atención posterior a la reparación de la laceración incluye aplicación de un antibiótico tópico y apósitos a prueba de niños, mantener la herida seca por al menos 12 horas después de la reparación y uso de protector solar para evitar la hiperpigmentación posinflamatoria.

En resumen, la creencia tradicional de que las suturas no absorbibles son superiores a las suturas absorbibles para la reparación de laceraciones faciales no se basa en evidencia. Las suturas absorbibles son equivalentes a las suturas no absorbibles en términos de resultado cosmético, tasa de dehiscencia de la herida e infección. Las suturas absorbibles no requieren ser retiradas, lo que es una clara ventaja en pediatría. En general, las suturas absorbibles son una herramienta pediátrica de referencia para las laceraciones faciales pediátricas.

Tabla 37-1 ■ Características de las suturas

Tipo de sutura	Tamaño	Usos recomendados	Mantenimiento de la fuerza de tensión (días)	Disolución completa (días)	Consejos/Trucos
Catgut de absorción rápida	5-0 6-0	Cierre superficial de todas las heridas faciales	5-7	7	El tamaño más pequeño minimiza las cicatrices. Para laceraciones más profundas, eliminar la tensión cerrando primero las capas más profundas. Pasar la sutura a través de ungüento antibiótico antes de usar para mejorar la flexibilidad y la tasa de rotura.
Poliglactina 910 (Vicryl)	5-0	Reparación de capas dérmicas profundas. Disminuir la tensión. Heridas de la mucosa oral (es decir, borde bermellón).	14-21	90	Después de que se reparan las capas profundas usando Vicryl, cerrar la capa superficial con catgut de absorción rápida o adhesivo tisular.
Nailon	5-0 6-0	No hay ventajas claras sobre las suturas absorbibles	60	∞	Requiere que se retiren en 5-7 días.

PUNTOS CLAVE

- Las suturas absorbibles, en especial el catgut de absorción rápida, son el material de sutura preferido para el cierre de las laceraciones faciales pediátricas.
- Las suturas absorbibles son similares a las suturas no absorbibles en términos de resultado cosmético, tasas de infección y dehiscencia de la herida.
- Las suturas absorbibles mejoran la satisfacción del paciente y el cuidador.

Lecturas sugeridas

Karounis H, Gouin S, Eisman H, et al. A randomized, controlled trial comparing long-term cosmetic outcomes of traumatic pediatric lacerations repaired with absorbable plain gut versus nonabsorbable nylon sutures. *Acad Emerg Med.* 2004;7:730-735.

Luck RP, Flood R, Eyal D, et al. Cosmetic outcomes of absorbable versus nonabsorbable sutures in pediatric facial lacerations. *Pediatr Emerg Care.* 2008;3:137-142.

Luck R, Tredway T, Gerard J, Eyal D, Krug L, Flood R. Comparison of cosmetic outcomes of absorbable versus nonabsorbable sutures in pediatric facial lacerations. *Pediatr Emerg Care.* 2013;29:691-695.

Navanandan N, Renna-Rodriguez M, DiStefano MC. Pearls in pediatric wound management. *Clin Pediatr Emerg Med.* 2017;18(1):53-61.

Xu B, Wang L, Chen C, et al. Absorbable versus nonabsorbable sutures for skin closure: a meta-analysis of randomized controlled trials. *Ann Plast Surg.* 2016;5:598-606.

Subestimar los beneficios de la anestesia regional en niños

Jonathan Orsborn, MD, FAAP

La cara es el lugar más común en que los pacientes jóvenes sufren laceraciones debido a su diseño pesado en la parte superior y su tendencia a irse de frente. Muchos médicos que no practican con regularidad la medicina pediátrica pueden sufrir una considerable ansiedad al tratar estas laceraciones. Con un buen control del dolor y distracción, ¡no hay nada que temer! Para laceraciones grandes, usar solo un anestésico local puede llevarlo cerca de la dosis anestésica máxima con base en el peso en kilogramos, lo que aumenta la probabilidad de toxicidad relacionada con el anestésico. Además, dado que el aspecto cosmético es muy importante en la cara, la infiltración local puede distorsionar significativamente los márgenes de la laceración y hacer más difícil alinear de forma directa los bordes de la laceración para minimizar la aparición de una cicatriz.

Una forma más simple de evitar estos errores es usar bloqueos nerviosos faciales dirigidos para anestesiar antes de reparar estas laceraciones faciales. Tres bloqueos faciales frecuentes son los bloqueos supraorbitario, infraorbitario y mentoniano.

La cara está inervada por tres ramas del nervio trigémino (NC V) V1, V2 y V3. V1 proporciona sensación a la frente, V2 a la mitad de la cara y el labio superior, y V3 al labio inferior y la barbilla. Cada rama surge convenientemente del interior del cráneo junto con una línea vertical del tercio medio de la ceja a la parte inferior de la mandíbula.

Técnica

Cada uno de estos bloqueos requiere solo 1 a 2 cc de anestésico local para anestesiar la totalidad del campo, lo que ayuda a mantenerse muy por debajo de la dosis anestésica máxima recomendada. Si se punciona la piel, el área debe limpiarse con alcohol y usarse una aguja pequeña, como una calibre 27. Además, antes de inyectar el anestésico, es importante tirar con cuidado del émbolo para asegurarse que no haya retorno de sangre antes de inyectar. Una vez que se inyecte, esperar 5 a 10 minutos y verificar el campo antes de proceder.

V1: este ramo es fácilmente accesible en la fisura orbitaria superior, que se palpa como una hendidura sobre el tercio medio del borde orbitario superior. La aguja puede insertarse una corta distancia; retraer el émbolo para asegurarse de que no esté en un vaso y después inyectar 1 a 2 cc de anestésico.

V2: a esta rama se accede con facilidad a través tanto de la vía transcutánea como la intraoral, aunque un pequeño estudio encontró que la vía intraoral es menos dolorosa y más efectiva. El área que está tratando de alcanzar está sobre el maxilar, alrededor de 1 cm por debajo del centro del párpado inferior. Con el método intraoral, pellizcar el labio y la mejilla, manteniendo un dedo en el maxilar para evitar entrar en la órbita y ayudar a guiar la posición de la punta de la aguja. Después de usar lidocaína viscosa o aerosol anestésico para adormecer las encías en el sitio de punción, insertar la aguja en el pliegue bucal, paralelo a la cara, alrededor de 1 cm hacia la mitad del ojo, justo por arriba del canino superior. Si se usa un abordaje transcutáneo, encontrar el área e inyectar directamente.

V3: el nervio mentoniano es fácilmente accesible a lo largo de la mandíbula inferior y puede sentirse como una hendidura llamada foramen mandibular. También puede accederse con un método intraoral o transcutáneo, aunque, de nuevo, se encontró que el método intraoral es más efectivo y menos doloroso. Pellizcar el labio inferior e insertar la aguja en el pliegue bucal alrededor del premolar lateral alrededor de 0.5 a 1 cm hacia el foramen, donde debe mantenerse un dedo para dirigir la aguja. Para el abordaje transcutáneo, palpar en busca del foramen, insertar la aguja desde una posición medial e inyectar el anestésico, asegurándose de no infiltrar directamente el foramen para evitar daño nervioso.

PUNTOS CLAVE

- Los bloqueos del nervio facial son una forma apropiada de lograr anestesia en heridas faciales que requieren cierre.
- Los bloqueos de nervios faciales a menudo disminuyen el volumen de anestésico usado y pueden ayudar a preservar los puntos de referencia locales.

Lecturas sugeridas

Lynch MT, Syverud SA, et al. Comparison of intraoral and percutaneous approaches for infraorbital nerve block. *Acad Emerg Med*. 1994;1(6):514-519.

Moskovitz J, Sabatino F. Regional nerve blocks of the face. *Emerg Med Clin North Am*. 2013;31(2):517-527.

Salam G. Regional anesthesia for office procedures: part I. Head and neck surgeries. *Am Fam Physician*. 2004;69(3):585-590.

Syverud SA, Jenkins JM, et al. A comparative study of the percutaneous versus intraoral technique for mental nerve block. *Acad Emerg Med*. 1994;1(6):509-513.

Usar el color de la rinorrea como justificación para administrar antibióticos

Mahnoosh Nik-Ahd, MD, MPH y Andrea Fang, MD

Diagnóstico

La sinusitis bacteriana aguda es un diagnóstico clínico y no hay signos específicos en la exploración física que sean sensibles o característicos para el diagnóstico. De acuerdo con la American Academy of Pediatrics, puede establecerse un diagnóstico en los siguientes tres escenarios:

1) Al menos 10 días de síntomas de infección respiratoria superior (IRS) persistente sin mejoría.
2) Una IRS después de un periodo de mejoría inicial con síntomas nuevos o que empeoran.
3) Tres días consecutivos o más de síntomas graves de IRS (es decir, secreción purulenta con fiebre de al menos 39 °C).

Diferenciar sinusitis bacteriana de IRS virales

La cronología es clave para distinguir entre sinusitis e IRS. Las IRS por lo general duran de 5 a 7 días y llegan a su punto máximo para el día 3 a 6. En las IRS, la fiebre y los síntomas generales ocurren al inicio y se resuelven en 1 a 2 días. La sinusitis es más prolongada, grave y con recrudescencias y remisiones. La sinusitis también se relaciona más a menudo con alteraciones del sueño y secreción nasal verde.

Tratamiento

Las causas bacterianas más frecuentes de sinusitis son *Streptococcus pneumoniae*, *Haemophilus influenzae* y *Moraxella catarrhalis*. Los casos no complicados pueden tratarse ya sea con dosis elevadas de amoxicilina o amoxicilina-clavulanato durante 10 a 14 días. La sinusitis también puede mantenerse en observación por 3 días antes de iniciar el tratamiento mediante una toma de decisiones compartida con los padres considerando que los síntomas pueden mejorar sin tratamiento. Los niños con alergia leve a la penicilina pueden tratarse con una cefalosporina de tercera generación y clindamicina. Cabe usar levofloxacina en pacientes con una alergia grave a penicilina.

Complicaciones

Las complicaciones de la sinusitis suelen afectar el ojo o el cerebro por invasión local o diseminación a través del torrente sanguíneo. La sospecha de estas complicaciones debe llevar a un diagnóstico oportuno mediante TC con contraste de los senos paranasales y órbitas o el cerebro. También puede realizarse una IRM, pero suele ser más complicado obtenerla.

Las complicaciones orbitarias de la sinusitis incluyen sinusitis periorbitaria, absceso subperióstico, sinusitis orbitaria, absceso orbitario y trombosis del seno cavernoso. La trombosis del seno cavernoso puede presentarse con cefalea, fotofobia, proptosis, edema periorbitario o déficits de nervio craneal. La sinusitis es la principal causa de celulitis orbitaria y puede presentarse con proptosis o movimiento extraocular alterado. La celulitis periorbitaria leve se presenta con inflamación alrededor del ojo y puede manejarse de forma ambulatoria. De otro modo, los pacientes con complicaciones orbitarias deben hospitalizarse con interconsulta de otorrinolaringología, oftalmología e infectología.

Las complicaciones intracraneales comprenden absceso subdural o epidural, abscesos cerebrales, trombosis venosa, meningitis y tumor inflamatorio de Pott (es decir, osteomielitis del hueso frontal). Los signos de complicaciones intracraneales incluyen cefalea intensa, fotofobia, convulsiones u otros datos neurológicos focales y tienen que confirmarse con TC o IRM. Estos pacientes deben hospitalizarse con las interconsultas apropiadas.

El tratamiento empírico para los pacientes con complicaciones orbitarias o craneales por sinusitis debe incluir cobertura para los gramnegativos habituales, así como para *Staphylococcus aureus* y anaerobios (p. ej., ceftriaxona, vancomicina y metronidazol).

PUNTOS CLAVE

- La sinusitis es un diagnóstico clínico. La cronología es fundamental y debe considerarse si hay una presunta IRS persistente, con recrudescencias y remisiones o si es grave.
- El tratamiento de primera línea consiste en dosis elevadas de amoxicilina o amoxicilina-clavulanato durante 10 a 14 días.
- Las complicaciones de la sinusitis pueden afectar el ojo y el cerebro, y presentarse con inflamación del ojo, proptosis, movimientos extraoculares restringidos/dolorosos, cefalea intensa, fotofobia, convulsiones u otros datos neurológicos focales.
- Cualquier sospecha de afección orbitaria o craneal debe llevar a la confirmación mediante TC o IRM con contraste y justifica la hospitalización con antibióticos de amplio espectro y las interconsultas apropiadas.

Lecturas sugeridas

Chow AW, Benninger MS, Brook I, et al. Executive summary: IDSA clinical practice guideline for acute bacterial rhinosinusitis in children and adults. *Clin Infect Dis.* 2012;54(8):e72-e112.

Fang A, England J, Gausche-Hill M. Pediatric acute bacterial sinusitis: diagnostic and treatment dilemmas. *Pediatr Emerg Care.* 2015;31(11):789-797.

Shaikh N, Hoberman A, Kearney DH, et al. Signs and symptoms that differentiate acute sinusitis from viral upper respiratory tract infection. *Pediatr Infect Dis J.* 2013;32(10):1061-1065.

Smith MJ. Evidence for the diagnosis and treatment of acute uncomplicated sinusitis in children: a systematic review. *Pediatrics.* 2013;132(1):e284-e296.

Wald ER, Applegate KE, Bordley C, et al. Clinical practice guideline for the diagnosis and management of acute bacterial sinusitis in children aged 1 to 18 years. *Pediatrics.* 2013;132(1):e262-e280.

Basar el tratamiento de faringitis estreptocócica solo en los criterios de Centor

Crick Watkins, DO y Chad D. McCalla, MD

La faringitis por estreptococos del grupo A (EGA) es una infección frecuente en la infancia y representa 20 a 30% de las infecciones faríngeas agudas en pacientes pediátricos. Las herramientas de estratificación de riesgo, como los criterios de Centor y las modificaciones de McIsaac, pueden ser engañosas y resultar en la omisión de diagnósticos o la prescripción innecesaria de antibióticos.

Antecedentes

Las infecciones por *Streptococcus pyogenes* de la garganta son más prevalentes entre niños y adolescentes que entre adultos. Los signos y síntomas incluyen fiebre, inflamación faríngea, eritema faríngeo, aumento de tamaño de las amígdalas con o sin exudado, petequias palatinas, linfadenopatía cervical hipersensible, vómito, cefaleas y dolor abdominal superior. La infección suele ser autolimitada y dura de 3 a 5 días. El tratamiento antimicrobiano temprano puede reducir la intensidad y duración de los síntomas; sin embargo, el tratamiento es más útil para:

- Prevenir complicaciones supurativas (es decir, absceso periamigdalino, mastoiditis, linfadenitis) y no supurativas (esto es, fiebre reumática aguda [FRA], glomerulonefritis posestreptocócica).
- Reducir la transmisión a otros.
- Reducir los impactos socioeconómicos de la infección (es decir, ausentismo laboral por parte de los padres, ausentismo escolar).

Por lo general, los niños de 3 años de edad y menores NO deben someterse a pruebas, debido a la baja prevalencia general de la enfermedad y el bajo riesgo de desarrollar FRA y otras complicaciones. Los niños pequeños tienen una presentación diferente y a menudo no hay faringitis exudativa; son más frecuentes la rinorrea mucopurulenta, la excoriación de las narinas y la linfadenopatía difusa. Puede considerarse hacer pruebas a estos pacientes para prevenir la transmisión a contactos domiciliarios en riesgo.

Reglas para la toma de decisiones

Los criterios de Centor para faringitis por EGA se diseñaron para usarse en adultos y asignan 1 punto a cada una de las siguientes: presencia de fiebre (> 38 °C), ausencia de tos, linfadenopatía cervical anterior hipersensible (> 1.5 cm) e inflamación y exudado amigdalinos. Este sistema fue modificado por McIsaac para considerar la prevalencia de la enfermedad relacionada con la edad y asigna 1 punto adicional para pacientes entre 3 y 14 años de edad, 0 puntos para aquellos entre 15 y 44 años de edad y -1 para los > 45 años de edad.

Las puntuaciones totales de 0 a 1 se consideran de bajo riesgo y probablemente de etiología viral; no se requieren pruebas adicionales. Esto es consistente con las recomendaciones de 2012 de IDSA para evitar pruebas en pacientes con síntomas más consistentes con una infección viral aguda. Debe notarse que incluso con una puntuación de 1, las tasas de infecciones por EGA pueden ser tan altas como 14%; si la sospecha se mantiene elevada, puede ser apropiado hacer pruebas. Por otro lado, el diagnóstico presuntivo en pacientes pediátricos con puntuaciones ≥ 4 debe EVITARSE de forma estricta, ya que los estudios originales y de validación de estas reglas de decisión clínica (RDC) encontraron que la tasa de infecciones por EGA confirmadas entre este subgrupo fue solo de 51 a 57%, lo que sugiere que el tratamiento antibiótico sería innecesario en cerca de la mitad de estos pacientes.

Estudios

Los análisis deben iniciarse con una prueba rápida para detección de antígenos (PRDA), que tiene una tasa bastante baja de resultados falsos positivos. La sensibilidad de las PRDA varía de 70 a 90%; por lo tanto, las pruebas negativas deben ir seguidas de un cultivo faríngeo. La sensibilidad y la especificidad combinadas de la PRDA y el cultivo se acercan a 99 y 100%, respectivamente; la falta de detección en ambas en esencia descarta EGA. Dado que el tratamiento con antibióticos debe iniciar en un lapso de 9 días del inicio de los síntomas para prevenir FRA, hay tiempo para esperar los resultados del cultivo.

Tratamiento

La detección positiva de EGA, mediante PRDA o cultivo, debe tratarse y la mayoría de los esquemas de antibióticos requiere 10 días para la erradicación. La penicilina y sus análogos (es decir, amoxicilina) aún son el tratamiento de elección considerando las tasas extremadamente bajas de resistencia. La dosis diaria una vez al día de amoxicilina, 50 mg/kg (máximo 1 000 mg), por lo general se administra con facilidad porque su sabor es bien tolerado y su costo es bajo. Si el cumplimiento con la medicación es una preocupación, puede administrarse una inyección IM única de penicilina G benzatínica (600 000 para < 27 kg, 1.2 millones de unidades para > 27 kg). Para pacientes con alergias conocidas a la penicilina sin anafilaxia relacionada, el antibiótico de elección es cefalexina. Las alternativas aceptables en aquellos con reacciones anafilácticas previas incluyen clindamicina, claritromicina o azitromicina (esquema de 5 días).

PUNTOS CLAVE

- Las RDC pueden ser poco confiables; realizar análisis para EGA ante la sospecha clínica, a menos que haya síntomas obvios de una etiología viral.
- Los niños de 3 años y menores no requieren análisis debido a la baja prevalencia de la enfermedad y el bajo riesgo de complicaciones.
- Penicilina/amoxicilina es el fármaco de elección para el tratamiento; cefalexina (sin anafilaxia), clindamicina, claritromicina o azitromicina si hay alergia a la penicilina.

Lecturas sugeridas

Fine AM, Nizet MD, Mandl MD. Large-scale validation of the Centor and McIsaac scores to predict group A streptococcal pharyngitis. *Arch Intern Med.* 2012;172(11):847-852.

Shulman ST, Bisno AL, Van Beneden C, et al. Clinical practice guidelines for the diagnosis and management of group A streptococcal pharyngitis: 2012 update by the Infectious Disease Society of America. *Clin Infect Dis.* 2012;55(10):e86–e102.

Dolor de cuello y fiebre no siempre significa meningitis. Pensar en absceso retrofaríngeo

Alison Gardner, MD, MS y Kimberly Myers, MD

Los abscesos retrofaríngeos suelen diagnosticarse en infecciones en el espacio profundo del cuello. Los diagnosticados con mayor frecuencia son los niños pequeños; la edad más prevalente es los 5 años de edad con un ligero predominio en hombres. Un absceso retrofaríngeo a menudo inicia con una infección respiratoria superior (IRS). Esta IRS después hace que los nódulos linfáticos en el espacio retrofaríngeo comiencen a supurar. Las causas más raras incluyen riesgo de infección después de un traumatismo faríngeo, como un cuerpo extraño deglutido, o instrumentación reciente en caso de un procedimiento médico. En estos casos, las bacterias de la faringe se introducen directamente en el espacio retrofaríngeo. Dado que los nódulos linfáticos retrofaríngeos se atrofian con la edad, las infecciones en niños púberes y adultos son raras.

El diagnóstico puede dificultarse porque un niño pequeño tiene menos probabilidad de participar en la anamnesis y la exploración. Las características de presentación más frecuentes de un absceso retrofaríngeo son fiebre, dolor de cuello y disfagia. Los datos más usuales en la exploración son linfadenopatía cervical y amplitud de movimiento limitada que en ocasiones puede simular meningismo. Aunque no es la regla, los profesionales experimentados encuentran que la menor amplitud de movimiento en un absceso retrofaríngeo ocurre con la extensión del cuello en lugar de con la flexión, que es más limitada en la meningitis. Otros datos de la exploración pueden incluir desplazamiento amigdalino, disfonía, trismo y en las infecciones graves, estridor. La biometría hemática, el frotis para estreptococos y el cultivo sanguíneo pueden ser análisis útiles. En las presentaciones inusuales, las pruebas para virus de Epstein-Barr, citomegalovirus o de Mantoux también pueden ayudar al diagnóstico.

Una vez que el absceso retrofaríngeo entra en la lista de diagnósticos probables, el siguiente paso es obtener imágenes de confirmación. Las placas laterales del cuello pueden mostrar posibles niveles de gas o hidroaéreos en los tejidos blandos del espacio prevertebral, así como aumento del grosor del espacio prevertebral, pero deben usarse con precaución, ya que las radiografías tienen una elevada tasa de falsos positivos. La TC del cuello con contraste es el estudio de elección para determinar si hay un absceso definible frente a un flemón y determinar el manejo.

El tratamiento de un absceso retrofaríngeo requiere primero una valoración de las vías respiratorias para asegurar que se encuentren permeables y estables. Intervenciones como oxígeno complementario, coadyuvantes para las vías respiratorias, como una trompeta nasal, y ventilación con presión positiva deben considerarse si la ventilación es deficiente. La intubación en esta situación sería difícil si se considera que exista cierto grado de obstrucción. El tejido de las vías respiratorias también se encuentra friable y los intentos por intubar podrían causar traumatismos que conduzcan a la rotura descontrolada del absceso. En resumen, si es necesario intubar, hay que asegurarse que se cuente con apoyo quirúrgico si es posible.

Los abscesos retrofaríngeos son típicamente de naturaleza polimicrobiana, con *Streptococcus, Staphylococcus* y anaerobios respiratorios como las bacterias más frecuentes. Si no hay un absceso definido o si este es pequeño y no susceptible de drenaje, entonces se procede a la hospitalización para antibióticos IV. Los antibióticos más usados son clindamicina, ampicilina/sulbactam o piperacilina/tazobactam.

Las complicaciones de los abscesos retrofaríngeos pueden ser muy graves. Debido a la anatomía, existe la probabilidad de su extensión hacia el diafragma en el espacio retrofaríngeo posterior, lo que conduciría a mediastinitis. La obstrucción de las vías respiratorias es un riesgo y los síntomas de obstrucción deben motivar a la participación temprana de cirugía y anestesia, posiblemente postergando la exploración hasta el quirófano. De no tratarse, el absceso sigue creciendo y se ha informado que puede causar dislocación atlantoaxoidea. Las bacterias del absceso pueden extenderse hasta la columna y ocasionar osteomielitis vertebral. También existe la posibilidad de recurrencia si el drenaje es inadecuado o el tratamiento antibiótico fracasa. Debe sospecharse recurrencia si los síntomas resurgen en un intervalo breve después del tratamiento inicial.

PUNTOS CLAVE

- Considerar el diagnóstico de un absceso retrofaríngeo ante un niño prepúber con fiebre y reducción de la amplitud de movimiento del cuello, en particular con menor extensión.
- Existe el potencial de compromiso de las vías respiratorias y una elevada probabilidad de que sea difícil asegurarlas, por lo que la valoración debe ser temprana con un plan cuidadoso.
- Si bien los análisis de sangre pueden obtenerse y ayudan a planear el tratamiento, la TC con contraste es el método de referencia para el diagnóstico.

Lecturas sugeridas

Bochner RE, Gangar M, Belamarich PF. A clinical approach to tonsillitis, tonsillar hypertrophy, and peritonsillar and retropharyngeal abscesses. *Pediatr Rev.* 2017;38(2):81-92.
Grisaru-Soen G, Komisar O, Aizenstein O, et al. Retropharyngeal and parapharyngeal abscess in children—epidemiology, clinical features and treatment. *Int J Pediatr Otorhinolaryngol.* 2010;74(9):1016-1020.
Klein MR. Infections of the oropharynx. *Emerg Med Clin North Am.* 2019;37(1):69-80.

¿Punción orofaríngea? No olvidar que hay un importante vaso sanguíneo que cuidar

Rachel O'Brian, MD y Adam Kochman, MD, FAAP, FACEP

Traumatismo orofaríngeo

Cualquier padre que le haya dicho alguna vez a su hijo que no corra con juguetes en la boca está haciendo lo correcto. Los traumatismos orofaríngeos suelen observarse en forma de laceraciones, empalamiento y avulsiones. Hay un predominio en hombres, por lo general < 7 años de edad, con antecedentes de correr mientras llevaban un objeto en las manos o la boca. Los culpables más frecuentes en estos casos son juguetes, palos, artículos de escritura y cepillos de dientes. La mayor proporción de niños diestros resulta en una mayor incidencia de lesiones del lado izquierdo. Si bien las lesiones pueden parecer menores al inicio, requieren un índice de sospecha elevado y una evaluación clínica detallada.

Complicaciones

Aunque las tasas de complicaciones por heridas intraorales son bajas (4 a 8%), es necesaria una valoración clínica a profundidad porque las consecuencias de no advertir una lesión pueden ser graves. Las complicaciones temidas son secundarias a daño de las estructuras anatómicas cercanas en la orofaringe posterior. La lesión a vasos sanguíneos, nervios, órganos y tejidos blandos colindantes puede conducir a mediastinitis, abscesos mediastínicos o retrofaríngeos, obstrucción de las vías respiratorias y daño vascular.

Las lesiones a la arteria carótida interna (ACI) son tal vez la complicación más temida y no pueden pasarse por alto. La compresión de la ACI entre un objeto y la apófisis transversal de las vértebras cervicales puede causar desgarros de la íntima que predisponen a la formación de trombos. Si el trombo migra a la vasculatura cerebral, puede causar un accidente vascular cerebral e incluso la muerte. Es posible que este proceso tome horas para desarrollarse, por lo que las anormalidades neurológicas tal vez no se manifiesten hasta 72 horas después de que ocurrió la lesión.

Evaluación y estabilización

Asumiendo que los ABC estén estables, se requiere una evaluación completa de la orofaringe para valorar si hay sangrado, inflamación, laceraciones y la presencia de cuerpos extraños. Estos pacientes requieren evaluación en busca de soplos carotídeos, así como valoración para datos neurológicos anormales. En el caso de sangrado abundante o un hematoma pulsátil, el médico de urgencias debe hacer preparativos para manejar una vía respiratoria difícil.

Imágenes diagnósticas

¿Cómo se determina quién debe someterse a imágenes y qué modalidad de imágenes debe utilizarse? Si bien ningún factor clínico ha demostrado que identifica quién está en mayor riesgo de secuelas neurológicas, los niños con lesiones orofaríngeas penetrantes laterales o profundas pueden tener más probabilidades de experimentar una lesión carotidea. Las placas simples pueden ser útiles para visualizar objetos extraños y aire subcutáneo, pero no lo son cuando se evalúan anormalidades de los vasos. Los datos de la ecografía no se relacionan bien con la lesión de los vasos y no debe usarse como la modalidad de imágenes de primera línea. La angiografía es el método de referencia para evaluar si hay una lesión de la arteria carótida; sin embargo, dados los riesgos relacionados significativos (accidente vascular cerebral, muerte, etc.), solo se utiliza si una tomografía computarizada con angiografía (TCA)/resonancia magnética con angiografía (RMA) causan preocupación por una lesión carotídea, la exploración neurológica del paciente es muy anormal o en casos de hemorragia activa. La TCA se usa más a menudo debido a que es rápida, está ampliamente disponible y puede evitar la necesidad de anestesia, pero su sensibilidad y especificidad para detectar lesiones de la arteria carótida son ligeramente menores en comparación con la RMA.

Manejo

La mayoría de las lesiones orofaríngeas es superficial y no requiere reparación. Los antibióticos pueden considerarse para lesiones grandes o contaminadas y deben tener cobertura para flora orofaríngea. De acuerdo con los mecanismos de la lesión, debe valorarse el estado de la vacunación para tétanos. De forma similar a la falta de consenso sobre los lineamientos para imágenes, el periodo de observación de estos pacientes también es causa de debate. Si hay cualquier preocupación neurológica, los pacientes deben hospitalizarse para una revisión neurológica en serie, en particular durante las primeras 24 a 48 horas después de la lesión. Por lo demás, los pacientes con bajo riesgo suelen darse de alta a casa, donde pueden seguir bajo la vigilancia de sus padres o cuidadores.

PUNTOS CLAVE

- Las heridas intraorales pueden causar una lesión de la ACI que conduce a trombosis vascular cerebral y secuelas neurológicas graves.
- Las heridas orofaríngeas laterales, posteriores y profundas deben despertar más sospecha de una posible lesión de la arteria carótida.
- Aunque la angiografía de la arteria carótida es el método de referencia, TCA/RMA suelen realizarse primero a causa del riesgo elevado que se relaciona con el primer estudio.
- Es posible que no se desarrollen anormalidades neurológicas hasta 72 horas después de la lesión, por lo que es importante asesorar a los cuidadores de los pacientes que son dados de alta a su hogar acerca de los signos y síntomas de las secuelas neurológicas.

Lecturas sugeridas

Brietzke SE, Jones DT. Pediatric oropharyngeal trauma: what is the role of CT scan? *Int J Pediatr Otorhinolaryngol.* 2005;69:669.

Soose RJ, Simons JP, Mandell DL. Evaluation and management of pediatric oropharyngeal trauma. *Arch Otolaryngol Head Neck Surg.* 2006;132:446.

Zonfrillo M, Roy A, Walsh S. Management of pediatric penetrating oropharyngeal trauma. *Pediatric Emergency Care.* 2008;24(3):172-175.

No creerle al padre que está seguro de que el niño se ahogó con algo

Collin Michels, MD y Andrea Fang, MD

Los padres son quienes conocen mejor a sus hijos. Los ahogamientos o atragantamientos son la cuarta causa de muerte por lesión no intencional en Estados Unidos, por lo que cuando un padre cree que su hijo se ahogó con algo, es imperativo realizar una evaluación y un manejo adicionales. Los pacientes que aspiran tienden a ser menores de 3 años de edad y pueden presentarse con un espectro que va de estar despiertos y platicando hasta un paro cardiorrespiratorio total.

Obstrucción de las vías respiratorias superiores

Los cuerpos extraños faríngeos son verdaderas urgencias médicas que requieren intervención inmediata ya que es probable que ocurra una obstrucción total de las vías respiratorias al momento de la aspiración.

La obstrucción de las vías respiratorias a nivel de la laringe o la tráquea no es un dilema diagnóstico y debe enfrentarse con acciones sin demora. Los pacientes se presentan con dificultad respiratoria, cambios en la fonación, babeo o estridor. En lactantes, si el paciente está consciente pero tiene signos y síntomas de obstrucción completa de las vías respiratorias superiores y no está protegiendo su vía respiratoria, entonces se inicia con cinco golpes en la espalda seguidos por cinco compresiones torácicas. En niños debe usarse una fuerza de empuje abdominal para la misma presentación. Para hacerlo, se rodea la cintura del niño por detrás, se pone un puño cerrado justo arriba del ombligo y después se coloca la otra mano sobre el puño, tirando hacia arriba y atrás en un movimiento rápido bajo la caja torácica múltiples veces.

La causa más frecuente de paro cardiaco en niños es el paro respiratorio. Si el paciente llega en paro o no responde, debe iniciarse reanimación cardiopulmonar. Si el paro es secundario a aspiración, la prioridad es asegurar las vías respiratorias. La extracción debe hacerse con fórceps de McGill, levantando al niño y con la ayuda de un laringoscopio para mejorar la visualización. Si no hay éxito, se intuba al niño y se avanza un tubo endotraqueal hasta el fondo para empujar el cuerpo extraño al bronquio principal derecho. Si no se puede intubar al niño, se realiza cricotirotomía con aguja y ventilación a chorro, cuando el niño es < 8 años de edad, o cricotiroidotomía quirúrgica para ventilar al paciente por debajo de la obstrucción.

Obstrucción de las vías respiratorias inferiores

En contraste con las obstrucciones de las vías respiratorias superiores, los cuerpos extraños en las vías respiratorias inferiores pueden ser difíciles de diagnosticar. Los pacientes se presentan con signos y síntomas frecuentes que se superponen a muchos trastornos, incluidos disnea, sibilancias, babeo y tos. Los cuerpos extraños bronquiales suelen diagnosticarse erróneamente como asma, crup o neumonía. Cuando los cuerpos extraños en las vías respiratorias inferiores no se diagnostican, puede haber complicaciones significativas como tos crónica, disnea, infecciones frecuentes y dificultad respiratoria que empeora. De forma clásica, los pacientes con un cuerpo extraño bronquial tienen tos, sibilancias o una disminución focal de los ruidos respiratorios, pero estos no son confiables para descartar aspiración. En el niño en el que se sospecha o se quiere evaluar un cuerpo extraño de las vías respiratorias inferiores deben incluirse imágenes en los estudios. Se obtienen radiografías torácicas de dos proyecciones para buscar evidencia de un cuerpo extraño. Pueden presentarse signos que comprenden hiperinflación pulmonar, atelectasia y asimetría pulmonar incluso cuando no se observa ningún cuerpo extraño radiopaco. Aun si los estudios de imágenes no son diagnósticos, los médicos deben mantener un índice de sospecha elevado para aspiración de cuerpo extraño y consultar con otorrinolaringología o neumología para evaluación y broncoscopia. Las radiografías torácicas no pueden descartar aspiración y el cuerpo extraño solo se visualiza hasta en 50% de los casos de aspiración. Los menores de 3 años de edad están en mayor riesgo de un diagnóstico retrasado o que se pasa por alto ya que no son capaces de proporcionar una anamnesis adecuada. Por lo tanto, es fundamental confiar en la información proporcionada por los padres y cuidadores.

PUNTOS CLAVE

- Si los antecedentes coinciden con aspiración, está indicada la broncoscopia incluso con estudios de imágenes negativos.
- Considere aspiración de cuerpo extraño en pacientes que no responden al tratamiento típico.
- Tenga a la mano fórceps de McGill para una obstrucción completa de las vías respiratorias superiores.
- ¡Asegure la vía respiratoria! Si no puede extraer el cuerpo extraño de un paciente en paro, pueden estar indicadas intubación del bronquio principal derecho y cricotiroidotomía con aguja o quirúrgica.

Lecturas sugeridas

Digoy GP. Diagnosis and management of upper aerodigestive tract foreign bodies. *Otolaryngol Clin N Am.* 2008;41:485.

Fox S. Delayed diagnosis of aspirated foreign body. https://pedemmorsels.com/delayed-diagnosis-aspirated-foreign-body/. Consultada el 16 de julio, 2014.

Rosbe KW, Burke K. Foreign bodies. In: Lalwani AK, ed. *Current Diagnosis & Treatment in Otolaryngology—Head & Neck Surgery*. 3rd ed. New York, NY: McGraw-Hill; 2012.

Soon AW, Schmidt S. Foreign body: ingestion and aspiration. In: Fleisher GR, Ludwig S, eds. *Fleisher & Ludwig's Textbook of Pediatric Emergency Medicine*. 7th ed. Philadelphia, PA: Lippincott Williams & Wilkins: 2015.

No tratar las cápsulas de detergente como cualquier otro tipo de ingestión

Rajesh Sood, MD, FAAP y Minal Amin, MD, FAAEM

Las cápsulas de detergente representan un importante daño potencial para los niños. A diferencia de los detergentes de lavandería tradicionales, las cápsulas sumamente concentradas pueden ocasionar una lesión catastrófica e incluso la muerte. Los lactantes mayores y preescolares son en particular susceptibles porque es más probable que coloquen objetos extraños en sus bocas. También se han documentado varios casos de ingestiones intencionales en adolescentes. Las cápsulas pueden romperse y liberar la sustancia lesiva en la orofaringe cuando se ingieren. Los efectos tóxicos de la ingestión incluyen depresión del sistema nervioso central (SNC), compromiso respiratorio y lesión de la mucosa. Los profesionales de urgencias deben estar atentos a estos efectos para reconocerlos e intervenir sin demora en casos de ingestión conocida y en pacientes con estado mental alterado de origen desconocido.

Las cápsulas de detergente se introdujeron en Estados Unidos en 2010 y son cada vez más populares. Están compuestas de detergente de lavandería muy concentrado envuelto en una membrana hidrosoluble y tienen colores brillantes y atractivos, por lo que pueden parecer inocuas para los niños. Las vías frecuentes de exposición incluyen oral, ocular y dérmica. En comparación con la ingestión de detergentes tradicionales, las ingestiones de las cápsulas de detergente se asocian con peores resultados clínicos. Los mecanismos detrás de esta diferencia no se entienden bien, pero pueden relacionarse con compuestos como propilenglicol y alcoholes etoxilados que están presentes en mayores cantidades en las cápsulas de detergente.

Es posible que la ingestión de las cápsulas de detergente de lugar al inicio repentino de letargo con depresión del SNC. Pueden ocurrir apnea, hipoventilación, disminución de la tos y disminución del reflejo nauseoso. El deterioro rápido suele requerir intubación urgente y puede durar varios días. Los pacientes que ingieren cápsulas de detergente deben vigilarse de manera estrecha para detectar deterioro neurológico o convulsiones.

La mucosa se lesiona cuando los contenidos alcalinos de las cápsulas de detergente entran en contacto con las estructuras dentro de la orofaringe. Esto produce edema de las estructuras de las vías respiratorias superiores que conduce a obstrucción y compromiso respiratorio. Además, la sedación y la disminución de los reflejos de las vías respiratorias pueden conducir a aspiración, lo que compromete aún más la función respiratoria. Los médicos deben vigilar a los pacientes de cerca para detectar signos de insuficiencia respiratoria y estar preparados para la intubación. La epinefrina racémica y los esteroides orales pueden ser útiles en la obstrucción de las vías respiratorias y las radiografías de tórax deben usarse si se sospecha neumonía por aspiración o perforación esofágica. Considerar intubación traqueal para pacientes con una puntuación en la escala de coma de Glasgow < 8.

Las lesiones mucosas en estructuras orales y esofágicas pueden resultar en disfagia. No deben administrarse carbón activado o sustancias neutralizantes o diluyentes. El vómito puede ser el síntoma inicial después de la ingestión y es posible que sea lo bastante grave para causar desajustes metabólicos. Los pacientes con sospecha de ingestión de cápsulas de detergente deben manejarse con nada por vía oral (NPO) y mantenerse con líquidos intravenosos valorando las anormalidades electrolíticas con regularidad y corrigiéndolas en caso necesario. Si se sospecha una lesión de la mucosa oral o impactación esofágica, debe consultarse a un especialista gastrointestinal. Tal vez los efectos de la ingestión no sean evidentes hasta semanas después ya que ocurren inflamación y reconstrucción tisular.

La exposición ocular a las cápsulas de detergente puede causar abrasiones corneales graves o quemaduras oculares. Si se sospecha exposición ocular, debe procederse a la investigación cuidadosa y descontaminación inmediata para evitar que la lesión química se prolongue. Se determina el pH ocular y se realiza una tinción con fluoresceína para identificar abrasiones corneales. Está indicada la consulta inmediata con un oftalmólogo.

Los profesionales deben educar a los pacientes y las familias acerca del almacenamiento seguro del detergente en casa. Las cápsulas de detergente deben mantenerse en un contenedor seguro lejos del alcance y la vista de los niños. Si se sospecha ingestión, hay que efectuar una valoración rápida de los ABC y observación en la sala de urgencias o el hospital.

PUNTOS CLAVE

- Vigilar de cerca la escala de coma de Glasgow y el estado respiratorio de los pacientes con sospecha de ingestión debido al riesgo de compromiso de las vías respiratorias.
- Mantener al paciente NPO de inmediato y comenzar la reanimación con líquidos IV en especial si hay vómito intenso.
- Evitar el carbón activado y las sustancias neutralizantes o diluyentes.
- Educar a los pacientes y las familias sobre los riesgos de las cápsulas de detergente y cómo almacenarlas correctamente en casa.

Lecturas sugeridas

Health Hazards Associated with Laundry Detergent Pods—United States, May–June 2012. *Centers for Disease Control and Prevention*. Centers for Disease Control and Prevention; October 19, 2012. www.cdc.gov/mmwr/preview/mmwrhtml/mm6141a1.htm.

Shah LW. Ingestion of laundry detergent packets in children. *Critical Care Nurse*. 2016;36(4):70-75. doi:10.4037/ccn2016233.

Stromberg PE, et al. Airway compromise in children exposed to single-use laundry detergent pods: a poison center observational case series. *Am J Emerg Med*. 2015;33(3):349-351. doi:10.1016/j.ajem.2014.11.044.

Valdez AL, Casavant MJ. Pediatric exposure to laundry detergent pods. *Pediatrics*. 2014;134(6):1127-1135. doi:10.1542/peds.2014-0057d.

No considerar el "crup recurrente" como un signo clínico de anomalías anatómicas de las vías respiratorias

Minal Amin, MD, FAAEM

Los médicos de urgencias manejan de forma sistemática a los pacientes con estridor como si fuera crup y, la mayoría de las veces, los tratan con facilidad. Si bien la causa más frecuente de estridor agudo y dificultad respiratoria (con o sin fiebre) es viral, algunos pacientes tendrán otras etiologías importantes a considerar. El espectro de anomalías pediátricas que producen estridor es amplio, por lo que es importante mantener un índice de sospecha elevado para determinar la causa correcta.

Etiología: ¿es congénito, infeccioso o traumático?

Las causas más frecuentes de estridor pueden dividirse en congénitas, infecciosas y traumáticas.

Los niños con obstrucción anatómica congénita de la tráquea se presentan con estridor y obstrucción de las vías respiratorias superiores. En los neonatos, la atresia coanal, las membranas laríngeas, la parálisis de las cuerdas vocales, la estenosis subglótica, la estenosis traqueal y las fístulas traqueoesofágicas pueden presentarse con estridor, dificultades para la alimentación, aspiración o retraso del crecimiento. En pacientes con antecedentes de reparación traqueoesofágica, la traqueomalacia es una complicación frecuente.

La laringomalacia es la causa más frecuente de estridor en lactantes y la mayoría la supera una vez que cumplen los 18 meses de edad. Suele manejarse con observación y rara vez por medios quirúrgicos, pero puede enmascarar síntomas de otra causa. La obstrucción anatómica de la tráquea a menudo es el resultado de compresión traqueal por un vaso adyacente con aumento de tamaño. Un arco aórtico doble, una arteria pulmonar aberrante y una arteria pulmonar dilatada por atresia de la válvula pulmonar pueden, todos, causar estridor. Aunque raro, un arco aórtico derecho persistente o un arco aórtico doble pueden resultar en un anillo vascular completo y ejercer presión tanto en la tráquea como en el esófago, lo que conduce a estridor y disfagia. Cuando el "crup" es recurrente en un paciente pediátrico mayor de 2 años de edad, deben considerarse anormalidades congénitas o anatómicas.

La estenosis subglótica no siempre se presenta al nacer y puede descubrirse cuando el lactante tiene una enfermedad viral en los primeros varios meses de vida. A la inversa, los hemangiomas de las vías respiratorias pueden causar síntomas dentro de los primeros meses de vida debido a su rápido crecimiento, pero, por fortuna, la mayoría desaparece después del primer año de edad. Otras consideraciones incluyen hendiduras laríngeas, membranas laríngeas, papilomas traqueales y neoplasias que requieren laringoscopia o broncoscopia con fibra óptica para diagnosticarlas.

De las causas virales autolimitantes de laringotraqueobronquitis o "crup", casi todas se deben al virus de la parainfluenza y ocurren en la población preescolar. El crup viral no ocurre más de dos veces al año, por lo general en el otoño y el invierno. Las causas bacterianas de estridor se han reducido de forma notoria gracias a la introducción de la vacuna. La difteria, una causa alguna vez letal de "crup seudomembranoso", está casi por completo erradicada. Antes del advenimiento de la vacuna contra *Haemophilus influenzae* B (Hib) (inicios de la década de 1990), la epiglotitis era una causa importante de morbilidad y mortalidad en niños. La epiglotitis causada por Hib suele presentarse con fiebre, estridor y babeo. Aún se informan casos esporádicos debido a falta de cumplimiento con la vacuna o a cepas atípicas. El cumplimiento con la vacuna, por lo tanto, no debe darse por hecho. La amigdalitis, ya sea viral o bacteriana, puede resultar en amígdalas inflamadas y con aumento de tamaño, y ser una causa aguda de estridor en niños pequeños. Si son lo suficientemente grandes, un absceso retrofaríngeo también induce una estenosis lo bastante estrecha en el espacio laríngeo para causar estridor.

Las causas traumáticas de estridor comprenden objetos extraños tragados o aspirados, fractura laríngea e ingestiones cáusticas (p. ej., aspiración o ingestión de cápsulas de detergente). Aunque rara, la colocación de una sonda nasogástrica simple también puede ocasionar estridor incluso sin compromiso conocido de las vías respiratorias.

La evaluación inicial recomendada incluye antecedentes y exploración enfocados, placa de tórax y esofagogramas para anormalidades congénitas, así como perspicacia clínica para etiologías infecciosas. La referencia apropiada para evaluación con fibra óptica cuando se sospechan anormalidades subglóticas es razonable a fin de ayudar a evitar que se identifique erróneamente a los pacientes como con "crup recurrente".

PUNTOS CLAVE

- Mantener un alto índice de sospecha para otras etiologías del estridor.
- En recién nacidos, considerar causas nasofaríngeas.
- En lactantes, considerar causas anatómicas.
- En niños mayores, considerar cuerpos extraños y causas traumáticas/cáusticas.
- El estridor persistente o recurrente debe llevar a realizar estudios diagnósticos detallados.
- Para lactantes menores de 6 meses de edad o niños mayores de 3 años, el crup *recurrente* es un diagnóstico de exclusión, en especial cuando no responden al tratamiento estándar.
- Recordar hacer preguntas específicas sobre el cumplimiento con la vacuna.

Lecturas sugeridas

Balfour-Lynn IM, Wright M. Acute infections that produce upper airway obstruction. In: Wilmott RW, Deterding R, Li A, Ratjen F, Sly P, Zar HJ, Bush A, eds. *Kendig's Disorders of the Respiratory Tract in Children*. 9th ed. Elsevier, Inc.; 2019:406-419.

Nayak G, Virk RS, Singh M, Singh M. Nasogastric tube syndrome: a diagnostic dilemma. *J Bronchology Interv Pulmonol*. 2018;25(4):343-345.

Stromberg PE, Burt MH, et al. Airway compromise in children exposed to single-use laundry detergent pods: a poison center observational case series. *Am J Emerg* Med. 2015;33:349-351.

No tener una estrategia vigente para manejar al paciente con una hemorragia posterior a amigdalectomía

Mahnoosh Nik-Ahd, MD, MPH y Andrea Fang, MD

La hemorragia primaria posterior a amigdalectomía se define como aquella que ocurre en las primeras 24 horas después de dicho procedimiento. A menudo se relaciona con la ligadura o coagulación incompleta de los vasos sanguíneos. La hemorragia secundaria explica casi todos los casos de hemorragia posterior a amigdalectomía y suele ocurrir 5 a 7 días después del procedimiento; sin embargo, es posible que los pacientes presenten hemorragia en cualquier momento. La hemorragia secundaria por lo general se debe a esfacelación de coágulos y escaras.

Los niños > 6 años de edad están en mayor riesgo de requerir intervenciones para lograr la hemostasia. Incluso el sangrado menor que se ha resuelto para el momento de la presentación a la sala de urgencias puede anunciar una hemorragia abundante en un lapso de 24 horas. Hay que permanecer vigilantes a pesar del buen aspecto inicial de estos pacientes.

Antecedentes

Hay que enfocarse en el volumen de sangre perdida, la duración de la hemorragia, el número de episodios hemorrágicos, la fecha de la cirugía, la hora de la última ingesta oral y si se trató de una amigdalectomía o amigdalotomía. Además, debe indagarse si el paciente tiene o está en riesgo de un trastorno hemorrágico. Se indican pruebas cuando es apropiado y se considera administrar factor de von Willebrand, desmopresina, plaquetas o plasma fresco congelado.

Valoración inicial

La hemorragia posterior a amigdalectomía puede ser abundante y llevar a complicaciones graves que incluyen hematemesis, aspiración pulmonar, anemia grave y choque hipovolémico. Hay que enfocarse en obtener estabilidad hemodinámica, proteger las vías respiratorias y controlar cualquier hemorragia activa durante la valoración inicial. Si se encuentra una hemorragia activa, un coágulo o exudado en la orofaringe, es probable que el paciente requiera manejo quirúrgico y es necesario consultar a un otorrinolaringólogo pediatra.

Manejo

Si el paciente está hemodinámicamente estable, usar una buena fuente de luz para inspeccionar en busca de formación de coágulos y exudado en la fosa amigdalina. Si se usa un objeto como un abatelenguas, hay que tratar de evitar causar mayor traumatismo oral y no inducir la tos o tocar el sitio quirúrgico. En un paciente de mayor edad, considerar hacer que este se siente y sostenga la hoja de un laringoscopio de Macintosh apropiado para su edad en su propia boca para sacar la lengua del camino y proveer una fuente de luz brillante.

La hemorragia activa debe considerarse una urgencia quirúrgica y su manejo en el quirófano es el tratamiento definitivo para las hemorragias que ponen en riesgo la vida. La interconsulta con otorrinolaringología debe ser inmediata. Para hemorragias que ponen en riesgo la vida, tiene que activarse el protocolo de transfusión masiva de la institución. Se obtiene acceso intravenoso (IV) o intraóseo (IO) si es necesario. Reponer el volumen con solución salina isotónica y trasfundir los productos sanguíneos.

Si hay sangrado activo y el paciente está despierto, se le mantiene erguido e inclinado un poco hacia adelante o en posición de decúbito lateral. Si el paciente puede tolerar la presión directa sin vomitar, entonces las técnicas de presión directa son el mejor paso inicial. Usar succión o gasa para retirar cualquier coágulo o sangre y tener una mejor visualización. Se utilizan fórceps de Magill con gasa doblada empapada en epinefrina (1:10 000), lidocaína al 1% con epinefrina (1:100 000), trombina tópica o ácido tranexámico.

En pacientes que desarrollan un estado mental alterado o que no pueden tolerar las técnicas de presión directa, considerar la sedación con ketamina e intubación en secuencia rápida con videolaringoscopia cuando esté disponible. Debe pedirse anestesia si se anticipa una vía respiratoria difícil. También han de tenerse a la mano catéteres de succión de gran calibre adicionales y una mascarilla laríngea de respaldo. Después de la intubación, se usa taponamiento quirúrgico voluminoso y radiopaco para mantener presión directa sobre la fosa amigdalina sangrante hasta que el paciente pueda someterse a cirugía.

PUNTOS CLAVE

- La hemorragia posterior a amigdalectomía puede ser una urgencia quirúrgica que pone en riesgo la vida. La mayoría de los pacientes se presenta 5 a 7 días después del procedimiento.
- Incluso una hemorragia menor que se ha detenido puede anunciar una hemorragia abundante en las siguientes 24 horas. Observar u hospitalizar a estos pacientes.
- Enfocar la valoración inicial en la estabilidad hemodinámica, las vías respiratorias y la hemorragia activa. Si cualquiera de estas es causa de preocupación, consultar de inmediato con un otorrinolaringólogo pediatra, obtener acceso, reponer el volumen y considerar el protocolo de transfusión masiva de la institución.
- Intentar con técnicas de presión directa con fórceps de Magill y gasa empapada en un agente vasoconstrictor o hemostático.
- Anticipar una vía respiratoria difícil: tener a la mano una mascarilla laríngea y succión de gran calibre; solicitar anestesia.

Lecturas sugeridas

Fields RG, Gencorelli FJ, Litman RS. Anesthetic management of the pediatric bleeding tonsil. *Pediatr Anesth.* 2010;20(11):982-986.

Isaacson G. Tonsillectomy care for the pediatrician. *Pediatrics.* 2012;130(2):324-334.

Peterson J, Losek JD. Post-tonsillectomy hemorrhage and pediatric emergency care. *Clin Pediatr.* 2004;43(5):445-448.

Sarny S, Ossimitz G, Habermann W, Stammberger H. Hemorrhage following tonsil surgery: a multicenter prospective study. *Laryngoscope.* 2011;121(12):2553-2560.

Wall JJ, Tay KY. Postoperative tonsillectomy hemorrhage. *Emerg Med Clin North Am.* 2018;36(2):415-426.

47

Intentar cerrar cada laceración intraoral

Katie Rebillot, DO y Kelly D. Young, MD, MS

Las lesiones intraorales en niños ocurren sobre todo en traumatismos, caídas o convulsiones. Se observan con mayor frecuencia en hombres; la media de edad de presentación es 4 años de edad. Las complicaciones primarias incluyen hemorragia, obstrucción de las vías respiratorias y disfunción de la lengua. La ubicación más habitual de las laceraciones en la lengua es la parte dorsal anterior, seguida por la dorsal media y la ventral anterior. Las laceraciones posteriores son poco frecuentes y deben llevar a buscar otras lesiones y cuerpos extraños.

Cuando se valora a un paciente con una laceración oral, se considera la hemostasis y se evalúan las vías respiratorias sin demora. Se valora la presencia de posibles objetos extraños que puedan obstruir las vías respiratorias, como dientes, fragmentos de tejidos o palos de paletas. En caso de un traumatismo, explorar las regiones craneal, facial y del cuello para una lesión relacionada. Después de la estabilización, una exploración apropiada incluye la lengua, el espacio sublingual, la mucosa oral, los paladares blando/duro, la faringe posterior y los dientes. Es mejor inspeccionar la lengua en reposo dentro de la boca, sin sacarla o moverla, como es su estado habitual.

Muchas laceraciones linguales no requieren cierre primario y sanan espontáneamente gracias a la rica vasculatura de la arteria lingual, por lo general en un lapso de 3 a 5 días. La cicatrización espontánea también reduce el riesgo de complicaciones por infección o sedación. Sin embargo, la reparación puede ayudar a la manipulación de los alimentos, la deglución y la articulación de las palabras. Hay unos cuantos tipos de laceraciones que se benefician del cierre primario. Incluyen laceraciones con hemorragia persistente, bisección de la lengua, herida abierta en reposo, heridas que afectan los márgenes de la lengua y laceraciones mayores de 2 cm. Los niños pequeños pueden requerir sedación durante el procedimiento y deben considerarse los riesgos y beneficios de la sedación frente a la cicatrización espontánea. Se ha informado el cierre con 2-octil cianoacrilato (es decir, Dermabond) como alternativa.

Dos importantes abordajes a la analgesia son la sedación durante el procedimiento y la anestesia local. Para laceraciones simples, puede usarse lidocaína al 1% con epinefrina teniendo mucho cuidado; los márgenes de tejido muy inflamados pueden distorsionarse con la infiltración local. Otra opción es una gasa empapada en lidocaína al 4% o pasta tópica aplicada directamente a la laceración durante 10 minutos. Para laceraciones complejas que requieren más tiempo, los bloqueos regionales, como un bloqueo del nervio alveolar inferior, que insensibiliza los dos tercios anteriores de la lengua, o el bloqueo del nervio lingual, y la sedación durante el procedimiento son opciones disponibles. Para facilitar la reparación hay que mantener el campo seco con gasa o un catéter de succión. Las almohadillas de gasa que se colocan en los espacios mucosos y sublinguales hacen que la lengua sobresalga para una mejor visualización y reparación. En ocasiones se coloca una sutura temporal a través de la parte anterior de la lengua para que un asistente tire de ella hacia adelante con el fin de obtener un mejor acceso. El cierre con material de sutura absorbible, como catgut cromado 4.0 o 5.0, con puntos alternos simples permite una cicatrización fácil y elimina la necesidad de retirarlo. Los antibióticos profilácticos no ofrecen beneficios demostrados y no se recomiendan.

Las laceraciones intraorales en otros sitios (encías, mucosa oral) tampoco suelen requerir reparación y las indicaciones para ello son similares al caso de la lengua (es decir, heridas muy abiertas). Examinar con detalle para detectar lesiones en los conductos de las glándulas salivales y complicaciones como amputación parcial de la lengua, dentición fragmentada y fractura mandibular, que deben llevar a manejo y evaluación por parte del especialista apropiado. Si se sospecha un cuerpo extraño o aspiración, puede ser necesario asegurar las vías respiratorias de forma definitiva. Debe prestarse atención especial a los pacientes con trastornos hemorrágicos, en quienes una simple laceración puede poner en riesgo la vida. Estos pacientes deben manejarse de forma concurrente con el servicio de hematología y pueden requerir transfusión de factor antes de la reparación, así como ácido aminocaproico o tranexámico tópico.

Todos los pacientes con laceraciones intraorales simples, sin importar el cierre primario o secundario, deben darse de alta con indicaciones de seguir una dieta blanda y asistir a seguimiento con su médico de atención primaria en 5 a 7 días. Se recomiendan los enjuagues con clorhexidina. Para reparaciones complejas o pérdida de la función, el seguimiento debe hacerse con especialistas o terapia ocupacional.

PUNTOS CLAVE

- Las laceraciones linguales posteriores son raras y deben conducir a una evaluación para lesiones concomitantes.
- La mayoría de las laceraciones de la lengua no requiere reparación porque la lengua tiene una vascularización abundante.
- Las indicaciones para reparación incluyen hemorragia persistente, bisección de la lengua, herida abierta en reposo, heridas que afectan los márgenes de la lengua y laceraciones mayores de 2 cm.
- Las laceraciones simples pueden repararse con técnicas de anestesia local; las laceraciones complejas pueden justificar los bloqueos nerviosos o la sedación durante el procedimiento.
- Los enjuagues con clorhexidina deben usarse según indicaciones en todas las laceraciones intraorales.

Lecturas sugeridas

Brown D, Jaffe J, Henson H. Advanced laceration management. *Emerg Med Clinics N Am.* 2007;25(1):83-99.
Das UM, Gadicherla P. Lacerated tongue injury in children. *Int J Clin Pediatr Dent.* 2008;1(1):39-41.
Kazzi MG, Silverberg M. Pediatric tongue laceration repair using 2-octyl cyanoacrylate (Dermabond®). *J Emerg Med.* 2013;45(6):846-848.
Seiler M, Massaro SL, Staubli G, et al. Tongue lacerations in children: to suture or not? *Swiss Med Wkly.* 2018;148:14683.

Pensar que la angina de Ludwig solo ocurre en adultos

Jasmin England, MD, FAAP

Los dientes primarios suelen brotar después de los 6 meses de vida, en tanto que los permanentes comienzan a hacerlo después de los 6 años de edad. El esmalte dental es duro y no puede regenerarse. Cubre la dentina, que sí puede regenerarse (fig. 48-1). La dentina es color amarillo pálido y protege la pulpa vascular rosada de las caries o las lesiones. La raíz usa el ligamento periodontal para ayudar a su unión con el hueso alveolar más profundo. Los nódulos linfáticos submandibulares son los que drenan las infecciones dentales.

Tipo de infecciones relacionadas con los dientes

Las biopelículas (placa) son microorganismos envueltos en una matriz extracelular. *Streptococcus mutans* se relaciona con caries y es particularmente prevalente con la exposición al azúcar en los alimentos. Las **caries dentales** comienzan como una mancha blanca tipo gis en los dientes (reversible) y evolucionan a una decoloración parda negruzca (irreversible) que, a la larga, produce la destrucción del esmalte y la dentina, que es cuando la enfermedad se vuelve dolorosa o, al menos, termosensible. Puede evolucionar a infecciones más profundas, como pulpitis. El flúor, una buena higiene oral y una dieta con un bajo contenido de azúcar previenen la formación de caries. Las caries dentales pueden manejarse de forma ambulatoria con el dentista, aunque los pacientes con dentina, pulpa o raíz expuestas deben tener un seguimiento sin demora.

Los **abscesos periapicales** (relacionados con dientes no viables) ocurren si la pulpitis evoluciona a un bolsillo de pus localizado que aparece como una masa fluctuante sobre la encía adyacente. Este es un diagnóstico clínico. La incisión y el drenaje son el tratamiento definitivo después de una anestesia adecuada ya sea con bupivacaína local o un bloqueo nervioso apropiado. No se requieren antibióticos para casos no complicados. Está indicado el seguimiento en 24 horas con el dentista.

La **angina de Ludwig** es una infección que se extiende con rapidez en el espacio submandibular (específicamente el sublingual y el submilohioideo). Suele ser resultado de un 2.° o 3.ᵉʳ molar mandibular infectado. Si bien los niños pequeños todavía no tienen sus molares, es incorrecto asumir que no pueden desarrollar angina

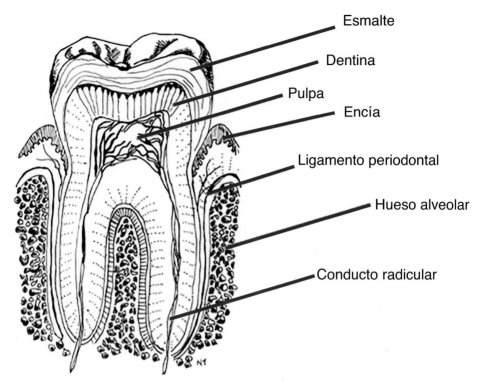

Esmalte

Dentina

Pulpa

Encía

Ligamento periodontal

Hueso alveolar

Conducto radicular

FIGURA 48-1 Anatomía del diente.

de Ludwig a causa de una infección en el espacio profundo del cuello. Se ha informado angina de Ludwig en lactantes incluso de 12 días de edad. Se presenta como celulitis que se disemina con rapidez, por lo general sin formación de absceso. A continuación, hay desplazamiento posterior de la lengua y extensión al espacio retrofaríngeo, lo que puede llevar a asfixia y convertir el diagnóstico en una urgencia clínica. El manejo inicial incluye considerar la intubación temprana con posible intubación nasotraqueal y consulta temprana con un subespecialista para una posible vía aérea fibróptica o quirúrgica. Los pacientes suelen requerir una tomografía computarizada (TC) para evaluar la extensión de la infección y deben ser hospitalizados para administrarles antibióticos intravenosos con cobertura para grampositivos (es decir, *Streptococcus mutans*) y anaerobios gramnegativos (es decir, peptoestreptococos y *Capnocytophaga*) en la flora oral. Ampicilina-sulbactam o clindamicina serían agentes de primera línea apropiados, con la adición de vancomicina para pacientes enfermos.

El **síndrome de Lemierre** es otra consideración importante. Es una tromboflebitis de la vena yugular interna por estructuras colindantes infectadas; se informa que 4% se origina en infecciones odontógenas. Es difícil diagnosticar, en particular porque los microémbolos sépticos se extienden a lo largo del cuerpo, pero puede comenzar como un cuello inflamado o doloroso, fiebres y cefalea. Se requieren imágenes similares y hospitalización para antibióticos IV como en la angina de Ludwig. Se necesita incluir a un cirujano vascular si hay sepsis en curso a pesar de los antibióticos.

PUNTOS CLAVE

- Los pacientes con una infección de la pulpa o la raíz o un absceso dental deben acudir para seguimiento con un dentista en un lapso de 48 horas.
- Puede ocurrir angina de Ludwig en niños, a pesar de que no tienen molares.
- La inflamación y la hipersensibilidad submandibular que sugieren angina de Ludwig constituyen una urgencia de las vías respiratorias. Requieren una consulta sin demora con un otorrinolaringólogo, antibióticos de amplio espectro y hospitalización.

Lecturas sugeridas

DeAngelis AF, Barrowman R, Harrod R, Nastri AL. Review article: Maxillofacial emergencies: oral pain and odontogenic infections. *Emerg Med Austral.* 2014;26(4):336-342. doi:10.1111/1742-6723.12266.

Nguyen DH, Martin JT. Common dental infections in the primary care setting. *Am Fam Physician.* 2008;77(6):797-802.

Pedigo R. Dental emergences: management strategies that improve outcomes. *Emerg Med Practice.* 2017;19:1-24.

Robertson DP, Keys W, Rautemaa-Richardson R, et al. Management of severe acute dental infections. *BMJ.* 2015;350:h1300.

Stephens MB, Wiedemer JP, Kushner GM. Dental problems in primary care. *Am Fam Physician.* 2018;98(11): 654-660.

49

Pasar por alto estrategias simples para manejar el dolor relacionado con alveolitis

Jennifer K. Potter, MD y Sarah N. Weihmiller, MD, FAAP

La osteítis alveolar, conocida comúnmente como alveolitis, se trata más a menudo en el consultorio dental; sin embargo, estos pacientes pueden presentarse a la sala de urgencias pediátrica fuera de horas hábiles. Es una complicación dental importante que los profesionales de urgencias no deben ignorar. Para diagnosticar alveolitis tiene que haber desalojamiento visible de un coágulo con exposición del hueso. Además, el dolor debe haberse presentado después de 1 a 3 días de una extracción y ocurrir en el sitio de la extracción. Los factores de riesgo de alveolitis incluyen tabaquismo, infección preexistente, extracción traumática y anticonceptivos orales.

Reconocer la alveolitis es fundamental para su tratamiento apropiado. La presentación más frecuente en pediatría es un paciente que acude a la sala de urgencias con dolor intenso. El dolor se percibe en el sitio de la extracción y suele describirse como palpitante y que se irradia al oído. Al inicio mejora tras salir del consultorio dental y después empeora de forma repentina. La alveolitis es más frecuente después de la extracción del tercer molar y en pacientes > 12 años de edad.

En la exploración física, el sitio de extracción muestra un coágulo total o parcialmente desalojado y hueso alveolar expuesto. Puede o no haber mal olor. El diagnóstico puede confirmarse al irrigar la cavidad con solución salina tibia; el dolor aumentará si hay alveolitis. Otras etiologías a considerar con dolor dental intenso incluyen cuerpo extraño, raíz radicular retenida, osteomielitis, absceso subperióstico, trismo y osteonecrosis. Si el cuerpo extraño, la raíz radicular retenida o la osteomielitis están en un sitio destacado del diagnóstico diferencial, hay que considerar la obtención de radiografías.

El tratamiento de la alveolitis en la sala de urgencias debe enfocarse en el control del dolor, la irrigación y el taponamiento del sitio de extracción. Primero, se administra anestesia óptima con bloqueo dental usando un anestésico local como lidocaína sin epinefrina. A continuación, se irriga la cavidad con una jeringa de irrigación de 60 cc llena de solución salina tibia para eliminar los desechos. La succión debe tenerse en bajo para evitar desalojar cualquier coágulo que quede. El paso final, el taponamiento de la cavidad, es fundamental para proporcionar alivio del dolor. Existen varios productos disponibles en el comercio, como pastas y apósitos especiales. Las pastas duran más que la gasa para taponamiento y son más fáciles de aplicar. Si estos productos no están disponibles, los materiales de taponamiento pueden crearse con artículos que suelen estar presentes en el área de urgencias. Los apósitos de yodoformo pueden empaparse en lidocaína al 0.5% o las esponjas de Gelfoam en 160 mg de ácido tranexámico (ATX). Para asegurar el material de taponamiento, se coloca un tapón de Gelfoam sobre el mismo y se pide al paciente que muerda sobre una gasa de 5 × 5. En un paciente calmado con analgesia adecuada, considerar la colocación de una sutura en ocho en la cara superior de la cavidad sobre el tapón de Gelfoam para asegurarlo.

Las indicaciones para los pacientes con alveolitis consisten en alta a casa con seguimiento estrecho por parte del dentista. Los AINE deben proporcionar un control adecuado del dolor; rara vez se requieren opioides. Los antibióticos para la alveolitis por sí sola ni se apoyan ni se desaconsejan en la bibliografía. Los pacientes o sus padres deben recibir indicaciones para organizar el seguimiento inmediato con el profesional que realizó la extracción de la pieza. El taponamiento que se coloca en la sala de urgencias necesita remplazarse cada 24 a 48 horas ya sea en el consultorio o en urgencias. El paciente debe recibir indicaciones para seguir una dieta blanda y evitar las sustancias calientes o frías, usar popotes, hacer gárgaras, escupir, fumar y manipular el taponamiento con la lengua.

PUNTOS CLAVE

- Ocurre 1 a 3 días después de la extracción.
- Es rara en pacientes < 12 años de edad.
- El reconocimiento del problema es fundamental; no hay consenso sobre la prevención.
- El tratamiento incluye analgesia, irrigación y taponamiento alveolar.

Lecturas sugeridas

Beaudreau RW. Oral and dental emergencies. In: Tintinalli JE, Stapczynski J, Ma O, et al., eds. *Tintinalli's Emergency Medicine: A Comprehensive Study Guide.* 8th ed. New York, NY: McGraw-Hill; 2016. http://accesse-mergencymedicine.mhmedical.com.libproxy.lib.unc.edu/content.aspx? bookid=1658&sectioned=109444613. January 24, 2019.

Faizel S, et al. Comparison between neocone, alvogyl and zinc oxide packing for treatment of dry socket: a double-blind randomized control trial. *J Maxillofac Oral Surg.* 2015;14:312-320.

Mamoun J. Dry socket etiology, diagnosis, and clinical treatment techniques. *J Korean Assoc Oral Maxillofac Surg.* 2018;44:52-58.

Reichman EF. Post-extraction pain and dry socket (alveolar osteitis) management. In: Reichman EF, ed. *Reichman's Emergency Medicine Procedures.* 3rd ed. New York, NY: McGraw-Hill; 2019. http://accessemergencymedicine. mhmedical.com.libproxy.lib.unc.edu/content.aspx? bookid=2498&sectionid=201302787. Consultado el 24 de enero de 2019.

Descartar la sialoadenitis como una infección simple y arrojarle antibióticos

Zachary T. Burroughs, MD, FAAP

Anatomía y fisiología

Las principales glándulas salivales secretan saliva para facilitar el gusto, la lubricación y la digestión de los alimentos. La saliva también provee integridad al diente y tiene propiedades antibióticas. Existen tres pares principales de glándulas salivales: parótidas, submandibulares y sublinguales. La saliva viaja a través de las glándulas salivales por una red de conductos. El conducto de Stensen (glándula parótida) drena en la parte posterior de la boca cerca del segundo molar superior y el conducto de Wharton (glándula submandibular) drena a lo largo del piso de la boca cerca del frenillo de la lengua. Las glándulas sublinguales utilizan múltiples conductos más pequeños.

Sialoadenitis

Se cree que la sialoadenitis es de naturaleza multifactorial. Se ha descrito un ciclo de disminución del flujo salival que causa inflamación que conduce a disfunción de los conductos y después aumento de la saliva mucinosa. La deshidratación, la infección, las anormalidades estructurales y los factores inmunológicos son factores predisponentes conocidos. Las infecciones bacterianas y virales son más frecuentes en la glándula parótida, en tanto que la sialolitiasis lo es en la glándula submandibular. Los patógenos virales son más a menudo causa de sialoadenitis infecciosa que los patógenos bacterianos, con las paperas como la más frecuente. La vacunación ha ocasionado una disminución marcada de las paperas, pero aún son una causa en niños. Los síntomas sistémicos diferencian las paperas de otras causas de sialoadenitis. Se observa un pródromo de fiebre, cefalea y malestar con el desarrollo subsiguiente de sialoadenitis. Otros patógenos virales que conducen a sialoadenitis incluyen virus de Epstein-Barr, virus de parainfluenza y VIH. La afección de la glándula parótida bilateral debe llevar a considerar seriamente el VIH como causa. Los patógenos bacterianos que causan sialoadenitis comprenden *Staphylococcus aureus, Streptococcus viridans, Haemophilus influenzae*, especies de *Peptostreptococcus, Streptococcus pneumoniae, Escherichia coli* y *Bacteroides*. La sialoadenitis debida a sialolitiasis es rara en niños y suele afectar la glándula submandibular. Otras causas de sialoadenitis incluyen radiación y traumatismo directo.

Diagnóstico

La sialoadenitis aguda se presenta con fiebre, así como inflamación, dolor y eritema que cubre la glándula afectada. Los síntomas suelen ser unilaterales. Los pacientes a menudo experimentan trismo y dolor con la masticación y la deglución. A menudo hay eritema y edema en la abertura de los conductos de la glándula afectada y en ocasiones secreción purulenta con la presión. El diagnóstico suele ser clínico, pero puede apoyarse en ecografía, tomografía computarizada o sialoendoscopia en ciertos casos.

La sialoadenitis crónica requiere consideraciones especiales en la población pediátrica porque puede relacionarse con deficiencias inmunológicas y trastornos autoinmunes como VIH, deficiencia de IgA, síndrome de Sjögren, artritis reumatoide juvenil, sarcoidosis y colitis ulcerativa. En algunos casos, la inflamación o el aumento de tamaño de la glándula parótida pueden deberse a una tumoración parótida, como adenomas, hemangiomas y carcinomas.

La parotiditis recurrente juvenil (PRJ) se observa como una entidad clínica separada y se cree que ocupa el segundo lugar después de las paperas como causa de enfermedad salival en niños a nivel mundial. La PRJ se define como episodios recurrentes de inflamación o infección de la glándula parótida sin una etiología definida. La PRJ suele ocurrir entre las edades de 3 a 6 años y puede observarse de nuevo al inicio de la pubertad. Se ha visto un ligero predominio en hombres con PRJ. El diagnóstico de PRJ es clínico y la sialoendoscopia es una forma efectiva para el diagnóstico y manejo.

Manejo

La sialoadenitis aguda se trata con antibióticos orales, analgésicos, hidratación, sialogogos y masajes tibios. Amoxicilina/clavulanato es el tratamiento empírico de primera línea. Para pacientes con alergia a la penicilina puede usarse clindamicina. En casos aplicables, la tinción de Gram y el cultivo deben enviarse para analizar el material purulento extraído del conducto. Los pacientes con síntomas sistémicos como fiebre o leucocitosis pueden beneficiarse de antibióticos IV. Las opciones quirúrgicas para el manejo incluyen extracción del cálculo, litotripsia, extracción de la glándula (menos frecuente) o sialoendoscopia. La sialoadenitis aguda de la PRJ es autolimitada, pero el tratamiento suele ser como se describió para las exacerbaciones agudas. Evidencia más nueva apoya la sialoendoscopia como medio para reducir las exacerbaciones agudas y prevenir crisis futuras a largo plazo.

PUNTOS CLAVE

- La sialoadenitis suele ser multifactorial y los antibióticos no siempre son la respuesta.
- Las dos etiologías más frecuentes de sialoadenitis en niños son la viral y la parotiditis recurrente juvenil.
- La sialoadenitis recurrente justifica la referencia con un especialista.

Lecturas sugeridas

Francis CL, Larsen CG. Pediatric sialadenitis. *Otolaryngol Clin North Am.* 2014;47(5):763-778.

Orvidas LJ, Kasperbauer JL, Lewis JE, Olsen KD, Lesnick TG. Pediatric parotid masses. *Arch Otolaryngol Head Neck Surg.* 2000;126(2):177-184.

Patel A, Karlis V. Diagnosis and management of pediatric salivary gland infections. *Oral Maxillofac Surg Clin North Am.* 2009;21(3):345-352.

Ramakrishna J, Strychowsky J, Gupta M, Sommer DD. Sialendoscopy for the management of juvenile recurrent parotitis: a systematic review and meta-analysis. *Laryngoscope.* 2015;125(6):1472-1479.

No olvidar los dientes secundarios mientras se atiende una lesión en un diente primario

Moon O. Lee, MD, MPH, FACEP

Casi la mitad de las visitas a la sala de urgencias por quejas dentales en niños < 6 años de edad se relaciona con una lesión. Los traumatismos a los dientes primarios deben atenderse de forma oportuna debido a la naturaleza sensible al tiempo de las lesiones. Las lesiones en los dientes primarios pueden afectar los primordios subyacentes de los dientes permanentes, lo que puede conducir a malformación o decoloración, dientes impactados y alteraciones en la erupción. Los dientes primarios comienzan a brotar entre los 6 y 10 meses de edad y la mayoría lo hace para los 3 años de edad. Los 20 dientes primarios se caen entre los 6 y 12 años de edad.

Tipos de lesiones dentales

Entender el tipo de lesiones dentales ayuda a dirigir la atención que necesita proporcionarse.

- **Conmoción** es un diente que es hipersensible al tacto y tiene movilidad normal.
- **Subluxación** es un diente con mayor movilidad pero que no está desplazado.
- **Luxación extrusiva** es un desplazamiento parcial del diente fuera de la cavidad y puede ser excesivamente móvil.
- **Luxación lateral** es un diente desplazado que está inmóvil.
- **Luxación intrusiva** es un diente desplazado a través del borde alveolar que puede pellizcar el primordio del diente permanente.
- **Avulsión** es un diente que está completamente fuera de la cavidad.
- **Fracturas** se clasifican con base en la ubicación y pueden afectar el esmalte, la dentina, la pulpa, la raíz o el hueso alveolar.

Diagnóstico

En la sala de urgencias, las radiografías dentales no suelen estar disponibles. Algunas salas de urgencias son capaces de obtener una radiografía dental panorámica (panortorradiografía). Las panortorradiografías pueden aportar información de las lesiones y los primordios subyacentes de los dientes permanentes. Sin embargo, considerando la naturaleza superficial de la mayoría de las lesiones dentales, la panortorradiografía no es crucial. Las radiografías de la cara o el tórax deben obtenerse para ubicar un fragmento de un diente faltante que pueda haberse aspirado o desplazado hacia los tejidos blandos. Si hay preocupación clínica por una fractura de hueso alveolar, considérese obtener una TC facial. La cara es una de las partes del cuerpo del niño que se lesionan con mayor frecuencia en casos de abuso infantil y debe tenerse en mente al valorar a niños con traumatismos intraorales.

Tratamiento

En la sala de urgencias, el tratamiento de las lesiones de dientes primarios consiste en atención de apoyo. Las conmociones, luxaciones, intrusiones y fracturas dentales sin la pulpa expuesta se manejan de forma conservadora con control del dolor, dieta blanda y seguimiento dental urgente. Para los dientes primarios con luxación extrusiva con aumento de la movilidad puede considerarse la extracción del diente con base en el riesgo de aspiración. A diferencia de los dientes permanentes, los dientes primarios con avulsión no deben volverse a implantar en la cavidad. Los dientes primarios con dentina expuesta deben repararse con urgencia por un dentista, pero no necesitan cubrirse de manera inmediata en la sala de urgencias. En las fracturas dentales con pulpa expuesta debe aplicarse una pasta sobre la pulpa y el paciente requerirá seguimiento con un dentista en un lapso de 24 horas.

El uso sistemático de antibióticos orales no se recomienda en la mayoría de las lesiones dentales. En contraste con los dientes permanentes, solo deben ferulizarse los dientes primarios cuando hay una fractura de hueso alveolar o fracturas en la raíz intraalveolar.

Además del control del dolor, es necesario asesorar a los padres para que efectúen una buena higiene oral para ayudar a la cicatrización. Los pacientes deben usar un cepillo de dientes suave y aplicar gluconato de clorhexidina al 0.1% libre de alcohol sobre el área afectada con un hisopo dos veces al día durante 1 semana. Los pacientes deben seguir una dieta blanda por 10 días y los niños más pequeños no deben usar chupón.

PUNTOS CLAVE

- Las lesiones en los dientes primarios pueden afectar el desarrollo de los dientes permanentes, pero el tratamiento de la mayoría consiste en cuidados de apoyo.
- Los dientes primarios con avulsión no se reimplantan.
- Durante el alta, se requieren indicaciones detalladas para que los padres proporcionen buena higiene oral que mejore la cicatrización.

Lecturas sugeridas

American Dental Association. https://www.ada.org/en/~/media/ADA_Foundation/GKAS/Files/GKAS-Primary-Tooth-Eruption-Chart

Da Silva Assunção LR, Ferelle A, Iwakura ML, et al. Effects on permanent teeth after luxation injuries to the primary predecessors: a study in children assisted at an emergency service. *Dent Traumatol.* 2009;25(2):165-170.

Fisher-Owens SA, Lukefahr JL, Tate AR; American Academy of Pediatrics, Section on Oral Health; Committee on Child Abuse and Neglect; American Academy of Pediatric Dentistry, Council on Clinical Affairs, Council on Scientific Affairs; Ad hoc Work Group on Child Abuse and Neglect. Oral and dental aspects of child abuse and neglect. *Pediatrics.* 2017;140(2).

Lewis C, Lynch H, Johnston B. Dental complaints in emergency departments: a national perspective. *Ann Emerg Med.* 2003;42(1):93-99.

Malmgren B, Andreasen JO, Flores MT, et al. Guidelines for the management of traumatic dental injuries: 3. Injuries in the primary dentition. *Pediatr Dent.* 2017;39(6):420-428.

Enfocándose solo en los dientes cuando hay un traumatismo dental

Michael Hrdy, MD y Simone L. Lawson, MD, FAAP

Introducción

Los traumatismos dentales son un motivo frecuente de presentación a la sala de urgencias pediátrica. Hasta 20% de los adolescentes en Estados Unidos experimenta un traumatismo a sus dientes permanentes. Si bien es difícil ignorar el aspecto impactante de un diente con avulsión total o fractura, es importante realizar una evaluación detallada para asegurar que no pasen inadvertidas lesiones adicionales potencialmente graves.

Primero lo primero (revisión primaria)

Un paciente con traumatismo dental es un paciente traumatizado y aplican los principios ATLS. Se evalúa por completo al paciente antes de enfocarse en el traumatismo dental. Puede haber una obstrucción de las vías respiratorias debido a un diente aspirado o un hematoma sublingual secundario a un traumatismo maxilofacial. La respiración y la circulación tienen menos probabilidades de verse afectadas en los traumatismos orofaciales, pero deben valorarse con rapidez antes de indagar si hay lesiones adicionales. Una vez que se completa la revisión primaria, se catalogan las lesiones del paciente. Se recomienda comenzar por fuera de la boca y trabajar hacia las lesiones dentales conocidas.

Exploración extraoral

Una exploración física general ayuda a revelar las lesiones que tal vez no sean inmediatamente evidentes como el traumatismo dental. El traumatismo no accidental es una causa potencial de traumatismo dental y una exploración detallada de la piel puede mostrar patrones de hematomas preocupantes. Se realiza una exploración meticulosa de la cabeza y el cuello, ya que la tasa de fractura mandibular o maxilofacial en pacientes con traumatismo dental puede ser tan alta como 23%. Se evalúan el cráneo, la mitad de la cara, el área periorbitaria y la mandíbula para detectar uniones irregulares en la mandíbula, hipersensibilidad puntual o crepitaciones. Buscar signos de fractura de la base del cráneo. Una exploración de los nervios craneales puede revelar patologías neurológicas, así como algunas orbitarias. Registrar cualquier abrasión, laceración u otras lesiones de tejidos blandos. Dado el mecanismo traumático, también debe considerarse el potencial de una lesión de la columna cervical. El riesgo de una lesión a la columna cervical es significativamente más alto en pacientes con una fractura mandibular.

Exploración oral

Comenzar pidiendo al paciente que intente abrir y cerrar la boca. Las dificultades para abrir la boca sugieren daño a la mandíbula o articulación temporomandibular (ATM). Los cambios subjetivos en el contacto interdental al morder (maloclusión) son 96% específicos de fractura mandibular. La prueba con abatelenguas, en la que el paciente aprieta el abatelenguas entre los molares de un lado de la boca mientras el explorador trata de sacarlo, también puede usarse para evaluar si hay fractura mandibular. La incapacidad de retener el abatelenguas en la boca de cualquier lado se considera un resultado positivo. La incidencia de fractura mandibular es menor en niños pequeños que en adolescentes, pero si existe la preocupación de una fractura, el estudio de imágenes recomendado incluye radiografías, panortorradiografía o TC según la disponibilidad y la capacidad del paciente para cooperar con la posición requerida.

A continuación, se evalúan los tejidos blandos intraorales en busca de laceraciones y abrasiones. Todas las laceraciones orales deben examinarse en busca de cuerpos extraños, como fragmentos dentales retenidos. Se palpa a lo largo de la línea de la encía en busca de fracturas del borde alveolar, indicadas por la movilidad de múltiples dientes contiguos. Se prescriben antibióticos con cobertura para la flora oral en caso de una fractura mandibular abierta (hemorragia o laceración gingival concurrente).

Reconocer y evaluar cada diente en busca de lesiones. En pacientes que se presentan por una lesión dental, si un diente está lesionado es probable que otro diente también lo esté. Si falta una pieza, considerar una radiografía de tórax para evaluar una posible aspiración. La visualización de los dientes puede revelar cuarteaduras o fracturas fisurarias en el esmalte, fracturas no complicadas a través del esmalte blanco (Ellis clase I) o la dentina amarilla (Ellis clase II), o fracturas complicadas que exponen la pulpa rojiza (Ellis clase III). Comparar cada diente con los colindantes, ya que puede haber movimiento hacia dentro o fuera de la cavidad. Percutir y palpar cada diente para evaluar si hay hipersensibilidad y aumento de la movilidad.

PUNTOS CLAVE

- Si un diente está lesionado, es muy probable que otro diente también lo esté.
- ¡Piense fuera de la boca! Las lesiones dentales suelen relacionarse con fracturas faciales y mandibulares, así como con lesiones de la columna cervical.
- Percutir y palpar cada diente para ayudar a identificar lesiones intraorales difíciles de detectar.
- La prueba con el abatelenguas es sensible para descartar una fractura mandibular, una complicación potencial de las lesiones dentales en niños.

Lecturas recomendadas

Hall E, Hickey P, Nguyen-Tran T, Louie J. Dental trauma in a Pediatric Emergency Department Referral Center. *Pediatr Emerg Care*. 2016;32(12):823-826.

Murray JM. Mandible fractures and dental trauma. *Emerg Med Clin North Am*. 2013;31(2):553-573.

Subramanian K, Chogle SM. Medical and orofacial considerations in traumatic dental injuries. *Dent Clin N Am*. 2009;53(4):617-626.

No evaluar con detalle las fracturas faciales

Ioannis Koutroulis, MD, PhD, MBA y Angelica W. DesPain, MD

Con cualquier traumatismo facial, es importante inspeccionar la boca y la cavidad oral para valorar si hay una lesión al maxilar o la mandíbula. Obtener una tomografía computarizada (TC) o una radiografía panorámica (panortorradiografía) si se sospecha una fractura maxilar o mandibular. Las radiografías simples de una sola proyección no permiten visualizar adecuadamente las fracturas debido a los huesos adyacentes y a la forma de U de la mandíbula.

Fractura maxilar

Las fracturas maxilares pueden manifestarse como contusiones sobre el hueso de la mejilla, maloclusión o enoftalmos. El maxilar se examina sosteniendo y tratando de mover los dientes centrales superiores o el borde alveolar en sentido anterior o posterior mientras se estabiliza la frente con la otra mano. Las laceraciones, cortes o desniveles en el paladar pueden indicar una fractura maxilar. Una laceración o desnivel en el borde alveolar superior sugiere una fractura en la mitad de la cara.

La mayoría de las fracturas maxilares requiere un impacto de alta energía y se relaciona con lesiones concomitantes, incluidas laceraciones de tejidos blandos, fracturas faciales, conmociones y otras lesiones neurológicas. Debe analizarse el nervio craneal V porque puede ocurrir una lesión al nervio como resultado de una laceración facial. Las fracturas complejas de la mitad de la cara se clasifican con el sistema de Le Fort. Los datos clásicos de ojos de mapache y movilidad de la mitad de la cara respaldan el diagnóstico de una fractura de Le Fort, pero no siempre están presentes. No debe asumirse que hay simetría facial bilateral o concluir la exploración después de encontrar una lesión, ya que es posible que otras lesiones pasen inadvertidas.

Fractura mandibular

Las fracturas mandibulares pueden presentarse con hematomas faciales, inflamación, maloclusión, laceraciones en la barbilla y la lengua, protrusión de la quijada a un lado, fracturas dentales, dolor temporomandibular, dolor con la masticación, hiposensibilidad del labio inferior y la barbilla o dolor de oído. Palpar la sínfisis, el cuerpo, el ángulo y las ramas mandibulares de forma externa e intraoral. La maloclusión es una indicación de desplazamiento mandibular o maxilar. Preguntar al paciente si siente que la mordida es normal. La incapacidad de sostener un abatelenguas entre los dientes apretados de cualquier lado sugiere una fractura mandibular. La inflamación preauricular y la incapacidad de cerrar por completo la boca son consistentes con dislocación de la articulación temporomandibular.

De acuerdo con el mecanismo de la lesión, las fracturas mandibulares pueden ocurrir en la sínfisis, el cuerpo, el ángulo, las ramas o el cóndilo. Las caídas y los choques vehiculares, en los que la fuerza se dirige contra la barbilla, suelen resultar en fracturas de la sínfisis y los cóndilos. Las agresiones a menudo provocan lesiones al cuerpo o el ángulo en el punto de impacto. Las fracturas unilaterales del cóndilo desvían la quijada hacia el lado de la fractura al abrir la boca. Las laceraciones de la barbilla en niños a menudo se relacionan con fracturas condilares. Dado que el centro de crecimiento de la mandíbula se ubica en el área del cóndilo, el daño en este sitio puede causar alteraciones del crecimiento.

Manejo

Todas las fracturas pediátricas maxilares y mandibulares justifican una interconsulta dental o maxilofacial. La mayoría de los cirujanos aborda estas fracturas pediátricas de forma conservadora debido a la consolidación ósea acelerada y el potencial osteógeno. La observación es adecuada para fracturas no desplazadas o en rama verde. Las fracturas con desplazamiento mínimo se tratan con reducción cerrada o fijación maxilomandibular para evitar lesionar de forma permanente los primordios dentales y alterar el crecimiento mandibular. Las fracturas desplazadas a menudo requieren reducción abierta con fijación interna y deben tratarse en un plazo de 2 a 4 días para lograr mejores resultados. La consolidación rápida en niños puede causar que esta sea defectuosa si la estabilización se retrasa por más de 5 días. Los diagnósticos retrasados aumentan el riesgo de consolidación defectuosa, falta de unión y maloclusión.

Reducir las dislocaciones temporomandibulares aplicando tracción descendente a la parte posterior de la mandíbula y empujando la barbilla en sentido posterior para insertar el cóndilo de vuelta en la fosa. Las laceraciones en barbilla, lengua, encías, mucosa oral y paladar suelen relacionarse con lesiones en el maxilar y la mandíbula, y viceversa. Examinar con cuidado en busca de fracturas maxilares y mandibulares o dislocación temporomandibular siempre que haya una laceración facial.

Todas las fracturas abiertas y laceraciones gingivales requieren antibióticos; considerar seriamente antibióticos profilácticos con cobertura para flora oral y sinusal en todas las fracturas maxilares y mandibulares. La profilaxis contra el tétanos debe actualizarse según esté indicado.

PUNTOS CLAVE

- Se recomienda una panortorradiografía o TC maxilofacial cuando hay sospecha de fracturas maxilares o mandibulares; las radiografías de una sola proyección no son suficientes.
- ¡Evaluar con cuidado en busca de laceraciones relacionadas con fracturas maxilares o mandibulares (p. ej., barbilla, lengua, encías, mucosa oral, paladar) y viceversa!
- Realizar la exploración facial de forma sistemática; no dar por terminada la exploración después de encontrar una lesión o asumir que hay simetría facial.
- Referir con un especialista desde el inicio porque la consolidación rápida puede causar que sea defectuosa.

Lecturas sugeridas

Haug RH, Foss J. Maxillofacial injuries in the pediatric patient. *Oral Surg Oral Med Oral Pathol Oral Radiol Endod*. 2000;90(2):126-134.

Morales JL, Skowronski PP, Thaller SR. Management of pediatric maxillary fractures. *J Craniofac Surg*. 2010;21(4):1226-1233.

Shaw KN, Bachur RG. *Fleischer and Ludwig's Textbook of Pediatric Emergency Medicine*. Philadelphia, PA: Lippincott Williams & Wilkins; 2016.

Baje el bisturí: un abordaje reflexivo a los bultos en el cuello

Nicole Gerber, MD y Adam E. Vella, MD, FAAP

Existe una variedad de etiologías para los bultos o tumoraciones en el cuello, que pueden dividirse en inflamatorias, congénitas y neoplásicas. Al anticipar el manejo, es importante recordar la proximidad de estructuras vitales en el cuello, incluidas las arterias carótidas, el plexo braquial y la tráquea.

Inflamatorias

El aumento de tamaño de los nódulos linfáticos cervicales es un bulto cervical frecuente y más a menudo es un aumento de tamaño reactivo por una infección viral, aunque también puede deberse a una infección bacteriana. La linfadenopatía reactiva por una infección respiratoria superior viral suele caracterizarse por nódulos linfáticos sin hipersensibilidad, o acaso mínima, móviles sin cambios en la piel que los cubre. Una consideración viral particular es el virus de Epstein-Barr (VEB), que puede causar linfadenopatía pronunciada. Las pruebas serológicas o rápidas para mononucleosis pueden usarse para confirmar el diagnóstico. El VEB causa una enfermedad autolimitada; sin embargo, el diagnóstico preciso es útil para el pronóstico porque los síntomas pueden persistir durante semanas y debido a la esplenomegalia concomitante en algunos individuos, hay que evitar los deportes de contacto para prevenir la rotura del bazo.

La linfadenitis unilateral hipersensible con calor o cambios en la piel que la cubre puede representar una infección bacteriana. Los antibióticos se ajustan al microorganismo infeccioso más probable: *Staphylococcus aureus* y estreptococos del grupo A. Si hay alguna fluctuación relacionada, debe utilizarse la ecografía para evaluar si hay un absceso para el que el drenaje sería benéfico, lo que es mejor hacerlo en consulta con un subespecialista en cirugía. Si el paciente tiene mal aspecto, la progresión es rápida o no hay respuesta a los antibióticos orales, puede requerir hospitalización para recibir antibióticos IV.

Los antecedentes precisos son importantes ya que las exposiciones pueden indicar causas bacterianas alternativas de la linfadenitis. La enfermedad por arañazo de gato, causada por *Bartonella henselae*, se trata con azitromicina y las micobacterias no tuberculosas, que se sospechan cuando la piel tiene un tinte violáceo, se tratan mejor mediante extirpación quirúrgica.

Bultos congénitos del cuello

Los bultos congénitos en el cuello incluyen quistes branquiales, que se encuentran en la parte lateral del cuello, anteriores al músculo esternocleidomastoideo, y quistes del conducto tirogloso en la línea media. Menos frecuentes son los hemangiomas del cuello, que pueden tener importantes consideraciones para las vías respiratorias.

Los quistes branquiales y del conducto tirogloso suelen presentarse más adelante en la vida cuando se infectan. De forma similar a otras infecciones bacterianas del cuello, la ecografía es una buena modalidad diagnóstica para evaluar la presencia de una acumulación de líquido drenable y el tratamiento debe dirigirse a los microorganismos más frecuentes de piel/tejidos blandos. A diferencia de la linfadenitis bacteriana típica, el quiste debe extirparse con cirugía después de que se ha controlado la infección para evitar complicaciones, lo que incluye reinfección. Pueden requerirse imágenes adicionales para la planeación quirúrgica y el diagnóstico definitivo.

Los hemangiomas del cuello se diagnostican en clínica. Aparecen poco después del nacimiento y pasan por un periodo de crecimiento seguido de regresión espontánea. Algunos hemangiomas que se encuentran en la distribución de la barba a lo largo de la barbilla y el cuello se relacionan con hemangiomas subglóticos subyacentes, que tienen implicaciones para el manejo de las vías respiratorias. Los niños a menudo se presentan con estridor que se confunde con crup y pueden responder al manejo inicial del mismo. En casos de "crup" recurrente sin fiebre, debe considerarse la posibilidad de un hemangioma.

Neoplásicas

En adultos debe mantenerse una sospecha más alta de neoplasia, lo que incluye cánceres primarios de amígdalas, lengua y tiroides, así como enfermedad metastásica, por lo general por carcinoma epidermoide de las vías respiratorias superiores o digestivas. Las neoplasias son menos probables en niños de menor edad, aunque debe considerarse linfoma de Hodgkin en el adolescente. El linfoma de Hodgkin se presenta con linfadenopatía indolora, gomosa e inmóvil con síntomas B que incluyen fiebre, pérdida de peso y diaforesis nocturna. La linfadenopatía puede acompañarse de un bulto mediastínico, que tal vez permanezca asintomático aun cuando sea grande. La posición en decúbito puede precipitar dificultades para respirar, un factor clave al considerar imágenes transversales. Debido a su ubicación distal, el conflicto de espacio en las vías respiratorias no se alivia con la intubación. Hay que tener cuidado de evaluar un bulto mediastínico antes de realizar procedimientos en cualquier paciente en el que se sospeche una neoplasia.

PUNTOS CLAVE

- Los bultos congénitos del cuello a menudo se presentan cuando están infectados. El tratamiento definitivo es la extirpación quirúrgica después de tratar la infección.
- Lo que se observa en la superficie puede ser solo un indicio de lo que se encuentra más abajo. Hay que considerar las implicaciones de los datos cutáneos sobre las vías respiratorias.
- Los bultos del cuello en expansión pueden conducir sin demora a compromiso de las vías respiratorias.

Lecturas sugeridas

Badawy M. Pediatric neck masses. *Clin Ped Emergency Medicine*. 2010;11(2):73-80.

Geddes G, Butterly M, Patel S, et al. Pediatric neck masses. *Pediatr Rev*. 2013;34(3):115-124.

Meier J, Grimmer J. Evaluation and management of neck masses in children. *Am Fam Physician*. 2014;89(5):353-358.

Traumatismo contuso del cuello

Kara K. Seaton, MD, FAAP

Los traumatismos contusos en el cuello son relativamente raros en pediatría. Cuando ocurren, pueden conducir a lesiones de vías respiratorias, esófago, vasculatura del cuello o columna cervical. Los médicos deben tener
cuidado al valorar estas lesiones, ya que es posible que al inicio se presenten con síntomas mínimos, pero evolucionan con rapidez. Los niños con un traumatismo importante en el cuello también están en riesgo elevado de
un traumatismo maxilofacial, cefálico o torácico.

Consideraciones pediátricas específicas

En comparación con los adultos, los niños tienen cuellos relativamente cortos, con una laringe móvil y flexible
ubicada a nivel superior. El resultado es que la laringe está parcialmente protegida por el arco mandibular, lo que
atenúa el riesgo de fractura. Sin embargo, como las vías respiratorias pediátricas son sustancialmente más pequeñas que las de los adolescentes o adultos, incluso una pequeña cantidad de edema o hemorragia puede conducir
a un compromiso importante. Además, el tejido submucoso solo está un poco adherido al pericondrio de las vías
respiratorias, lo que aumenta el riesgo de formación de un hematoma submucoso que conduce a obstrucción.

Mecanismos de lesión

Los accidentes automovilísticos son la causa más frecuente de traumatismo contuso del cuello en niños. Otras
fuentes de lesión ocurren por un mecanismo de "tendedero" relacionado con bicicletas, cuatrimotos, motonieves
o motos acuáticas y traumatismos por deportes, caídas, golpes directos o estrangulación. Los médicos deben considerar un traumatismo no accidental, sobre todo en lesiones tipo estrangulación o en lactantes y niños pequeños.

Lesiones de las vías respiratorias

Valorar las lesiones de las vías respiratorias es de gran importancia en niños con un traumatismo contuso o la
aplicación de una fuerza considerable a la parte anterior del cuello. Las lesiones son resultado de la compresión
de la laringe contra la columna vertebral o por una desaceleración rápida y fuerzas de cizallamiento. Hematomas en la parte anterior del cuello, crepitaciones, desviación traqueal o fracturas palpables sugieren una lesión,
aunque en algunos casos es posible que no haya signos externos.

Hay un amplio espectro de presentación en las lesiones de las vías respiratorias, que van de disfonía leve o
voz ronca a estridor, afonía o dificultad respiratoria. Otros síntomas incluyen disfagia, hemoptisis o dolor del
cuello. Los niños que tienen lesiones graves pueden presentarse con taquipnea, retracciones o incapacidad para
permanecer sobre la espalda.

Lesiones no relacionadas con las vías respiratorias

Las lesiones faríngeas y esofágicas también se deben a traumatismos contusos al cuello. La pared esofágica en
pacientes pediátricos es delicada y puede alterarse con facilidad. Los síntomas comprenden disfagia u odinofa-
gia, hematemesis, hipersensibilidad o dolor a la palpación del cuello o enfisema subcutáneo.

Las lesiones vasculares son más frecuentes en traumatismos penetrantes. Sin embargo, estas lesiones deben
considerarse cuidadosamente, en especial en pacientes con lesiones concomitantes de la columna cervical, déficits neurológicos focales o alteración del nivel de consciencia. La vasculatura que se lesiona con mayor frecuencia en un traumatismo contuso del cuello es la arteria carótida común. La arteria vertebral rara vez está
lesionada sin una fractura relacionada de la columna cervical.

Manejo de los traumatismos contusos al cuello

Los pacientes que se presentan a urgencias con un traumatismo contuso en el cuello deben considerarse en
riesgo de una lesión significativa. Cualquier síntoma respiratorio debe llevar a evaluación y estabilización rápida
de una vía respiratoria que se anticipa presentará dificultades. El mejor método para el control de la vía respira-

toria en estos pacientes es motivo de debate. La intubación orotraqueal en manos de un médico experimentado suele preferirse teniendo cuidado porque esta técnica se acompaña del riesgo de crear un pasaje falso o convertir inadvertidamente una transección parcial de la vía respiratoria en una total. Con o sin intubación, puede ocurrir la pérdida de la vía respiratoria. Es posible que en estos casos se requiera una traqueotomía o cricotiroidotomía de urgencia.

En pacientes estables es razonable obtener imágenes para delinear la extensión de la lesión. Pueden obtenerse placas laterales de los tejidos blandos del cuello y el tórax para revelar un enfisema subcutáneo o un neumomediastino. La TC del cuello es la modalidad preferida para valorar un traumatismo contuso del cuello, incluidas fracturas de la vía respiratoria cartilaginosa. Las anormalidades en estos estudios de imágenes son una indicación para laringoscopia o esofagoscopia. Aunque faltan datos basados en evidencia, por lo general se aconseja que los niños con fracturas orofaríngeas o de las vías respiratorias reciban antibióticos profilácticos con cobertura para flora orofaríngea. En pacientes con lesión de las vías respiratorias, debe procederse con prontitud a la transferencia a un centro de traumatología pediátrica con un otorrinolaringólogo disponible.

PUNTOS CLAVE

- Los traumatismos contusos del cuello en niños son raros, pero pueden conducir a lesiones críticas de vías respiratorias, columna cervical, esófago o vasculatura.
- Las lesiones en las vías respiratorias pueden presentarse con signos sutiles, pero tienen el potencial de evolucionar con rapidez.
- Las lesiones faríngeas y esofágicas pueden ser difíciles de diagnosticar.
- Considerar valoración rápida y transporte en los niños con un traumatismo contuso en el cuello que exhiben estridor, dificultad respiratoria, crepitaciones o disfagia.

Lecturas sugeridas

Franco K. Trauma, neck. In: Hoffman RJ, Wang VJ, Scarfone RJ, eds. *Fleisher and Ludwig's 5-minute Pediatric Emergency Medicine Consult.* Philadelphia, PA: Wolters Kluwer; 2012:968-969.
Losek JD, Tecklenburg FW, White DR. Blunt laryngeal trauma in children. *Pediatr Emerg Care.* 2008;24(6):370-373.
Woodward GA, O'Mahony L. Neck trauma. In: Shaw KN, Baucher RG, eds. *Fleisher and Ludwig's Textbook or Pediatric Emergency Medicine.* 7th ed. Philadelphia, PA: Wolters Kluwer; 2016:1238-1279.

Traumatismo penetrante del cuello

Rachel Weigert, MD y Kelly R. Bergmann, MD

Antecedentes

Las lesiones penetrantes del cuello (LPC) son relativamente raras en la población pediátrica. Considerando el riesgo elevado de lesión aerodigestiva y neurovascular, estas lesiones necesitan clasificarse y tratarse con rapidez. El tratamiento de las LPC ha cambiado con el tiempo con una estrategia de "zona" dirigida que se utiliza en algunas instituciones, en tanto que en otras se ha evolucionado a un abordaje "sin zona" que evalúa a los pacientes por medio de signos duros y blandos.

Valoración

Las LPC se definen como una lesión que pasa a través del músculo cutáneo del cuello. Todas las lesiones necesitan inspeccionarse y explorarse con cautela, para determinar si el músculo cutáneo del cuello está intacto. Aunque la zona de lesión no siempre se usa para determinar la intervención, aún se utiliza en la descripción de la ubicación de la lesión. La zona 1 es de la clavícula a la membrana cricotiroidea, la zona 2 va de la membrana

| Tabla 56-1 ■ Signos duros y blandos de lesión penetrante del cuello ||
Signos duros	Signos blandos
Hemorragia abundante/no controlada	Hemorragia menor
Hematoma grande/en expansión/pulsátil	Hematoma no pulsátil, sin expansión
Frémito/soplo	Heridas de proximidad
Choque; no responde a líquidos IV	Hipotensión leve; responde a líquidos IV
Pulso radial ausente/disminuido	Disfagia
Déficit neurológico que preocupa por un accidente vascular cerebral	Aire subcutáneo/mediastínico
Aire que burbujea de las heridas	Hemoptisis/hematemesis menor
Hemoptisis/hematemesis masiva	Disfonía
Dificultad respiratoria	

cricotiroidea al ángulo de la mandíbula y la zona 3 se sitúa por arriba del ángulo de la mandíbula. Las lesiones de la zona 1 se acompañan de riesgo para las estructuras mediastínicas y de neumotórax, y se manejan como lesiones torácicas. La zona 3 puede incluir las lesiones vasculares importantes y representan un reto para intervenirlas con cirugía. Puede parecer que las lesiones violan una sola zona cuando, en realidad, al explorarlas con imágenes o medios quirúrgicos cruzan múltiples zonas. Así, la identificación externa de la zona puede proporcionar información inadecuada en relación con la extensión de la lesión. Esto es particularmente cierto en lactantes y niños pequeños con una anatomía comprimida. Una consideración adicional de la anatomía del cuello incluye los triángulos anterior y posterior divididos por el músculo esternocleidomastoideo; el anterior resulta mucho más letal si se lesiona. Los signos duros y blandos de lesión deben usarse para dirigir la valoración y la intervención (tabla 56-1).

Manejo

Los puntos de decisión para el tratamiento de la LPC incluyen la estabilidad del paciente y los síntomas. La inestabilidad clínica o los signos duros de la lesión deben conducir a una intervención quirúrgica inmediata. Los pacientes sintomáticos estables o aquellos en los que existe preocupación por una lesión oculta deben someterse a tomografía computarizada con angiografía (TCA) y vigilancia detallada. Aunque los protocolos de tratamiento varían según la institución, los pacientes estables y asintomáticos suelen vigilarse por al menos 24 horas.

Después de la estabilización inicial, todos los pacientes pediátricos con LPC deben transferirse a un centro de traumatología de nivel 1, de preferencia con experiencia pediátrica. Los desechos penetrantes no deben retirarse. Los pacientes que requieren una vía aérea deben someterse a intubación endotraqueal en secuencia rápida, de ser posible, y ventilación con ambú si no es posible instalar una vía aérea. Los pacientes con lesiones en la zona 1 con frecuencia deben valorarse en busca de signos de neumotórax a tensión, como hipotensión, taquipnea, enfisema subcutáneo y reducción unilateral de los ruidos respiratorios. Se realiza una toracotomía con aguja si el desarrollo de neumotórax a tensión es una preocupación.

La vía aérea quirúrgica o la ventilación con jet pueden ser necesarias en caso de anatomía distorsionada o intentos fallidos de intubación endotraqueal con oxigenación y ventilación inadecuadas en curso. Deben obtenerse dos puntos de acceso y aplicarse presión en las heridas sangrantes. El paciente debe colocarse en posición de Trendelenburg para evitar embolias aéreas si hay heridas burbujeantes o traumatopneicas. Dado que las lesiones de la columna cervical son raras en las LPC de baja velocidad, solo debe ponerse un collarín cervical a los pacientes si no puede asegurarse que su columna cervical no está afectada y se utilizan precauciones estándar durante la intubación.

Debe activarse el protocolo de transfusión masiva para las hemorragias abundantes. También tienen que obtenerse placas simples del tórax y el cuello si las imágenes definitivas se retrasan o no están disponibles.

Lecturas sugeridas

Ibraheem K, Khan M, Rhee P, et al. "No zone" approach in penetrating neck trauma reduces unnecessary computed tomography angiography and negative explorations. *J Surg Res*. 2018;221:113-120.

Stone ME Jr, Farber BA, Olorunfemi O, et al. Penetrating neck trauma in children: an uncommon entity described using the National Trauma Data Bank. *J Trauma Acute Care Surg*. 2016;80(4):604-609.

Tessler RA, Nguyen H, Newton C, Betts J. Pediatric penetrating neck trauma: hard signs of injury and selective neck exploration. *J Trauma Acute Care Surg*. 2017;82(6):989-994.

Tortícolis: posiblemente una torcedura, pero con suerte sin dolor intenso

Amber M. Morse, MD, FAAP y Heather A. Heaton, MD, FACEP

La tortícolis, también conocida como "torcedura de cuello", es una queja de presentación frecuente en la sala de urgencias. Los pacientes tienen rigidez del cuello o dolor y sostienen su cabeza en una posición característica. En la mayoría de los casos de tortícolis hay acortamiento o espasmo del músculo esternocleidomastoideo (ECM) que causa que la cabeza se incline hacia el músculo acortado, ipsilateral, y la barbilla se gira lejos del músculo, hacia el lado contrario. La tortícolis surge de procesos tanto congénitos como adquiridos (tabla 57-1) y el diagnóstico diferencial es amplio, pero puede delimitarse con unos antecedentes y una exploración detallados.

Tortícolis congénita

Por lo general presente para el mes de edad, se cree que la tortícolis muscular congénita surge de un traumatismo al nacer o de una mala posición dentro del útero, como presentación de nalgas. Los lactantes tienen una de tres presentaciones: bulto en el ECM, muscular o postural. El diagnóstico es sobre todo clínico, aunque la ecografía puede usarse para identificar el tipo de bulto en el ECM y las radiografías de la columna cervical pueden descartar anormalidades óseas congénitas que se observan en síndromes como el de Klippel-Feil. El tratamiento consiste en técnicas de estiramiento manual y posicionamiento durante la alimentación y el juego para estirar el ECM afectado.

Tortícolis adquirida

La mayoría de los pacientes que se presentan con tortícolis tiene alteraciones benignas y autolimitadas que causan los síntomas. Sin embargo, hay causas de tortícolis que ponen en riesgo la vida.

Traumatismos

Las tortícolis causadas por lesiones en la columna cervical son poco frecuentes y suelen ser el resultado de mecanismos de alta energía como accidentes automovilísticos y caídas. En caso de un traumatismo, debe restringirse el movimiento de la columna cervical y obtener radiografías para descartar fracturas y subluxación. Puede usarse la

Tabla 57-1 ■ Causas de tortícolis	
Congénitas	**Adquiridas**
Tortícolis muscular congénita	**Traumatismo**
Tipo de bulto del ECM	Fractura de la columna cervical
Tipo muscular	Subluxación rotatoria atlantoaxoidea
Tipo postural	Dislocación atlantoaxoidea
Malformaciones esqueléticas	Hematoma espinal subdural/epidural
Síndrome de Klippel-Feil	Espasmo/contusión muscular del cuello
Deformidad de Sprengel	**Oculares**
Inestabilidad atlantoaxoidea	Estrabismo
Síndrome de Down	Parálisis de nervio craneal/músculo extraocular
Síndrome de Morquio	Errores refractivos
Síndrome de Marfan	**Neurológicas**
	Tumores de la fosa posterior
	Parálisis del nervio braquial
	Malformación de Arnold-Chiari
	Siringomielia
	Infecciosas
	Abscesos retrofaríngeos
	Síndrome de Lemierre
	Adenitis cervical
	Discitis/osteomielitis cervical
	Inflamatorias
	Síndrome de Grisel
	Artritis idiopática juvenil
	Varias
	Tortícolis paroxística benigna
	Distonía cervical
	Espasmo nutans
	Síndrome de Sandifer
	Tortícolis/distonía inducida por fármacos

tomografía computarizada como coadyuvante para identificar mejor anormalidades óseas mientras se obtiene una imagen por resonancia magnética (IRM), la cual destaca con claridad las lesiones ligamentosas y de la médula espinal. Con base en la lesión, el tratamiento con frecuencia requiere inmovilización, analgésicos o consulta quirúrgica.

Neurológicas

Las lesiones que ocupan espacio, como los astrocitomas que surgen en la fosa posterior, pueden causar tortícolis como mecanismo compensatorio para diplopía o a través de irritación del nervio accesorio espinal mediante herniación de la amígdala cerebelosa. El paciente probablemente tenga otros signos de aumento de la presión intracraneal o déficits neurológicos que requieren estudios que incluyen TC o IRM. El tratamiento se dirige a la lesión subyacente.

Infecciosas

Las infecciones del cuello pueden causar tortícolis como signo de presentación temprano. Dos entidades de este tipo de las que hay que estar atento son los abscesos retrofaríngeos y la tromboflebitis yugular supurativa (síndrome de Lemierre). Los abscesos retrofaríngeos, que se observan más a menudo entre los 2 y 4 años, crean un movimiento limitado del cuello y en ocasiones se presentan como tortícolis, junto con fiebre, disfagia, babeo y dificultad respiratoria. El síndrome de Lemierre causa fiebre, dificultad respiratoria y dolor localizado del cuello a veces con características de tortícolis secundaria a irritación e inflamación del ECM. Estos dos tipos de infecciones se diagnostican mediante TC del cuello con contraste y se tratan con terapéutica antimicrobiana apropiada.

PUNTOS CLAVE

- La tortícolis se presenta con inclinación de la cabeza hacia el ECM afectado (ipsilateral) con rotación de la barbilla lejos del ECM (contralateral).
- La mayoría de las causas de tortícolis es benigna y autolimitada.
- Los casos de tortícolis que ponen en riesgo la vida con frecuencia se deben a traumatismos, tumores o procesos infecciosos.
- Los antecedentes del paciente y una exploración física detallada a menudo conducen al profesional al diagnóstico. Ecografía, TC e IRM son coadyuvantes de apoyo.

Lecturas sugeridas

Do TT. Congenital muscular torticollis: current concepts and review of treatment. *Curr Opin Pediatr.* 2006;18: 26-29.
Hague S, Bilal Shafi B, Kaleem M. Imaging of torticollis in children. *Radiographics.* 2012;32:557-571.
Tomczak KK, Rosman NP. Torticollis. *J Child Neurol.* 2012;28:365-378.
Tzimenatos L, Vance C, Kupperman N. Neck stiffness. In: Shaw KN, Bachur RG, eds. *Fleisher & Ludwig's Textbook of Pediatric Emergency Medicine.* 7th ed. Philadelphia, PA: Wolters Kluwer; 2016:303-311.

Subluxación rotatoria atlantoaxoidea (SRA): cuando los niños en verdad parecen pajaritos

Heather A. Heaton, MD, FACEP y Amber M. Morse, MD, FAAP

Etiología

Debido a la laxitud de articulaciones y ligamentos, la mayor movilidad en las articulaciones facetarias de la columna cervical, la mayor cantidad de membrana sinovial y la cabeza desproporcionadamente grande de los niños, estos son susceptibles a subluxación rotatoria atlantoaxoidea (SRA). Ocurre más a menudo en menores de 13 años de edad por una variedad de etiologías (tabla 58-1).

Presentación

Los niños con SRA pueden presentarse a la sala de urgencias de forma aguda después de un evento incitante o varias semanas más tarde. La descripción clásica de un niño con SRA es la posición de mirlo ("*cock-robin*"), con la cabeza inclinada, el cuello ligeramente flexionado y la barbilla apuntando al lado contrario de la subluxación. En ocasiones, estos pacientes tienen tortícolis persistente y disminución de la amplitud de movimiento del cuello, pero no déficits neurológicos. A veces, la SRA se relaciona con mielopatía cervical o neuralgia occipital, aunque estos datos son menos frecuentes.

Tabla 58-1 ■ Etiologías de la subluxación rotatoria atlantoaxoidea	
Etiología	Ejemplos
Traumatismo	• Accidentes automovilísticos • Caídas • Manipulación del cuello • Golpes en la cabeza
Infección	• Absceso retrofaríngeo • Infección respiratoria superior • Otitis media
Anomalías congénitas de la articulación de C1-C2	• Occipitalización completa o incompleta de C1
Síndromes del desarrollo	• Síndrome de Down • Acondroplasia • Displasia espondiloepifisaria • Síndrome de Larsen • Síndrome de Klippel–Feil • Síndrome de Morquio

Diagnóstico

El diagnóstico típico de un paciente con SRA incluye datos frecuentes en la exploración física del niño, lo que incluye desviación palpable de la apófisis espinosa de C2, espasmos del músculo esternocleidomastoideo del lado ipsilateral (lo opuesto de la tortícolis muscular), incapacidad para girar la cabeza más allá de la línea media o una protuberancia en la parte posterior de la faringe indicativa de desplazamiento anterior del arco de C1.

El diagnóstico definitivo se establece con estudios radiológicos. Pueden usarse radiografías simples, pero se prefiere la tomografía computarizada (TC). La TC permite reformatear y reconstruir, lo que posibilita identificar mejor las fracturas sutiles en la columna cervical al evaluar a estos pacientes. También pueden emplearse imágenes por resonancia magnética (IRM); si bien es inferior a la TC en cuanto a resolución ósea, la IRM tiene mejor resolución de tejidos blandos y puede ser útil cuando se requiere una evaluación más detallada de los ligamentos de lo que puede ofrecer la TC. La clasificación de la SRA suele basarse en un sistema desarrollado por Fielding y Hawkins en 1977 (tabla 58-2).

Tratamiento

La mayoría de los casos de SRA se resuelve con manejo conservador. La tracción cervical, seguida de inmovilización y uso de medicamentos antiinflamatorios, es una práctica frecuente. Si la dislocación es prolongada

Tabla 58-2 ■ Clasificación de la subluxación rotatoria atlantoaxoidea	
Tipo I	• Tipo más frecuente • Fijación rotatoria sin subluxación anterior • La apófisis odontoides actúa como punto de giro
Tipo II	• Segunda más frecuente • Alteración ligamentosa del ligamento transverso • Un bulto articular actúa como el punto de giro • 3 a 5 mm de desplazamiento anterior del arco anterior de C1 en relación con la odontoides
Tipo III	• Más de 5 mm de desplazamiento anterior del arco de C1 con alteración relacionada de los ligamentos transverso y alar
Tipo IV	• Menos frecuente • Fijación rotatoria con desplazamiento posterior • Relacionada con fracturas o anomalías congénitas de la apófisis odontoides

o inestable, puede requerirse fusión quirúrgica. La cirugía también está indicada cuando hay una deformidad estructural inestable o significativa presente o existen síntomas neurológicos.

PUNTOS CLAVE

- La SRA ocurre más a menudo en niños menores de 13 años de edad.
- Los pacientes suelen presentarse en posición de mirlo.
- El manejo conservador con tracción, inmovilización y medicamentos antiinflamatorios resuelve la mayoría de los casos.
- Los casos prolongados o inestables pueden requerir fusión quirúrgica.

Lecturas sugeridas

Harma A, Firat Y. Grisel syndrome: nontraumatic atlantoaxial rotatory subluxation. *J Craniofac Surg*. 2008;19:1119-1121.

Kinon MD, Nasser, R, Nakhla J, et al. Atlantoaxial rotatory subluxation: a review for the pediatric emergency physician. *Pediatr Emerg Care*. 2016;32(10):710-716.

Pang D, Li V. Atlantoaxial rotatory fixation: part 3-a prospective study of the clinical manifestation, diagnosis, management, and outcome of children with atlantoaxial rotatory fixation. *Neurosurgery*. 2005;57:954-972.

Subach BR, McLaughlin MR, Albright AL, et al. Current management of pediatric atlantoaxial rotatory subluxation. *Spine (Phila Pa 1976)*. 1998;23:2174-2179.

Manejo de las lesiones oculares pediátricas: ¡te vas a sacar un ojo, niño!

Kathleen M. Smith, MD, MPH

Los traumatismos oculares explican 8 a 12% de todas las lesiones infantiles y se mantienen como la principal causa de ceguera entre niños en Estados Unidos. La exploración física de un ojo lesionado en un niño puede ser desafiante, pero debe incluir exploración externa, agudeza visual, reacciones pupilares, motilidad ocular, campos visuales, examen con lámpara de hendidura, presión intraocular (PIO), tinción con fluoresceína y fundoscopia.

Fracturas orbitarias

Las fracturas orbitarias, que se observan más a menudo en el piso orbitario o la pared medial porque los huesos son más delgados en estas áreas, suelen deberse a un traumatismo contuso. Los signos y síntomas de una fractura orbitaria incluyen equimosis periorbitaria; hipoestesia en párpado inferior, mejilla y labio superior; movimientos extraoculares restringidos; diplopía; dolor con el movimiento ocular; náusea y vómito. La tomografía computarizada (TC) es la modalidad de imágenes preferida. Hasta 25% de los pacientes pediátricos con fracturas orbitarias tiene una lesión ocular relacionada.

Rotura del globo

Los niños están en mayor riesgo de lesiones abiertas del globo que los adultos y suelen tener peor pronóstico. Los datos clínicos de pupila en forma de lágrima, extrusión del vítreo, disminución marcada de la agudeza visual, defecto pupilar aferente relativo, hemorragia subconjuntival de 360° y enoftalmos son signos de alerta de que un niño tiene una lesión abierta del globo. Los niños con lesiones abiertas del globo deben usar un protector ocular y recibir medicamentos analgésicos y antieméticos. Las gotas oculares terapéuticas o diagnósticas, la ecografía ocular y las pruebas de la PIO están contraindicadas.

Lesiones de la cámara anterior

Las lesiones de cámara anterior incluyen abrasiones corneales, cuerpos extraños, hipema e iritis traumática. Las abrasiones corneales son frecuentes en niños, por lo general se presentan con dolor ocular intenso, fotofobia o sensación de cuerpo extraño y son una etiología usual de irritabilidad en un lactante afebril. Los pacientes con abrasiones corneales suelen tener alivio inmediato con gotas anestésicas, un defecto a la tinción en la exploración con fluoresceína, agudeza visual normal y reacciones pupilares. La mayoría de los cuerpos extraños corneales puede retirarse con un hisopo de algodón humedecido luego de que el niño recibe un anestésico ocular. Los cuerpos extraños incrustados pueden requerir consulta oftalmológica. El tratamiento incluye lágrimas artificiales o gotas/ungüento antibiótico y ciclopentolato al 1% para aliviar el espasmo ciliar. No están indicados los parches oculares.

El traumatismo contuso a la cámara anterior puede ocasionar inicialmente hipema o iritis traumática 24 a 72 horas después. Los datos clínicos de hipema incluyen fotofobia, afección visual y sangre en la cámara anterior. Los signos y síntomas de iritis traumática comprenden dolor ocular, fotofobia, afección ciliar, inyección ciliar y miosis del ojo lesionado. El diagnóstico se hace mediante exploración con lámpara de hendidura. El ciclopentolato al 1% y las gotas oculares de esteroides se recomiendan después de consulta oftalmológica.

Lesiones de la cámara posterior

Las lesiones de la cámara posterior incluyen hemorragia del vítreo y desprendimiento de la retina. La ecografía ocular a la cabecera del paciente es una modalidad de imágenes excelente para detectar estas lesiones. La hemorragia traumática del vítreo se relaciona con desgarro o desprendimiento de la retina, lesión cefálica por abuso en lactantes y niños pequeños y hemorragias subdurales o subaracnoideas accidentales. Los síntomas incluyen visión borrosa o disminuida, manchas negras o telarañas. La papila óptica, la retina y los vasos pueden estar parcial o totalmente oscurecidos en el examen fundoscópico. El reflejo rojo puede estar ausente con las hemorragias grandes del vítreo. Debe considerarse una TC de la cabeza en pacientes con hemorragia traumática del vítreo. El desprendimiento de la retina produce pérdida parcial o total de la vista. Cuando los antecedentes, la exploración física o la ecografía a pie de cama sugieren hemorragia del vítreo o desprendimiento de la retina, el médico de urgencias debe solicitar una interconsulta urgente con oftalmología.

Hemorragia retrobulbar

La hemorragia retrobulbar en niños se relaciona con un traumatismo contuso al ojo. El aumento rápido de la presión intraorbitaria resulta en síndrome compartimental orbitario (SCO) con isquemia del nervio óptico. Los datos clave de la exploración física abarcan disminución marcada de la agudeza visual, defecto pupilar aferente, proptosis, movimientos extraoculares restringidos, equimosis periorbitarias, aumento de la PIO y hemorragia subconjuntival difusa. El SCO es una verdadera urgencia oftalmológica que requiere cantotomía lateral y cantólisis para descomprimir la órbita en un lapso de 60 minutos de la lesión. Una vez que se descomprime la órbita, están indicadas una consulta oftalmológica y la obtención de imágenes por TC de la órbita. Elevación de la cabecera de la cama, reposo, analgésicos y antieméticos son coadyuvantes en el manejo de la hemorragia retrobulbar.

PUNTOS CLAVE

- En pacientes con una elevada probabilidad de lesión abierta del globo hay que evitar cualquier intervención diagnóstica o terapéutica que pueda ejercer presión sobre el globo ocular.
- El tiempo es visión: para pacientes con SCO, debe realizarse cantotomía lateral y cantólisis en un lapso de 60 minutos de la lesión para preservar la vista.
- La TC de las órbitas sin contraste es la modalidad de imágenes preferida para pacientes con lesiones oculares traumáticas graves.

Lecturas sugeridas

Bagheri N, Wajda BN. *The Wills Eye Manual: Office and Emergency Room Diagnosis and Treatment of Eye Disease.* 7th ed. Philadelphia, PA: Lippincott Williams & Wilkins; 2016.

Salvin JH. Systematic approach to pediatric ocular trauma. *Curr Opin Ophthalmol.* 2007;18:366-372.

Shaw KN, Bachur RG. *Fleisher and Ludwig's Textbook of Pediatric Emergency Medicine.* 7th ed. Philadelphia, PA: Lippincott Williams & Wilkins; 2016.

Estar preparado para manejar laceraciones oculares

Nicholas Pokrajac, MD

La sala de urgencias a menudo es el primer punto de contacto con el médico de pacientes con laceraciones oculares. Así, el médico de urgencias necesita entender la anatomía de los ojos y las lesiones relacionadas con laceraciones para evitar potenciales resultados negativos cosméticos y funcionales a largo plazo. Las etiologías frecuentes en niños incluyen mordeduras de animales, impactos accidentales con objetos afilados y deportes con pelotas. También ocurren lesiones oculares relacionadas en aproximadamente un tercio de los pacientes con laceraciones del párpado. Las laceraciones de los ojos pueden clasificarse como simples (laceraciones superficiales del párpado) o complejas (laceraciones de extensión total que afectan el margen del párpado o el sistema canalicular).

Exploración

El objetivo de la exploración física en un paciente con una laceración ocular es identificar (1) signos de una laceración compleja y (2) signos del tejido colindante (tablas 60-1 y 60-2). Los pacientes pediátricos pueden requerir sedación para una exploración adecuada dependiendo de la edad. Si hay una fuerte sospecha de laceración complicada o lesión del globo, puede ser preferible colocar un protector ocular y realizar una exploración completa con reparación bajo anestesia o sedación en coordinación con un especialista pediátrico. Las indicaciones para una tomografía computarizada (TC) de las órbitas incluyen sospecha de lesión del globo, lesión con proyectil de alta velocidad y datos que causan preocupación acerca de fractura orbitaria o atrapamiento ocular.

Tratamiento

Las laceraciones de los párpados idealmente deben repararse en un plazo de 24 horas de la lesión. Los profesionales de urgencias tienen que consultar a un especialista en oftalmología o un oculoplástico pediatra en pacientes con laceraciones complejas o laceraciones con lesión relacionada del globo. Las complicaciones de una reparación inadecuada incluyen resultado cosmético desfavorable, lagrimeo excesivo, irritación crónica del ojo, entropión y ectropión. En la mayoría de los pacientes pediátricos, las suturas absorbibles como catgut 6-0 de absorción rápida o Vicryl rápido son preferibles para la reparación a fin de evitar la necesidad de retirarlas. El uso de adhesivos tisulares es problemático debido a la proximidad del globo y la dificultad para controlar la diseminación indeseable a las estructuras cercanas. La profilaxis con antibióticos sistémicos es innecesaria para las laceraciones simples a menos que la herida esté contaminada, afecte el globo o sea el resultado de la mordedura de un animal.

Tabla 60-1 ■ Signos de laceraciones oculares complejas
Prolapso de la grasa orbitaria
Afección del margen del párpado
Laceraciones profundas que afectan el músculo, la placa palpebral o los ligamentos del canto
Laceraciones que afectan el tercio medial del párpado (sistema canalicular)
Pérdida sustancial de tejido

| Tabla 60-2 ■ Lesiones relacionadas seleccionadas y sus datos en la exploración física ||
Lesión	Datos en la exploración física
Fractura orbitaria	Edema periorbitario significativo, equimosis
Abrasión corneal, laceración	Captación corneal de fluoresceína
Cuerpo extraño ocular	Cuerpo extraño visualizado, múltiples abrasiones lineales/verticales
Hipema traumático	Sangre visualizada en la cámara anterior
Rotura del globo	Signo de Seidel, pupila en lágrima, iris herniado

PUNTOS CLAVE

- Las laceraciones del párpado requieren una evaluación detallada de las lesiones de las estructuras colindantes.
- Si la edad del paciente pediátrico o su nivel de cooperación limitan la exploración, puede requerirse sedación en coordinación con un oftalmólogo pediatra.
- En general, las laceraciones complejas debe repararlas un especialista oftalmológico.

Lecturas sugeridas

Chang EL, Rubin PA. Management of complex eyelid lacerations. *International Ophthalmology Clinics.* 2002;42(3): 187-201.
Knoop KJ, Dennis WR. Ophthalmologic procedures. In: Roberts JR, Custalow CB, Thomsen TW, eds. *Roberts and Hedges' Clinical Procedures in Emergency Medicine and Acute Care.* 7th ed. Philadelphia, PA: Elsevier; 2018: 1295-1338.
Weaver CS, Knoop KJ. Ophthalmic trauma. In: Knoop KJ, Stack LB, Storrow AB, Thurman J, eds. *The Atlas of Emergency Medicine.* 4th ed. New York: McGraw-Hill Education; 2016:96-97.

61

Estar preparado para cuidar del otro ojo rojo pediátrico: hipema

Mylinh Thi Nguyen, MD

Un hipema se caracteriza por sangre en la cámara anterior. Es causado más a menudo por una lesión ocular contusa o penetrante. La sangre, que es más pesada que el líquido acuoso, suele acomodarse en la porción inferior de la cámara anterior. La sangre puede ser microscópica e identificarse solo con la lámpara de hendidura.

La fuerza contusa al ojo produce un aumento instantáneo de la presión intraocular que resulta en desgarro de los vasos del cuerpo ciliar o el iris. En los traumatismos penetrantes, la hemorragia proviene del iris dañado. Los hipemas espontáneos ocurren en pacientes con hemoglobinopatías, diabetes mellitus, xantogranuloma juvenil, trastornos de la coagulación hereditarios o secundarios (trombocitopenia, hemofilia, enfermedad de von Willebrand, medicamentos), melanoma del iris, retinoblastoma y otros tumores del ojo. Los pacientes con drepanocitemia o rasgo drepanocítico están en mayor riesgo de complicaciones de un hipema, incluidas aumento de la presión intraocular, atrofia óptica y hemorragia secundaria, lo que los coloca en mayor riesgo de pérdida permanente de la visión.

Aunque pueden parecer relativamente inocuos, los hipemas son lesiones graves con complicaciones potenciales de pérdida de la vista, hemorragia repetida, glaucoma y córnea teñida de sangre, y requieren evaluación y seguimiento oftalmológicos estrechos.

Signos y síntomas

La pérdida aguda de la visión y el dolor ocular son quejas de presentación frecuentes con un hipema. Otros síntomas son fotofobia, disminución de la agudeza visual, anisocoria, presión intraocular elevada y tinción corneal con sangre.

Evaluación diagnóstica

Los objetivos de la valoración inicial incluyen reconocimiento y caracterización del hipema e identificación de las lesiones oculares y orbitarias relacionadas. Todos los pacientes con hipema necesitan una evaluación sin demora por parte de un oftalmólogo. La exploración con lámpara de hendidura puede usarse para detectar microhipema y para medir directamente la distancia (mm) entre el limbo inferior y la parte superior de la capa eritrocítica. Los hipemas macroscópicos se clasifican por la altura de la sangre en la cámara anterior (CA) y hay correlación directa entre el grado y el pronóstico. Grado 1, < 1/3 de la CA; grado 2, 1/3 a 1/2 de la CA; grado 3, 1/2 a casi la totalidad de la CA; y grado 4, llena la totalidad de la CA.

Tratamiento

El tratamiento de un hipema se dirige a minimizar complicaciones como sangrado repetido, glaucoma y córnea teñida de sangre. El ojo debe protegerse y el paciente colocarse en reposo en cama con la cabecera elevada 30 a 45 grados. Esta posición ayuda a que la sangre dentro de la cámara anterior se acomode en sentido inferior, lo que despeja el eje visual, mejora la visión y proporciona una mejor vista para la exploración oftalmológica. Después de que se excluye un globo abierto, se usan agentes cicloplégicos para inmovilizar el iris junto con esteroides tópicos o sistémicos para reducir la inflamación intraocular. Deben considerarse los antieméticos en pacientes con náusea a fin de disminuir las elevaciones de la presión intraocular con las arcadas y el vómito. Los agentes que promueven el sangrado, como los antiinflamatorios no esteroides y la aspirina, deben evitarse. La mayoría de los hipemas se resuelve a lo largo de 4 a 5 días con observación y reducción de la actividad. Los pacientes con drepanocitemia o rasgo drepanocítico están en mayor riesgo de pérdida aguda de la visión secundaria a elevación de la presión intraocular o infarto del nervio óptico y pueden requerir una intervención más intensiva. Cualquier individuo con un hipema traumático debe someterse a vigilancia de por vida por el desarrollo de glaucoma.

PUNTOS CLAVE

- El hipema consiste en sangre en la cámara anterior.
- Los hipemas son lesiones graves con complicaciones potenciales que incluyen pérdida de la vista, sangrado repetido, glaucoma y córnea teñida con sangre, y requieren evaluación oftalmológica en todos los pacientes.
- Evaluar en busca de lesiones relacionadas como fracturas orbitarias y globo abierto.
- El tratamiento incluye colocar un protector ocular, elevar la cabecera de la cama 30 a 45 grados, control del dolor, antieméticos, cicloplégicos y esteroides.
- Los objetivos del tratamiento son minimizar la amenaza de pérdida de la vista.

Lecturas sugeridas

Fleisher GR, Ludwig S, Henretig FM. *Textbook of Pediatric Emergency Medicine*. 6th ed. Philadelphia, PA: Lippincott Williams & Wilkins; 2010:1456-1457.

Gharaibeh A, Savage HI, Scherer RW, Goldberg MF, Lindsley K. Medical interventions for traumatic hyphema. *Cochrane Database Syst Rev.* 2019;1:CD005431.

Hyphema and microhyphema. In: Ehlers JP, Shah CP, eds. *The Wills Eye Manual: Office and Emergency Room Diagnosis and Treatment of Eye Disease.* 5th ed. Philadelphia, PA: Lippincott Williams & Wilkins; 2008:19.

SooHoo JR, Davies BW, Braverman RS, Enzenauer RW, McCourt EA. Pediatric traumatic hyphema: a review of 138 consecutive cases. *J AAPOS.* 2013;17(6):565-567.

Trief D, Adebona OT, Turalba AV, Shah AS. The pediatric traumatic hyphema. *Int Ophthalmol Clin.* 2013 Fall;53(4):43-57.

Pérdida de la vista pediátrica

Nicky Amin, MD

La pérdida de la vista varía de disminución de la agudeza visual a ceguera y afecta a uno o ambos ojos Las patologías pueden ocurrir en cualquier lugar a lo largo de la vía visual. Resulta útil clasificar la ubicación del defecto en patología del medio visual, la retina o la vía neuroóptica.

Patología del medio visual

Las causas infecciosas son frecuentes y pueden presentarse con disminución de la agudeza visual o pérdida de la vista. Algunos ejemplos incluyen conjuntivitis, queratitis (relacionada con VHS o lentes de contacto) e iritis. Además, las lesiones de globo abierto, las quemaduras químicas, el hipema, la hemorragia del vítreo y el glaucoma pueden presentarse con cierto grado de pérdida de la vista.

Patología retiniana

Desprendimiento y desgarro: si bien la incidencia del desprendimiento de la retina (DR) en pediatría es baja, requiere evaluación oftalmológica urgente. Los síntomas comprenden luces parpadeantes (fotopsia), visión borrosa, manchas negras, moscas volantes o "visión en cortina" con pérdida total o parcial de la vista. El DR puede ser traumático o no traumático.

El DR traumático suele ser unilateral, se presenta de forma aguda después de una lesión cefálica importante y se relaciona con hemorragias del vítreo e intracraneales. Siempre deben considerarse traumatismos no accidentales. La retina, el disco óptico y los vasos de la retina pueden estar oscurecidos si hay hemorragia del vítreo y es posible que el reflejo rojo se pierda.

El DR no traumático puede ser unilateral o bilateral y las causas incluyen miopía, anormalidades congénitas y anomalías no hereditarias. Las anomalías congénitas pueden causar subluxación del cristalino debido a síntesis defectuosa de colágeno o proteínas de la matriz extracelular, lo que debilita la estructura del vítreo.

Oclusión de la arteria central de la retina (OACR)

Este trastorno es una alteración rara y urgente en pediatría, ya que el tiempo de oclusión se correlaciona directamente con el grado de alteración de la vista. Se presenta de forma repentina e indolora, pero con pérdida grave de la visión monocular. La oclusión vascular suele ocurrir de forma secundaria a la embolización. Las causas pediátricas abarcan traumatismo, estado hipercoagulable, vasculitis o drepanocitemia. Los datos clínicos pueden incluir agudeza visual limitada, defecto pupilar aferente y una retina blanca secundaria a edema intracelular con una "mancha de cereza" en la fóvea.

Oclusión de la vena central de la retina (OVCR)

Este trastorno también es secundario a la oclusión con un trombo de la vena central de la retina y causa edema del disco, venas dilatadas y hemorragias retinianas. También pueden verse exudados algodonosos.

Tumores

El retinoblastoma es la neoplasia intraocular primaria más frecuente en niños y se presenta en < 5 años de edad con leucocoria, con o sin estrabismo y pérdida del reflejo rojo. La enfermedad es unilateral en 75% de los casos.

Los *hemangiomas* son los tumores más frecuentes de la infancia y ocurren de forma secundaria a proliferación endotelial vascular no controlada. Aunque son benignos y autolimitados, su ubicación puede representar una amenaza para la vista del niño mediante obstrucción del eje visual, ptosis mecánica, estrabismo y astigmatismo, todos los cuales pueden conducir a ambliopía.

Patología neuroóptica

Neuritis óptica

Es un raro trastorno desmielinizante inflamatorio del nervio óptico que por lo general se relaciona con causas posinfecciosas. Los síntomas incluyen disminución de la vista, alteración de la visión a color y movimientos oculares dolorosos. La afección bilateral es frecuente. Las causas infecciosas comprenden sífilis, tuberculosis, virus de la varicela zóster y virus de Epstein-Barr. Las imágenes neurológicas con IRM son esenciales en la evaluación para diferenciar de otros trastornos que tienen una presentación similar.

Celulitis orbitaria frente a celulitis periorbitaria

La diferenciación entre celulitis orbitaria y periorbitaria (preseptal) es crucial porque el tratamiento, la patogénesis y las secuelas son diferentes. Las infecciones pueden viajar de forma indirecta a través del drenaje venoso sin válvulas o extenderse hacia los senos paranasales a través de la delgada lámina papirácea. Esto puede conducir a una variedad de infecciones como abscesos subperiósticos, osteítis y abscesos y celulitis orbitarios. Los datos clínicos de la celulitis orbitaria abarcan proptosis, disminución de la agudeza visual, quemosis, papiledema, dolor con los movimientos extraoculares, eritema y edema periorbitario.

La celulitis periorbitaria es frecuente y puede presentarse en clínica con fiebre, eritema, induración, hipersensibilidad y calor *sobre* los tejidos periorbitarios. Si no puede hacerse la diferenciación clínica, se procede a una TC y consulta con oftalmología. El tratamiento de la celulitis orbitaria requiere antibióticos IV, con cobertura para *Streptococcus pneumoniae*, *Haemophilus influenzae* no tipificable, estreptococos del grupo A, *Staphylococcus aureus* y anaerobios. La celulitis periorbitaria a menudo puede tratarse con agentes antiestafilocócicos y antiestreptocócicos orales.

Hipertensión intracraneal idiopática

Este trastorno conduce a compresión del nervio óptico secundaria a incremento de la presión intracraneal por producción de LCR. Suele encontrarse en pacientes mujeres obesas y se presenta con cefalea, alteraciones de la vista y papiledema. La punción lumbar es tanto diagnóstica como terapéutica, aunque estos pacientes están en riesgo de pérdida permanente de la vista.

Migrañas

Las migrañas complejas pueden conducir a pérdida de la vista monocular o bilateral transitoria al afectar las vías motoras oculares o sensoriales visuales y causar depresión neuronal. Los pacientes por lo general se quejan de pérdida de la vista de inicio agudo acompañada de destellos, chispazos o aparición de luces brillantes (fotopsia). La pérdida de la vista suele ser temporal; sin embargo, se ha informado pérdida permanente de la misma.

PUNTOS CLAVE

- La pérdida de la visita en pediatría es una urgencia médica y debe incluir una consulta oftalmológica.
- Las lesiones ocurren en cualquier sitio a lo largo de las vías de los medios visuales, la retina y neuroópticas.
- A menudo se requiere un equipo multidisciplinario para prevenir la pérdida permanente de la vista.

Lecturas sugeridas

Naradzay J, Barish RA. Approach to ophthalmologic emergencies. *Med Clin North Am*. 2006;90:305-328.
Prentiss KA, Dorfman DH. Pediatric ophthalmology in the emergency department. *Emerg Med Clin North Am*. 2008;26:181-198.

Estar preparado para manejar quemaduras oculares: químicas, UV, térmicas

Ashley L. Flannery, DO, FACEP, FAAEM

Las quemaduras en los ojos son una urgencia ocular con el potencial de causar alteraciones visuales a largo plazo que impactan de forma drástica la calidad de vida del niño. Las quemaduras ocurren como resultado de fuentes químicas, térmicas o ultravioletas (UV). El riesgo de los niños pequeños es mucho mayor que lo estimado con anterioridad. La extensión de la lesión se correlaciona con el tipo, el volumen y la temperatura de la sustancia, así como la duración de la exposición. El abordaje general de un paciente con una quemadura ocular debe incluir retirarlo de la fuente, identificar el material y valorar y eliminar posibles cuerpos extraños. El profesional de urgencias debe valorar la agudeza visual, teñir el ojo con fluoresceína y medir las presiones oculares.

Las quemaduras químicas son frecuentes y ocurren más a menudo en niños de 1 a 2 años de edad. La sustancia química puede ser líquida, sólida o gas y daña el epitelio de la superficie, la córnea y el segmento anterior del ojo.

La lesión tiene lugar en un lapso de minutos de la exposición. Los materiales alcalinos causan necrosis con licuefacción que daña las estructuras más profundas del ojo. Las sustancias ácidas producen necrosis por coagulación y tienden a ser más superficiales y menos graves que la exposición alcalina. La excepción es el ácido fluorhídrico, que se comporta de forma similar a un álcali. Las fuentes frecuentes se enlistan en la tabla 63-1.

Después de una exposición química, la irrigación inmediata del ojo es fundamental. En el ámbito prehospitalario puede usarse agua de la llave. En instalaciones de atención a la salud, la solución salina normal o el lactato de Ringer son apropiados. Puede usarse una lente esclerótica con tubos para facilitar la irrigación. Históricamente, se recomiendan 2 L o 30 minutos de irrigación. A la fecha, los lineamientos indican irrigar hasta que el ojo recupere un pH normal. El tratamiento también debe incluir manejo del dolor con analgesia tanto tópica como sistémica y consulta oftalmológica.

Las lesiones térmicas son el resultado de un líquido u objeto calientes o flamas que entran en contacto con el ojo. Las quemaduras UV comienzan después de la exposición a radiación UV sin protección. La exposición al sol a grandes altitudes puede dañar el epitelio corneal y ocasionar queratitis punteada superficial. La visualización se logra fácilmente con tinción con fluoresceína o exploración con lámpara de hendidura con un aspecto característico de diminutas islas circulares de erosión epitelial que suelen extenderse a través de la córnea. La exposición prolongada a la luz UV puede resultar en cataratas y quemaduras retinianas.

Después de quemaduras tanto térmicas como UV, el niño con frecuencia informa dolor intenso y pérdida de la vista. Los síntomas pueden retrasarse hasta 1 a 2 días. El niño debe retirarse de la fuente de exposición e irrigar los ojos y retirar cualquier cuerpo extraño. La analgesia tópica y sistémica junto con compresas frías es fundamental para aliviar el dolor. Las lágrimas artificiales o los ungüentos se aplican para prevenir la formación de adherencias. Las gotas ciclopléjicas están indicadas para la queratitis UV. Debe obtenerse una consulta oftalmológica.

La clave para la prevención de estas lesiones es la educación al público acerca de los peligros de las quemaduras oculares y las mejores prácticas para almacenar con seguridad las sustancias químicas. Si ocurre una exposición, la irrigación inmediata debe ser el primer paso, antes de la evaluación médica, porque el daño se desarrolla en minutos. Los profesionales médicos deben realizar una exploración cuidadosa del ojo, lo que incluye tinción con fluoresceína y la eversión de los párpados para buscar objetos extraños. Es importante mantener un elevado índice de sospecha de quemaduras potenciales.

Tabla 63-1 ■ Productos comunes que causan quemaduras químicas alcalinas y ácidas	
Ácidas	Alcalinas
Cloro	Cal
Vinagre	Yeso
Limpiador de inodoros	Limpiador de hornos y drenajes
Limpiador de vidrios, eliminador de óxido	Amoniaco
Líquido de baterías	Fuegos artificiales
Limpiador de albercas	Químicos de bolsas de aire

PUNTOS CLAVE

- Las quemaduras de los ojos son una urgencia ocular y se derivan de exposición química, UV y térmica.
- La eliminación de la fuente causal y la irrigación inmediata con agua de la llave, lactato de Ringer o solución salina normal son los primeros pasos de un tratamiento efectivo.
- Siempre hay que hablar con los padres y cuidadores sobre prevención, lo que incluye almacenar en un lugar seguro los químicos, usar protección ocular y los pasos inmediatos para el manejo en caso de exposición.

Lecturas sugeridas

Eslani M, et al. The ocular surface chemical burns. *J Ophthalmol*. 2014;2014:196827.
Haring RS, et al. Epidemiologic trends of chemical ocular burns in the United States. *JAMA Ophthalmol*. 2016;134(10):1119-1124.
Ratnapalan S, Lopamudra D. Causes of eye burns in children. *Pediatr Emerg Care*. 2011;27(2):151-156.
Spector J, William GF. Chemical, thermal, and biological ocular exposures. *Emerg Med Clin North Am*. 2008;26(1):125-136.

No confundir celulitis orbitaria con celulitis preseptal

Meghan Cain, MD

Las infecciones periorbitarias son una queja frecuente en los pacientes de la sala de urgencias pediátrica. La ubicación de la infección en relación con el tabique orbitario, una capa fibrosa que va de los huesos orbitarios a los párpados, ayuda a determinar el tipo de infección y la estrategia de tratamiento. Las infecciones de los párpados y los tejidos blandos anteriores al tabique se denominan celulitis preseptal. La afección de la órbita, el globo u otras estructuras posteriores al tabique constituye la celulitis orbitaria (fig. 64-1). Ambos procesos tienden a ocurrir con diseminación de la infección a partir de estructuras adyacentes. La celulitis preseptal a menudo es secundaria a picaduras de insectos o pequeñas heridas, pero también puede desarrollarse por un chalazión, un orzuelo o conjuntivitis. La celulitis orbitaria suele diseminarse por sinusitis.

Puede ser difícil diferenciar en clínica entre la celulitis preseptal y la orbitaria, sobre todo en niños pequeños. Ambas se relacionan con fiebre, dolor y eritema e inflamación importantes en los párpados. Los signos clave indicativos de celulitis orbitaria incluyen disminución de los movimientos extraoculares, proptosis, cambios en la

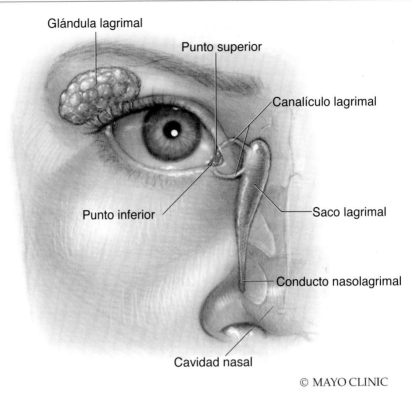

Glándula lagrimal

Punto superior

Canalículo lagrimal

Punto inferior

Saco lagrimal

Conducto nasolagrimal

Cavidad nasal

© MAYO CLINIC

Sistema de drenaje lagrimal

Figura 64-1 Sistema nasolagrimal. (Usada con autorización de Mayo Foundation for Medical Education and Research, todos los derechos reservados.)

vista y papiledema. La celulitis preseptal suele tener una inyección mínima de los ojos cuando se compara con la celulitis orbitaria. Si la inflamación de los tejidos blandos es lo bastante grave, puede hacer que la exploración completa del ojo sea muy limitada, en especial en niños en edad preescolar y menores. En el niño que se ve enfermo o en quienes no puede realizarse una exploración detallada, debe asumirse que la infección es orbitaria hasta que se demuestre lo contrario.

Las picaduras de insecto y otras reacciones alérgicas locales pueden confundirse con celulitis. Por lo general estos niños se presentan sin fiebre, pueden tener comezón y se identifica una picadura punteada cuando se inspeccionan con detalle. Sería poco probable que la celulitis periorbitaria fuera bilateral, a diferencia de la inflamación alérgica, que suele ser bilateral y relacionarse con quemosis. Un exantema vesicular local con o sin hemorragias escleróticas sugiere una fuente viral, como *varicela zóster* o *herpes simple*. Los patógenos bacterianos frecuentes en la celulitis incluyen especies de estreptococos, *Staphylococcus aureus*, *Haemophilus influenzae* y anaerobios. Las infecciones por *Pseudomonas* y micóticas deben considerarse en pacientes inmunocomprometidos.

Tratamiento de la celulitis preseptal

En el niño con buen aspecto, la celulitis preseptal se trata con antibióticos orales y seguimiento estrecho. El antibiótico de elección suele ser amoxicilina-ácido clavulánico o una cefalosporina de tercera generación durante 10 a 14 días. La cobertura dual para SARM, ya sea con clindamicina o trimetoprim–sulfametoxazol, depende de los patrones de resistencia locales. Estos pacientes deben mantenerse en seguimiento cuidadoso durante 24 a 48 horas con hospitalización para tratamiento IV en ausencia de mejoría.

Tratamiento de la celulitis orbitaria

Si se sospecha celulitis orbitaria, la mejor modalidad de imágenes es una TC con contraste para la confirmación; sin embargo, esta puede ser normal en las primeras 24 a 48 horas. La IRM puede ser de utilidad en pacientes en quienes existe preocupación de diseminación intracraneal; sin embargo, esta puede ser difícil de obtener de urgencia si se requiere sedación. La celulitis orbitaria puede conducir a meningitis si la infección no se trata de forma adecuada; por lo tanto, hay que considerar una punción lumbar en presencia de signos de diseminación intracraneal. Otras complicaciones de la celulitis orbitaria incluyen abscesos, trombosis de senos cavernosos y sepsis.

Todos los niños con celulitis orbitaria requieren hospitalización para recibir antibióticos IV, por lo general una cefalosporina de tercera generación y vancomicina. Debe añadirse cobertura para anaerobios con metronidazol hasta que pueda excluirse la diseminación intracraneal. Se recomiendan cultivos de sangre antes de iniciar los antibióticos IV. Es posible que el cultivo del drenaje conjuntival no refleje con precisión el microorganismo causal y no es necesario. Debe consultarse con oftalmología para cualquier niño en el que exista la preocupación de celulitis orbitaria. Si hay sinusitis relacionada, se recomienda consulta con otorrinolaringología. Pueden usarse coadyuvantes como descongestivos nasales, esteroides nasales y antibióticos oftálmicos tópicos para ayudar a tratar una sinusitis o conjuntivitis relacionada.

PUNTOS CLAVE

- Los niños con buen aspecto y celulitis preseptal pueden tratarse con antibióticos orales asegurando un seguimiento estrecho del paciente.
- La celulitis orbitaria requiere hospitalización para administrar antibioticoterapia IV y consulta con oftalmología.
- La TC de las órbitas con contraste es la prueba de imágenes de elección para distinguir entre celulitis preseptal y orbitaria.

Lecturas sugeridas

Givner LB. Periorbital versus orbital cellulitis. *Pediatr Infect Dis J.* 2002;21(12):1157-1158.
Goldman RD, Dolansky G, Rogovik AL. Predictors for admission of children with periorbital cellulitis presenting to the pediatric emergency department. *Pediatr Emerg Care.* 2008;24(5):279-283.
Wald ER. Periorbital and orbital infections. *Pediatr Rev.* 2004;25(9):312-320.

"Veo, veo" pupilas anormales: considere que una exploración pupilar anormal a menudo es signo de problemas subyacentes

Emily Wagner, MD y Geoffrey P. Hays, MD

La pupila normal

En su función de abertura del iris, la pupila puede variar de tamaño como respuesta a la intensidad de la luz y los estímulos neurológicos. La dilatación pupilar es controlada por el sistema nervioso simpático, terminando con el músculo dilatador del iris (nervio craneal [NC] V). La constricción del iris es causada por la activación parasimpática del músculo esfínter del iris (NC III). Una exploración pupilar normal debe evaluar la forma circular, la simetría entre pupilas, la reacción directa y consensual ante una fuente de luz y un reflejo rojo simétrico. Las anormalidades en estas o la opacidad corneal relacionada, la proptosis, la inyección esclerótica o el dolor con movimientos extraoculares asociados pueden indicar enfermedad.

Pupila pequeña (miosis)

Para la miosis bilateral, ¡preguntar sobre medicamentos/exposición a toxinas! Los toxíndromes que causan miosis incluyen toxíndrome colinérgico, toxíndrome narcótico y toxíndrome sedante hipnótico. *La miosis unilateral puede ser síndrome de Horner* causado por una alteración en algún lugar de la cadena nerviosa simpática (ausencia de estímulo de dilatación). ¡Buscar ptosis, miosis y anhidrosis! La evaluación debe enfocarse en las imágenes para encontrar la lesión, ya que la etiología varía de traumatismo al nacer, neuroblastoma, neoplasia pulmonar, disección de la arteria carótida y accidente vascular cerebral.

Pupila grande (midriasis)

De nuevo, considerar los medicamentos y toxinas para midriasis bilateral. Los toxíndromes midriáticos incluyen los toxíndromes anticolinérgicos y simpáticos. Algunos ejemplos son antihistamínicos, cocaína, metanfetamina o síndrome de abstinencia de opioides. La midriasis unilateral puede deberse a elevación de la presión intraocular. ¡No pasar por alto este diagnóstico! El diagnóstico diferencial abarca glaucoma (¡raro en niños!), exposición a medicamentos y traumatismo con hemorragia retrobulbar o desgarro en el anillo constrictor de la pupila. *Si el trastorno unilateral evoluciona a bilateral,* ¡tener cuidado de una herniación cerebral inminente por aumento de la presión intracraneal! Considerar traumatismos, tumor cerebral y causas de edema cerebral incluida la hiperamonemia.

Pupila malformada

En caso de traumatismo, una pupila con forma de lágrima puede indicar rotura del globo con posible fractura del piso orbitario. Los movimientos extraoculares pueden estar restringidos debido a atrapamiento muscular. La tinción con fluoresceína puede mostrar un signo de Seidel positivo (el líquido se filtra del sitio de rotura). El tratamiento de urgencia incluye consulta oftalmológica de urgencia, antieméticos (para evitar empeoramiento de la rotura del globo inducido por vómito) y colocación de un protector ocular. Administrar antibióticos intravenosos y asegurarse que la vacuna contra el tétanos esté al corriente. Evitar el tratamiento oftalmológico directo y **no** verificar las presiones intraoculares si se sospecha un globo abierto. Una *pupila en ojo de cerradura o coloboma* puede dar una pista acerca de un trastorno genético subyacente, como el síndrome CHARGE o el síndrome de Kabuki. El coloboma puede ser unilateral o bilateral y tal vez ha estado presente desde el nacimiento. Un nuevo dato en un lactante debe motivar una consulta genética ambulatoria.

Pupila decolorada

La respuesta normal al dirigir una luz a la pupila es un reflejo pupilar rojo. La leucocoria (reflejo pupilar blanco) requiere consulta oftalmológica de urgencia para evaluar un retinoblastoma u otra neoplasia grave. Esto debe distinguirse de las opacidades corneales, que son visibles sin tener que dirigir una luz al ojo y se observan con cataratas, glaucoma o enfermedad sistémica con manifestaciones oculares (p. ej., síndrome de Sturge-Weber y galactosemia).

Pupila anormalmente reactiva

Las pupilas lentas o no reactivas deben correlacionarse con el estado mental. Una vez más, NO PASAR POR ALTO el aumento de la presión intracraneal por un traumatismo, tumor o infección. No deben retrasarse las imágenes de la cabeza para identificar lesiones ni la consulta con neurocirugía. Considerar la ingestión de toxinas como antidepresivos, antipsicóticos y medicamentos de herbolaria de venta libre. Puede indicar la presencia de un síndrome. Ejemplos específicos incluyen la hiperamonemia que resulta de un trastorno metabólico y el síndrome de hipoventilación central congénita.

PUNTOS CLAVE

- ¡Las pupilas anormales pueden ser un indicador de una patología grave! Preguntar a un familiar si el paciente tiene antecedentes de forma anormal de la pupila antes de su presentación a urgencias.
- Pupila pequeña: considerar síndrome de Horner (los trastornos de urgencia incluyen accidente vascular cerebral, encefalitis/meningitis, disección de la carótida interna) y toxíndromes.
- Pupila grande: evaluar en busca de elevación de la presión intraocular o intracraneal o toxíndromes.

- Pupila malformada: la pupila con forma de lágrima indica rotura del globo en caso de traumatismo. Un coloboma es congénito y debe hacer pensar en otras anomalías genéticas.
- Pupila decolorada: la leucocoria es un retinoblastoma hasta que se demuestre lo contrario.
- Pupila anormalmente reactiva: no pasar por alto el aumento de la PIO.

Lecturas sugeridas

James R. Red reflex examination in neonates, infants, and children. *Pediatrics.* 2008;122(6):1401-1404.
Khan Z. Horner syndrome. *StatPearls: NCBI Bookshelf.* 2019.
Raoof N. Disorders of the Pediatric pupil. *Int Ophthalmol Clin.* 2018 Fall;58(4):11-22. Review.
Tintinalli, J. Emergency Medicine: *A Comprehensive Study Guide.* New York, NY: McGraw-Hill Education; 2016.

66

Trastornos del conducto nasolagrimal: más que lágrimas

Meghan Cain, MD

El sistema nasolagrimal es un complejo sistema de bomba que atrae las lágrimas hacia la nariz, estimuladas por el parpadeo. Las lágrimas salen del ojo hacia el saco lagrimal a través de los canalículos cuando el ojo está cerrado. Al abrir los ojos, las lágrimas son bombeadas por el conducto nasolagrimal hasta la nariz. La producción normal de lágrimas no se completa sino hasta las 6 semanas de edad; por lo tanto, es frecuente que los neonatos lloren sin lágrimas visibles durante las primeras semanas de vida.

La **obstrucción del conducto nasolagrimal (OCNL)**, también conocida como dacrioestenosis, es la causa más frecuente de producción excesiva de lágrimas en lactantes. Esto se debe más a menudo a un fracaso para canular la porción distal del conducto en la válvula de Hasner. La mayoría de los pacientes se presenta en los primeros meses de vida con aumento de lagrimeo, pestañas enredadas y drenaje ocular mucopurulento, a menudo del canto lateral. El lactante también puede tener antecedentes de conjuntivitis recurrente. El párpado inferior se irrita debido al aumento del lagrimeo, pero no hay secreción nasal relacionada o inyección de la conjuntiva. La falta de secreción nasal es útil para diferenciar entre glaucoma congénito, que demostraría fotofobia y microftalmía, y opacidad corneal.

La OCNL puede confirmarse con una prueba a la cabecera del paciente. Usando un dedo o un hisopo para crear presión sobre el saco lagrimal con masaje en movimiento ascendente se exprime el material mucopurulento, consistente con obstrucción. Además, puede usarse tinción de fluoresceína para confirmar el diagnóstico. Si el tinte sigue presente en el ojo después de 5 minutos de la instilación, el lactante tiene OCNL.

Más de 90% de los casos desaparece de forma espontánea en los primeros 6 meses y la mayoría de los que persisten se resuelve en 1 año. Deben usarse compresas tibias y masaje descendente del conducto como tratamiento conservador. Pueden administrarse antibióticos oftálmicos tópicos si hay preocupación por una conjuntivitis secundaria asociada. Si el paciente tiene entre 6 y 10 meses de edad o presenta dacriocistitis recurrente, puede ser referido con un oftalmólogo para considerar el sondeo del conducto. También hay un mayor riesgo de ambliopía en lactantes con OCNL y la referencia con oftalmología es necesaria ante cualquier preocupación.

La **dacriocistitis** es una infección del saco nasolagrimal que se presenta con inflamación de la cara nasal del párpado inferior y el área periorbitaria. Se observa más a menudo en lactantes con OCNL. Los síntomas incluyen eritema e inflamación de la piel sobre el saco nasolagrimal junto con hipersensibilidad y secreción purulenta.

Los pacientes con dacriocistitis deben tratarse con antibióticos tanto orales como tópicos. La fuente más usual son microorganismos grampositivos. Cefpodoxima oral (10 mg/kg/día orales dividida en dos dosis) o amoxicilina-clavulanato (25-45 mg/kg/día por vía oral dividida en dos dosis) deben ser la primera línea. Cefuroxima IV (50-100 mg/kg/día dividida en tres dosis) se usa en el niño de aspecto enfermo. Debe enviarse un hisopo con la secreción para obtener un cultivo y dirigir la cobertura antibiótica. Las compresas tibias y los antibióticos oftálmicos tópicos se utilizan como coadyuvantes para ayudar a eliminar la infección. Los pacientes se deben citar para seguimiento en 2 a 3 días a fin de repetir la evaluación. En casos raros puede evolucionar a una infección grave como celulitis preseptal, celulitis orbitaria o meningitis.

Un **dacriocistocele (también conocido como dacriocele, amniotocele)** es secundario al bloqueo del saco nasolagrimal en los extremos proximal y distal. Estos lactantes se presentan poco después del nacimiento con un quiste azul firme debajo del tendón del canto medial. Si la estructura cística sobresale hacia la nariz, también puede haber dificultad respiratoria relacionada. La obstrucción puede aliviarse con masaje digital; sin embargo, estos pacientes deben referirse con urgencia al oftalmólogo debido al riesgo de dacriocistitis y obstrucción nasal.

PUNTOS CLAVE

- Los pacientes con OCNL deben manejarse de forma conservadora a menos que haya signos de infección.
- Después de los 6 a 10 meses de edad, los lactantes con OCNL deben ser referidos a oftalmología para sondaje.
- La dacriocistitis se trata con antibióticos sistémicos; el tratamiento tópico por sí solo no es suficiente.
- Los pacientes con dacriocistocele requieren referencia oftalmológica urgente.

Lecturas sugeridas

Bagheri N, Wajda B, Calvo C, et al. The Wills Eye Manual: *Office and Emergency Room Diagnosis and Treatment of Eye Disease.* 7th ed. Philadelphia, PA: Wolters Kluwer; 2017.
Lederman C, Lederman M. Ophthalmologic emergencies. In: Gershel JC, Crain EF, eds. *Clinical Manual of Emergency Pediatrics.* 6th ed. Cambridge, United Kingdom: Cambridge University Press; 2018.
Örge FH, Boente CS. The Lacrimal System. *Pediatr Clin.* 2014;61:529-539.
Schnall BM. Pediatric nasolacrimal duct obstruction. *Curr Opin Ophthalmol.* 2013;24:421-424.

Conjuntivitis: un regalo para la vista

Yvette Wang, MD y Elise Zimmerman, MD, MS

La conjuntiva es una membrana clara y delgada que recubre la superficie interna de los párpados y la superficie externa del globo hasta el limbo. La conjuntivitis aguda es la inflamación de la conjuntiva y se presenta con hiperemia o inyección conjuntival. Los pacientes también pueden tener secreción del ojo, inflamación del párpado y sensación de tener tierra en el ojo o experimentar ardor. Hay muchas causas de conjuntivitis. Los virus son la causa más frecuente de conjuntivitis infecciosa, aunque la conjuntivitis bacteriana ocurre más a menudo en niños que en adultos. La conjuntivitis suele ser benigna.

Infecciosa

La conjuntivitis bacteriana suele causar conjuntivitis unilateral que se disemina con rapidez al ojo contrario. A menudo se asocia con secreción ocular purulenta, con pestañas enredadas. Los principales patógenos son *H. influenzae* no tipificable, *S. pneumoniae, M. catarrhalis* y *S. aureus*. La conjuntivitis bacteriana por lo general tiene una evolución autolimitada, de 7 a 10 días. Los agentes antibióticos tópicos, que incluyen fluoroquinolonas, trimetoprim/polimixina B y eritromicina, pueden ayudar a reducir los síntomas y la transmisión de la enfermedad. Los pacientes con lentes de contacto tienen que retirárselos y se refieren con urgencia con un oftalmólogo porque están en mayor riesgo de desarrollar úlceras corneales.

La conjuntivitis neonatal es menos frecuente si se usa ungüento de eritromicina profiláctico. Considerar gonorrea y clamidia como causas de la conjuntivitis con secreción purulenta en las primeras 2 semanas de vida. De forma clásica, la conjuntivitis por gonorrea ocurre en los días 2 a 5 después del parto, mientras que la conjuntivitis por clamidia se presenta en los días 5 a 14 después del nacimiento. Los lactantes con conjuntivitis por gonorrea deben someterse a lavado de los ojos con solución salina cada hora, tratarse con antibióticos parenterales y ser ingresados al hospital. También debe iniciarse eritromicina oral por su cobertura para infección por clamidia hasta que los cultivos sean negativos para prevenir la neumonitis por clamidia. Es posible que la obstrucción del conducto nasolagrimal se confunda con conjuntivitis porque ambas pueden presentarse con secreción del ojo. Sin embargo, la conjuntiva suele estar despejada en la obstrucción del conducto nasolagrimal.

Los adenovirus son la causa más frecuente de conjuntivitis viral. La secreción acuosa o mucoide, la linfadenopatía preauricular y la faringitis concurrente, incluidos síntomas respiratorios superiores, sugieren esta etiología. Se recomienda el tratamiento de apoyo, como la aplicación de compresas frías y el retiro de la secreción ocular con una tela limpia para disminuir la transmisión de la infección. No está indicada la antibioticoterapia.

El virus del herpes simple (VHS) puede causar conjuntivitis tanto en neonatos como en niños. Este diagnóstico debe considerarse en neonatos con factores de riesgo perinatales para infección por VHS (p. ej., lesiones de VHS activas al momento del parto vaginal). La presencia de vesículas en la cara también debe hacer pensar en el diagnóstico. En la tinción con fluoresceína, la queratitis herpética tiene un patrón dendrítico clásico. Hay que obtener cultivos conjuntivales. En los neonatos es necesario iniciar con aciclovir intravenoso y tratamiento antiviral tópico y deben hospitalizarse para evaluar si hay infección diseminada por VHS. Hay que evitar los corticoesteroides tópicos.

No infecciosa

La conjuntivitis alérgica es una respuesta inflamatoria de la conjuntiva a los alérgenos ambientales, como el polen. La estacionalidad y la picazón de los ojos, junto con enrojecimiento ocular bilateral, sugieren una etiología alérgica. También puede haber quemosis (edema de la conjuntiva). Estos síntomas se tratan con lágrimas artificiales y antihistamínicos tópicos.

Las enfermedades sistémicas como la enfermedad de Kawasaki, el síndrome de Stevens-Johnson y el síndrome oculoglandular de Parinaud también pueden causar conjuntivitis. La enfermedad de Kawasaki suele causar conjuntivitis bilateral sin afección límbica, además de fiebre, linfadenopatía, exantema, mucositis y cambios en las extremidades. Los pacientes con síndrome de Stevens-Johnson tienen conjuntivitis grave con secreción purulenta. La conjuntivitis suele ir precedida por fiebre y enfermedad similar a influenza, seguida por lesiones cutáneas y mucosas. El síndrome oculoglandular de Parinaud se manifiesta con conjuntivitis unilateral y linfadenopatía hipersensible ipsilateral y es la presentación atípica más frecuente de la enfermedad por arañazo de gato.

En general, la conjuntivitis es benigna y autolimitada. Sin embargo, para pacientes con dolor intenso o cambios en la agudeza visual, o aquellos que usan lentes de contacto, deben considerarse etiologías más preocupantes, como infecciones gonocócicas, por *Pseudomonas* o VHS. También hay que considerar otras etiologías del enrojecimiento del ojo, sobre todo en pacientes con un traumatismo previo. Estas alteraciones de mayor riesgo pueden requerir una evaluación oftalmológica.

PUNTOS CLAVE

- La conjuntivitis es más a menudo viral. Los antibióticos pueden disminuir la duración de los síntomas de conjuntivitis bacteriana, pero no están indicados en el tratamiento de la conjuntivitis viral.
- En neonatos con conjuntivitis, considerar gonorrea, clamidia y VHS. Los pacientes que las presentan necesitan tratamiento parenteral y hospitalización para un manejo continuo.
- Quienes usan lentes de contacto deben retirarlos y desecharlos.

Lecturas recomendadas

Azari AA, Barney NP. Conjunctivitis: a systematic review of diagnosis and treatment. *JAMA*. 2013;310(16):1721-1729.
Prentiss KA, Dorfman DA. Pediatric ophthalmology in the emergency department. *Emerg Med Clin N Am*. 2008;26:181-198.
Richards A, Guzman-Cottrill JA. Conjunctivitis. *Pediatr Rev*. 2010;31(5):196-206.

VÍAS RESPIRATORIAS

No considerar que la vía respiratoria del lactante es una "vía respiratoria difícil" desde el inicio

Jenna Lillemoe, MD y Ari Cohen, MD, FAAP

Sería útil si los lactantes pudieran manejarse como "pequeños adultos" cuando se realizan procedimientos. Por desgracia, este no es el caso para los lactantes (edades de 0 a 1 año) que requieren intubación, dado que tienen muchas características que en conjunto constituyen una vía respiratoria "difícil". Existen unos cuantos pasos simples que los profesionales pueden seguir en preparación y técnica para optimizar el éxito al asegurar las vías respiratorias neonatales.

Retos anatómicos

Las vías respiratorias del lactante representan varios retos clínicos. Además de tener puntos de referencia anatómicos más pequeños, los lactantes tienen múltiples características anatómicas que impiden la visualización de las cuerdas vocales y hacen la intubación más difícil.

Los lactantes menores tienen cuellos relativamente cortos y occipucios grandes, lo que coloca la vía respiratoria en un sitio anterior y puede causar dificultad para observar la glotis. Una pequeña toalla enrollada entre el cuello y los hombros, que impide la hiperextensión, puede ayudar a mejorar la posición de los puntos de referencia anatómicos al alinear el meato auditivo externo a lo largo de una línea horizontal con la escotadura esternal.

La lengua y la epiglotis de los lactantes tienen un mayor tamaño en relación con la cavidad oral. Estas estructuras pueden colapsarse o sobresalir hacia las vías respiratorias, lo que obstruye aún más la vista del profesional. Los lactantes tienen también una tráquea corta y relativamente estrecha que se comprime con facilidad. Por lo tanto, la práctica común de aplicar presión cricoidea debe usarse con precaución, ya que esta maniobra puede obstruir aún más una vía respiratoria superior ya de por sí estrecha.

Preparación para el procedimiento

El equipo apropiado puede hacer toda la diferencia para lograr una intubación exitosa en un lactante. Incluye un laringoscopio apropiado, cánulas endotraqueales (ET) y artículos de succión. Aunque se usan con menor frecuencia en pacientes de mayor edad, las hojas rectas del laringoscopio son esenciales para la intubación en lactantes. Las hojas rectas levantan de forma más efectiva la lengua y la epiglotis del lactante, permitiendo una mejor visualización de las cuerdas vocales. El uso de algunos laringoscopios con video puede ser un desafío debido al tamaño de la boca del lactante y a menudo se requiere una laringoscopia directa. Las cánulas ET sin manguito suelen preferirse para reducir el daño a las vías respiratorias y la resistencia al flujo de aire, aunque también pueden usarse cánulas con manguito.

Contar con el material de tamaño apropiado puede aumentar en gran medida las probabilidades de éxito; por lo tanto, se aconseja tener varias opciones de laringoscopios y cánulas ET a la cabecera antes de intentar la intubación (tabla 68-1). La profundidad de inserción de la cánula también debe estimarse con cuidado para prevenir la intubación del bronquio principal derecho, una complicación muy frecuente en lactantes pequeños.

Deben considerarse los medicamentos de intubación en secuencia rápida para todas las intubaciones en lactantes, ya que los lactantes pequeños pueden ser inquietos y complicar todavía más un procedimiento de por sí difícil. Deben considerarse los medicamentos tanto para sedación como parálisis, en especial si el lactante está

Tabla 68-1 ■ Instrumentos para las vías respiratorias neonatales			
	Recién nacido	Lactante pequeño	Lactante
Peso (en kg)	3-5	6-7	8-9
Hoja de laringoscopio	0-1 recta	1 recta	1 recta
Cánula traqueal	3.0-3.5 sin manguito	3.5 sin manguito	3.5 sin manguito
Longitud de la cánula endotraqueal (cm al borde)	9.5-10	10.5-11	10.5-11

despierto y vigoroso. El uso de medicamentos para sedación es la práctica estándar en estos casos, pero el uso de paralíticos en todos los lactantes es controvertido.

A pesar de una vía respiratoria "difícil", los lactantes por lo general pueden ventilarse con facilidad usando un ambú con una posición apropiada de la cabeza. Sin embargo, es fundamental usar una técnica cuidadosa para evitar una presión excesiva sobre la cara, ya que esto puede conducir a bradicardia así como potencialmente obstruir las vías respiratorias. Las técnicas adecuadas de ventilación con ambú pueden ser la habilidad relacionada con la vía respiratoria que es más importante adquirir y refinar. Si se requiere de apoyo adicional para la intubación, puede usarse una técnica adecuada de ventilación con ambú hasta que llegue la ayuda.

PUNTOS CLAVE

- Los lactantes tienen una anatomía con vías respiratorias "difíciles". Las estrategias simples pueden ayudar a alinear la vía respiratoria para una mejor visualización.
- Tomar el tiempo necesario para prepararse con el equipo de tamaño adecuado.
- Perfeccionar las técnicas de ventilación con ambú.

Lecturas sugeridas

Kleinman ME, de Caen AR, et al. Pediatric basic and advanced life support: 2010 international consensus on cardiopulmonary resuscitation and emergency cardiovascular care science with treatment recommendations. *Pediatrics*. 2010;126(5):e1261-e1318.

Litman RS, Fiadjoe JE, et al. The pediatric airway. In: Cote CJ, Lerman J, Anderson B, eds. *A Practice of Anesthesia for Infants and Children*. 5th ed. Philadelphia, PA: Saunders-Elsevier; 2013.

No conocer las diferencias entre las vías respiratorias pediátricas y del adulto puede conducir al fracaso al intubar las vías respiratorias pediátricas

James C. O'Neill, MD, FACEP y Shad Baab, MD

Para intubar con éxito a un paciente pediátrico, debe estarse al tanto de las diferencias entre las vías respiratorias pediátricas y las del adulto. Conocer tales diferencias permite al profesional adquirir una posición que asegure el éxito. Las vías respiratorias pediátricas son similares a las del adulto a partir de los 10 años de edad. El conocimiento de las diferencias en las vías respiratorias pediátricas es aún más importante si el paciente es menor de 2 años de edad. Hay diferencias obvias entre las vías respiratorias del adulto y las del paciente pediátrico. La boca del paciente pediátrico, la orofaringe y las vías respiratorias son más pequeñas, pero es importante notar que la lengua y las narinas son más grandes en comparación. En las vías respiratorias pediátricas la epiglotitis es mayor, diferente y más suelta que el equivalente adulto. Por estas diferencias, se usan la hoja de Miller u otras hojas rectas para intubar niños. Se recomienda usar cinta de Broselow para ayudar en la selección del equipo. La hoja recta estrecha se utiliza para empujar la lengua a la izquierda durante el procedimiento y para levantar la epiglotis. Debe tenerse bastante cuidado de proceder con gentileza y evitar golpear las amígdalas dado que presentan aumento de tamaño y es probable que sangren con los traumatismos.

Las vías respiratorias pediátricas son más anteriores que las vías respiratorias del adulto. Los profesionales acostumbrados a intubar adultos a menudo observan la abertura esofágica donde esperan que esté la vía respiratoria. Hay que estar preparado para buscar en un lugar más anterior que en el paciente adulto. Además, la vía respiratoria de los niños más pequeños se observa muy similar a la abertura esofágica porque no está completamente desarrollada. Es fácil confundir ambas. La vía respiratoria pediátrica está más cefálica que la vía respiratoria del adulto.

Otra diferencia importante que se pasa por alto es aquella en el tamaño del occipucio pediátrico. El paciente adulto con frecuencia requiere una almohada debajo de la cabeza para colocarlo en "posición de olfateo" a fin de alinear los ejes de la vía respiratoria. Los pacientes pediátricos a menudo requieren una manta enrollada debajo de los hombros para alinear la vía respiratoria para la intubación. Esto puede ser muy pronunciado con niños de corta edad con occipucios hasta cierto punto grandes.

Además, la porción más estrecha de las vías respiratorias pediátricas es el anillo cricoides, directamente por debajo de las cuerdas vocales. Esto es en especial frustrante cuando, después de visualizar las cuerdas vocales, los intentos por avanzar el tubo se detienen justo más allá de las cuerdas vocales. Es esencial tener preparados tubos que sean medio número o un número más pequeños durante el intento de intubación. Esto es fundamental con pacientes que pueden tener inflamación en o por debajo de las cuerdas vocales con procesos patológicos como crup o traqueítis bacteriana. Los tubos con manguito se prefieren siempre que estén disponibles. Si no se cuenta con un tubo con manguito, a menudo hay que escuchar en busca de una "fuga de aire" del tubo. Esta fuga de aire asegura que el anillo cricoideo no esté tan ajustado alrededor del tubo de modo que con el tiempo puedan ocurrir formación de cicatrices y estenosis subglótica.

Por último, hay una distancia muy corta entre haber pasado las cuerdas vocales y entrar al bronquio principal derecho. A menudo solo hay 1 cm de distancia una vez que se pasan las cuerdas vocales antes de que el tubo entre al bronquio principal derecho. Tiene especial importancia estar en el sitio correcto tan pronto como sea posible porque el consumo basal de oxígeno del niño es más rápido que el del adulto. Los niños presentan bajas rápidas en la saturación de oxígeno cuando se intuba el bronquio principal derecho. Dado que los ruidos cardiacos suelen ser difíciles de percibir en una sala de urgencias ruidosas, se recomienda usar cinta de Broselow para elegir la profundidad inicial del tubo. Esto debe confirmarse con las técnicas habituales, incluida una radiografía de tórax.

PUNTOS CLAVE

- Conocer las diferencias entre las vías respiratorias pediátricas y del adulto ayuda a realizar su intubación con éxito.
- Los tamaños del equipo y la profundidad del tubo se eligen mejor con una herramienta como la cinta de Broselow. Los niños con enfermedades crónicas que requieren manejo de las vías respiratorias por lo general no tienen el tamaño esperado para la edad.
- En niños de corta edad, una manta enrollada por debajo de los hombros es particularmente útil para posicionar al paciente si tiene un occipucio grande.

Lecturas sugeridas

Phipps LM, Thomas NJ, Gilmore RK, et al. Prospective assessment of guidelines for determining appropriate depth of endotracheal tube placement in children. Pediatr Crit Care Med. 2005;6(5):519-522.

Shah AN, Frush K, Luo X, Wears RL. Effect of an intervention standardization system on pediatric dosing and equipment size determination: a crossover trial involving simulated resuscitation events. Arch Pediatr Adolesc Med. 2003;157(3):229-236.

Walls RM, Murphy MF. Manual of Emergency Medicine Management. 4th ed. Philadelphia, PA: Lippincott Williams & Wilkins; 2012.

Haga a un lado su desagrado por la ventilación transtraqueal percutánea

David Skibbie, MD, MA, FACEP, FAAEM

Introducción

Es posible argumentar que el término ventilación transtraqueal percutánea es impreciso, ya que es más preciso decir que se trata de un método de oxigenación de rescate. Por lo general, este procedimiento se considera en niños pequeños en escenarios de "no puede intubarse, no puede oxigenarse" (NINO). Aunque se supone que la oxigenación a través de un catéter de calibre pequeño es mínimamente efectiva, la ventilación con jet y la oxigenación mediante un conducto de calibre pequeño se emplean de forma sistemática en cirugía laríngea dado que la intubación endotraqueal haría que estos procedimientos fueran imposibles. La oxigenación transtraqueal de urgencia puede ser un método muy efectivo de rescate si se tiene el equipo y la preparación apropiados.

Selección del paciente

La cricotirotomía permite colocar un dispositivo para las vías respiratorias de calibre grande, pero suele limitarse a adultos y niños de 8 años de edad o mayores. Para niños < 8 años de edad, la colocación de una cánula de calibre pequeño es el único método anatómicamente viable para la oxigenación de rescate en escenarios NINO. Ciertas patologías (incluidos crup y estenosis subglótica) obliteran el espacio subglótico y por lo tanto no se prestan a la colocación de una cánula en el espacio cricotiroideo. En estas situaciones, la cánula debe colocarse de forma transtraqueal.

Selección de la cánula

Para este procedimiento suelen usarse cánulas intravenosas, calibre 12 a 16, aunque tienden a doblarse. Existen catéteres reforzados con alambre que combaten de modo efectivo este problema, por lo que se recomiendan firmemente frente a los catéteres IV.

Colocación de la cánula

La membrana cricotiroidea es el sitio más seguro para colocar un catéter transtraqueal, dado que la tiroides y los cartílagos cricoides forman una caja cartilaginosa sólida en sentido posterior.

El procedimiento de la cánula cricotiroidea

1. Ubicar el espacio cricotiroideo palpando el borde superior del cartílago tiroideo, que se identifica por una escotadura en forma de V en la línea media. Deslizar el dedo por debajo del cartílago tiroideo hasta que se palpe el cartílago cricoides, identificado como una prominencia justo por debajo del cartílago tiroideo. La membrana cricotiroidea es un área entre ambos.
2. Acoplar una jeringa que contenga 1 a 2 cc de solución salina estéril a la cánula. Puncionar la membrana cricotiroidea de forma transversal mientras se aspira simultáneamente. La colocación intraluminal se identifica con el flujo de aire libre hacia la jeringa; el ensamblaje catéter-estilete debe avanzarse 2 a 3 mm más allá de este punto para colocar la cánula por completo en la vía respiratoria. Si hace contacto con la pared posterior, retirar unos pocos milímetros y reconfirmar la colocación.
3. Girar el ensamblaje jeringa-cánula para que apunte hacia abajo, deslizar la cánula hacia la vía respiratoria y retirar la aguja.

El procedimiento de cánula transtraqueal

1. Localizar la cara superior de la tráquea, justo por debajo del cartílago cricoides. Los anillos traqueales son palpables en esta área. Se hace una punción entre el primero y segundo anillos traqueales.
2. Acoplar una jeringa que contenga 1 a 2 cc de solución salina estéril a la cánula. Puncionar la tráquea a 45 grados en sentido inferior en tanto se aspira al mismo tiempo. Dado que la tráquea es más deformable que el complejo cricotiroideo, suele puncionarse la pared posterior; la retracción ligera permite que la tráquea recupere su forma. La colocación intraluminal se confirma con el flujo de aire libre hacia la jeringa.
3. Deslizar la cánula hacia la vía respiratoria y retirar la aguja.

Métodos de oxigenación

Ventilación con jet

En la ventilación con jet se utiliza el dispositivo más controlable para oxigenación transtraqueal, ya que permite seleccionar una presión máxima precisa. La presión se aumenta hasta que se note el movimiento diafragmático. Se elige una presión inicial (5 a 10 cm H_2O es razonable) y se inicia el flujo de oxígeno. Por lo general se recomiendan tiempos espiratorios prolongados con este dispositivo; sin embargo, dado que la presión de las vías respiratorias está limitada por este dispositivo, es poco probable un barotraumatismo. La hipoxia y la atelectasia son los temas pertinentes cuando se emplea oxigenación con cánula. Estas se combaten mejor con intervalos de inhalación más prolongados.

Otros dispositivos

Existen varios dispositivos comerciales diseñados con la oxigenación transtraqueal como objetivo. En general, se trata de conductos de oxígeno que incluyen un conector de Luer, un dispositivo de conexión para un flujómetro de oxígeno y fenesteraciones que se cierran de forma manual para proveer un flujo de oxígeno al paciente.

Por último, y tal vez lo más simple, puede colocarse un dispositivo con mascarilla de ventilación manual a la cánula usando un tubo endotraqueal con adaptador 3.0. Por desgracia, los métodos de ventilación manual son difíciles de controlar, es posible que no proporcionen presiones adecuadas a las vías respiratorias y pueden desalojar la cánula.

PUNTOS CLAVE

- La preparación proporciona la mayor probabilidad de éxito.
- Las cánulas IV tienden a doblarse; usar una cánula reforzada con alambre.
- La presión obtenida por un respirador para ventilación con jet puede controlarse con precisión, por lo que es el dispositivo de oxigenación preferido.
- Los métodos de ventilación manual son difíciles de controlar, es posible que no proporcionen suficiente presión y pueden desalojar el catéter.

Lecturas sugeridas

Chapter 6. Hebert RB, Bose S, Mace, SE, ed. Cricothyrotomy and percutaneous translaryngeal ventilation. In: *Roberts and Hedges' Clinical Procedures in Emergency Medicine and Acute Care*. 7th ed. Philadelphia, PA: Elsevier Saunders; 2014:130-133.
Chapter 19. Bair AE, Caro DA, ed. Surgical airway techniques. In: *The Walls Manual of Emergency Airway Management*. 5th ed. Philadelphia, PA: Wolters Kluwer; 2018:224-230.

Tratar todas las respiraciones ruidosas de la misma forma

Emily C. MacNeill, MD y Nicholena Richardson, MD

"No existe la intubación pediátrica fácil" es un lema importante que seguir. Esta afirmación es especialmente aplicable al niño cuya respiración es perceptible al entrar a la habitación. Por fortuna, la necesidad de un control definitivo de las vías respiratorias es infrecuente. El manejo de estos pacientes se revisará después de analizar la anatomía y fisiología normales, así como las patologías que pueden ocurrir.

Anatomía y fisiología normales

El paciente pediátrico de corta edad es más susceptible a los siguientes problemas: obstrucción de las vías respiratorias (occipucio y lengua de mayor tamaño, epiglotis grande y flexible y tráquea flexible), insuficiencia respiratoria (disminución del músculo esquelético de sacudidas lentas, menores reservas de glucógeno en los músculos respiratorios, diafragmas más planos y vías respiratorias más pequeñas con mayor resistencia) y desaturación más rápida durante la apnea (menor capacidad residual funcional, mayores tasas metabólicas y menos alvéolos). Estos factores hacen que el manejo de las vías respiratorias pediátricas sea de alto riesgo.

Patología

Los niños menores de 2 años de edad están entre los pacientes pediátricos en mayor riesgo de dificultad respiratoria. Los problemas agudos son infecciosos o no infecciosos. Aunque la vacunación ha llevado a la disminución de algunas causas infecciosas de obstrucción de las vías respiratorias, la infección aún es la causa más habitual de obstrucción de las vías respiratorias superiores en niños. Hay muchas etiologías crónicas de obstrucción de las vías respiratorias pediátricas (tabla 71-1). La mayoría de estos problemas se resuelve conforme el niño crece y las estructuras laringotraqueales se vuelven más cartilaginosas. Las infecciones superimpuestas pueden conducir a descompensación y es fundamental entender cómo es que estas patologías dificultarían en gran medida la intubación.

Manejo

Cuando se enfrenta una obstrucción de las vías respiratorias pediátricas, los antecedentes y la exploración son de gran importancia. Los síntomas crónicos pueden justificar su investigación, aunque tal vez no de forma urgente. Sin embargo, los problemas agudos suelen requerir una investigación aguda. Hay que utilizar las habilidades durante la exploración física para aislar la ubicación de la obstrucción de las vías respiratorias. El estridor inspiratorio sugiere que la obstrucción está por arriba de las cuerdas vocales, en tanto que el estridor espiratorio indica una obstrucción por debajo de esas cuerdas.

El dolor, la fiebre y el miedo empeoran la obstrucción de las vías respiratorias en el niño pequeño, por lo que conservar la calma, mantener al niño con su cuidador y administrar antipiréticos y analgésicos son pasos fundamentales. No hay que olvidar que los esteroides y la epinefrina racémica suelen ser útiles para evitar acciones adicionales.

El manejo de las vías respiratorias no necesariamente es igual a la intubación. Las alternativas incluyen cánula nasal de flujo alto (CNFA) y ventilación con presión positiva no invasiva (VPPNI). La CNFA puede generar un efecto de presión positiva al final de la espiración (PEEP, por sus siglas en inglés) de hasta 4 a 6 cm H_2O usando flujos de 1.5 a 2 L/kg/min en lactantes, lo que ha mostrado disminuir efectivamente la labor respiratoria. La VPPNI disminuye la labor respiratoria, revierte la hipoventilación y mantiene la permeabilidad de las vías respiratorias superiores, pero requiere un paciente que coopere y esté alerta. Si el inicio de la dificultad respiratoria es agudo y de gravedad, hay preocupación por un cuerpo extraño u otros métodos están fracasando, la intubación puede ser necesaria. La preparación apropiada y asegurarse de tener todos los apoyos disponibles (sondas pediátricas, tubos de distintos tamaños, vías aéreas supraglóticas y equipo para ventilación con jet) a la cabecera de la cama es imperativo.

Tabla 71-1 ■ Anomalías congénitas frecuentes de las vías respiratorias

	Tiempo	Presentación	Investigaciones adicionales	Evolución normal	Tratamiento
Laringomalacia	1.ª semana	Estridor inspiratorio Peor en posición supina (alimentarse y dormir)	Ninguna	Se resuelve de forma espontánea para la edad de 2 años	Cirugía solo si es necesario
Parálisis de las cuerdas vocales	Congénita o adquirida	Bilateral al nacimiento Unilateral: llanto débil, dificultades para alimentarse, estridor y aspiración recurrente	Imágenes del cerebro para la bilateral Imágenes torácicas para la unilateral	Recuperación espontánea en 70%	Láser CO_2 (por lo general después de 1 año)
Traqueomalacia		Estridor espiratorio		La mayoría se resuelve a los 6 a 12 meses	
Estenosis subglótica		Episodios recurrentes de enfermedad tipo crup		Síntomas persistentes	Dilatación con sonda, división cricoidea, resecciones traqueales
Hemangioma	Asintomático al nacer, se presenta de las 3 semanas a los 3 meses	Estridor bifásico		Empeora hasta los 2 a 5 años, cuando involuciona de forma espontánea	Propranolol, esteroides sistémicos o lesionales, láser, extirpación abierta

PUNTOS CLAVE

- Utilizar la exploración física para aislar la ubicación del problema en las vías respiratorias; el estridor inspiratorio indica que es arriba de las cuerdas y el estridor espiratorio que es por debajo.
- La información más importante que debe obtenerse es si el inicio es agudo o crónico.
- Es posible que sea necesario intervenir, ¡pero no hay que correr a intubar! Nunca hay que anticipar que la intubación pediátrica es fácil.

Lecturas sugeridas

Mandal A, et al. Upper airway obstruction in children. *Indian J Pediatr.* 2015;82(8):737-744. www.ncbi.nlm.nih.gov/pubmed/26104110

Santillanes G, Gausche-Hill M. Pediatric airway management. *Emerg Med Clin North Am.* 2008;26(4):961-975. www.ncbi.nlm.nih.gov/pubmed/19059095

Schibler A, Franklin D. Respiratory support for children in the emergency department. *J Paediatr Child Health.* 2016;52(2):192-196. www.ncbi.nlm.nih.gov/pubmed/27062623

72

No apresurarse a intubar a un lactante después de la administración de PGE1

Erica Scott, MD y Kathleen Kinney Bryant, MD, FACEP

Los defectos cardiacos congénitos furtivos pueden ser mortales

La circulación fetal se mantiene por varios conductos circulatorios, de forma más importante el conducto arterioso (CA). *In utero*, se producen prostaglandinas endógenas para mantener la permeabilidad del CA. El CA comienza a cerrarse alrededor de 24 a 72 horas después del nacimiento. Este cierre es causado por una menor producción de prostaglandinas endógenas con aumento de la saturación de oxígeno arterial (PaO_2). La ecocardiografía fetal y la detección de cardiopatías congénitas (CC) posnatales mediante oximetría de pulso son útiles en la identificación temprana de los lactantes con CC dependientes del conducto. A pesar de estas pruebas de detección, los lactantes con CC pueden no identificarse y se presentan en la sala de urgencias *in extremis*. Para los lactantes que se encuentran cianóticos, los soplos son buenos indicadores de que puede estar presente una lesión dependiente del conducto. En lactantes no cianóticos, un mejor indicador son los pulsos anormales, específicamente los pulsos femorales disminuidos.

Prostaglandinas

Alprostadil (PGE1) es una prostaglandina que existe de forma natural que puede usarse para prevenir o revertir el cierre del conducto en la reanimación neonatal. Debe administrarse PGE1 como infusión. La mayor parte de la PGE1 (60 a 80%) se metaboliza en su primer paso por los pulmones. La dosis inicial de PGE1 es 0.05 a 0.1 μg/kg/min, que después se ajusta hasta que se note un aumento de la PaO_2. La PaO_2 suele aumentar en un lapso de 10 a 15 minutos después de iniciar PGE1, pero en algunos casos los conductos pueden no reabrirse por varias horas. La transposición de los grandes vasos con un tabique auricular restrictivo y el retorno venoso pulmonar anómalo total son dos ejemplos cuando hay un retraso en la respuesta a la PGE1. Una vez que se nota una respuesta clínica, debe usarse la dosis más baja efectiva de PGE1 para mantener la permeabilidad de los conductos y permitir la estabilización del lactante hasta su intervención definitiva. La PGE1 tiene muchos efectos adversos, de los que los más significativos son apnea (en particular en lactantes < 2 kg), fiebre, convulsiones, rubor, bradicardia, hipotensión y diarrea.

¿Intubar o no intubar?

No hay guías específicas para intubar a lactantes con CC dependientes del conducto. La intubación para brindar apoyo respiratorio basada en la presentación inicial puede preceder a la administración de PGE1. La apnea secundaria a una infusión PGE1 es otra consideración frecuente para la intubación. Estudios recientes han mostrado que los lactantes que no se intuban antes de iniciar PGE1 o debido a apnea después de PGE1 pueden transportarse con seguridad sin ventilación mecánica. Estudios adicionales han analizado el riesgo de intubaciones profilácticas antes del transporte en lactantes estables que requieren infusiones de PGE1.

La intubación endotraqueal tiene sus propios riesgos. Una de las complicaciones más graves en lactantes puede ser reducción de la precarga con hipotensión resultante que requiere medicamentos adicionales para apoyo circulatorio. Algunos riesgos más incluyen complicaciones mecánicas como intubación esofágica, oclusión endotraqueal, desplazamiento que requiere reintubación de urgencia y falla del equipo. La intubación profiláctica puede no ser necesaria simplemente debido al inicio de PGE1 si el niño no está teniendo dificultad respiratoria. Es más probable que ocurra apnea en lactantes no ventilados cuando la tasa de infusión de PGE1 es > 0.015 μg/kg/min, por lo que la dosis baja de PGE1 (< 0.015 μg/kg/min) no es un motivo para intubar de forma programada antes del transporte. Como ya se mencionó, se ha demostrado que la intubación programada antes del transporte es un importante factor de predicción de complicaciones mayores en el transporte. Otras opciones de manejo potencial de las vías respiratorias son ventilación no invasiva que incluye ventilación manual intermitente para apnea breve, presión positiva continua, cánula nasal con flujo alto y ventilación con presión positiva no invasiva. En lactantes que se están tratando con PGE1 que no requieren intubación de urgencia, los riesgos de intubación profiláctica deben ponderarse cuidadosamente frente a los beneficios potenciales.

Lecturas sugeridas

Carmo K, Barr P, West M, et al. Transporting newborn infants with suspected duct dependent congenital heart disease on low-dose prostaglandin E1 without routine mechanical ventilation. Arch Dis Child Fetal Neonatal Ed. 2007;92:F117-F119.

Hundalani SG, Kulkarni M, Fernandes CJ, et al. Prostaglandin E1 for maintain ductal patency in neonates with ductus-dependent cardiac lesions. Cochrane Database Syst Rev. 2014;12.

Meckler GD, Lowe C. To intubate or Not intubate? Transporting Infants on Prostaglandin E1. Pediatrics. 2009;123:e25-e30.

Penny DJ, Shekerdmian LS. Management of the neonate with symptomatic congenital heart disease. Arch Dis Fetal Neonatal Ed. 2001;84:F141-F145.

Singh Y, Mikrou P. Use of prostaglandins in duct-dependent congenital heart conditions. Arch Dis Child Educ Pract Ed. 2018;103:137-140.

Considerar que la falta de sibilancias es un dato positivo con asma grave

Julia E. Martin, MD, FACEP

No todos los asmáticos presentan sibilancias y no todas las sibilancias son asma. Las sibilancias pueden ser bronquiolitis, estado asmático, anafilaxia, aspiración de cuerpo extraño, neumonía, insuficiencia cardiaca y obstrucción de las vías respiratorias. Unos antecedentes y una exploración física cuidadosos ayudan a delimitar el diagnóstico diferencial.

El asma es una combinación de inflamación de las vías respiratorias y broncoconstricción, lo que resulta en obstrucción del flujo de aire. Si bien las sibilancias son la característica distintiva del asma, la tos es la presentación más frecuente. Para producir sibilancias se requieren dos cosas: obstrucción y flujo de aire. En personas con asma grave hay poco a nada de flujo de aire, por lo que hay poco a nada de sibilancias. Las exacerbaciones tienen dos fases: la fase broncoespástica temprana, que responde bien a los broncodilatadores, y la fase inflamatoria tardía, que se trata con esteroides. El retraso en el tratamiento conduce a una menor respuesta a los broncodilatadores y mayor probabilidad de hospitalización.

Las pruebas diagnósticas para exacerbaciones casi no tienen valor. La radiografía de tórax y la gasometría arterial rara vez cambian el manejo. Las exacerbaciones siguen siendo sobre todo un diagnóstico clínico y el manejo debe basarse en la respuesta al tratamiento.

Tratamiento

El manejo de primera línea para todas las exacerbaciones agudas de asma son los agonistas beta inhalados y los esteroides sistémicos. Los agonistas beta, como salbutamol, tratan el broncoespasmo y tienen que usarse de forma agresiva en las exacerbaciones moderadas a graves. Deben administrarse de manera temprana y repetirse con frecuencia en casos graves. En estos casos, las nebulizaciones continuas con salbutamol son más efectivas que los tratamientos intermitentes. Los agentes anticolinérgicos inhalados, como ipratropio, también son de ayuda en las exacerbaciones moderadas a graves y actúan de modo sinérgico cuando se administran con agonistas beta.

Las exacerbaciones requieren esteroides sistémicos. Los temas de falta de cumplimiento son frecuentes con prednisona y prednisolona orales, lo que hace que dexametasona sea una opción potencialmente más atractiva. Los esteroides deben darse al inicio del esquema de tratamiento para su máxima eficacia. Los esteroides pueden administrarse por vía oral o IV dado que el tiempo de inicio es similar para ambas vías.

El magnesio causa relajación del músculo liso, con lo que ayuda a reducir la broncoconstricción. Se ha encontrado que es útil en el manejo de las exacerbaciones moderadas a graves.

La epinefrina también causa broncodilatación. En casos extremos puede administrarse epinefrina IM inyectable. La epinefrina racémica inhalada, aunque está bien estudiada en el crup, aún no se estudia bien en las exacerbaciones del asma. Informes de casos han encontrado que la epinefrina racémica inhalada es similar a salbutamol, pero con mayores efectos secundarios.

El apoyo respiratorio para casos graves puede incluir ventilación no invasiva (VNI) y cánula nasal de flujo alto (CNFA). Si bien la VNI ha mostrado ser útil en las exacerbaciones graves, no es tan bien tolerada si se compara con la CNFA y a menudo requiere ansiólisis. Los estudios de CNFA son limitados, pero existen informes de casos con resultados exitosos. Los pacientes intubados en estado asmático tienen un riesgo importante de complicaciones y, por lo tanto, deben hacerse todos los esfuerzos para evitar la intubación siempre que sea posible. El monitoreo estrecho con oximetría de pulso y la capnografía tienden a ser coadyuvantes útiles para predecir insuficiencia respiratoria.

Estar atento

1) El proceso de intubación en pacientes con asma grave es extremadamente peligroso; **planear para descompensación potencial**. Anticipar la hipotensión subsecuente y administrar líquidos IV antes de la intubación para "preparar la bomba". También conviene tener vasopresores disponibles. Los pacientes con insuficiencia respiratoria han agotado sus reservas respiratorias y probablemente se descompensen con rapidez durante la intubación. Asegurar una vía aérea definitiva debe quedar a cargo de la persona con más experiencia disponible. La colocación de la sonda endotraqueal con el manguito de mayor tamaño apropiado para el paciente es importante para la oxigenación, la ventilación y la succión.

2) Después de confirmar la colocación del tubo, **asegurar los ajustes apropiados del respirador**. Sus pulmones por lo general están sobredistendidos debido al atrapamiento del aire, lo que los predispone a un mayor barotraumatismo. El tiempo de la fase espiratoria es prolongado a causa de la obstrucción de las vías respiratorias y los ajustes del ventilador deben reflejarlo. Ajustar la razón de tiempo inspiratorio/espiratorio (I:E) de 1:3 a 1:4 es en extremo importante para minimizar el atrapamiento adicional de aire. Usar volúmenes menores (5 a 6 mL/kg) para minimizar el atrapamiento de aire. Es probable que este caso conduzca a hipercapnia permisiva, pero proveerá una mejor oxigenación.

3) El deterioro de un paciente asmático intubado justifica una evaluación más rápida en busca de ajustes inadecuados del respirador, fallas del equipo, obstrucción del tubo, tubo ET desplazado y neumotórax.

PUNTOS CLAVE

- La exacerbación del asma es un diagnóstico clínico y el manejo se basa en los datos físicos y la respuesta al tratamiento más que en las pruebas diagnósticas.
- El tratamiento de primera línea incluye agonistas beta y esteroides sistémicos. Entre más temprano, mejor.
- Hacer todos los esfuerzos por evitar la intubación de ser posible. Los pacientes en estado asmático con ventilación mecánica tienen un riesgo importante de descompensación. Hay que poner atención a los ajustes del respirador.

Lecturas sugeridas

Powell CV. Acute severe asthma. *J Paediatr Child Health*. 2016;52(2):187-191.
Rehder KJ. Adjunct therapies for refractory status asthmaticus in children. *Respir Care*. 2017;62(6):849-865.

Administrar salbutamol a todos los niños con bronquiolitis

Rachel Cafferty, MD y Julia Fuzak Freeman, MD, FAAP

El adagio "menos es más" resulta muy apropiado cuando se analiza el manejo de la bronquiolitis. Los lineamientos actuales destacan los cuidados de apoyo frente a las intervenciones médicas para la bronquiolitis no complicada, con una filosofía del "reposo es mejor". Entender las características de la bronquiolitis, los factores de riesgo de apnea y los principios de manejo es fundamental para evitar un tratamiento excesivo.

Bases de la bronquiolitis

La bronquiolitis es un síndrome clínico de etiología viral que afecta a lactantes y niños < 2 años de edad. Es más frecuente, y a menudo más grave, en lactantes de 2 a 6 meses. La presentación clásica consiste en un pródromo de infección respiratoria superior (rinorrea y tos) seguido por afección respiratoria inferior manifestada por taquipnea o retracciones, o ambas. Los síntomas pueden durar hasta 2 semanas, pero por lo general llegan a su máximo de gravedad entre el día 3 y 5 de la enfermedad. La inflamación, el edema y la necrosis epitelial de las vías respiratorias pequeñas (bronquiolos) producen las sibilancias difusas características y las crepitaciones a la auscultación. Una "exploración cambiante" (fluctuaciones entre pulmones despejados y bien aireados y después sibilancias intermitentes o crepitaciones) es característica de la enfermedad. Si bien el virus sincitial respiratorio (VSR) es el patógeno más frecuente, otros virus respiratorios (adenovirus, metapneumovirus humano, coronavirus, parainfluenza e influenza) pueden causar el mismo cuadro clínico igualmente grave.

Factores de riesgo de apnea

La apnea es una complicación que pone en riesgo la vida de los lactantes de corta edad con bronquiolitis. Los factores de riesgo independientes para apnea en la bronquiolitis incluyen prematuridad (en especial < 34 semanas de gestación) o bajo peso al nacer (< 2.3 kg), edad corta (< 8 semanas), enfermedad neuromuscular e informe del cuidador de haber presenciado un evento apneico. Los lactantes con extremos de la frecuencia respiratoria (< 30 respiraciones/min o > 70 respiraciones/min) e hipoxemia (SpO_2 < 90%) también están en riesgo de apnea. Si bien los pacientes con anormalidades de las vías respiratorias, trastornos cardiacos o pulmonares crónicos o inmunodeficiencias necesitan valorarse con cuidado, los lactantes a término previamente sanos > 2 meses de edad sin dificultad respiratoria significativa o hipoxemia tienen un menor riesgo general de apnea.

Estrategias de manejo

La bronquiolitis es un diagnóstico clínico que se basa en los datos de los antecedentes y la exploración física. En pacientes previamente sanos que tienen > 2 años de edad y riesgo bajo de apnea, el manejo se enfoca en el cuidado de apoyo (succión e hidratación de mantenimiento) y oxígeno complementario para la hipoxemia. Los pacientes con dificultad respiratoria o apnea significativas pueden requerir apoyo respiratorio adicional, como cánula nasal de flujo alto o ventilación con presión positiva no invasiva. Los broncodilatadores nebulizados, la solución salina hipertónica y los glucocorticoides sistémicos se han usado con resultados variables. La evidencia actual no muestra ningún beneficio clínico y algunos efectos deletéreos de estas terapéuticas, que ya no se recomiendan en el tratamiento sistemático de la bronquiolitis. A pesar de la presencia de sibilancias, los broncodilatadores son ineficaces en gran medida y no están indicados para pacientes con bronquiolitis no complicada. Las pruebas virales tampoco se indican de forma sistemática, ya que la identificación de un patógeno respiratorio específico no afecta el tratamiento, el resultado, la estratificación de riesgos o la utilización de recursos. En lactantes febriles con bronquiolitis (en particular con fiebre e hiperpirexia prolongadas), los profesionales deben considerar causas secundarias de fiebre, como otitis media aguda, infección urinaria (IU) o, en casos más raros, neumonía, de forma individual. La bibliografía sugiere que la incidencia de una IU concurrente con bronquiolitis puede ser menor de lo que antes se estimaba. La radiografía de tórax tampoco se indica de forma sistemática y se ha relacionado con un aumento del uso inapropiado de antibióticos a pesar de tasas relativamente bajas de neumonía bacteriana superimpuesta en pacientes con bronquiolitis. Cabe destacar que los lactantes con bajo riesgo y bronquiolitis se recuperan sin una intervención médica significativa, lo que reafirma el principio de que "menos es más" en el tratamiento de esta enfermedad.

PUNTOS CLAVE

- La bronquiolitis se caracteriza por una exploración pulmonar fluctuante y las exploraciones en serie pueden ayudar a establecer el diagnóstico.
- Los factores de riesgo independientes para apnea en la bronquiolitis incluyen prematuridad, edad corta, bajo peso al nacer, enfermedad neuromuscular, taquipnea o bradipnea, hipoxemia ($SpO_2 < 90\%$) o un evento o eventos apneicos fuera del hospital.
- La positividad a VSR no predice la gravedad de la enfermedad o aumenta el riesgo de apnea del paciente.
- El manejo de la bronquiolitis se centra en una filosofía de "menos es más", con un enfoque en medidas de apoyo, como hidratación y succión. El oxígeno complementario, la cánula nasal de flujo alto o la ventilación con presión positiva no invasiva pueden ser benéficos para el paciente con hipoxia, dificultad respiratoria o apnea.
- Las pruebas diagnósticas y los medicamentos no suelen estar indicados y se desaconsejan.

Lecturas sugeridas

Ralston SL, Lieberthal AS, Meissner HC, et al. American Academy of Pediatrics Clinical Practice Guideline: the diagnosis, management, and prevention of bronchiolitis. *Pediatrics*. 2014;134(5):e1474-e1502.
Schroeder AR, Mansbach JM, Stevenson M, et al. Apnea in children hospitalized with bronchiolitis. *Pediatrics*. 2013;132(5):e1194-e1201.
Tyler A, Krack P, Bakel LA, et al. Interventions to reduce over-utilized tests and treatments in bronchiolitis. *Pediatrics*. 2018;141(6).

Tratar a los pacientes con fibrosis quística y neumonía con tratamientos típicos para neumonía extrahospitalaria

Maneesha Agarwal, MD, FAAP, FACEP

La fibrosis quística (FQ) es una de las enfermedades hereditarias más frecuentes en las poblaciones caucásicas, aunque también otras razas pueden verse afectadas. Esta enfermedad autosómica recesiva es causada por la mutación del regulador de la conductancia transmembrana de la fibrosis quística (CFTR, por sus siglas en inglés), que impacta la función de un canal de cloruro que se expresa en casi cada célula del cuerpo. Cuando hay disfunción de los canales de cloruro, los pacientes desarrollan secreciones espesas y una depuración ciliar deficiente, lo que resulta en moco espeso y viscoso. Esta fisiopatología afecta a múltiples órganos, incluidos pulmones, páncreas, vías hepatobiliares, intestinos y vías reproductivas. La mayoría de los pacientes se diagnostica en el periodo neonatal gracias al tamiz neonatal y la prueba en sudor confirmatoria.

Aunque la FQ es una enfermedad multiorgánica, los pulmones son los que suelen estar afectados con mayor frecuencia. El moco espeso y viscoso en los pulmones es el hospedador de la colonización bacteriana, lo que resulta en infección e inflamación crónicas en las vías respiratorias. Para la infancia temprana, los pacientes desarrollan bronquiectasias y disfunción pulmonar progresiva.

En ocasiones, los pacientes con FQ pueden tener empeoramiento de la infección crónica, que se denomina exacerbación pulmonar o de la FQ. Esto suele manifestarse como empeoramiento de la tos, aumento de la producción de esputo, fiebre, pérdida de peso, datos radiográficos que empeoran, pruebas de funcionamiento pulmonar que empeoran, elevación de los marcadores inflamatorios y leucocitosis en comparación con los valores de referencia.

Si bien los pacientes pueden estar infectados por patógenos típicos de la neumonía extrahospitalaria, como *Streptococcus pneumoniae* o *Haemophilus influenzae*, los pacientes con FQ son susceptibles a infecciones por otros microorganismos, como *Pseudomonas aeruginosa*, aunque deben considerarse otros patógenos como *Staphylococcus aureus* resistente a meticilina (SARM), *Stenotrophomonas maltophilia*, especies de *Achromobacter*, *Burkholderia cepacia*, *Mycobacterium* atípica y *Aspergillus fumigatus*. Muchos de los microorganismos implicados pueden exhibir resistencia a antibióticos. *Pseudomonas* es particularmente desafiante de tratar considerando su capacidad para desarrollar una biopelícula en la que es posible que los antibióticos no penetren de forma efectiva.

Los pacientes con FQ suelen tratarse con doble cobertura de antibióticos de amplio espectro, a dosis elevadas por al menos 14 días. Los antibióticos que se usan con más frecuencia incluyen penicilinas de amplio espectro, cefalosporinas con actividad antiseudomonas, aminoglucósidos, fluoroquinolonas y macrólidos. También pueden considerarse antibióticos inhalados. **Es muy recomendable** discutir la cobertura óptima de antibióticos con el equipo de neumología del paciente, ya que suelen estar al tanto de los patógenos conocidos del paciente y las susceptibilidades antibióticas relacionadas. Los pacientes suelen hospitalizarse para ajustar los antibióticos, proporcionar higiene pulmonar intensiva, optimizar la nutrición, atender comorbilidades (p. ej., diabetes) y vigilancia estrecha, al tiempo que se organiza la transición para atención ambulatoria.

Consideraciones más allá de los pulmones

Si bien la enfermedad pulmonar representa ~80% de todas las muertes por FQ, debe tenerse presente que la FQ es una enfermedad multiorgánica. Otras complicaciones y manifestaciones que considerar al atender a un paciente con FQ en la sala de urgencias incluyen lo siguiente:

- Hemoptisis: es una urgencia que pone en riesgo la vida debido a erosión de un vaso bronquial. Además de los tratamientos de reanimación estándar (p. ej., apoyo de las vías respiratorias, transfusión), el manejo requiere la participación de urgencia de subespecialistas que incluyen neumólogos, radiólogos intervencionistas y cirujanos cardiotorácicos para posible broncoscopia, embolización arterial o lobectomía. Si el paciente tiene una sensación de "cosquilleo" en un pulmón, esa es probablemente la fuente de la hemorragia; debe colocársele de modo que el pulmón afectado esté en declive, lo que pudiera ocluir la fuente de la hemorragia y contener la sangre en un solo campo pulmonar.
- Insuficiencia pancreática y autodigestión: pueden manifestarse como diabetes dependiente de insulina, pancreatitis o deficiencias de vitaminas liposolubles (p. ej., deficiencia de vitamina K que conduce a hemorragia). También son posibles las complicaciones relacionadas, como coma hiperosmolar no cetósico.
- Sinusitis: es frecuente, puede relacionarse con pólipos nasales, manifestarse como pansinusitis y requerir intervención quirúrgica.
- Síndrome de obstrucción intestinal distal (SOID): las heces espesas y gruesas pueden provocar bloqueo fecal en la unión ileocólica, lo que potencialmente resulta en rotura intestinal. También es posible que sirva como el punto principal de vólvulo o intususcepción. El SOID justifica una limpieza intensiva, incluidas una posible hospitalización y enemas con gastrografina. También puede ocurrir estreñimiento. Asimismo, los pacientes con FQ son susceptibles a prolapso rectal.
- Enfermedad hepatobiliar: comprende cirrosis, hipertensión portal, colelitiasis y várices esofágicas.
- Nefrolitiasis y nefrotoxicidad por uso crónico de medicamentos (p. ej., aminoglucósidos).

PUNTOS CLAVE

- Los pacientes con FQ con infección respiratoria requieren doble cobertura antibiótica con actividad contra *Pseudomonas*. Hay que tratar de involucrar al neumólogo primario del paciente para optimizar la atención.
- Al estabilizar al paciente con hemoptisis activa, involucrar a los consultores.
- Recordar que la FQ es una enfermedad multiorgánica. Reducir el umbral para investigar síntomas de forma más detallada; por ejemplo, el dolor abdominal puede representar SOID, vólvulo, nefrolitiasis, etc.

Lecturas sugeridas

Elborn JS. Cystic fibrosis. *Lancet* 2016;388:2519-2531.
Goetz D, Ren C. Review of cystic fibrosis. *Pediatr Ann* 2019;48:e154-161.
Rowe SM, Miller S, Sorscher EJ. Cystic fibrosis. *N Engl J Med*. 2005;352:1992-2001.

No reconocer factores de riesgo para embolia pulmonar en niños

Sephora N. Morrison, MBBS, MSCI, MBA, CPE y James Chamberlain, MD

La embolia pulmonar (EP) es rara en niños. Los estudios revelan una incidencia de 8.6 a 57 en 100 000 niños hospitalizados y 0.14 a 0.9 en 100 000 de la población general de niños no hospitalizados, con picos en la infancia y la adolescencia. El diagnóstico debe considerarse ya que más niños con enfermedades crónicas, que pueden ser susceptibles a EP, están sobreviviendo gracias a las mejorías en las prácticas de atención a la salud. Los niños sin enfermedades crónicas también siguen estando en riesgo de EP en ciertos casos.

La EP proviene de trombos venosos, que pueden formarse en el contexto de la triada de Virchow de estasis, lesión endotelial o hipercoagulabilidad. El riesgo de EP aumenta cuando estos elementos coexisten o se superponen. Alrededor de 50% de las EP ocurre a partir de uno o más trombos que viajan a los pulmones desde otro sitio, por lo general las extremidades inferiores. Los tromboémbolos también pueden viajar de las extremidades superiores u otros sitios.

Anamnesis

Una obtención diligente de la anamnesis puede llevar a descubrir las claves esenciales de los datos médicos actuales y previos o de medicamentos que lleven a considerar una EP. Los trastornos que afectan el endotelio y conducen a estados hipercoagulables o estasis deben explorarse durante la revisión de sistemas y datos actuales y previos (tabla 76-1).

Signos y síntomas

El diagnóstico de EP puede retrasarse hasta 7 días después de la presentación inicial. A menudo la EP no se considera hasta que hay un deterioro cardiorrespiratorio en un niño gravemente enfermo. Los síntomas que deben llevar a considerar sin demora una EP incluyen disnea acompañada por dolor torácico, que son más fáciles de identificar en niños de mayor edad. Los signos preocupantes comprenden taquipnea, taquicardia, hipoxia, palidez, dolor o inflamación unilaterales en la extremidad, insuficiencia cardiaca derecha, tos, hemoptisis, síncope y obesidad.

Tabla 76-1 ■ Trastornos por categoría de la triada de Virchow	
Categoría de la triada de Virchow	Trastorno
Lesión endotelial	Enfermedades inflamatorias: reumatológicas, cardiacas, renales y hepáticas
	Infecciones sistémicas y locales
	Catéteres venosos centrales, incluidas derivaciones ventriculoauriculares
	Alteraciones del flujo laminar: cirugía cardiaca correctiva, nutrición parenteral total
Estados hipercoagulables	Trastornos hereditarios: mutación del factor V de Leiden, proteína S, C y deficiencia de antitrombina
	Trastornos adquiridos: síndrome nefrótico, neoplasias
	Medicamentos: esquemas para cáncer, tratamiento hormonal, incluida la anticoncepción oral
Estasis	Inmovilización: sentarse por periodos prolongados, vuelos largos, embarazo, cirugías recientes, traumatismos, fracturas, reposo en cama prolongado

Tabla 76-2 ■ Características de desempeño de las pruebas para detección de EP	
Prueba	Características de desempeño
Dímero D	Sensibilidad de 79%, especificidad de 69%, razón de verosimilitud positiva de 2.5, razón de verosimilitud negativa de 0.3
Electrocardiografía	Los datos inespecíficos incluyen cambios en el segmento ST-T, taquicardia sinusal, bloqueo de la rama derecha del haz de His, desviación del eje a la derecha
Radiografía de tórax (RXT)	Los datos suelen ser anormales en 88% de los casos e incluyen aumento del tamaño del corazón, derrame pleural, atelectasia, opacidad parenquimatosa
Ecografía	Útil para identificar la fuente del trombo, sensibilidad de 97% y especificidad de 94% para trombos proximales
Ecocardiografía	Más útil si el coágulo se visualiza dentro de las arterias pulmonares centrales o el corazón
Angiografía pulmonar	Sensibilidad y especificidad desconocidas en pediatría. Invasiva, costosa, requiere mucho tiempo, alta radiación con riesgos importantes
Gammagrafía de ventilación-perfusión	La gammagrafía de alta probabilidad tiene una probabilidad de 85% de EP; la gammagrafía de baja probabilidad tiene una probabilidad de 20% de EP
Tomografía computarizada de detector múltiple	Con dos o más factores de riesgo: sensibilidad de 75 a 89% y especificidad de 94 a 99%
Imágenes por resonancia magnética	La RMA es más útil en combinación con otras técnicas. RMA 3D de alta resolución espacial: sensibilidad de 75 a 100% y especificidad de 95 a 100%. RMA con resolución temporal: sensibilidad de 92% y especificidad de 94%

Puntuaciones clínicas y pediatría

Varias reglas de decisión clínica ayudan a determinar la probabilidad de EP en adultos. Estas incluyen las puntuaciones de Wells y PERC (siglas en inglés para los criterios para descartar embolia pulmonar), que usan los antecedentes y los signos para dirigir las pruebas. Las características de desempeño de estas puntuaciones son subóptimas para identificar el riesgo de EP en pacientes pediátricos, con sensibilidad y especificidad de 86% y 58 a 60% para Wells, y 100 y 24% para PERC, respectivamente. Los intentos actuales de desarrollar puntuaciones específicas para pediatría requieren validación mediante estudios adicionales.

Pruebas

No hay ninguna prueba que descarte de forma concluyente la EP (tabla 76-2). La prueba más confiable y disponible para EP es la tomografía computarizada helicoidal. La prueba de laboratorio de dímero D, a menudo usada en adultos, puede ser útil en adolescentes, pero es poco confiable en caso de enfermedad crónica y obesidad. Otras pruebas, como electrocardiografía, angiografía pulmonar, gammagrafía de ventilación-perfusión, imágenes por resonancia magnética, ecocardiografía y ecografía, pueden ser útiles en algunos casos, pero son ya sea poco confiables o difíciles de realizar a nivel logístico en el paciente pediátrico de urgencias.

PUNTOS CLAVE

- La EP, aunque por lo general es rara en niños, se observa más a menudo en aquellos con enfermedades médicas crónicas.
- La vigilancia para factores de riesgo de EP pediátrica comunes (traumatismos, inmovilidad, cirugía reciente, catéteres a permanencia, uso de anticonceptivos orales y trastornos inflamatorios) pueden aumentar la detección.
- Actuar como detective ayuda a ir más allá de los diagnósticos frecuentes debido a baja sospecha o síntomas engañosos.

Lecturas sugeridas

Agha BS, et al. Pulmonary embolism in the pediatric emergency department. *Pediatrics.* 2013;132(4):663-667.

Albisetti M, Chan A. Venous thrombosis and thromboembolism in children: risk factors, clinical manifestations, and diagnosis. In: Armsby C, ed. *UpToDate.* 2017. https://www.uptodate.com/contents/venous-thrombosis-and-thromboembolism-in-children-risk-factors-clinical-manifestations-and-diagnosis. Retrieved from March 27, 2019.

Hennelly KE, et al. Detection of pulmonary embolism in high-risk children. *J Pediatr.* 2016;178:214-218.e3.

Patocka C, Nemeth J. Pulmonary embolism in pediatrics. *J Emerg Med.* 2012;42(1):105-116.

Zaidi AU, Hutchins KK, Rajpurkar M. Pulmonary embolism in children. *Front Pediatr.* 2017;5:170.

Pasar por alto lesiones concurrentes en niños con fracturas costales

Anna Handorf, MD y Ari Cohen, MD, FAAP

Las fracturas costales son raras en niños gracias a la plasticidad del esqueleto pediátrico. Un estudio mostró que solo 2% de todos los niños evaluados por traumatismos tenía fracturas costales. Como tales, las fracturas costales en niños pequeños son un marcador de un traumatismo más grave con mayor riesgo de lesiones concurrentes.

Las causas más frecuentes de fracturas costales pediátricas son traumatismos accidentales y no accidentales (TNA). Las causas menos frecuentes incluyen lesiones al nacimiento, osteopatías metabólicas, displasia esquelética, infección y toxicidad. Los traumatismos accidentales suelen deberse a fuerzas de alta velocidad y alto impacto que causan lesiones a las estructuras intratorácicas sin fracturas costales concurrentes. A la inversa, los TNA suelen deberse a compresión de gran fuerza pero baja velocidad. Este mecanismo no suele causar lesiones intratorácicas, pero puede resultar en fracturas costales. Las fracturas costales son un marcador de maltrato que aumenta el riesgo de lesiones concurrentes y mortalidad.

Las fracturas costales pediátricas indican traumatismos a múltiples sistemas y deben llevar a una evaluación sin demora para lesiones concurrentes, en especial intracraneales e intraabdominales.

Preocupaciones por traumatismos no accidentales

La prevalencia de fracturas costales incidentales entre niños < 2 años de edad se informa en < 0.1%. Además, las fracturas costales tienen un valor predictivo positivo de 95% para TNA en este grupo de edad. Excluyendo a los niños con un traumatismo accidental confirmado o una enfermedad ósea metabólica, esta estadística aumenta a 100%. Por definición, está indicado un análisis completo para TNA si hay fracturas costales en cualquier niño que no tiene antecedentes de traumatismo o enfermedad ósea.

En un estudio, 63% de niños menores de 3 años de edad tenía fracturas costales debidas a maltrato. Las fracturas costales que son posteriores, múltiples, bilaterales o en etapas múltiples de consolidación sugieren TNA. Es importante mencionar que las fracturas costales pueden ser difíciles de detectar en placas de tórax estándar, ya que ocurren formaciones callosas a lo largo de 10 a 14 días. Las proyecciones oblicuas de las costillas pueden aumentar la detección. Si se sospecha un TNA, la valoración para lesiones relacionadas (tabla 77-1) es esencial.

Evaluaciones esenciales para TNA

Una exploración física normal no elimina la preocupación de lesiones ocultas, en particular intraabdominales. Si se sospecha un TNA, los estudios iniciales deben incluir análisis de laboratorio e imágenes. Las pruebas de laboratorio importantes son biometría hemática, electrolitos, estudios de coagulación, aminotransferasa de aspartato/aminotransferasa de alanina/lipasa para detección de lesión intraabdominal, análisis de orina para valorar hematuria y análisis de toxicología para estado mental alterado.

Tabla 77-1 ■ Datos de la exploración física que preocupan por TNA			
	< 6 meses	6-12 meses	1+ años
Cabeza	Lesiones a las orejas, lado de la cara, cuello y parte superior de los hombros		
Oral	Desgarros del frenillo o lesiones no explicables		
Tronco/extremidades	Lesión en la ingle/genital; lesión en las caras interiores de las extremidades		
Quemaduras	En patrón, por inmersión, lesión en el perineo/extremidades inferiores		
Hematomas	Cualquier hematoma	En patrón, en el tronco o la cabeza o cualquiera no explicado	
Fracturas	Fracturas en diferentes etapas de consolidación		
	Escapular, apófisis espinosas, fracturas esternales		
	Fracturas excluyendo fracturas del cráneo o la clavícula	Fracturas, excepto una fractura lineal simple del cráneo	Fracturas del hueso largo (excluyendo humeral supracondilar); sin antecedentes de traumatismos
Intracraneal	Cualquier hemorragia subdural		Hemorragia subdural no explicada
Visceral	Cualquier lesión visceral		Lesión visceral no explicada

Debe obtenerse una TC de la cabeza para valorar si hay hemorragia o fracturas ocultas. Está indicada una revisión esquelética en busca de fracturas adicionales en pacientes menores de 24 meses de edad y se considera hasta los 60 meses de edad. La evaluación oftalmológica está indicada para niños < 5 años de edad en un lapso de 72 horas para valorar una hemorragia retiniana.

Es imperativa una consulta temprana con trabajo social, un equipo de servicios de protección al menor y la agencia estatal de protección a la infancia.

PUNTOS CLAVE

- Las fracturas costales pediátricas son inusuales gracias a la plasticidad del esqueleto pediátrico.
- Las fracturas costales en niños < 5 años de edad rara vez son accidentales y pueden indicar lesiones concurrentes.
- Los TNA requieren un abordaje multidisciplinario para asegurar un análisis detallado y una colocación segura.

Lecturas sugeridas

Barsness K, Cha E, Bensard D, et al. The positive predictive value of rib fractures as an indicator of nonaccidental trauma in children. *J Trauma.* 2003;54(6):1107-1110.

Darling S, Done S, Friedman S, et al. Frequency of intrathoracic injuries in children younger than 3 years with rib fractures. *Pediatr Radiol.* 2014;44:1230-1236.

Kessel B, Dagan J, Swaid F, et al. Rib fractures: comparison of associated injuries between pediatric and adult population. *Am J Surg.* 2014;208:831-834.

Paine C, Fakeye O, Christian C, et al. Prevalence of abuse among young children with rib fractures a systemic review. *Pediatr Emerg Care.* 2019;35(2):96-103.

Ruest S, Kanaan G, Moore J, et al. The prevalence of rib fractures incidentally identified by chest radiograph among infants and toddlers. *J Pediatr.* 2019;204:208-213.

78

No pasar por alto una cardiopatía congénita no diagnosticada: en bebés con cardiopatías ¡el color importa!

Sean Larsen, MD y Jenny Mendelson, MD

Los niños con cardiopatía congénita (CC) pueden presentase en una variedad de formas en la sala de urgencias. Su diagnóstico puede ser conocido o desconocido. Es posible que se encuentren cianóticos o normalmente saturados. Tal vez no hayan pasado por una reparación o quizá se sometieron a intervenciones quirúrgicas para la paliación o corrección de su defecto. Este capítulo se enfocará en el reconocimiento y manejo de lactantes con cardiopatías congénitas graves (CCG) como trasposición de grandes vasos, síndrome de hemicardio izquierdo hipoplásico, atresia pulmonar con tabique ventricular intacto, tetralogía de Fallot, retorno venoso pulmonar anómalo total, atresia tricuspídea y tronco arterioso. Las lesiones de las CCG suelen requerir reparación o intervención quirúrgica en el primer año de vida para prevenir una morbilidad o una mortalidad significativas. Por fortuna, la mejor calidad de la ecocardiografía fetal y la oximetría de pulso neonatal universal han aumentado de modo notable el diagnóstico temprano.

De cualquier modo, algunos niños pasan inadvertidos y se presentan a urgencias con CCG sin diagnosticar. Por lo general, los recién nacidos (< 1 mes) con lesiones obstructivas acuden con cianosis (lado derecho) o choque grave y aspecto gris (lado izquierdo). Después de ello, los pacientes con CCG tienden a presentarse con insuficiencia cardiaca congestiva. Las lesiones con flujo pulmonar disminuido se manifiestan con cianosis, en tanto que las de flujo pulmonar aumentado son acianóticas, pero exhiben signos como taquipnea, dificultad con la alimentación y retraso del crecimiento.

Sin importar el color, los lactantes < 1 mes de edad con sospecha de CCG deben considerarse dependientes del conducto hasta que se demuestre lo contrario. Se inicia infusión de prostaglandina (PGE1) de forma temprana, con una dosis de 0.05 a 0.1 µg/kg/min. Los efectos secundarios frecuentes de la infusión de PGE1 incluyen taquicardia, hipotensión y apnea. Si el niño no se ha intubado ya por insuficiencia respiratoria, hay que estar preparados para hacerlo si hace falta. Aunque suele usarse ketamina para la intubación en niños, no es la mejor elección en CCG debido al aumento de la resistencia vascular sistémica y el agotamiento de catecolaminas. En lugar de ello, debe considerarse nada más fentanilo para la inducción.

Puede ser difícil distinguir entre la etiología respiratoria y la cardiaca en un lactante con dificultad respiratoria e hipoxia. En estos casos debe administrarse una prueba de hiperoxia. Aunque por lo general se mide la gasometría arterial en serie antes y después de 10 minutos de O_2 al 100%, pueden usarse en su lugar los resultados de la oximetría de pulso. Si la presión parcial de O_2 en la gasometría arterial es < 100 mm Hg o si la lectura de la oximetría de pulso sigue siendo baja, eso sugiere una CCG cianótica. Si > 150 mm Hg con gasometría arterial o la oximetría de pulso mejora de forma significativa, esto sugiere un problema respiratorio primario. Un diferencial en la oximetría de pulso > 3% entre la extremidad superior derecha (preductal) y cualquiera de las extremidades inferiores (posductal) sugiere una lesión dependiente del conducto.

Cuando los niños con CCG conocida se presentan a urgencias debe preguntarse a los padres qué lesión tienen, qué cirugías se han realizado y especialmente cuáles son las saturaciones normales de O_2 del niño. En niños con defectos de mezclado conocidos, más oxígeno puede causar daño. El oxígeno reduce la resistencia vascular pulmonar y puede alterar el equilibrio entre el flujo de sangre pulmonar y sistémico, lo que resulta en flujo pulmonar aumentado e hipoperfusión sistémica. Debe tenerse cuidado cuando se proporcione reposición de líquidos a un paciente con CCG conocida o sospechada. Estos niños pueden requerir 40 a 60 mL/kg o más en caso de sepsis o hipovolemia grave, pero debe considerarse el uso de bolos de 5 a 10 mL/kg y revalorar con frecuencia en busca de signos de sobrecarga de volumen, incluidos estertores crepitantes pulmonares y hepatomegalia.

La consulta temprana con cardiología pediátrica es fundamental para dirigir el tratamiento y las decisiones del destino de los pacientes. Usar clasificaciones de color, prueba de hiperoxia, electrocardiograma y radiografía de tórax puede ayudar a definir el diagnóstico. Si bien puede realizarse una ecografía a pie de cama, no sustituye una ecocardiografía formal, que debe efectuarse en la sala de urgencias sin demora.

PUNTOS CLAVE

- Las cardiopatías congénitas graves (CCG) suelen presentarse en la sala de urgencias en una de cuatro formas: las lesiones obstructivas del lado derecho dependientes del conducto son AZULES, las lesiones obstructivas del lado izquierdo dependientes del conducto son GRISES y las lesiones con cortocircuitos o mezcla pueden ser ROSAS si el predominio es de izquierda a derecha o AZULES si es de derecha a izquierda.
- En lactantes < 1 mes de edad y preocupación de CCG, comenzar PGE1 a 0.05 µg/kg/min, vigilar si hay efectos secundarios y estar preparados para intubar.
- Usar múltiples bolos de 5 a 10 mL/kg al reanimar a pacientes con CCG. Revalorar con frecuencia en busca de signos de sobrecarga de líquidos (estertores crepitantes y hepatomegalia).
- ¡Más oxígeno no siempre es mejor! En muchos defectos de mezcla las saturaciones de 75 a 85% son aceptables y elevarlas puede ser dañino. Preguntar a los padres qué es normal para su hijo.

Lecturas sugeridas

Judge P, Meckler G. Congenital heart disease in pediatric patients: recognizing the undiagnosed and managing complications in the emergency department. *Pediatr Emerg Med Pract.* 2016:13(5):1-26.

Plana MN, Zamora J, Suresh G, Fernandez-Pineda L, Thangaratinam S, Ewer AK. Pulse oximetry screening for critical congenital heart defects. *Cochrane Database Syst Rev.* 2018;3:CD011912.

Strobel AM, Lu le N. The critically ill infant with congenital heart disease. *Emerg Med Clin North Am.* 2015;33(3):501-518.

79

¿Alimentación deficiente, tos e inquietud? Los síntomas comunes merecen estudios diagnósticos detallados para pericarditis en el paciente posoperado de cardiopatía congénita

Tyler Kingdon, MD y Julia Schweizer, MD, FAAP

Aunque hay muchas complicaciones posoperatorias posibles que pueden presentarse de forma subaguda (es decir, infección posoperatoria) o meses a años después (es decir, oclusión de una comunicación), este capítulo se enfoca exclusivamente en la pericarditis posoperatoria. Síntomas como tos, inquietud y alimentación deficiente a menudo pueden ser dados de alta de la sala de urgencias como una infección respiratoria superior con estudios mínimos. Sin embargo, cualquier paciente pediátrico dentro de un periodo de 6 semanas de cirugía cardiaca amerita una evaluación detallada enfocada en descartar pericarditis y derrame pericárdico.

Antecedentes

Además de atender el síntoma principal, hay que asegurarse de hacer preguntas específicas acerca de los pacientes posoperados para garantizar su seguridad. Obtener detalles del número de tomas, el tiempo para completar una toma y los síntomas durante las mismas. La hora, la magnitud y el cambio en las fiebres deben registrarse, lo mismo que las características de la tos. En pacientes que ya hablan, el dolor torácico por pericarditis puede describirse como dolor agudo en la parte central del tórax que irradia a los hombros y mejora al sentarse. Debe preguntarse a los padres qué cirugía fue la que se realizó y hace cuánto. La ventana para pericarditis aguda es dentro de un periodo de 6 semanas del posoperatorio, aunque ocurre más a menudo en 1 a 2 semanas. Ciertas cirugías cardiacas ponen a los pacientes en mayor riesgo de pericarditis, incluidos cierre de comunicaciones interauriculares y procedimientos de Fontan y Glenn. Dicho lo anterior, cualquier cirugía que penetra en el saco pericárdico puede ocasionar pericarditis.

Exploración física

Los pacientes con pericarditis suelen presentar taquicardia o taquipnea. Se encuentran febriles de forma variable y pueden tener hipotensión arterial si han desarrollado taponamiento. Escuchar en busca de ruidos cardiacos distantes o un frote. Los frotes se detectan mejor durante la espiración con el paciente inclinado hacia adelante y son patognomónicos de pericarditis. Si el paciente desarrolló taponamiento cardiaco, este se identifica mediante la triada de hipotensión, ingurgitación yugular y ruidos cardiacos apagados o distantes. Ocurre pulso paradójico cuando la presión arterial sistólica disminuye 20 mm Hg a la inspiración y es un dato frecuente de taponamiento.

Evaluación

La evaluación inicial comienza con un electrocardiograma (ECG). El paciente debe colocarse bajo vigilancia cardiorrespiratoria continua mientras esté en urgencias porque suele tener un riesgo elevado de arritmias. Los cambios ECG iniciales comprenden elevación del segmento ST en todas las derivaciones excepto aVR y V1, con ondas T altas y desviación del segmento PR opuesto a la polaridad de la onda P. Puede notarse alternancia eléctrica si hay derrame importante. Se requieren estudios de laboratorio que incluyan biometría hemática completa y electrolitos. La velocidad de sedimentación globular y la proteína C reactiva están elevadas en ~80% de los casos. Las concentraciones de deshidrogenasa láctica, transaminasa de alanina, creatina-cinasa y troponina son específicas del corazón y pueden estar elevadas en 30 a 50% de los casos. Las imágenes deben incluir una radiografía de tórax para evaluar los bordes cardiacos y potencialmente una ecografía a a pie de cama para caracterizar un derrame pericárdico. En pacientes estables, debe obtenerse un ecocardiograma completo tan pronto como sea posible para cuantificar la función cardiaca.

Diagnóstico

La pericarditis posoperatoria se diagnostica *con al menos dos de los siguientes datos:* frote pericárdico, elevaciones nuevas de ST o depresiones de PR en el ECG, derrame pericárdico nuevo o que empeora, o dolor torácico pericárdico típico. El diagnóstico puede respaldarse con los datos de laboratorio y la inflamación pericárdica que se observa en el ecocardiograma o en imágenes avanzadas.

Tratamiento/reanimación

La evaluación inicial siempre comprende las vías respiratorias (*airway*), la respiración y la circulación (ABC) porque estos pacientes pueden presentarse con enfermedad aguda y compromiso circulatorio o respiratorio. Un paciente con taponamiento cardiaco requiere pericardiocentesis inmediata. La eliminación incluso de 15 a 20 mL de líquido, según el tamaño del paciente, puede mejorar la hemodinamia rápidamente. Hay que recordar que algunos pacientes con cardiopatía pediátrica tienen saturaciones de referencia menores de 90% (en especial aquellos con ventrículo único), por lo que el oxígeno suplementario se ajusta a sus valores de referencia. La administración de líquidos debe hacerse con cuidado, ya que la hipotensión o la taquicardia a menudo son resistentes a los líquidos en estos pacientes y la pericarditis o el derrame subyacentes necesitan tratarse. Por último, la base del tratamiento de la pericarditis posoperatoria son los antiinflamatorios no esteroides a dosis altas, cuidados de apoyo e ingreso a la unidad de cuidados intensivos o con el equipo de cardiólogos con base en la presentación del paciente.

Lecturas sugeridas

Adler H, Charron P, Imazio M, et al. 2015 ESC Guidelines for the diagnosis and management of pericardial diseases: the task force for the Diagnosis and Management of Pericardial Diseases of the European Society of Cardiology (ESC)Endorsed by: the European Association for Cardio-Thoracic Surgery (EACTS). *Eur Heart J*. 2015;36(42):2921-2964.

Baskar S. Pediatric Pericarditis, *American College of Cardiology*. 2016 June 8. https://www.acc.org/latest-in-cardiology/articles/2016/06/08/11/43/pediatric-pericarditis

Heching HJ, Bacha EA, Liberman L. Post-pericardiotomy syndrome in pediatric patients following surgical closure of secundum atrial septal defects: incidence and risk factors. *Pediatr Cardiol*. 2015;36:498-502.

Una ligera posibilidad de peligro: no asumir que un síncope pediátrico es solo ortostasis sin descartar estos diagnósticos

Beatrice Leverett, MD y Forrest T. Closson, MD

El síncope se define como la pérdida transitoria de la consciencia secundaria a una interrupción o alteración de la perfusión que suele tener una causa cardiaca, neurológica, neurocardiógena, metabólica, mediada por toxinas o psiquiátrica. En pacientes pediátricos, la gran mayoría de los casos de síncope es benigna. Los abordajes para la evaluación en la sala de urgencias en el paciente pediátrico varían ampliamente y, por desgracia, a menudo incluyen pruebas diagnósticas que son costosas, invasivas y en gran medida innecesarias. Un abordaje estratégico centrado en una anamnesis y una exploración física detalladas tiene un alto rendimiento clínico y reduce las pruebas innecesarias.

El síncope pediátrico suele dividirse en dos categorías amplias: cardiaco y no cardiaco. Varios trastornos no cardiacos pueden causar síncope; en estos casos, las claves de la historia clínica, los signos y los síntomas están presentes y pueden ayudar a identificar un diagnóstico grave. En general, para pacientes pediátricos que se presentan con síncope aislado, las causas que pueden poner en riesgo la vida son casi exclusivamente de origen cardiaco.

Las causas cardiacas pueden dividirse en enfermedades estructurales (incluidas miocardiopatía hipertrófica, displasia arritmógena del ventrículo derecho, arteria coronaria anómala, miocarditis, disfunción valvular) y disritmias (entre las que se encuentran el síndrome de Brugada, síndromes de QT largo y corto, taquicardia supraventricular, síndrome de Wolff-Parkinson-White y bloqueo cardiaco). La evaluación para todas las causas cardiacas de síncope pediátrico consiste en los mismos elementos clave: la anamnesis, la exploración física y un electrocardiograma (ECG).

Los datos preocupantes, y que por lo tanto deben llevar a una evaluación cardiaca más detallada, incluyen síncope por esfuerzo, antecedentes familiares de cardiopatía o muerte cardiaca inexplicable, y un dato anormal en la exploración física que apoye una causa cardiaca, así como un ECG anormal. En 2013, Tretter y Kavey informaron que la presencia de cualquiera de estos tenía una sensibilidad de 100% y una especificidad de 60% para cardiopatía en pacientes pediátricos que se presentaban con síncope. En 2015, Hurst y colaboradores también identificaron el síncope por esfuerzo como un dato sumamente sensible y específico, junto con dolor torácico previo al síncope por esfuerzo, síncope precedido por palpitaciones y síncope sin pródromo. La presencia de cualquiera de estas dos características tuvo especificidad y sensibilidad de 100% para enfermedad cardiaca.

A la inversa, elementos específicos de los antecedentes pueden sugerir una causa benigna y apoyar la decisión de no proceder con estudios exhaustivos. La causa más frecuente de desmayo en niños es el síncope neurocardiógeno o vasovagal, en el que un aumento inapropiado de la actividad parasimpática conduce a bradicardia con hipoperfusión cerebral transitoria, lo que resulta en la pérdida breve de la consciencia. Este tipo de síncope se relaciona con un pródromo característico, con la pérdida de la consciencia precedida por sensación de mareo, cambios visuales, diaforesis, palidez y náusea. Los disparadores frecuentes comprenden hipertermia, depleción de volumen, estar de pie por tiempo prolongado o cambios abruptos de posición y alteración emocional. Una presentación que incluye este pródromo y un disparador claro es clínicamente tranquilizadora.

Ya que el síncope es frecuente en el embarazo (5% de las embarazadas experimenta síncope y 30%, presíncope), debe añadirse una prueba de embarazo en orina a los estudios de las pacientes en edad de menstruar. En ausencia de síntomas o datos en la exploración que indiquen otra causa, como una enfermedad neurológica o desarreglos metabólicos, es poco probable que estudios adicionales, como valores de laboratorio, radiografía de tórax y tomografía computarizada craneal, tengan utilidad clínica y no deben indicarse de forma sistemática.

PUNTOS CLAVE

- El síncope es un síntoma de presentación frecuente en la sala de urgencias pediátrica y suele ser benigno. Las causas peligrosas de síncope aislado en pacientes pediátricos por lo general tienen una fuente cardiaca.
- Una evaluación inicial efectiva del síncope pediátrico solo requiere una anamnesis detallada, una exploración física y un ECG (junto con prueba de embarazo en orina para mujeres en edad de menstruar). Otras pruebas suelen tener resultados irrelevantes y no deben efectuarse a menos que estén indicadas específicamente con base en los antecedentes y la exploración.
- Algunos focos rojos en la evaluación del síncope pediátrico incluyen síncope por esfuerzo, síncope precedido por dolor torácico o palpitaciones, síncope sin pródromo, antecedentes familiares de enfermedad cardiaca o muerte súbita inexplicable, anormalidades persistentes en los signos vitales o a la exploración, así como datos ECG anormales.

Lecturas sugeridas

Fant C, Cohen A, Vazquez MN. Syncope in pediatric patients: a practical approach to differential diagnosis and management in the emergency department [digest]. *Pediatr Emerg Med Pract.* 2017;14(4 Suppl Points & Pearls):S1-S2.

Goble MM, Benitez C, Baumgardner M, Fenske K. ED management of pediatric syncope: searching for a rationale. *Am J Emerg Med.* 2008;26(1):66-70.

Hurst D, Hirsh DA, Oster ME, et al. Syncope in the pediatric emergency department—can we predict cardiac disease based on history alone? *J Emerg Med.* 2015;49(1):1-7.

Tretter JT, Kavey RE. Distinguishing cardiac syncope from vasovagal syncope in a referral population. *J Pediatr.* 2013;163(6):1618-1623.e1.

Dolor torácico: no deje que una exploración normal le dé una falsa sensación de seguridad

Erica Marburger, MD y Whitney Minnock, MD

El dolor torácico en niños es un síntoma frecuente de presentación en la sala de urgencias. Por fortuna, < 5% de los niños tiene una etiología cardiaca de su dolor. Por lo general, los antecedentes y la exploración física detallados pueden excluir causas graves de dolor torácico pediátrico. Sin embargo, unas cuantas entidades patológicas pueden presentarse con exploraciones físicas relativamente normales.

Cardiacas

Las anormalidades de la arteria coronaria son una causa rara de dolor torácico en la población pediátrica. Los antecedentes de cirugía cardiaca previa o dolor torácico con el esfuerzo deben aumentar la preocupación de anormalidades de la arteria coronaria, ya que la exploración puede ser normal. Además, hay que tener en mente que los aneurismas de la arteria coronaria son una complicación potencial a largo plazo de la enfermedad de Kawasaki.

La miocardiopatía hipertrófica (MH) se caracteriza por hipertrofia del ventrículo izquierdo con obstrucción de salida del ventrículo izquierdo. La MH puede producir síntomas de fatiga, palpitaciones y síncope. Dado que la MH es genética, hay que asegurarse de indagar acerca de los antecedentes de MH en la familia o antecedentes de muerte súbita en un familiar de primer grado menor de 50 años de edad. A la exploración, los pacientes pueden tener un soplo sistólico fuerte en *crescendo-decrescendo* que se escucha mejor en la punta, el cual aumenta con la maniobra de Valsalva. Más de 90% de los pacientes con MH tiene datos anormales en el electrocardiograma (ECG) con ondas Q prominentes, desviación del eje a la izquierda, ondas T profundas invertidas e hipertrofia del ventrículo izquierdo.

La pericarditis suele ser el resultado de una infección viral e inflamación del saco pericárdico acompañada de dolor torácico que casi siempre mejora al inclinarse al frente. A la exploración, el paciente puede estar febril y escucharse un frote si se inclina hacia el frente. Sin embargo, la exploración puede ser normal al inicio de la enfermedad. En el ECG pueden observarse anormalidades difusas de la onda T o disritmias.

Respiratorias

El asma es la causa pulmonar más frecuente de dolor torácico pediátrico, que los pacientes a menudo describen como "opresión torácica". Las exacerbaciones agudas del asma por lo general se relacionan con disnea y sibilancias; sin embargo, sobre todo en los pacientes con asma inducida por el ejercicio, esta puede causar dolor torácico sin ninguna sibilancia activa.

Un neumotórax espontáneo causa un dolor torácico intenso y repentino acompañado de disnea. Los factores de riesgo para el desarrollo de neumotórax espontáneo incluyen un hábito corporal alto y delgado, tabaquismo y género masculino, en especial a medida que los pacientes llegan a la adolescencia. Además, el riesgo aumenta con enfermedades pulmonares subyacentes, como fibrosis quística o asma. La reducción de los ruidos respiratorios en el lado afectado es diagnóstica, pero si el neumotórax es pequeño, el paciente puede tener signos vitales normales y una exploración física normal.

Las infecciones pulmonares, incluida bronquitis, neumonía o empiema, deben tomarse en cuenta especialmente si hay antecedentes de fiebre o tos. Y en pacientes con drepanocitemia, siempre debe considerarse el síndrome torácico agudo con síntoma de dolor torácico.

Gastrointestinales

El reflujo gastroesofágico (RGE) es una causa relativamente frecuente de dolor torácico en la población pediátrica, ya que el reflujo del ácido gástrico en la parte inferior del esófago se manifiesta como dolor torácico central y epigástrico urente. La exploración será hasta cierto punto normal. Los antecedentes de dolor "ardiente" relacionado con comer o que empeora al acostarse sobre la espalda sugiere RGE. Otras posibles causas gastrointestinales de dolor torácico son esofagitis, enfermedad por úlcera péptica o gastritis.

Musculoesqueléticas

Hasta 30% del dolor torácico pediátrico que se observa en la sala de urgencias es dolor musculoesquelético. De las causas de dolor torácico musculoesquelético, la costocondritis es más frecuente en niños. Se caracteriza por dolor penetrante y agudo junto con el costocondral contiguo. Siempre debe ser un diagnóstico de exclusión.

Psiquiátricas

El dolor torácico psicógeno suele observarse en niños mayores como resultado de ansiedad, trastorno de pánico e hiperventilación. El dolor torácico psicógeno por lo general se acompaña de ansiedad, palpitaciones, dolor abdominal, respiración difícil o náusea. La hiperventilación en sí misma puede causar dolor torácico secundario a alcalosis respiratoria, por lo que se ha presentado la hipótesis de que conduce a espasmo del diafragma o vasoconstricción coronaria. Por último, incluso en pediatría, no debe olvidarse que el uso de estimulantes, como cocaína, anfetaminas, sales de baño o marihuana sintética, puede causar dolor torácico debido a isquemia cardiaca por aumento de la demanda y vasoconstricción.

PUNTOS CLAVE

- Menos de 5% del dolor torácico pediátrico es cardiaco.
- El dolor torácico relacionado con síncope o esfuerzo causa preocupación por una etiología cardiaca.
- La causa más frecuente de dolor torácico no cardiaco en la población pediátrica es el dolor musculoesquelético, en especial costocondritis.
- Obtener una anamnesis detallada de la enfermedad actual e indagar sobre factores de riesgo potenciales para ayudar a establecer el diagnóstico correcto, en particular cuando la exploración física no es reveladora.

Lecturas sugeridas

· Collins SA, Griksaitis MJ, Legg JP. 15-minute consultation: a structured approach to the assessment of chest pain in a child. *Arch Dis Child Educ Pract Ed.* 2014;99:122-126.
Reddy SRV, Singh HR. Chest pain in children and adolescents. *Pediatr Rev.* 2010;31:e1-e9.

82

Taquicardia: no asumir que la taquicardia es solo un "desconocido peligroso"

Kristin Kahale, MD y Whitney Minnock, MD

La taquicardia es una presentación que se encuentra con frecuencia en la sala de urgencias. Cuando se valora la taquicardia por primera vez, la edad es un factor importante. Un lactante puede presentarse con alimentación deficiente o irritabilidad y un adolescente puede hacerlo con palpitaciones o síncope durante el ejercicio. Un niño puede presentarse nada más con una "sensación extraña" y describir que "solo se siente mal". La taquicardia no necesariamente se debe a una etiología cardiaca. Por ejemplo, la taquicardia sinusal puede deberse a etiologías benignas, como fiebre, dolor o ansiedad, o patologías graves como sepsis o deshidratación.

Si se considera un origen cardiaco o una posible arritmia, el manejo inicial debe comenzar con un ECG de 12 derivaciones. Factores importantes a tener en cuenta para las arritmias son frecuencia, ancho de QRS y estabilidad clínica. La función del médico de urgencias debe dirigirse al manejo de las arritmias, la determinación de la necesidad de hospitalización y los requerimientos de seguimiento y evaluación con cardiología.

Taquicardia sinusal

La taquicardia sinusal se considera una frecuencia más alta de lo habitual para el grupo de edad, con origen en el nodo sinusal. Una onda p precede a cada complejo QRS. La taquicardia sinusal puede deberse a estrés, dolor, fiebre y deshidratación. Sin embargo, su presencia puede relacionarse con trastornos como sepsis, hipertiroidismo, anemia e ingestiones accidentales de fármacos, así que hay que tenerlo en mente. El tratamiento de la etiología subyacente es el tratamiento final de la taquicardia sinusal. Aunque puede ser benigna, debe llevar a hacer más indagaciones en los antecedentes y la evaluación. Los signos vitales son importantísimos.

Taquicardia supraventricular

Considerada la disritmia más frecuentes en la infancia, la taquicardia supraventricular (TSV) es más a menudo una taquicardia de complejo estrecho. Se caracteriza por un QRS estrecho (< 80 ms), frecuencias > 220 lpm en lactantes y > 180 lpm en adolescentes o niños con poca variación de la frecuencia y ausencia de ondas P normales. Los lactantes pueden verse enfermos con síntomas vagos como mala alimentación e irritabilidad, que pueden confundirse con una infección.

El mecanismo de la TSV se debe más a menudo a una vía accesoria. Un intervalo PR corto con una onda delta es una característica frecuente del síndrome de Wolff-Parkinson-White (WPW), pero no siempre está presente en aquellos con una vía accesoria. La taquicardia de reentrada nodal AV es la causa menos frecuente de TSV en la población pediátrica. Por fortuna, el manejo inicial es el mismo sin importar el mecanismo. En pacientes estables, primero debe intentarse con maniobras vagales. Si esto no funciona debe administrarse adenosina mediante una IV proximal. En ocasiones, la TSV no se convierte con adenosina y puede añadirse un agente antiarrítmico como propranolol, amiodarona o procainamida en consulta con un cardiólogo pediatra. La TSV inestable debe manejarse con cardioversión sincronizada. Los pacientes con TSV que responden a adenosina pueden darse de alta con seguimiento cardiológico.

Aleteo y fibrilación auriculares

El aleteo y la fibrilación auriculares son causas menos frecuentes de taquiarritmias en niños, pero se observan más a menudo en niños con cardiopatía congénita (en especial después de cirugía) y miocardiopatía dilatada. La presencia de aleteo o fibrilación auriculares además de una vía accesoria o miocardiopatía hipertrófica pone al niño en mayor riesgo de muerte cardiaca súbita. Si es inestable, considerar cardioversión. La electroestimulación con sobremarcha 10 a 20 lpm más rápida que la frecuencia auricular también puede considerarse en consulta con un cardiólogo pediatra. Tener en cuenta el hipertiroidismo como causa de fibrilación auricular.

Taquicardia ventricular

La taquicardia ventricular (TV) es, por fortuna, muy rara en niños. La morfología se caracteriza por complejos QRS amplios (> 100 ms). Los simuladores frecuentes de TV incluyen TSV con aberración y ritmo idioventricular acelerado. Cuando hay TV deben considerarse etiologías graves como anormalidades electrolíticas, miocarditis, tumores cardiacos o toxicología. El síncope inducido por ejercicio recurrente suele ser causado por TV. La mayoría tiene un trastorno subyacente como intervalo QR prolongado. Una taquicardia de complejo ancho inestable debe tratarse con cardioversión sincronizada. Para taquicardia de complejo ancho resistente al choque hay que considerar antiarrítmicos como amiodarona o lidocaína.

PUNTOS CLAVE

- Los lactantes con taquiarritmias pueden presentarse con síntomas vagos como irritabilidad, mala alimentación y taquipnea. Los adolescentes suelen presentarse con palpitaciones y síncope.
- Las taquiarritmias se clasifican por la estabilidad hemodinámica y el ancho de QRS.
- La evaluación inicial debe incluir un ECG de 12 derivaciones. El DII largo no es suficiente.
- La taquiarritmia más frecuente en pediatría es la TSV.
- La taquicardia sinusal se trata con el manejo de la enfermedad subyacente.

Lecturas sugeridas

American Heart Association. 2005 American Heart Association (AHA) guidelines for cardiopulmonary resuscitation (CPR) and emergency cardiovascular care (ECC) of pediatric and neonatal patients: pediatric basic life support. *Pediatrics*. 2006;117:e989-e1004.

Crosson J, Hanash C. Emergency diagnosis and management of pediatric arrhythmias. *J Emerg Trauma Shock*. 2010;3(3):251.

Doniger SJ, Sharieff GQ. Pediatric dysrhythmias. *Pediatr Clin North Am*. 2006;53:85.

Schafermeyer R, Tenenbein M, et al. *Strange and Schafermeyer's Pediatric Emergency Medicine*. 5th ed. New York: McGraw-Hill; 2018.

Signos secundarios de endocarditis: aprendérselos de memoria

William Martin, MD y Sean Thompson, MD

La endocarditis infecciosa (EI) es una infección del endocardio o las válvulas cardiacas (nativa o endógena), por lo general por bacterias u hongos. El diagnóstico puede ser elusivo, pero se acompaña de una elevada mortalidad y morbilidad. Aunque muchas características de la EI son comunes a los pacientes adultos y pediátricos, varias características son específicas de los niños.

La EI pediátrica es menos frecuente que la EI en adultos; sin embargo, la frecuencia parece estar en aumento. Las tendencias indican que la cardiopatía congénita (CC) y la hospitalización de niños gravemente enfermos son factores de riesgo significativos. Este cambio es secundario a la erradicación casi total de la cardiopatía reumática junto con un aumento de las tasas de supervivencia y las intervenciones que tienen lugar en la población con CC, que en algunos estudios representan ~50% de todos los casos pediátricos de EI. En aquellos con un corazón previamente normal, el aumento del manejo crítico y de la supervivencia de los lactantes prematuros y niños gravemente enfermos desempeña una función importante en el desarrollo de la EI. Este cambio en los factores de riesgo debe modificar la forma en que se determina el riesgo de EI en niños.

En aquellos con CC, el riesgo depende del tipo de CC y de la etapa de reparación en que el paciente esté en ese momento. Aquellos con CC cianótica sin reparación, CC reparada con material/dispositivo protésico (en especial en los primeros 6 meses), CC reparada con defectos residuales en el sitio de reparación y pacientes de trasplante cardiaco tienen un riesgo mucho más elevado. En niños prematuros o con enfermedad grave, la colocación de líneas venosas centrales (LVC) y otro equipo invasivo puede introducir bacterias al torrente sanguíneo que a menudo entran en contacto con el lado derecho del corazón, lo que causa daño endotelial microscópico y flujo sanguíneo perturbado, todo lo cual aumenta el riesgo de desarrollar EI.

En ocasiones, la presentación es fulminante y los niños exhiben enfermedad aguda. Más a menudo, los signos y síntomas de EI son inespecíficos, incluso más entre la población pediátrica. Los síntomas frecuentes incluyen malestar, cefalea, artralgias, mialgias, escalofríos y diaforesis, pero el síntoma de presentación más frecuente es la fiebre. Los neonatos suelen presentarse con dificultades para alimentarse, dificultades respiratorias y signos vitales inestables, con o sin cambios de temperatura. Los signos clásicos como manchas de Roth, lesiones de Janeway, nódulos de Osler y hemorragias en astilla son extremadamente raros en niños y casi inexistentes en lactantes. En la población pediátrica, manifestaciones como insuficiencia cardiaca, fenómenos embólicos, soplos nuevos o cambiantes y exantema petequial ocurren nada más 25 a 50% de las veces. En la EI del lado derecho, el paciente puede presentarse con disnea y fiebre de grado bajo y es posible que las imágenes muestren émbolos sépticos en los pulmones. La EI del lado izquierdo tiene más probabilidades de ocurrir con complicaciones embólicas sistémicas que incluyen abscesos hepáticos, petequias y aneurismas micóticos.

El diagnóstico de EI aún se establece con base en los criterios modificados de Duke. En la mayoría de las poblaciones pediátricas un ecocardiograma transtorácico es suficiente para diagnosticar EI; sin embargo, en casos de cirugía cardiotorácica previa se recomienda un ecocardiograma transesofágico.

Staphylococcus aureus y *Streptococcus viridans* se mantienen como los principales microorganismos causales de EI, aunque otros microorganismos como bacilos gramnegativos y levaduras (sobre todo en lactantes prematuros con LVC) pueden ser la causa. Los antibióticos empíricos (por lo general vancomicina y gentamicina) deben iniciarse mientras se esperan los cultivos. Se recomienda obtener tres series de cultivos de sangre de tres sitios distintos antes de iniciar los antibióticos cuando sea posible. En resumen, entender e identificar los factores de riesgo puede ayudar a aumentar la sospecha y auxiliar en el diagnóstico de la EI pediátrica.

PUNTOS CLAVE

- Los niños con cardiopatía congénita y un acceso venoso central reciente están en riesgo considerable de desarrollar EI.
- El síntoma más frecuente de EI en la población pediátrica es la fiebre. Otros signos clásicos como nódulos de Osler, lesiones de Janeway y hemorragia en astilla son extremadamente raros.
- Debe considerarse EI en pacientes con aspecto tóxico o que se presentan con fiebre prolongada inexplicable, en particular si tienen factores de riesgo importantes.

Lecturas sugeridas

Baltimore RS, Gewitz M, Baddour LM, et al.; American Heart Association Rheumatic Fever, Endocarditis, and Kawasaki Disease Committee of the Council on Cardiovascular Disease in the Young and the Council on Cardiovascular and Stroke Nursing. Infective endocarditis in childhood: 2015 update: a scientific statement from the American Heart Association. *Circulation*. 2015;132(15):1487-1515.

Day MD, Gauvreau L, Shulman S, Newburger JW. Characteristics of children hospitalized with infective endocarditis. *Circulation*. 2009;119(6):865-870.

Elder RW, Baltimore RS. The changing epidemiology of pediatric endocarditis. *Infect Dis Clin North Am*. 2015;29(3):513-524.

Lin YT, Hsieh KS, Chen YS, Huang IF, Cheng MF. Infective endocarditis in children without underlying heart disease. *J Microbiol Immunol Infect*. 2013;46(2):121-128.

Los virus pueden ser verdaderos rompecorazones: no deje que la miocarditis de su paciente pase inadvertida entre todas las enfermedades respiratorias virales

Josephine Stout, MD y Jenny Mendelson, MD

La insuficiencia cardiaca en niños pequeños sin cardiopatía congénita (CC) es relativamente rara. Tal vez sea difícil de reconocer porque estos pacientes pueden presentarse con síntomas atípicos que simulan una infección viral, deshidratación o sepsis. La causa más frecuente de insuficiencia cardiaca congestiva en niños sin CC es la miocardiopatía adquirida, a menudo causada por miocarditis. Es particularmente rara en lactantes, pero aumenta un poco con la edad. En Estados Unidos, la causa más usual de miocarditis es la infección viral. Los síntomas suelen ser más graves en lactantes que en niños mayores, e incluyen fatiga, irritabilidad, dificultad para respirar o comer y piel pálida, fría y moteada. La exploración física puede revelar taquipnea y taquicardia persistentes, llenado capilar lento, hepatomegalia, ritmo de galope a la auscultación y estertores crepitantes pulmonares por edema pulmonar. Conforme la insuficiencia cardiaca empeora, los síntomas pueden evolucionar a letargo, choque y colapso cardiorrespiratorio.

Cuando hay sospecha de miocarditis e insuficiencia respiratoria, iniciar con un electrocardiograma (ECG) y radiografía de tórax. El ECG con frecuencia demuestra datos inespecíficos de taquicardia sinusal, anormalidades de la onda ST-T y complejos QRS de bajo voltaje. También puede haber cambios ST y arritmias. Hay que recordar que la inversión de la onda T es normal hasta la adolescencia, en especial en V1-V3. La desviación del eje a la derecha también es normal en lactantes durante los primeros 1 a 2 meses de edad debido a hipertrofia relativa del ventrículo derecho en neonatos. La radiografía de tórax puede ser normal en la miocarditis, pero una silueta cardiaca con aumento de tamaño, congestión pulmonar, edema pulmonar o derrame pleural debe hacer sospechar insuficiencia cardiaca, en especial con un ECG anormal.

Los marcadores de laboratorio específicos del corazón como troponina y péptido natriurético beta (PNB) pueden ayudar a distinguir entre un paciente con infección respiratoria y uno con disfunción cardiaca. Con frecuencia ambos están elevados en niños con miocarditis o insuficiencia cardiaca. Si bien una troponina o un PNB elevados pueden ayudar a confirmar la sospecha de insuficiencia cardiaca y miocarditis, los resultados normales no descartan estos trastornos. Además, el rango normal para PNB varía con la edad en niños, por lo que debe tenerse cuidado al interpretar los resultados. Si hay sospecha clínica de insuficiencia cardiaca, debe hacerse un ecocardiograma para evaluar la estructura y la función cardiacas. La ecografía cardiaca a a pie de cama por parte del profesional de urgencias puede ser útil para valorar sin demora la función cardiaca global, pero no sustituye un ecocardiograma formal. Los datos típicos en la miocarditis incluyen disfunción del ventrículo izquierdo o biventricular, dilatación ventricular y reducción de la fracción de expulsión del ventrículo izquierdo.

El manejo de la miocarditis depende del estado hemodinámico y los síntomas. Todos los pacientes deben tener un acceso intravenoso y vigilancia cardiorrespiratoria. El oxígeno suplementario también está indicado en cualquier paciente con hipoxia, evidencia de mala perfusión, hipoxemia o choque. La intubación puede estar indicada en pacientes con insuficiencia respiratoria inminente o inestabilidad hemodinámica y es posible que reduzca la poscarga de forma benéfica y mejore el gasto cardiaco. Sin embargo, estos pacientes tienen un riesgo elevado de paro cardiaco periintubación y deben optimizarse antes de intentarlo. Los pacientes que parecen tener una sobrecarga de volumen, pero están bien perfundidos, probablemente se beneficien de una diuresis temprana. Los pacientes con choque cardiógeno descompensado, aun con sobrecarga de volumen, pueden no tener una presión arterial suficiente para tolerar la diuresis al principio. En estos pacientes, el apoyo hemodinámico con inotrópicos (por lo general epinefrina de primera línea) puede ser necesario para restaurar la perfusión.

Los agentes lusitrópicos, como milrinona o dobutamina, también pueden ser útiles en niños con insuficiencia cardiaca de gasto bajo. Mejoran la relajación cardiaca y el llenado diastólico, aumentan la contractilidad y el gasto cardiaco, y reducen la poscarga. Las dosis de carga en bolo de estos agentes antes de empezar el goteo deben evitarse porque pueden aumentar su riesgo de vasodilatación sistémica que conduce a hipotensión. El inicio de agentes como milrinona debe hacerse en consulta con un cardiólogo o intensivista pediátrico.

PUNTOS CLAVE

- La insuficiencia cardiaca en niños puede ser difícil de identificar y se confunde fácilmente con otras causas de dificultad respiratoria y choque.
- La taquicardia persistente sin una causa debe despertar la sospecha de disfunción cardiaca.
- La miocarditis es la causa más frecuente de insuficiencia cardiaca adquirida en pediatría y más a menudo se debe a una infección viral.
- Después de unos antecedentes y una exploración física detallados, los estudios adicionales deben incluir ECG, radiografía de tórax y pruebas de laboratorio seleccionadas, seguidas por un ecocardiograma si son anormales.
- Los agentes lusitrópicos pueden causar hipotensión y deben usarse con cuidado en consulta con los equipos de cardiología y cuidados intensivos.

Lecturas sugeridas

Bergmann KR, Kharbanda A, Haveman L. Myocarditis and pericarditis in the pediatric patient: validated management strategies. *Pediatr Emerg Med Pract*. 2015;12(7):1-24.

Recordar que muy pocas veces la hipertensión pediátrica es cardiaca

Marie Kotenko, MD, MPH y Whitney Minnock, MD

En adultos es habitual relacionar la hipertensión con enfermedades cardiovasculares. En pediatría, esto rara vez es el caso. Si bien algunos trastornos cardiovasculares pueden causar hipertensión en el paciente pediátrico, como coartación de la aorta, estos pacientes tienen más a menudo hipertensión por obesidad o por causas renales, neoplásicas o toxicológicas.

Definir la hipertensión pediátrica

La definición de 2017 de la American Academy of Pediatrics de aumento de la presión arterial en pacientes entre 1 y 13 años de edad es una presión arterial sistólica (PAS) o diastólica (PAD) ≥ 90. Para niños > 13 años de edad, una PAS > 120 se considera elevada. Estos percentiles de presión arterial se basan en la edad, el género y la talla. Hay que asegurarse de medirla dos veces con un brazalete de tamaño adecuado para evitar un diagnóstico erróneo. El escrutinio posterior debe incluir mediciones de la PA en las cuatro extremidades, una exploración neurológica completa y exploraciones abdominales y de las fosas renales para evaluar si hay masas u otras alteraciones.

Causas no cardiacas de hipertensión pediátrica

Hay muchas etiologías que ponen en riesgo la vida relacionadas con hipertensión pediátrica y clasificar las causas más frecuentes por edad puede ayudar a reconocerlas. En niños < 6 años de edad, la etiología probablemente sea enfermedad parenquimatosa renal por glomerulonefritis, cicatrices en el parénquima renal e insuficiencia renal crónica. La glomerulonefritis posestreptocócica (GNPE) y la púrpura de Henoch-Schönlein (PHS) tienen presentaciones clásicas y pueden explicar la hipertensión. Las preguntas sobre faringitis reciente, exantemas como impétigo o lesiones purpúricas, artralgia, edema y contactos enfermos pueden dar claves de la causa. Las cicatrices en el parénquima renal pueden deberse a un trastorno urológico. Hay que preguntar al paciente acerca de antecedentes de cálculos, cambios en el color de la orina o en los hábitos, fiebres inexplicables frecuentes o infección.

En niños en edad escolar, los síndromes neoplásicos, como el feocromocitoma, pueden presentarse con hipertensión pediátrica. El aumento rápido de catecolaminas puede conducir a diaforesis y exantema junto con hipertensión, cefaleas, taquicardia y palpitaciones, aunque los síntomas a menudo son difíciles de describir. Las masas intracraneales y los traumatismos cefálicos también pueden conducir a hipertensión por aumento de la presión intracraneal.

Después de los 6 años de edad, es más probable que la hipertensión pediátrica se deba a causas primarias. En adolescentes también hay que considerar causas toxicológicas. Sustancias como la cocaína y las anfetaminas pueden causar episodios hipertensivos que pongan en riesgo la vida. Las toxinas menos fuertes como la cafeína también pueden conducir a hipertensión pediátrica. Los antecedentes cuidadosos sobre factores de riesgo como abuso de sustancias, ambiente en el hogar y accesibilidad a estas sustancias pueden ayudar a dirigir el diagnóstico. Cuando la etiología no es claramente por causas primarias o renales, la detección mediante pruebas para drogas de abuso es razonable a fin de asegurar que no se pasen por alto etiologías toxicológicas. Además del uso de sustancias ilegales, otras sustancias como corticoesteroides, seudoefedrina o anticonceptivos también pueden provocar hipertensión. En cualquier adolescente que menstrúe, la preeclampsia también debe considerarse y asimismo solicitar una prueba de embarazo.

Tratamiento de una urgencia hipertensiva

Aunque es raro, los niños también pueden presentar una urgencia hipertensiva. Considerando que las presentaciones pediátricas suelen ser secundarias a otras causas, el trastorno subyacente puede manifestarse antes que lo haga el daño típico al órgano terminal. La encefalopatía es la forma más frecuente de daño a órgano terminal que se observa en las urgencias hipertensivas pediátricas verdaderas y se presenta con letargo, confusión, convulsiones o coma. Además del tratamiento sin demora de la causa subyacente, los antihipertensivos también pueden usarse para reducir la presión arterial en el ámbito agudo. Los agentes típicos son betabloqueadores como labetalol o bloqueadores de los canales de calcio, como nicardipina. A lo largo de las primeras 8 horas, el objetivo es reducir la presión arterial sistólica en 25%. El tratamiento general debe dirigirse a atender la etiología subyacente de la hipertensión.

- Siempre considerar causas no cardiacas de hipertensión en niños.
- La confirmación de la hipertensión debe hacerse junto con los lineamientos de acuerdo con la edad, el género y la talla del paciente.
- Cuando se consideran las causas de hipertensión pediátrica, es útil evaluar las causas más frecuentes por grupo de edad.
- El tratamiento debe dirigirse a una reducción de la presión arterial sistólica de 25% en las primeras 8 horas y la identificación de la causa subyacente tiene que ser prioritaria una vez que se logre la estabilización inicial del paciente.

Lecturas sugeridas

Dizon A, Stauffer B. Chapter 134. Renal emergencies in children. In: Tintinali JE, Stapczynski J, Ma O, Yealy DM, Meckler GD, Cline DM, eds. *Tintinalli's Emergency Medicine: A Comprehensive Study Guide*. 8th ed. New York, NY: McGraw-Hill; 2016:885-887.

Mattoo T, et al. Evaluation of hypertension in children and adolescents. *Up to Date*. 2018.

McCollough M, Rose E. Genitourinary and renal tract disorders. In: Walls RM, Hockberger RS, Gausche-Hill M, et al., eds. *Rosen's Emergency Medicine: Concepts and Clinical Practice*. 9th ed. Philadelphia, PA: Elsevier Saunders; 2018:2177-2179.

El corazón del problema: no pasar por alto estas características de los soplos patológicos

Natasha Smith, MD y Mimi Lu, MD

Soplos funcionales

Los soplos funcionales tienen turbulencia de grado bajo con anatomía normal. Hasta 80% de los niños los presenta durante la infancia. Los soplos funcionales se intensifican con aumento del gasto, como ocurre con fiebre, hipertiroidismo, ejercicio, miedo, ansiedad o anemia. Es importante excluir endocarditis y fiebre reumática siempre que coexista con un soplo.

Los soplos funcionales tienen siete características, que son las siguientes:

Sensibles: cambian con la variación respiratoria/posición (más fuertes en posición supina, disminuyen con Valsalva)
Cortos: duración breve (no holosistólicos)
Sencillos: sin chasquidos o galopes
Pequeños: no se irradian, focales
Suaves: baja amplitud
Delicados: no ásperos
Sistólicos: ¡como lo indica su nombre!

El niño debe estar libre de síntomas cardiacos como hepatomegalia, intolerancia a la alimentación, infecciones respiratorias frecuentes y "sibilancias cardiacas" por edema pulmonar. Los criterios para un soplo funcional son:

1) Exploración física normal sin considerar el soplo
2) Revisión de sistemas negativa
3) Sin antecedentes personales o familiares de características de alto riesgo como cardiopatía estructural (es decir, muerte súbita, exposiciones teratógenas o diabetes materna, fiebre reumática o enfermedad de Kawasaki)
4) Afebril
5) La exploración cardiaca es consistente con patrones de soplos funcionales conocidos sin ruidos cardiacos anormales adicionales

Si no se cumplen los cinco criterios, el paciente debe referirse con un cardiólogo pediatra para una ecocardiografía formal.

Soplos patológicos

Unos cuantos soplos que pueden apreciarse en urgencias indican un trastorno grave. Hay que tener cuidado con los soplos que tienen cualquiera de las siguientes características:

1) Síntomas cardiacos, cianosis o síncope
2) Soplos holosistólicos, fuertes o ásperos
3) Aquellos con su mayor intensidad en el borde esternal superior izquierdo (BESI)
4) Soplos que se intensifican al estar de pie
5) La presencia de un chasquido sistólico, S2 anormal, ruidos cardiacos adicionales o pulsos anormales
6) Soplos que están presentes en el primer año y sobre todo en las primeras 6 horas de vida
7) Soplos diastólicos

La miocardiopatía hipertrófica (MH) es la causa más frecuente de muerte cardiaca súbita en adolescentes y está ampliamente subdiagnosticada. La MH obstructiva se debe a obstrucción del flujo de salida del ventrículo izquierdo durante la diástole por hipertrofia septal asimétrica. Buscar un soplo sistólico grado 3-4 en *crescendo-decrescendo* que se escucha mejor en la parte media izquierda al borde esternal derecho superior, con aumento de la intensidad con la maniobra de Valsalva secundario a disminución del retorno venoso. En 95% de los casos, el soplo aumenta de intensidad cuando el paciente se pone de pie después de estar en cuclillas. A la inversa, la prueba de elevación pasiva de la pierna extendida a menudo disminuye el soplo debido a un aumento del retorno venoso. Ochenta y cinco por ciento de los pacientes tiene un soplo que disminuye con un apretón de manos, el cual aumenta la resistencia vascular sistémica.

PUNTOS CLAVE

- Los soplos funcionales deben cumplir los siguientes cinco criterios en niños > 1 año de edad: (1) exploración por lo demás normal; (2) asintomáticos; (3) antecedentes personales/familiares negativos de características de cardiopatía estructural; (4) afebriles; (5) la exploración es consistente con un soplo funcional conocido, sin ruidos cardiacos anormales.
- Referir a cardiología si: (1) está sintomático; (2) la exploración es anormal; (3) hay un soplo sistólico fuerte/prolongado/áspero; (4) mayor intensidad en el BESI; (5) más fuerte al ponerse de pie; (6) soplo diastólico o S4; (7) otros ruidos cardiacos anormales; u (8) se presenta en el primer año de vida.
- La MH obstructiva es la causa más frecuente de muerte cardiaca súbita en pediatría y el soplo causa un soplo sistólico grado 3-4 en *crescendo-decrescendo* en la mitad del BESI al BESD, cuya intensidad es menor con la disminución del retorno venoso.

Lecturas sugeridas

Allen HD, Driscoll DJ, Shaddy RE, et al. *Moss and Adam's Heart Disease in Infants, Children, and Adolescents: Including the Fetus and Young Adult*. 9th ed. Philadelphia, PA: Wolters Kluwer; 2016.

Frank JE, Jacobe KM. Evaluation and management of heart murmurs in children. *American Family Physician*. 2011;84(7):793-800.

Pickoff AS. "Cardiology." *MedStudy Pediatrics Core Book 3: Cardiology*. 8th ed. MedStudy; 2017:1-51 Print.

Raes M. "Cardiology." In: Hughes HK, Lauren KK, eds. *The Johns Hopkins Hospital: The Harriett Lane Handbook*. 21st ed. Philadelphia, PA: Elsevier; 2018:156-202. Print.

87

No fracase sin remedio al no identificar la enfermedad de Kawasaki

Carly Loner, MD y Kathleen Stephanos, MD, FAAEM

El síndrome de nódulos linfáticos mucocutáneos, a menudo denominado enfermedad de Kawasaki (EK), se conoce por su característica definitoria de fiebre durante 5 días. Sin embargo, esta enfermedad tiene un amplio espectro de presentaciones que pueden oscurecer el diagnóstico. Los algoritmos diagnósticos han sustituido los criterios tradicionales para evitar que el diagnóstico se pase por alto y a fin de agilizar el tratamiento para prevenir la formación de un aneurisma coronario. La EK ocurre más a menudo en hombres de origen asiático, aunque puede afectar a personas de todas las edades y etnicidades. Es una vasculitis de mediación autoinmune de los vasos pequeños y medianos con un patrón estacional (más frecuente en invierno) y su naturaleza epidémica sugiere un disparador infeccioso. La EK puede afectar los vasos en pulmones, vías GI, meninges o hígado, pero compromete de manera preferente las arterias coronarias. La EK suele ser autolimitada y se resuelve en un plazo de 12 días; sin embargo, en la enfermedad de inicio más grave, y hasta en 25% de los casos no tratados, puede desarrollarse un aneurisma coronario o ectasia.

La EK tradicionalmente ha sido un diagnóstico clínico basado en la presencia de fiebre ≥ 5 días y por tener al menos cuatro de cinco signos de inflamación mucocutánea: conjuntivitis bilateral, cambios en la membrana mucosa orofaríngea (lengua en fresa, eritema de la lengua o parte posterior de la faringe), linfadenopatía cervical, exantema (por lo general morbiliforme y del tronco) y cambios en las extremidades distales (eritema o edema). Los síntomas no tienen que estar presentes al mismo tiempo para establecer el diagnóstico, por lo que una anamnesis detallada es crucial.

Los lineamientos de 2017 de la American Heart Association recomiendan considerar EK en lactantes y niños con fiebre prolongada y uno de los siguientes escenarios clínicos: irritabilidad, meningitis aséptica inexplicable, choque con cultivo negativo inexplicable, linfadenopatía cervical o flemón retrofaríngeo sin respuesta a los antibióticos. Los diagnósticos diferenciales de niños con fiebre persistente y datos mucocutáneos pueden incluir hipersensibilidad farmacológica, exantema viral, síndrome estafilocócico de piel escaldada, síndrome de Stevens-Johnson, escarlatina y síndrome de choque tóxico.

No hay una prueba de laboratorio única para diagnosticar EK. La presencia de ciertos parámetros de laboratorio puede respaldar el diagnóstico, pero no lo excluye. La mayoría de los casos se relaciona con inflamación sistémica, con elevación de proteína C reactiva (PCR), velocidad de sedimentación globular (VSG), recuento de leucocitos, enzimas hepáticas (por congestión hepática) y plaquetas (por lo general un dato tardío). A causa de la uretritis relacionada, el análisis de orina puede mostrar piuria estéril. La prueba de orina en tira reactiva es negativa para esterasa leucocítica debido a la presencia de leucocitos predominantemente mononucleares. Otros datos de laboratorio comprenden anemia, hipoalbuminemia, hiperlipidemia e hiponatriemia.

Es probable que los adolescentes y los niños mayores se presenten con signos clásicos de EK, pero también pueden tener síntomas meníngeos o gastrointestinales que resultan en un diagnóstico retrasado de EK. Los niños < 1 año de edad tienen el mayor riesgo de formación de aneurismas coronarios y suelen presentarse con EK incompleta. En 2010, la AHA desarrolló un algoritmo para identificar EK incompleta en pacientes con fiebre prologada. Los marcadores inflamatorios elevados (PCR ≥ 3 mg/dL, VSG ≥ 40 mg/dL o ambos) justifican la valoración de criterios de laboratorio suplementarios (albúmina ≤ 3 g/dL, anemia para la edad, leucocitos ≥ 15 000 células/mm³, leucocitos en orina ≥ 10 células/campo de alto poder) y ecocardiograma. Si se cumple con más de tres parámetros de laboratorio suplementarios o el ecocardiograma es positivo, se recomienda tratamiento. Si un niño no cumple los criterios, puede vigilársele y volverlo a someter a prueba para 2 días adicionales de fiebre o exantema descamativo. Los pacientes con un diagnóstico de sospecha de EK requieren hospitalización para recibir inmunoglobulina intravenosa (IGIV). La IGIV administrada en un lapso de 10 días del inicio de los síntomas puede disminuir de forma significativa el desarrollo de aneurismas de la arteria coronaria. Los niños deben recibir una infusión inicial masiva de 2 g/kg a lo largo de 8 a 12 horas, así como aspirina (30 mg/kg/día en 4 dosis).

Puede ser necesario repetir las dosis si el paciente se mantiene sintomático, en particular con fiebre.

Lecturas sugeridas

Dietz SM, Stijn DV, Burgner D, et al. Dissecting Kawasaki disease: a state of the art review. *Eur J Pediatr.* 2017:176(8):995-1009.

Pilania RK, Dharmagat B, Singh S. Controversies in diagnosis and management of Kawasaki disease. *World J Clin Pediatric.* 2018;7(1):27-35.

Vervoot D, Donne M, Gysel DV. Pitfalls of diagnosis and management of Kawasaki disease: an update for the pediatric dermatologist. *Pediatr Dermatol.* 2018;35(6):743-747.

Diferencias en el electrocardiograma pediátrico: saber qué datos son normales en niños y cuáles indican problemas

Andrea P. Anderson, MD y Sabreen Akhter, DO, DTM

Es importante reconocer los datos que causan preocupación en adultos, pero se consideran normales en niños. Las normas pediátricas para frecuencia, intervalos, ejes y morfología varían con la edad. No es necesario memorizarlos todos, ya que pueden usarse tablas normativas como referencia.

Eje

La hipertrofia ventricular derecha (HVD) relativa es normal en recién nacidos y se resuelve para los 6 meses de edad. El patrón del electrocardiograma (ECG) es similar a la HVD en adultos: desviación del eje QRS más allá de +90 grados, dominancia de la onda R en V1 e inversiones de la onda T en V1-V3. La desviación del eje a la izquierda es anormal en recién nacidos.

Ondas Q

Las ondas Q estrechas (< 3 ms) de hasta 6 a 8 mm son normales hasta los 3 años de edad en las derivaciones inferior y precordial izquierda (II, III, aVF, V5 y V6). Las ondas Q pueden indicar una patología si son anormalmente profundas, anchas o aparecen en las derivaciones precordiales derechas como V1.

Ondas QRS

La duración de QRS se prolonga durante la infancia, de 50 a 70 ms en neonatos a 70 a 100 ms en adolescentes. La dominancia ventricular derecha en lactantes es remplazada gradualmente por la izquierda, de modo que el ECG pediátrico es similar al ECG adulto para los 3 a 4 años de edad. La amplitud de la onda R en las derivaciones precordiales derechas disminuye con la edad, en tanto que la amplitud izquierda aumenta; lo opuesto es verdadero para las ondas S.

Segmento ST

La depresión ST o la elevación de hasta 1 mm en las derivaciones de las extremidades y 2 mm en las derivaciones precordiales izquierdas puede ser normal. En adolescentes, la elevación de ST cóncava puede indicar una repolarización temprana benigna en derivaciones con una onda T vertical. De forma similar, la depresión ST puede indicar una "depresión del punto J" benigna si es cóncava y vertical con pendiente. En contraste, un segmento ST deprimido con pendiente descendente u horizontal es anormal.

Intervalo QTc

Los lactantes < 6 meses de edad tienen un QTc < 490 ms. Después de 6 meses, hay una variación considerable, pero la media de QTc a lo largo de la infancia es de 410 a 450 ms.

Ondas T

Las ondas T en las derivaciones precordiales son verticales al nacimiento, luego se invierten en V1-V3 después de la primera semana de edad. Permanecen invertidas hasta alrededor de los 8 años de edad, pero pueden persistir hasta el inicio de la edad adulta. Las ondas T invertidas se convierten en ondas T verticales en un orden predecible: primero V3, después V2 y por último V1. Las ondas T verticales en V1 y V4R en niños de 3 días a 6 años de edad pueden indicar HVD. Las ondas T en V5 y V6 suelen ser verticales.

Los datos adicionales que pueden ser normales en niños incluyen frecuencia cardiaca > 100 latidos por minuto (lpm), arritmia sinusal marcada, patrón RSR' en V1, PR corto (< 120 ms) y ondas P ligeramente picudas (< 3 mm de altura es normal en lactantes menores de 6 meses).

Taquicardia supraventricular

La taquicardia supraventricular (TSV) representa 90% de las arritmias en niños. Se sospecha TSV en niños con una frecuencia cardiaca superior a 180 lpm o lactantes con una frecuencia cardiaca superior a 220 lpm *sin variabilidad*. La TSV es marcada por ondas rápidas, usualmente estrechas (< 80 ms), ondas QRS regulares y ondas P ausentes. En lactantes, la TSV puede presentarse con signos de insuficiencia cardiaca como bajo peso, alimentación deficiente e irritabilidad. Los niños que ya hablan pueden describir palpitaciones, dolor torácico, mareo o fatiga. Nótese que > 95% de las taquicardias de complejo amplio en pediatría no es taquicardia ventricular, sino variantes de TSV.

Un bolo rápido de adenosina para bloquear de forma transitoria la conducción nodal AV es el tratamiento de primera línea para la TSV estable. Puede intentarse con maniobras vagales como una bolsa de hielo en la cara del lactante mientras se prepara la adenosina. Los tratamientos de segunda línea incluyen bloqueadores de los canales de calcio como verapamilo para hacer más lenta la conducción del nodo AV, procainamida para hacer más lenta la conducción a través de la aurícula o amiodarona para prolongar el periodo refractario nodal AV.

El síndrome de Wolff-Parkinson-White (WPW) es un subtipo de TSV marcado por una vía de conducción accesoria. Cuando hay ritmo sinusal, el ECG revela un intervalo PR corto y "onda delta" característica o pendiente ascendente discontinua al inicio de un QRS ensanchado. En WPW, la adenosina u otro bloqueador nodal AV puede precipitar una taquicardia de reentrada letal, en especial si el QRS es ancho; en este caso raro puede usarse procainamida o amiodarona. Por supuesto, si un paciente tiene TSV inestable, la cardioversión sincronizada inmediata es la primera acción.

Miocardiopatía hipertrófica

La miocardiopatía hipertrófica (MH) clásicamente se presenta como un adolescente saludable que se colapsa mientras juega básquetbol y requiere reanimación cardiopulmonar de un testigo y desfibrilación, en ocasiones con antecedentes de síncope y antecedentes familiares de muerte súbita temprana. Los datos del ECG incluyen voltajes precordiales elevados, cambios en el segmento ST, ondas Q profundas, estrechas, "como dagas" en las derivaciones inferior y lateral, y signos de hipertrofia auricular izquierda. La MH es un diagnóstico de alta mortalidad, que resulta en arritmias ventriculares que pueden causar muerte súbita.

PUNTOS CLAVE

- Las ondas T invertidas en las derivaciones precordiales V1-V3 son normales en niños; cambian a verticales en un orden predecible de izquierda a derecha, por lo general para la adolescencia temprana.
- La HVD con desviación del eje a la derecha es normal en recién nacidos y se resuelve hacia los 6 meses.
- La taquicardia supraventricular debe sospecharse con una frecuencia cardiaca > 180 lpm en niños o > 220 lpm en lactantes y un ECG que muestra un QRS regular estrecho con ondas p ausentes.

Lecturas sugeridas

Burns E. Paediatric ECG Interpretation. Life in the Fast Lane. https://litfl.com/paediatric-ecg-interpretation-ecg-library/. Última actualización el 16 de marzo de 2019.

Davignon A, Rautaharju P, Boisselle E, et al. Normal ECG standard for infants and children. *Pediatric Cardiology*. 1980;1:123-131.

Evans WN, Acherman RJ, Mayman GA, et al. Simplified pediatric electrocardiogram interpretation. *Clin Pediatr*. 2010;49(4):363-372.

Goodacre S, McLeod K. Paediatric electrocardiography. BMJ. 2002;324:1382.

¡No se electrocute! Conozca el significado de las primeras tres letras del código del marcapasos

Ryley McPeters, MD y Stephen Mac, MD, FAAP

Introducción

Los marcapasos suelen colocarse en pacientes pediátricos para el tratamiento de bradicardia, bloqueo AV o taquiarritmias que ponen en riesgo la vida. Los desfibriladores cardioversores implantables (DCI) también pueden usarse para tratar taquiarritmias que ponen en riesgo la vida. Los marcapasos incluyen un generador (hardware y batería) y cables que se extienden al miocardio. Un pulso creado por el generador viaja por los cables despolarizando el miocardio. Los cables pueden colocarse en la aurícula derecha, el ventrículo derecho o el ventrículo izquierdo. Los marcapasos se describen con un código único de cinco letras. Las primeras tres letras son las más importantes y se recuerdan usando la nemotecnia EsDeR. La primera letra (E) describe la cámara **E**stimulada, en tanto que la segunda letra (D) identifica la cámara **D**etectada. Esta puede ser O (ninguna cámara), A (aurícula), V (ventrículo) o D (dual A + V). La última letra (R) describe la **R**espuesta a la detección, que puede ser O (ninguna), T (*triggered*, disparada), I (inhibida) o D (dual I + T). Así, un marcapasos que indica VVI tendría un ventrículo estimulado y detectado y un generador de pulso que inhibe la salida de estimulación como respuesta.

Evaluación

Una anamnesis enfocada debe iniciar con el tipo de marcapasos, la indicación para su colocación y la fecha de implantación, y cualquier revisión. Los antecedentes que causan preocupación por complicaciones relacionadas con el marcapasos comprenden palpitaciones, debilidad, disnea, hipo (estimulación diafragmática), síncope, mareo y dolor/eritema alrededor del sitio del marcapasos. La exploración física se enfoca en los signos vitales y la exploración cardiopulmonar e incluye valoración para traumatismo o infección del sitio de implantación. Debe realizarse un ecocardiograma (ECG) con y sin un imán colocado sobre el generador y compararse con ECG previos. Los estudios de laboratorio deben valorar si hay anormalidades tiroideas o electrolíticas o acidosis. Una radiografía de tórax AP y lateral también puede revelar desalojo, fractura, perforación o migración. Una radiografía con penetración profunda también puede proporcionar información sobre el fabricante y de identificación si el paciente no es capaz de proporcionarla o no lleva consigo la tarjeta de información del dispositivo. Hay que consultar con cardiología pediátrica desde el principio. El representante del dispositivo también puede ser un excelente recurso y revisar el dispositivo si hay preocupación acerca de que no funcione bien.

Complicaciones tempranas

Ocurren complicaciones tempranas dentro de las primeras 6 semanas después de la cirugía. Por lo general, estas complicaciones se relacionan con el procedimiento quirúrgico en sí mismo, el acceso venoso o la colocación o desplazamiento de los cables. La infección posoperatoria se observa más a menudo en pacientes inmunocomprometidos o que reciben esteroides o anticoagulantes. Las infecciones pueden ser progresivas desde una sola sutura al bolsillo quirúrgico o la totalidad del sistema de electroestimulación y pueden conducir a bacteriemia o endocarditis.

Complicaciones tardías

Las complicaciones tardías son raras y suelen relacionarse con funcionamiento incorrecto de la batería o falla del dispositivo. La falla del dispositivo se divide en tres categorías: falla para capturar, falla para estimular y falla para detectar. La falla para capturar ocurre cuando el impulso se envía por la derivación, pero no ocurre despolarización miocárdica. En este caso, los picos del marcapasos a menudo pueden verse en el ECG sin una respuesta cardiaca inducida. La falla para estimular tiene lugar cuando el marcapasos no proporciona un estímulo para que el miocardio dispare. Cuando esto pasa, la frecuencia cardiaca del marcapasos suele ser inferior al límite inferior establecido del dispositivo y no hay picos del marcapasos ni complejos QRS inducidos por el marcapasos que se observen en el ECG. La falla para detectar ocurre cuando el marcapasos no reconoce la despolarización que se transmite por el cable principal. Esto puede describirse como detección excesiva o insuficiente. La detección excesiva está marcada por la interpretación inadecuada de la actividad eléctrica por parte del marcapasos, en tanto que la detección insuficiente sucede cuando el marcapasos es incapaz de interpretar correctamente la actividad cardiaca nativa.

Manejo

El manejo en la sala de urgencias de los pacientes con falla del marcapasos se basa en los síntomas y el estado hemodinámico. Si el dispositivo falla, colocar almohadillas de electroestimulación en anticipación de que se requiera proporcionarla por vía transcutánea. Puede ser útil recurrir a atropina o epinefrina en pacientes con bradicardia profunda o choque. Con la taquicardia mediada por el marcapasos o con arritmias, colocar un imán sobre el dispositivo para poner fin a estos ritmos. El imán cambia el marcapasos a un modo fijo y asincrónico, y la frecuencia cardiaca del paciente se determina por la frecuencia preestablecida del dispositivo. Cuando se aplica un imán al DCI, se detiene la aplicación del choque sin afectar la función de electroestimulación. Siempre se recomienda la consulta temprana con un cardiólogo pediatra.

PUNTOS CLAVE

- Las primeras tres letras del código del marcapasos describen la cámara que se está estimulando, la cámara que se está detectando y el modo de respuesta.
- La anamnesis enfocada debe incluir si el paciente depende del marcapasos, el tipo de marcapasos implantado, la fecha de implantación y los ajustes del programa.
- La colocación de un imán sobre el marcapasos lo regresa a su frecuencia preestablecida.
- Se recomienda la consulta temprana con cardiología pediátrica si el marcapasos está fallando.

Lecturas sugeridas

Allison M, Mallemat H. Emergency care of patients with pacemakers and defibrillators. *Emerg Med Clin North Am.* 2015;33(3):653-667.

Hall, E, Fairbrother, H. Pacemaker and AICD management in the Emergency Department. EMDocs.net. June 2015.

Martindale J, deSouza IS. Managing pacemaker-related complications and malfunctions in the emergency department. *Emerg Med Pract.* 2014;16(9):1-21.

Shaw K, Bachur R. Evaluation of the patient with a cardiac device. *Fleisher and Ludwig's Textbook of Pediatric Emergency Medicine.* 7th ed. ; 2016:654-655 Chapter 94.

Singh H, Batra A, Balaji B. Cardiac pacing and defibrillation in children and young adults. *Indian Pacing Electrophysiol J.* 2013;13(1):4-13.

ABDOMEN

Esté al tanto de la presentación variable de la apendicitis pediátrica

Vishal Naik, MD y Anupam B. Kharbanda, MD, MSc

Para muchos, el apéndice es una estructura que suele tener poca relevancia en la función diaria. Para otros, el apéndice se convierte en objeto de gran relevancia debido a que comienza una trayectoria de inflamación a perforación. Con una variedad de presentaciones vagas posibles en el paciente pediátrico, depende del médico de urgencias establecer el diagnóstico de apendicitis mediante el método menos invasivo posible.

Anamnesis y exploración

Diagnosticada en más de 75 000 niños al año en Estados Unidos, la apendicitis es el resultado de la obstrucción de la luz del apéndice por un fecalito u otro proceso inflamatorio. Los pacientes pediátricos de edad suficiente para expresarse con palabras suelen quejarse de dolor abdominal generalizado que se localiza en el cuadrante inferior derecho dado que el apéndice inflamado irrita el peritoneo. Los pacientes más pequeños, sin embargo, se presentan con síntomas más vagos, como inquietud, irritabilidad o negarse a caminar. El profesional debe tener un alto índice de sospecha para apendicitis dado que el tiempo hasta el diagnóstico está muy relacionado con la morbilidad. Para el niño de menor edad, el diagnóstico diferencial debe incluir torsión (testicular y ovárica), infección urinaria, estreñimiento, nefrolitiasis y gastroenteritis, entre otros. Para niñas pospúberes, la anamnesis debe abarcar el último periodo menstrual y los antecedentes sexuales para incluir un diagnóstico diferencial expandido de embarazo ectópico, infección de transmisión sexual, enfermedad inflamatoria pélvica (EIP) y endometriosis.

Los datos de la exploración por lo general buscan provocar signos peritoneales en el niño y varían con la edad y la progresión de la enfermedad. En niños de todas las edades, el médico debe observar al paciente desplazarse o saltar. Los datos clásicos como dolor en el punto de McBurney o signo de Rovsing pueden estar presentes. Debe tenerse cuidado dado que estudios recientes revelan que una minoría importante de los niños tiene una presentación atípica, que carece de los datos clásicos de apendicitis en la exploración. Los signos del psoas y del obturador sugieren un apéndice retrocecal, pero son infrecuentes. Para el niño pospuberal, el médico debe realizar también una exploración genitourinaria detallada. Los niños con aspecto tóxico o que se niegan a moverse deben despertar sospecha de un estado patológico más avanzado, como perforación o formación de absceso.

Diagnóstico

La exploración física y las pruebas de laboratorio básicas (es decir, biometría hemática) de un niño con sospecha de apendicitis se utilizan para guiar el diagnóstico y el manejo. Las puntuaciones clínicas como la de Alvarado, la Puntuación de Apendicitis Pediátrica (PAS, por sus siglas en inglés) o la Calculadora de riesgo de apendicitis pediátrica (pARC, por sus siglas en inglés) emplean una mezcla de recuento de leucocitos/neutrófilos, anamnesis y datos de la exploración física para estratificar a los pacientes con apendicitis potencial. En general, las puntuaciones equívocas indican imágenes/análisis adicionales, en tanto que los pacientes con bajo riesgo pueden ser dados de alta con seguimiento estrecho.

Un componente de muchas vías de decisión clínicas, la biometría hemática con diferencial, es un factor clave para la estratificación del riesgo de apendicitis en niños. Los leucocitos bajos indican una falta de inflamación y, de forma subsecuente, un valor predictivo negativo más elevado de apendicitis aguda. Una elevación moderada de los leucocitos es muy característica de apendicitis aguda; concentraciones más altas signfican absceso, perforación o neumonía. Otras pruebas de laboratorio, como análisis de orina y prueba de embarazo en orina, ayudan a descartar otros trastornos como nefrolitiasis, infección urinaria y patología ovárica.

Si se toma la decisión de obtener imágenes, debe considerarse primero la ecografía. Esta, en manos de un ecografista con capacitación pediátrica, es equivalente a la tomografía computarizada en el diagnóstico de la apendicitis aguda. Si los resultados de la ecografía son indeterminados, las investigaciones actuales recomiendan hospitalizar para una ecografía en serie o transferir a un centro con radiología pediátrica. La tomografía computarizada está indicada cuando se sospecha apendicitis compleja (es decir, perforación o formación de absceso).

Manejo

Durante la evaluación diagnóstica de apendicitis aguda deben hacerse esfuerzos para hidratar y asegurar un control adecuado del dolor y la náusea. El uso de opioides no enmascara la peritonitis y es probable que conduzca a una mejor ecografía. En condiciones ideales, la consulta quirúrgica se hace de forma temprana. Después del diagnóstico deben iniciarse antibióticos empíricos. Si la apendicitis aguda se ha diagnosticado durante la noche, el paciente puede hospitalizarse con seguridad para realizar la cirugía durante el día en presencia de un equipo quirúrgico completo.

PUNTOS CLAVE

- Tener un elevado índice de sospecha para apendicitis aguda, en especial en niños pequeños que pueden presentarse con síntomas vagos.
- Los sistemas y puntuaciones que apoyan la decisión clínica (Alvarado, PAS, pARC) deben utilizarse para dirigir la evaluación.
- La tomografía debe reservarse para niños en quienes se sospecha una apendicitis compleja.
- En los niños diagnosticados con apendicitis aguda deben iniciarse antibióticos empíricos.

Lecturas sugeridas

Hansen LW, Dolgin SE. Trends in the diagnosis and management of pediatric appendicitis. Pediatr Rev. 2016;37(2):52-58.
Lipsett SC, Bachur RG. Current approach to the diagnosis and emergency department management of appendicitis in children. Pediatr Emerg Care. 2017;33(3):198-203.
Snyder MJ, Guthrie M, Cagle S. Acute appendicitis: efficient diagnosis and management. Am Fam Physician. 2018;98(1):25-33.

Estenosis pilórica: diagnosticar la estenosis antes de que se convierta en "clásica"

Corinne Shubin, MD y Jessica Wall, MD, MPH, MSCE, FAAP

Antecedentes

La estenosis pilórica hipertrófica infantil es la enfermedad gastrointestinal más frecuente de los lactantes y se caracteriza por un engrosamiento anormal del píloro, que produce una obstrucción de la salida gástrica. La etiología de la estenosis pilórica aún se desconoce; sin embargo, los factores de riesgo incluyen alimentación con fórmula, edad materna joven, exposición a eritromicina y ser un primogénito de género masculino.

Presentación clínica

Los lactantes con estenosis pilórica casi siempre se presentan entre la 2.ª y 5.ª semanas de vida con vómito en proyectil. El vómito suele ser no biliar y progresivamente en proyectil y los lactantes con estenosis pilórica por lo general mostraron interés continuado por alimentarse después de vomitar. Otros síntomas de presentación frecuentes incluyen retraso del desarrollo o aumento de peso deficiente, estreñimiento, irritabilidad, ictericia o deshidratación. Los signos en la exploración física comprenden peristalsis visible o una masa palpable "similar a una aceituna" (oliva pilórica) en el cuadrante superior derecho. Sin embargo, a lo largo de las últimas décadas con el mayor uso de la ecografía, que ha resultado en un diagnóstico más temprano de la estenosis pilórica, < 20% de los pacientes tiene una masa palpable similar a una aceituna a la exploración al momento de la presentación.

Diagnóstico

Históricamente, la radiología con contraste gastrointestinal superior se utilizaba para diagnosticar estenosis pilórica al demostrar una transmisión anormal del contraste a través de la salida gástrica. A la fecha, la ecografía es el estándar de referencia para el diagnóstico y puede realizarse en el lugar de atención en la sala de urgencias o en radiología. Un músculo pilórico > 2 mm de espesor o > 12 mm de largo es diagnóstico de estenosis pilórica. La evaluación de laboratorio puede demostrar alcalosis metabólica hipoclorémica, hipopotasiémica; sin embargo, como los pacientes se están presentando antes, muchos no muestran estos desajustes electrolíticos. Alrededor de dos tercios de los lactantes con estenosis pilórica tienen una concentración elevada de bicarbonato, pero la mayoría tiene concentraciones normales de potasio y cloruro.

Es probable que esto se deba a un diagnóstico temprano de la estenosis pilórica con ecografía. La ecografía es un medio seguro, no invasivo y fácil para diagnosticar en la sala de urgencias. La detección por medio de la ecografía para lactantes con antecedentes orientadores de estenosis pilórica tal vez confirme el diagnóstico antes de que los lactantes desarrollen alteraciones del crecimiento, metabólicas o electrolíticas.

Manejo

El manejo definitivo de la estenosis pilórica es la piloromiotomía laparoscópica; sin embargo, esto no necesita hacerse de urgencia y los pacientes deben optimizarse por medios médicos antes de la intervención quirúrgica. Es importante corregir cualquier inestabilidad hemodinámica, deshidratación o alteraciones electrolíticas. Los lactantes con estenosis pilórica deben contar con un acceso intravenoso, con la administración de bolos de líquidos cristaloides equilibrados según se requiera para deshidratación, iniciar líquidos intravenosos de mantenimiento que contengan glucosa y ser ingresados o transferidos para su manejo definitivo.

PUNTOS CLAVE

- Es posible que los lactantes no tengan la clásica masa similar a una aceituna palpable en el cuadrante superior derecho o desajustes electrolíticos.
- La ecografía del píloro es clave para diagnosticar estenosis pilórica. Considerar la ecografía en pacientes con antecedentes orientadores para evitar alteraciones del crecimiento, metabólicas y electrolíticas.
- El manejo definitivo es quirúrgico, pero el paciente debe estabilizarse por medios médicos antes del tratamiento quirúrgico.

Lecturas sugeridas

Glatstein M, Carbell G, Boddu SK, Beradini A, Scolnik D. The changing clinical presentation of hypertrophic pyloric stenosis: the experiences of a large, tertiary care pediatric hospital. Clin Pediatr (Phila). 2011;50(3):192-195.

Taylor ND, Cass DT, Holland AJ. Infantile hypertrophic pyloric stenosis: has anything changed? J Paediatr Child Health. 2013;49(1):33-37.

Roberto G, Said E. Infantile hypertrophic pyloric stenosis: an epidemiological review. Neonatal Netw. 2018;37(4):197-204.

El inicio de una intususcepción: buscar el intestino dentro del intestino incluso si los síntomas no son "clásicos"

Carl Mirus IV, MD y Kathleen Stephanos, MD, FAAEM

La intususcepción es una forma de obstrucción intestinal causada por la involución del intestino proximal en el intestino distal adyacente. Es una etiología frecuente del dolor abdominal pediátrico y puede ocurrir en cualquier región intestinal, pero es frecuente en la unión ileocecal. La intususcepción suele ser idiopática y manejarse con facilidad; sin embargo, los retrasos en el diagnóstico pueden resultar en obstrucción e isquemia que conducen a necrosis, perforación, peritonitis e incluso la muerte.

Antecedentes y exploración física

La intususcepción es la causa más frecuente de obstrucción intestinal en niños de 3 meses a 5 años de edad y ocurre dos veces más en hombres. Los antecedentes de trastornos relacionados con inflamación de la pared intestinal o su engrosamiento (es decir, fibrosis quística o enfermedad inflamatoria intestinal) deben despertar sospechas, ya que esto puede actuar como un punto clave (el sitio que desencadena la involución del intestino). La triada de síntomas que suele enseñarse (dolor tipo cólico, masa abdominal y heces tipo jalea de grosella) se observa en < 50% de los niños. Más bien, la intususcepción suele presentarse con una o más características distintivas: dolor abdominal intermitente, vómito, palidez y letargo. El dolor abdominal, por lo general intermitente y tipo cólico, también puede manifestarse como llanto episódico, posicionamiento fetal o letargo y es el síntoma de presentación más usual. El vómito es el segundo síntoma más frecuente, con el potencial de conducir a deshidratación y anormalidades electrolíticas. Ocurre diarrea en alrededor de 25% de los pacientes y a menudo es de volumen y duración reducidos. El vómito bilioso y las heces en jalea de grosella son infrecuentes y los datos tardíos sugieren el desarrollo de isquemia intestinal.

La exploración abdominal puede revelar una masa en "forma de salchicha" a la derecha, aunque la exploración con frecuencia es benigna. A menudo ocurren distensión e hipersensibilidad significativa como dato tardío. El diagnóstico diferencial debe incluir otras causas de obstrucción intestinal (p. ej., vólvulo, estenosis pilórica, enfermedad de Hirschsprung), infecciones y apendicitis.

Diagnóstico

La ecografía es la modalidad diagnóstica de primera línea. Una intususcepción tiene un anillo hipoecoico con ecogenicidad central (signo de "diana" o de "blanco"). El líquido libre intraperitoneal, la neumatosis o el líquido dentro de la intususcepción predicen un caso de mayor riesgo que puede ser menos propenso a la reducción con enema. La ausencia de flujo sanguíneo en el Doppler es causa de preocupación por isquemia intestinal y justifica una evaluación quirúrgica inmediata. Las radiografías abdominales son menos sensibles que la ecografía, pero pueden mostrar una densidad de tejidos blandos que se proyectan hacia el gas del intestino grueso, un margen hepático oscurecido o la ausencia de aire en el ciego. Es posible que la radiografía identifique obstrucción intestinal o neumoperitoneo si se obtiene una proyección de decúbito lateral o vertical. La tomografía computarizada puede mostrar la intususcepción, pero resulta innecesaria a menos que se trate de caracterizar una masa o el diagnóstico no sea claro.

Manejo

El enfoque inicial debe centrarse en la reposición de líquidos y la restitución de electrolitos. Una vez que se identifica, el enema de líquido/aire guiado con fluoroscopia para la reducción es el tratamiento estándar. El paciente debe transferirse a una institución que tenga tanto servicio de radiología equipado para realizar la reducción como un servicio de cirugía pediátrica debido a los riesgos de perforación o reducción fallida. Un protocolo que suele apoyarse para la reducción sigue la regla de los "tres": deben hacerse no más de tres intentos, cada uno no debe durar más de 3 minutos, con una resolución de al menos 3 días. Si no se cumple con estas condiciones, puede requerirse una intervención quirúrgica. La reducción con enema no debe intentarse si hay signos peritoneales a la exploración o evidencia de perforación o masa en las imágenes. Debe involucrarse de forma temprana a cirugía pediátrica, pero es posible que solo sea necesario si la reducción no tiene éxito. El ingreso y la vigilancia para recurrencia (ocurre hasta 10%) son razonables, aunque los pacientes asintomáticos con una buena hidratación y cuidadores confiables que tienen acceso a transporte y atención médica pueden ser dados de alta. Las reocurrencias deben tratarse como un caso nuevo, repitiendo los medios no quirúrgicos de ser posible.

PUNTOS CLAVE

- La intususcepción es la causa más frecuente de obstrucción intestinal en niños de 3 meses a 5 años de edad.
- La presentación usual es dolor abdominal tipo cólico, vómito y letargo. En ocasiones puede palparse una masa en "forma de salchicha". Las heces tipo jalea de grosella son un dato infrecuente y tardío.
- La ecografía es la modalidad de primera línea para el diagnóstico de intususcepción y puede proporcionar información relacionada con el pronóstico del tratamiento.
- La reducción con enema de aire o líquido por parte de un radiólogo es la base del tratamiento; sin embargo, no debe realizarse si existe la preocupación de que haya perforación.

Lecturas sugeridas

Beasley S. The 'ins' and 'outs' of intussusception: where best practice reduces the need for surgery. *J Paediatr Child Health.* 2017;53(11):1118-1122.
Gilmore AW, Reed M, Tenenbein M. Management of childhood intussusception after reduction by enema. *Am J Emerg Med.* 2010;29:1136-1140.
Whitehouse JS, Gourlay DM, Winthrop AL, Cassidy LD, Arca MJ. Is it safe to discharge intussusception patients after successful hydrostatic reduction? *J Pediatr Surg.* 2010;45(6):1182-1186.

Hemorragia GI: no se deje engañar por impostores de sangrado

Kelly Patel, MD y Sandal Saleem, MD, FAAP

La hemorragia gastrointestinal (GI) es un síntoma de presentación frecuente en las salas de urgencia pediátricas. Un gran estudio nacional en Estados Unidos mostró que solo 11.6% de los pacientes pediátricos con hemorragia GI era hospitalizado para estudios adicionales. La mayor parte de las causas de hemorragia GI no pone en riesgo la vida y puede manejarse de forma ambulatoria. Como profesionales, la tarea consiste en determinar tanto la ubicación como la gravedad de la hemorragia GI aguda para optimizar el diagnóstico y el manejo terapéutico. Para pacientes que muestran signos de choque hemorrágico secundario a hemorragia GI, ¡haga lo que hace mejor! Hay que enfocarse en los ABC. Los objetivos de la transfusión comienzan con un bolo de concentrado eritrocítico y reanimación equilibrada con sangre, plasma fresco congelado y plaquetas.

En neonatos que se presentan con intolerancia a la alimentación, que están inconsolables, con distensión abdominal, vómito bilioso o sanguinolento, peritonitis, hematoquecia o melena, es necesario reconocer signos de choque, mala perfusión y sangrado que pone en riesgo la vida. Los tres diagnósticos "que no se deben pasar por alto" en la hemorragia GI superior e inferior son deficiencia de vitamina K, enterocolitis necrosante y malrotación con vólvulo. Estabilizar al paciente y después investigar la fuente del sangrado. La enterocolitis necrosante se diagnostica con una radiografía abdominal que muestra neumatosis intestinal, neumoperitoneo, íleo o gas hepatobiliar. La malrotación con vólvulo se diagnostica con una serie GI superior con contraste oral. La deficiencia de vitamina K en el neonato también es una posible causa de hemorragia GI, que puede remediarse con plasma, restitución de factor y vitamina K. Considerar el diagnóstico en neonatos después del nacimiento en casa o con padres que rechazan la vitamina K al nacer.

En lactantes y niños pequeños, los diagnósticos que no se deben pasar por alto en la hemorragia GI son intususcepción, malformación vascular y divertículo de Meckel. La intususcepción ha de formar parte del diagnóstico diferencial en niños de 6 a 36 meses de edad con síntomas de dolor abdominal. La enseñanza clásica es dolor de inicio repentino, intermitente, intenso, progresivo y tipo cólico, llevar las piernas al abdomen a intervalos, vómito, masa abdominal en forma de salchicha y heces sanguinolentas color jalea de grosella; si bien 20% de los pacientes puede presentarse nada más con alteración del estado mental y sepsis. Después de la estabilización, la ecografía abdominal que muestra el signo clásico de "diana" es el diagnóstico definitivo, pero es posible que no se identifique durante la revisión inicial, por lo que vale la pena repetir el estudio con base en el índice de sospecha. El tratamiento de los pacientes que no tienen aspecto de estar enfermos es un enema con aire que suele realizar el radiólogo. El tratamiento del paciente con signos de daño de órgano terminal, isquemia y sepsis grave o choque es la cirugía. En la hemorragia por divertículo de Meckel, la enseñanza clásica es que se presenta como hemorragia rectal indolora con exploración abdominal benigna, con la regla de los "dos": para los 2 años de edad se presentan los síntomas, que afectan a 2% de la población, a menudo de 2 pulgadas (5 cm) de longitud, con dos tipos de mucosa gástrica y se encuentra dentro de un tramo de 2 pies (60 cm) de la válvula ileocecal. El diagnóstico se establece con gammagrafía de Meckel o T-99 para pacientes estables con opciones quirúrgicas eventuales. La angiografía con TC se usa para la hemorragia rápida en el paciente enfermo que requiere transfusiones múltiples.

En niños mayores y adolescentes que se presentan con hemorragia GI, los diagnósticos que no se deben pasar por alto incluyen enfermedad inflamatoria intestinal (EII), hepatopatía criptógena y ulceración intestinal. Los pacientes con síntomas extraintestinales de úlceras orales, dedos en palillos de tambor, eritema nodoso, ictericia, hepatomegalia, fatiga, anemia, aumento de peso deficiente, pérdida de peso y dolor abdominal crónico deben hacer pensar en posible EII. Estos pacientes con el tiempo requieren estudios GI con endoscopia. Las complicaciones de la EII incluyen estenosis, fistulas, obstrucción del intestino delgado (OID) y colitis refractaria, todos los cuales pueden requerir intervención quirúrgica.

Los simuladores frecuentes de hemorragia GI suelen ser benignos y pueden engañar a los padres y los profesionales. Estos impostores de hemorragia pueden diferenciarse al considerar los antecedentes, la exploración y unas cuantas pruebas simples. En el periodo neonatal, la sangre materna deglutida puede ser un simulador de hemorragia GI. La prueba de Apt es muy específica para sangre fetal y puede usarse para especificar si la sangre es de origen fetal. Otros dos diagnósticos simuladores de hemorragia GI benignos son alergia a las proteínas de la leche y fisura anal. La dieta y los medicamentos pueden modificar el color de las heces. Los niños con dietas que incluyen betabel, jalea de arándano y colorantes artificiales en los alimentos pueden tener heces de color rojizo o color ladrillo. Es posible que los suplementos de hierro y el Pepto-Bismol se confundan con melena, en tanto que cefdinir y rifampicina producen heces rojizas. En estas situaciones, una simple prueba de sangre fecal oculta es negativa y tranquilizadora.

PUNTOS CLAVE

- No olvide sus ABC y las técnicas de reanimación avanzada en el niño verdaderamente grave con una hemorragia GI.
- Descartar los diagnósticos de sangrado GI pediátrico que no pueden pasarse por alto mediante los antecedentes y la exploración física, y solicitar estudios de imágenes según resulte necesario.
- Considerar los alimentos y medicamentos que pueden causar coloración de las heces.

Lecturas sugeridas

McMillan DD, Wu J. Approach to the bleeding newborn. Paediatr Child Health. 1998;3(6):399-401.

Pant C, Olyaee M, et al. Emergency department visits for gastrointestinal bleeding in children: results from the Nationwide Emergency Department Sample 2006–2011. Curr Med Res Opin. 2015;31(2):347-351.

Squires RH Jr. Approach to the child with upper or lower gastrointestinal bleeding. In: Rudolph CD, ed. Rudolph's Pediatrics. New York, NY: McGraw-Hill; 2003:1371-1375.

Saliakellis E, Borrelli O, Thapar N. Paediatric GI emergencies. Best Pract Res Clin Gastroenerol. 2013;27:799-817.

94

La dura verdad del estreñimiento: no ignorar las causas potencialmente graves

Jennifer E. Guyther, MD y Carmen Avendano, MD

Hasta 30% de la población pediátrica experimenta estreñimiento. Los pacientes se presentan con menos de tres movimientos intestinales por semana, dolor abdominal agudo, retención de heces y llanto. Para referencia, los patrones normales de evacuación son los siguientes. Los recién nacidos evolucionan de meconio a heces verdes/pardas y después lechosas amarillas/pardas para el día 4 o 5 de vida. Luego de 3 semanas de vida, los bebés pueden pasar hasta 2 semanas sin producir heces. Las heces en niños mayores varían de varias veces por día a una vez cada varios días. La North American Society of Pediatric Gastroenterology, Hepatology and Nutrition define el estreñimiento como un retraso o dificultad para defecar > 2 semanas que causa angustia significativa al paciente. Las preguntas claves de la anamnesis incluyen frecuencia y consistencia de las heces, dolor o sangrado con la defecación, dolor abdominal, vómito, historial del control de esfínteres, encopresis, cambios en el apetito, dieta y medicamentos.

Los signos preocupantes comprenden inicio durante el periodo neonatal, incapacidad para pasar meconio, pérdida de peso o aumento de peso deficiente, hitos motores retrasados y heces similares a listones. El diagnóstico diferencial abarca enfermedad de Hirschsprung, hipotiroidismo, alergia a las proteínas de la leche, enfermedad celiaca, ano imperforado/estenótico, obstrucción intestinal, fibrosis quística, disfunción de la médula espinal y botulismo. Debe prestarse atención especial a la exploración abdominal, perineal y neurológica. Los datos preocupantes incluyen distensión abdominal, piel de naranja en el sacro, anormalidades pigmentarias o mechones en la línea media, o ano anormal, o bien bóveda rectal vacía a pesar de heces palpables a la exploración abdominal. Solo se requiere un tacto rectal si los antecedentes o la exploración son anormales.

La evidencia actual no apoya las radiografías abdominales o los análisis de sangre sistemáticos para evaluar una retención fecal. Se han propuesto múltiples sistemas de puntuación para valorar la carga de heces, pero no tienen una elevada confiabilidad entre intérpretes.

Tabla 94-1 ■ Medicamentos orales usados para tratar el estreñimiento

Medicamentos	Mecanismo	Dosis
Polietilenglicol	Se opone a la absorción de agua por el intestino grueso; no se absorbe o metaboliza	La dosis de mantenimiento típica es 0.4 g/kg/día (máx. 100 g/día)
Lactulosa	Atrae líquido hacia el intestino grueso, lo que aumenta la peristalsis (segura a todas las edades)	1 a 2 g/kg/día
Leche de magnesia	Promueve la retención osmótica de líquido (puede conducir a toxicidad en lactantes)	2 a 5 años: 0.4 a 1.2 g/día 6 a 11 años: 1.2 a 2.4 g/día 12 a 18 años: 2.4 a 4.8 g/día
Aceite mineral	Hace que las heces sean resbalosas; enlentece la absorción colónica de agua	1 a 3 mL/kg/día (máx. 90 mL)
Bisacodilo	Actúa sobre la mucosa intestinal, alterando la secreción de agua y electrolitos	3 a 10 años: 5 mg/día > 10 años: 5 a 10 mg/día
Senósidos	Actúan sobre la mucosa intestinal, alterando la secreción de agua y electrolitos	2 a 6 años: 2.5 a 5 mg/día 6 a 12 años: 2.5 a 12 mg/día > 12 años: 15 a 20 mg/día
Picosulfato de sodio	Actúa sobre la mucosa intestinal, alterando la secreción de agua y electrolitos	1 mes a 4 años: 2.5-10 mg/día 4 a 18 años: 2.5 a 20 mg/día

Una dieta de eliminación puede ser benéfica para la alergia a las proteínas de la leche, pero a menudo no durante 2 a 4 semanas. La mayoría de los niños con alergia a la leche de vaca también reacciona con la leche caprina u ovina y algunos a la leche de soya, por lo que las fórmulas hidrolizadas como Nutramigen y Alimentum pueden ser preferibles en estos casos. Añadir fibra o agua a la dieta no alivia el estreñimiento a menos que sean deficientes. Las opciones farmacológicas para tratar el estreñimiento se enlistan en la tabla 94-1.

PUNTOS CLAVE

- El estreñimiento es un retraso o dificultad en la defecación > 2 semanas que causa angustia significativa al paciente.
- La exploración rectal, los análisis de sangre y las radiografías son necesarios solo si los antecedentes o la exploración física del paciente causan preocupación.
- Siempre considerar causas secundarias de estreñimiento como enfermedad de Hirschsprung y botulismo, y buscar claves en los antecedentes y los datos de la exploración física.
- Para la desimpactación fecal, usar polietilenglicol (PEG) a 1 a 1.5 g/kg/día por 3 a 6 días.
- Una vez que se ha logrado la desimpactación, el tratamiento de mantenimiento es con PEG, 0.4 g/kg/día. Lactulosa también es un tratamiento de primera línea y se considera segura para todas las edades.

Lecturas sugeridas

Gfroerer S, Rolle U. Pediatric intestinal motility disorders. *World J Gastroenterol* 2015;21:9683-9687.
Khan L. Constipation management in pediatric primary care. *Pediatr Ann* 2018;47:e180-e184.
Madani S, Tsang L, Kamat D. Constipation in children: a practical review. *Pediatr Ann* 2016;45:e189-e196.
Tabbers MM, DiLorenzo C, Berger MY, et al. Evaluation and treatment of functional constipation in infants and children: evidence-based recommendations from ESPGHAN and NASPGHAN. *J Pediatr Gastroenterol Nutr* 2014;58:258-274.

Diarrea pediátrica: la hidratación es el factor más importante en el tratamiento

Neethu M. Menon, MD

La gastroenteritis es una causa frecuente de visitas a la sala de urgencias en Estados Unidos. En países desarrollados, la diarrea es causada más a menudo ya sea por agentes infecciosos virales o patógenos bacterianos autolimitantes. En áreas con malas instalaciones sanitarias, el cólera, las infecciones bacterianas invasoras y las infestaciones parasitarias también deben considerarse.

Estado de hidratación y rehidratación

La preocupación primaria para niños con enfermedades diarreicas es el estado de hidratación. La deshidratación temprana suele ser asintomática. Conforme evoluciona, se desarrollan aumento de la sed, irritabilidad o inquietud, taquipnea, disminución de la turgencia cutánea y fontanelas hundidas en lactantes. Los ojos sumidos suelen indicar empeoramiento. Los análisis de laboratorios como densidad urinaria, electrolitos séricos y concentración de bicarbonato no suelen ser necesarios, pero pueden ayudar a guiar el manejo de la deshidratación grave. La valoración clínica inicial es la clave para una rehidratación apropiada y oportuna.

Es importante comenzar la hidratación tan pronto como sea posible; oral para deshidratación leve a moderada e intravenosa (IV) para casos graves. En adelante, la revaloración retrasada o las indicaciones para líquidos en un ambiente ocupado pueden resultar en déficits de líquidos. En consecuencia, considérese indicar líquidos continuos al mismo tiempo que el bolo. Estos líquidos deben incluir volúmenes de mantenimiento regulares, así como una cantidad adicional necesaria para restituir las pérdidas constantes. Es igual de importante buscar signos de sobrecarga de líquido, en particular en niños con enfermedades cardiacas conocidas o sospechadas. De cualquier modo, la mayoría de los niños requiere una cantidad relativamente abundante de líquidos para superar los déficits producidos por la diarrea. Aunque los profesionales pueden estar tentados a comenzar con líquidos IV, el tratamiento de rehidratación oral (TRO) es la base para tratar la deshidratación leve a moderada. Si se inicia hidratación IV, el TRO debe promoverse de forma simultánea. Los lactantes pueden requerir 60 a 120 mL de TRO por episodio de diarrea y los niños 120 a 240 mL. Hay que recordar que la diarrea conduce a pérdida tanto de agua como de electrolitos, por lo que es importante proporcionar líquidos que contengan electrolitos apropiados para la edad. Los productos lácteos en ocasiones empeoran la diarrea con cambios temporales en el borde en cepillo intestinal, lo que resulta en deficiencia de lactasa. En consecuencia, los lactantes alimentados con fórmula pueden requerir fórmula a base de soya de forma temporal. El agua de coco, los jugos de fruta fresca y el refresco deben evitarse porque están endulzados con azúcar, lo que puede conducir a diarrea osmótica e hipernatriemia secundaria a intolerancia a la sacarosa. Existe una variedad de soluciones de rehidratación disponibles en el comercio y los profesionales deben usar una que tenga concentraciones de sal similares a las recomendaciones de la OMS. Para la rehidratación IV, la solución de lactato de Ringer (LR) proporciona sodio y cloruro adecuados, pequeñas cantidades de potasio, así como lactato para corregir la acidosis. En presencia de choque hipovolémico, también puede usarse solución salina normal.

Tratamiento

Los antimicrobianos no se usan de forma sistemática para las enfermedades diarreicas agudas porque la mayoría de las enfermedades es causada por virus autolimitados y solo requiere cuidados de apoyo. Los pacientes inmunocomprometidos y sépticos pueden tener etiologías bacterianas subyacentes que demandan tratamiento sin demora. Además, la diarrea sanguinolenta debe llevar a realizar pruebas para identificar primero la fuente infecciosa, ya que el paciente puede estar en riesgo de síndrome urémico hemolítico con tratamiento antimicrobiano.

Los medicamentos antidiarreicos como loperamida no tienen beneficios prácticos para niños con diarrea aguda o persistente. Los riesgos superan los beneficios en niños menores de 3 años de edad que pueden experimentar efectos adversos como letargo, íleo paralítico y distensión abdominal. Los lineamientos europeos promueven el uso de probióticos en niños con gastroenteritis aguda, pero no se cuenta con evidencia sólida. En países en desarrollo, los suplementos de zinc también se incorporan con el TRO.

De forma similar a cualquier otra enfermedad aguda, es imperativo educar a la familia del niño acerca de las precauciones para regresar, que incluyen buscar signos de deshidratación (como gasto urinario y estado mental), infección grave y heces blancas o sanguinolentas.

PUNTOS CLAVE

- Evaluar para características clínicas objetivas de deshidratación a fin de establecer sin demora las medidas apropiadas de rehidratación.
- El TRO es la intervención primaria en la deshidratación leve a moderada, pero también debe usarse como coadyuvante en la diarrea grave.
- El líquido IV con LR se prefiere sobre la solución salina normal para hidratación ante diarrea grave.
- El tratamiento antimicrobiano empírico debe limitarse a escenarios clínicos específicos.
- El tratamiento antidiarreico debe evitarse porque los riesgos superan los beneficios.

Lecturas recomendadas

Cheron G, Jais JP, Cojocaru B, et al. The European Paediatric Life Support course improves assessment and care of dehydrated children in the emergency department. Eur J Pediatr. 2011;170:1151-1157.

Freedman SB, Pasichnyk D, Black KJ, et al. Gastroenteritis therapies in developed countries: systematic review and meta-analysis. PLoS One. 2015;10(6).

Li ST, Grossman DC, Cummings P. Loperamide therapy for acute diarrhea in children: systematic review and Meta-analysis. PLoS Med. 2007;4(3):495-505.

World Health Organization website. https://www.who.int/en/news-room/fact-sheets/detail/diarrhoeal-disease

Problemas de deshidratación y electrolitos: no iniciar líquidos IV en niños sin un curso de líquidos por vía oral y antieméticos

Jonathan Higgins, MD, FAAP y Ryan Kearney, MD, MPH

Valorar la deshidratación

La deshidratación se desarrolla por una pérdida excesiva de líquidos, consumo insuficiente de líquidos, o ambos. Las fuentes frecuentes de pérdida de líquido incluyen vómito, diarrea o pérdidas de líquidos por evaporación como fiebres prolongadas, taquipnea y calor. La gravedad de la deshidratación se basa en la disminución porcentual en el peso corporal, aunque en la práctica rara vez se cuenta con el peso previo a la enfermedad. En clínica, la deshidratación grave suele manifestarse como choque con cambios en el estado mental, taquicardia, llenado capilar lento u oliguria. Una presión arterial normal apropiada para la edad es menos tranquilizante porque la hipotensión es un dato tardío y grave del choque en niños. Los pacientes con deshidratación moderada suelen tener membranas mucosas pegajosas, disminución de la turgencia cutánea y cierto grado de irritabilidad, con o sin taquicardia. Los pacientes con deshidratación leve no suelen tener datos anormales en la exploración física, pero sí antecedentes que la apoyan. La escala de deshidratación clínica es bastante confiable para valorar la deshidratación en niños de 1 a 36 meses de edad con gastroenteritis, si bien con evidencia limitada.

Manejo de la deshidratación leve y moderada

Los niños con deshidratación leve o moderada deben recibir al principio un esquema de tratamiento de rehidratación oral (TRO), con un medicamento antiemético como ondansetrón si hay vómito (0.15 mg/kg por vía oral hasta un máximo de 8 mg). Este abordaje reduce las intervenciones, el uso de recursos en la sala de urgencias y la hospitalización al tiempo que se refuerza el tratamiento que puede continuarse en casa.

Los líquidos para TRO equilibran las concentraciones de sodio y glucosa para restituir los electrolitos y limitar las variaciones de líquidos intestinales osmóticos que pueden empeorar las molestias. Existen múltiples opciones de TRO disponibles en el comercio en Estados Unidos, como Pedialyte o Enfalyte. Evitar los líquidos con contenidos no equilibrados de azúcares o electrolitos, como refrescos, bebidas deportivas, jugos de frutas no diluidos y caldos de origen animal. Iniciar el TRO con cantidades reducidas pero frecuentes y aumentar el volumen de forma gradual según se tolere.

Los niños con deshidratación moderada que no tienen éxito con un curso de TRO pueden requerir líquidos intravenosos (IV) o nasogástricos. Comenzar con un bolo de 20 mL/kg de líquidos isotónicos IV a lo largo de 30 minutos. En pacientes con insuficiencia cardiaca conocida o sospechada, usar bolos de 10 mL/kg y revalorar con frecuencia. Para la restitución nasogástrica, administrar 20 mL/kg de un TRO apropiado hasta 600 mL a lo largo de 60 minutos. Un método de rehidratación usado de forma infrecuente pero efectiva es la hipodermoclisis facilitada por hialuronidasa (administración de líquidos subcutáneos). Usando un angiocatéter pequeño (p. ej., calibre 24) en el tejido subcutáneo de la región interescapular o parte medioanterior del muslo, una infusión subcutánea de hialuronidasa recombinante (150 unidades) permite que se infundan 20 mL/kg de líquido isotónico de manera indolora por vía SQ en el transcurso de 1 hora. Los signos clínicos de rehidratación incluyen normalización de los signos vitales, llenado capilar y disposición del niño para tomar líquidos por vía oral conforme su estado de alerta y energía mejoran. Los pacientes en quienes el TRO fracasa o tienen anormalidades de electrolitos/glucosa pueden requerir hospitalización.

Si se inicia una vía IV, hay que verificar la glucosa sérica y los electrolitos. La hipernatriemia suele reflejar el agotamiento de agua corporal total, en tanto que la hiponatriemia puede ser resultado de la reabsorción de agua libre secundaria a incremento de la secreción de hormona antidiurética. La acidosis metabólica sin brecha aniónica puede deberse a pérdidas de bicarbonato en la diarrea. Las cetonas séricas a menudo están presentes en niños con una ingesta oral deficiente, pero la hiperglucemia concomitante debe llevar a análisis para cetoacidosis diabética. El tratamiento de la hipoglucemia suele iniciar con glucosa oral, pero con inestabilidad hemodinámica, estado mental alterado o aspecto tóxico debe administrarse por vía IV un bolo de 2 a 5 mL/kg de dextrosa al 10%. Las tasas lentas de infusión de dextrosa (2 a 3 mL/min) pueden prevenir la liberación de insulina y la hipoglucemia de rebote.

Circunstancias especiales y errores a evitar

Preguntar cómo están mezclando los cuidadores la fórmula o el TRO. Si no se mezcla de manera correcta, los pacientes están en mayor riesgo de desajustes electrolíticos. Los pacientes que reciben alimentación entérica pueden ser incapaces de aumentar su consumo lo suficiente en caso de que las pérdidas se incrementen. Los que reciben diuréticos pueden mantener una diuresis yatrógena a pesar de hipovolemia y experimentar cambios electrolíticos más pronunciados. Aquellos con diabetes insípida conocida o sospechada pueden desarrollar rápidamente hipernatriemia. Incluso con síntomas leves, los individuos con ciertas enfermedades metabólicas pueden requerir de forma temprana líquidos IV que contengan dextrosa porque es posible que acumulen metabolitos tóxicos (p. ej., lactato) en poco tiempo. La hidratación IV oportuna en pacientes con preocupación de enterocolitis bacteriana productora de toxina Shiga ha mostrado reducir el desarrollo y la gravedad del síndrome urémico hemolítico.

PUNTOS CLAVE

- Los antecedentes y la exploración por sí solos pueden determinar la gravedad de la deshidratación aguda en la mayoría de los niños.
- Los niños con deshidratación leve a moderada deben recibir un curso de TRO y ondansetrón antes de iniciar los líquidos IV o verificar los estudios de laboratorio.
- La deshidratación grave requiere el inicio sin demora de la reanimación con líquidos IV.
- Considerar la intervención temprana para niños con ciertas enfermedades crónicas.

Lecturas sugeridas

Falszewska A, Szajewska H, Dziechciarz P. Diagnostic accuracy of three clinical dehydration scales: a systematic review. *Arch Dis Child.* 2018;103(4):383-388.
Niescierenko M, Bachur R. Advances in pediatric dehydration therapy. *Curr Opin Pediatr.* 2013;25(3):304-309.
Powers KS. Dehydration: isonatremic, hyponatremic, and hypernatremic recognition and management. *Pediatr Rev.* 2015;36(7):274-283.
Spandorfer PR, Alessandrini EA, Joffe MD, et al. Oral versus intravenous rehydration of moderately dehydrated children: a randomized, controlled trial. *Pediatrics.* 2005;115(2):295-301.

¿Por qué defeca el bebé de color blanco?: no olvide verificar la concentración de bilirrubina indirecta en lactantes ictéricos

Dhritiman Gurkha, MD y Whitney Minnock, MD

La ictericia en el periodo neonatal es una presentación frecuente en la sala de urgencias. Es causada por el depósito del pigmento de bilirrubina no conjugada en la piel y membranas mucosas que conduce a coloración amarillenta apreciable en clínica. Es importante determinar si la hiperbilirrubinemia es conjugada o no conjugada, ya que esto puede cambiar de forma considerable el manejo y el destino del paciente. En este capítulo, el enfoque está en la hiperbilirrubinemia conjugada (HC) menos frecuente, pero con el potencial de poner en riesgo la vida, específicamente la atresia biliar (AB).

Antecedentes y definiciones

La definición de la HC es controvertida, pero una definición práctica segura es cualquier valor de bilirrubina directa mayor que el dato de laboratorio de referencia (por lo general superior a 2 mg/dL o > 20% de la bilirrubina total). Más sensible que específica para enfermedad hepática, es un sustituto clínico para colestasis. En condiciones normales esta se excretaría en la bilis y al final se eliminaría a través del intestino. En el primer mes de vida, la ictericia colestásica es más a menudo una manifestación clínica de atresia biliar. Cerca de 25 a 40% de la AB se presenta en clínica en el primer mes de vida como ictericia colestásica.

La causa de la AB se desconoce, pero tiene resultados negativos significativos si se retrasa el diagnóstico. Implica más a menudo un proceso inflamatorio que conduce a la destrucción de las vías biliares intra y extrahepáticas que causan obstrucción biliar completa. Con el tiempo esto conduce a daño hepático y cirrosis entre las edades de 2 a 3 años. Por ello es prudente que el profesional de urgencias considere este diagnóstico.

Valoración clínica

Es importante preguntar sobre heces pálidas (falta de estercobilinógeno), orina oscura (presencia de biliverdina) e ictericia (bilirrubina tisular) como parte de los antecedentes. Estos serán datos típicos en los antecedentes de un lactante con AB. Es posible que la exploración sea normal, pero puede revelar retraso del crecimiento, ictericia y hepatoesplenomegalia. Cuando hay características dismórficas como hipertelorismo con ojos hundidos y barbilla puntiaguda, considerar síndrome de Alagille como el diagnóstico. Este es un trastorno genético raro que afecta múltiples sistemas, lo que incluye anormalidades de la vista, cardiacas, vasculares y esqueléticas que requieren atención apropiada de subespecialidad.

Investigaciones

Debe obtenerse la bilirrubina conjugada en suero además de la bilirrubina total para establecer hiperbilirrubinemia directa. La patología colestásica puede apoyarse adicionalmente con enzimas hepáticas elevadas, gamma-glutamil transferasa y fosfatasa alcalina. Una ecografía abdominal con Doppler es una modalidad imagenológica vital que puede revelar hepatomegalia con vesícula biliar ausente o atrésica. Asimismo, hay que buscar el "signo del cordón triangular", un área hiperecoica secundaria a un conducto hepático fibroso.

Manejo

La función del profesional de urgencias en el manejo de la AB es la identificación oportuna. Una vez que se diagnostica AB, el manejo es sobre todo quirúrgico. Además de los análisis de sangre y los estudios de imágenes antes mencionados, puede considerarse una radiografía de tórax si existe preocupación clínica de síndrome de Alagille para buscar cualquier anomalía costal o de los cuerpos vertebrales. La AB requiere evaluación urgente con cirugía pediátrica. El diagnóstico oportuno ayuda a mejorar el resultado de la portoenterostomía hepática (PEH) de Kasai dirigida a restablecer el flujo de bilis. En alrededor de 70% de los pacientes se restablece el flujo de bilis si la PEH se realiza en los primeros 60 días de vida. Esto se reduce a < 25% de los pacientes con flujo biliar si se efectúa después de 90 días de vida.

PUNTOS CLAVE

- Considerar AB en cualquier neonato o lactante de corta edad con ictericia que se prolonga más allá de 1 semana de edad, en particular con heces acólicas.
- Recordar solicitar bilirrubina sérica conjugada además de bilirrubina sérica total.
- Imágenes ecográficas del abdomen con Doppler para evaluación radiológica inicial.
- Interconsulta/referencia oportuna con cirugía pediátrica para la evaluación de PEH.

Lecturas sugeridas

A-Kader HH, Balistreri WF. Neonatal cholestasis. Nelsons Textbook of Pediatrics. 21th ed. ; 2020:2092-2101.e1.

Fawaz R, Baumann U, Ekong U, et al. Guideline for the evaluation of cholestatic jaundice in infants: joint recommendations of the North American Society for pediatric gastroenterology, hepatology, and nutrition (NASPGHAN) and the European Society for Pediatric Gastroenterology, Hepatology, and Nutrition (ESPGHAN). J Pediatr Gastroenterol Nutr. 2017;64:154-168.

Goodhue C, Fenlon M, Wang KS. Newborn screening for biliary atresia in the United States. Pediatr Surg Int. 2017;33:1315-1318.

Jones KL. Smith's Recognizable Patterns of Human Malformation. 6th ed. Philadelphia, PA: Elsevier Saunders; 2006:670-671.

Russell EA, Chumpitazi BP, Chumpitazi CE. Gastrointestinal emergencies. Fleisher and Ludwig's Textbook of Pediatric Emergency Medicine. 7th ed. Lippincott Williams and Wilkins; 2016:771-772.

Seamos francos: no hay que subestimar la importancia de la exploración abdominal en serie en traumatismos abdominales contusos pediátricos

Eva Tovar Hirashima, MD, MPH

El manejo de los niños con un traumatismo abdominal contuso (TAC) puede representar un reto si se considera la gran variación en las diferencias anatómicas y fisiológicas, la dependencia excesiva de la tomografía computarizada (TC) y el hecho que la mayoría de los niños con TAC se evalúa al principio en la sala de urgencias sin la guía de un cirujano traumatólogo pediatra. El TAC es la causa principal de diagnósticos que pasan inadvertidos y conducen a la muerte, a pesar de que son menos frecuente que las lesiones cefálicas o torácicas.

Los niños pueden sufrir múltiples lesiones traumáticas debido a la estrecha proximidad de los órganos y la menor área corporal sobre la cual puede disiparse la fuerza de la lesión. Sus órganos también pueden estar menos protegidos con menos grasa, musculatura más débil y vísceras proporcionalmente mayores que se extienden más allá del borde pélvico y por debajo del margen costal. Asimismo, las costillas ofrecen menos protección a causa de su mayor flexibilidad. Es por ello que el bazo y el hígado son los órganos abdominales que se lesionan con mayor frecuencia. Para complicar el tema, los tejidos elásticos y resistentes de los niños pueden no demostrar signos externos de traumatismo. La taquicardia persistente debe alertar al médico de urgencias acerca de la presencia de choque compensado dado que la presión arterial se mantiene hasta una pérdida de sangre de 30 a 40%. La hipotensión es un dato tardío ominoso definitivo de choque descompensado.

Lesión abdominal pediátrica hemodinámicamente inestable

La estabilización y el manejo inicial de los niños deben proceder de forma sistemática de acuerdo con los lineamientos de apoyo avanzado para traumatismos. Los niños con signos que causen preocupación por TAC e inestabilidad hemodinámica que no responde a la reanimación con líquidos y la transfusión sanguínea deben continuar a laparotomía de urgencia (LU).

Lesión abdominal pediátrica hemodinámicamente estable

La herramienta de decisiones para TAC de la Pediatric Emergency Care Applied Research Network (PECARN) utiliza siete variables clínicas fácilmente disponibles que ayudan a identificar a niños con riesgo muy bajo de lesión intraabdominal (LIA). La ausencia de todas las variables puede eliminar la necesidad de una TC, aunque la presencia de una o más no debe interpretarse como una indicación para tomar imágenes con TC. En orden descendente de importancia, son: evidencia de traumatismo de la pared abdominal o signo del cinturón de seguridad (SCS), puntuación en la escala de coma de Glasgow < 14, hipersensibilidad abdominal, evidencia de traumatismo de la pared torácica, quejas de dolor abdominal, disminución de los ruidos respiratorios y vómito.

Hay que tener en mente que las lesiones de vísceras huecas y pancreáticas suelen ser clínicamente silenciosas al principio, con presentación retrasada. Por fortuna, pueden relacionarse con dolor abdominal continuo o patrones de lesión como el SCS y marcas de manubrio. Si están presentes, la observación con exploraciones abdominales en serie puede evitar que se pase por alto el diagnóstico.

No hay un estudio de laboratorio único que pueda predecir de manera confiable las LIA en niños. Sin embargo, cuando se usan junto con el juicio clínico, las transaminasas elevadas (AST > 200 unidades/L, ALT > 125 unidades/L), la hematuria macro o microscópica o un hematocrito < 30% deben llevar a una investigación adicional. En casos de traumatismo no accidental, siempre la excepción, una AST o una ATL > 80 unidades/L se correlaciona con una LIA, incluso en pacientes con datos mínimos en la exploración física.

La valoración enfocada con ecografía para traumatismos (FAST, por sus siglas en inglés) tiene una baja sensibilidad para LIA en niños y no sustituye a la TC abdominal. Además, casi todos los TAC en niños se manejan de forma no quirúrgica, por lo que una FAST positiva no es siempre una indicación de LU. Aunque existe variabilidad entre instituciones, las indicaciones para imágenes con TC incluyen SCS, hematomas en la pared abdominal, hipersensibilidad abdominal, peritonitis, transaminasas elevadas, hematuria macroscópica, hematocrito con tendencia a la baja o exploración FAST positiva.

Puede haber inquietud en relación con el siguiente paso diagnóstico en pacientes que "no pasan" la herramienta de decisión PECARN. Sin embargo, en aquellos sin indicaciones evidentes para TC, la combinación de exploraciones en serie, exploraciones FAST de detección negativas y estudios de laboratorio normales a lo largo de un periodo de observación de 12 a 24 horas puede ayudar a excluir lesiones abdominales y evitar una exposición innecesaria a la radiación ionizante.

PUNTOS CLAVE

- Los niños son más susceptibles a lesiones contusas y tienen mayores probabilidades de no presentar signos externos de traumatismo a pesar de la presencia de una LIA.
- La herramienta de decisión PECARN puede ayudar a evitar la TC en aquellos niños con un riesgo muy bajo de LIA.
- La exploración FAST no permite descartar una LIA y no debe usarse como la única herramienta de detección.
- En pacientes que "no pasan" la PECARN, combinar exploraciones abdominales en serie, exploraciones FAST negativas y estudios de laboratorio normales puede descartar una LIA con precisión.
- Siempre considerar un traumatismo abdominal no accidental en lactantes con una anamnesis inconsistente o poco convincente; en estos casos, las transaminasas elevadas son un indicador útil de LIA.

Lecturas sugeridas

Adelgais KM, Kuppermann N, Kooistra J, et al. Accuracy of the abdominal examination for identifying children with blunt intra-abdominal injuries. J Pediatr. 2014;165:1230-1235.

Holmes JF, Lillis K, Monroe D, et al. Identifying children at very low risk of clinically important blunt abdominal injuries. Ann Emerg Med. 2013;62(2):107-101.

Miele V, Piccolo CL, Galluzzo M, et al. Contrast-enhanced ultrasound (CEUS) in blunt abdominal trauma. Br J Radiol. 2016;89:20150823.

¡Oh cielos! SUH y *Escherichia coli* O157:H7: no apresurarse a administrar antibióticos a niños con diarrea sanguinolenta

Matthew B. Underwood, MD, FACEP

Generalidades del síndrome urémico hemolítico

El síndrome urémico hemolítico (SUH) es una coagulopatía por consumo que conduce a la triada clásica de anemia hemolítica microangiopática (AHMA), trombocitopenia y lesión renal aguda (LRA). El SUH por *Escherichia coli* enterohemorrágica productora de toxina Shiga (ECTS) constituye alrededor de 85 a 90% de los casos y el SUH por *Streptococcus pneumoniae* representa alrededor de 5%. La terminología por lo general se refiere a formas positivas a diarrea (D+ o SUH típico) y negativas a diarrea (D− o SUH atípico). El diagnóstico de SUH se establece con anemia (a menudo < 8 g/dL) con esquistocitos en el frotis periférico, trombocitopenia (< 140 000/mm^3) y LRA que va de proteinuria, hematuria, elevación del nitrógeno ureico en sangre (NUS) y concentraciones de creatinina y oliguria e insuficiencia que requieren diálisis.

Escherichia coli O157:H7

El SUH por ECTS es sobre todo una enfermedad de niños menores de 5 años de edad. Se excreta en las heces de vacunos, borregos y otros ungulados, y los brotes de ECTS se relacionan con carne molida, exposición a animales y agua contaminada. Después del periodo de incubación de 3 a 4 días, se desarrolla enterocolitis con náusea, fiebre, dolor abdominal tipo cólico y diarrea sanguinolenta en más de 70% de los casos. Se desarrolla SUH en 10 a 15% de los pacientes con ECTS, por lo general 7 a 10 días después del inicio de los síntomas.

Manejo

Los niños con diarrea sanguinolenta requieren un cultivo de heces o RCP y pruebas de toxina Shiga para ECTS. Una vez diagnosticada, el tratamiento es sobre todo de apoyo ya que no hay antídoto contra la toxina. Los factores de riesgo para un pronóstico desfavorable incluyen recuento de leucocitos > 25 000 células/mL, hemoconcentración (que probablemente refleje deshidratación) y duración de la diálisis. Existe controversia en relación con el uso de antibióticos ante sospecha de infección por ECTS. La mayoría de los estudios no encontró diferencia o mostró potencial de daño con antibióticos para resultados de SUH D+. Las recomendaciones actuales consisten en evitar el uso de antibióticos en infecciones por *E. coli* O157:H7. Los pacientes pediátricos con diarrea sanguinolenta no deben tratarse de forma empírica, sino que ha de recurrirse a los resultados del cultivo.

No deben usarse agentes antimotilidad porque se sabe que aumentan las complicaciones. Los líquidos IV prudentes y tempranos han mostrado reducir las complicaciones renales y de otro tipo, aunque los médicos deben vigilar si hay sobrecarga de líquidos si la insuficiencia renal empeora. La American Academy of Pediatrics recomienda tratamiento inmediato con medicamentos antihipertensivos de acción breve si hay hipertensión grave (PA que aumenta en 30 mm Hg o más por arriba del percentil 95).

Hay que considerar transfusiones de eritrocitos con concentraciones de hemoglobina < 7 g/dL o hematocrito < 18%. Las transfusiones deben evitarse excepto en pacientes con hemorragia significativa. La diálisis es frecuente, en particular con uremia sintomática, sobrecarga de líquidos grave, hiperazoemia con NUS > 80 mg/dL o anormalidades electrolíticas significativas.

Otras causas y advertencias

La segunda causa infecciosa más frecuente de SUH se relaciona con infección por *S. pneumoniae*. Estos pacientes, que suelen tener 1 a 2 años de edad, casi siempre se presentan como neumonía grave a menudo acompañada con empiema, derrame o meningitis. En comparación con SUH D+, suelen tener enfermedad inicial más grave con mayor duración de la oliguria y la trombocitopenia con aumento de los requerimientos de transfusión y diálisis. El tratamiento incluye vancomicina y una cefalosporina de amplio espectro, debido a la gravedad de la enfermedad y la prevalencia de neumococos resistentes. El intercambio de plasma debe considerarse temprano, aunque la evidencia actual consiste solo en informes de casos. Además, el inhibidor de complemento eculizumab, un anticuerpo monoclonal recombinante, está usándose para formas familiares y adquiridas de SUH. Hay unos cuantos informes pequeños de la administración de eculizumab para formas graves de SUH por ECTS con manifestaciones neurológicas, pero la evidencia actual no apoya su uso común.

PUNTOS CLAVE

- Evitar los agentes antimotilidad y elegir el tratamiento antibiótico con base en los resultados de cultivo de heces/RCP.
- Tratar a los pacientes con diarrea sanguinolenta y SUH temprano con expansión de volumen IV temprana.
- Poner atención a la presión arterial e iniciar el tratamiento para hipertensión grave.
- Iniciar antibióticos con cobertura amplia cuando el SUH sea secundario a *S. pneumoniae*.
- Instituir plasmaféresis para SUH no neumocócico atípico.

Lecturas sugeridas

Ardissino G, Tel F, Possenti I, et al. Early volume expansion and outcomes of hemolytic uremic syndrome. Pediatrics. 2016;137(1):e20152153.

Fadi F, Zuber J, et al. Haemolytic uraemic syndrome. Lancet. 2017;390(10095):681-696.

Flynn JT, Kaelber DC, Baker-Smith CM, et al. Clinical practice guideline for screening and management of high blood pressure in children and adolescents. Pediatrics. 2017;140(3):e20171904.

Grisaru S. Management of hemolytic uremic syndrome in children. Int J Nephrol Renovasc Dis. 2014;7:231-239.

Sjal M, Leonard RK. *Escherichia coli* infections. Pediatr Rev. 2015;36:167.

100

Giro del destino: no ignorar el cólico bilioso en un bebé

Carrie M. Myers, MD y Ashley M. Strobel, MD, FACEP, FAAP

Es importante recordar que la malrotación es un trastorno anatómico y el vólvulo del intestino medio es la complicación aguda de dicho trastorno. Cuando ocurre malrotación *in utero*, el ángulo duodenoyeyunal no se forma adecuadamente. El ciego suele estar en el cuadrante superior derecho asegurado a la pared abdominal mediante bandas fibrosas de tejido ("bandas de Ladd"). Más que una raíz mesentérica gruesa y ancha, los intestinos están asegurados por una base estrecha. La base estrecha predispone a dos complicaciones potenciales: es más probable que el intestino se enrede en sí mismo (vólvulo del intestino medio) y el duodeno está en riesgo de obstrucción por las bandas de Ladd. El vólvulo del intestino medio ocurre cuando el intestino gira sobre sí mismo en la arteria o vena. Esto ocasiona una obstrucción de los vasos duodenales o mesentéricos que conduce a isquemia y necrosis intestinal si no se revierte en un lapso de 6 horas. Por lo tanto, el reconocimiento temprano es la base de todo.

El diagnóstico diferencial en la sala de urgencias de vómito en el lactante es amplio y va de sobrealimentación benigna a catástrofes abdominales quirúrgicas que ponen en riesgo la vida. La identificación de los focos rojos en la anamnesis puede diferenciar entre grave y benigno y prevenir el retraso en el diagnóstico. Deben plantearse preguntas abiertas sobre el vómito. Pedir a los padres que describan el carácter y el color. Preguntar si el bebé sigue hambriento después de vomitar, si el vómito ocurre justo después de alimentarse y cuánto y a qué intervalos se le está alimentando. La alimentación típica para recién nacidos es de 60 a 90 mL cada 2 a 3 horas o 20 a 30 minutos al seno cada 2 a 3 horas. Cualquier lactante con vómito bilioso tiene malrotación con vólvulo hasta que se demuestre lo contrario. Sin embargo, antes de una obstrucción total o durante la reducción espontánea intermitente del vólvulo, el vómito puede ser amarillo. Las fotografías con el teléfono de los padres pueden ser de ayuda. Es vital revisar la gráfica de crecimiento del lactante para asegurar un aumento de peso apropiado (20 a 30 g/día), ya que el retraso del crecimiento puede indicar una patología grave como malrotación.

Alrededor de 80% de los casos de malrotación se presenta en el primer mes de vida y 90% se diagnostica el primer año. Más de 50% de las malrotaciones intestinales con vólvulo del intestino medio en el primer mes de vida exhibe vómito bilioso color verde oscuro. Estos pacientes también pueden mostrar síntomas clásicos de obstrucción intestinal, incluidos distensión abdominal (aunque rara), peritonitis y hematoquecia. La hematoquecia es un signo ominoso de que ya está ocurriendo isquemia intestinal o necrosis. Los niños mayores pueden tener síntomas más vagos como diarrea y malabsorción.

Una vez que se sospecha vólvulo del intestino medio, deben obtenerse estudios de imágenes con urgencia. Las radiografías abdominales pueden mostrar el signo clásico de "doble burbuja" de obstrucción duodenal, aunque hasta 20% puede ser normal. El método de referencia para diagnosticar malrotación es una serie gastrointestinal superior (GIS), con una sensibilidad cercana a 96%. La disponibilidad de un radiólogo para realizar una serie GIS varía de acuerdo con los recursos de cada centro médico. El contraste para una serie GIS puede administrarse por vía oral o por sonda nasogástrica. Los datos en una serie GIS pueden incluir un ángulo de la unión duodenoyeyunal que no se encuentra a la izquierda de la línea media, a la izquierda de la apófisis espinosa de L2 o a nivel del bulbo duodenal. Con frecuencia se encuentra en la lateral el aspecto de "pico de pájaro" o el "signo de sacacorchos". La ecografía tiene una sensibilidad de 80 a 90% en manos de un ecografista experimentado. La reversión de la AMS y la vena mesentérica superior (VMS) se denomina "signo del remolino", en el que el intestino con rotación adquiere una apariencia de espiral. La tomografía computarizada es muy sensible, pero otras modalidades proporcionan una sensibilidad adecuada con menos exposición a la radiación.

El manejo inicial en la sala de urgencias incluye reposición con líquidos intravenosos, restitución de electrolitos y descompresión gástrica con una sonda nasogástrica de un tamaño apropiado para la edad. La consulta sin demora o la transferencia con un cirujano pediátrico es imperativa para una presentación que causa preocupación. Este es un trastorno que debe manejarse sin demora y por medios quirúrgicos.

- El vómito bilioso nunca es normal y deben hacerse estudios como si fuera una urgencia quirúrgica hasta que se demuestre lo contrario.
- Los antecedentes de alimentación y la evaluación de la gráfica de crecimiento en busca de un aumento de peso apropiado pueden brindar claves de malrotación subyacente.
- La prueba diagnóstica con mayor sensibilidad para el diagnóstico de malrotación es una serie GI superior, por lo que debe evitarse una falsa tranquilidad con una radiografía abdominal simple normal.

Lecturas sugeridas

Applegate KE, Anderson JM, Klatte EU. Intestinal malrotation in children: a problem-solving approach to the upper gastrointestinal series. Radiographics. 2006;26:1485-1500.

Langer JC. Intestinal Rotation Abnormalities and Midgut Volvulus. Surg Clinics of N Am. 2017;97:147-159.

Tullie LGC, Stanton MP. Bilious vomiting in the newborn. Surg (United Kingdom). 2016;34(12):603-608. doi:10.1016/j.mpsur.2016.10.003.

Walters MM, Robertson RL. Chapter 4 Gastrointestinal imaging. Pediatric Radiology. Philadelphia, PA: The Requisites. 4th ed. Elsevier; 2017:100-101.

¡Deje brillar su luz!: no confundir un hidrocele con una hernia

Kevin Landefeld, MD y Matthew Carlisle

Un padre preocupado lleva a su lactante a la sala de urgencias para evaluación de una inflamación en la ingle derecha que se extiende hacia el escroto derecho. El niño tiene buen aspecto y es juguetón, pero sí tiene un bulto en la región inguinal derecha e inflamación escrotal. ¿Requiere una cirugía urgente o pueden ir con su pediatra para seguimiento durante la siguiente cita de revisión?

Dos de las causas más frecuentes de bultos inguinales e inflamación escrotal son las hernias inguinales y los hidroceles. Otras consideraciones deben incluir linfadenopatía, lipoma o testículos no descendidos (todos los cuales suelen causar inflamación inguinal) o varicocele, torsión testicular, neoplasias, espermatocele y quiste epididimario (todos los cuales suelen causar inflamación o bultos testiculares/epididimarios). Una hernia inguinal es la protrusión de los contenidos abdominales hacia el canal inguinal como resultado de un proceso vaginal permeable. Los contenidos de la hernia a menudo incluyen el intestino e incluso los ovarios en mujeres. Las hernias inguinales ocurren en 1 a 4% de los recién nacidos, pero son más frecuentes en los prematuros. Los factores de riesgo también incluyen sexo masculino (relación entre hombres y mujeres de 6:1), antecedentes familiares, enfermedades del tejido conectivo, anormalidades genitourinarias y cualquier proceso que aumente la presión abdominal. En comparación, un hidrocele es una conexión llena de líquido a lo largo del descenso de los testículos hacia el escroto. Un hidrocele comunicante es un proceso vaginal permeable estrecho que solo permite el paso de líquido. Un hidrocele del cordón espermático es un cierre irregular del proceso vaginal distal y después proximal que conduce a la acumulación de líquido. Se ubica en el canal inguinal, no es móvil y puede confundirse fácilmente con una hernia inguinal.

La anamnesis y la exploración física son elementos importantes para diferenciar una masa inguinal en un niño. Los padres pueden informar una inflamación inguinal intermitente o una inflamación que solo está presente con procesos que aumentan la presión abdominal, como ponerse de pie, llorar, esforzarse o toser. Una inflamación intermitente o fluctuante indica una continuidad con la cavidad peritoneal que se observa en hernias inguinales e hidroceles comunicantes. Es importante asegurar que el niño no esté cada vez más inquieto, tenga pérdida del apetito o vómito, ya que esto puede indicar una obstrucción relacionada con una hernia encarcelada. En la exploración física, hay que buscar primero asimetría de la ingle o los genitales del paciente. En hombres, es importante palpar los testículos en el escroto para descartar testículos no descendidos. Con el niño de pie u observándolo mientras llora o tose, la inflamación puede hacerse más evidente. Un hidrocele comunicante en el escroto se transilumina sosteniendo una luz detrás de él, en tanto que una hernia inguinal en el escroto por lo general no lo hace. Sin embargo, un neonato puede ser la excepción porque los intestinos neonatales también se transiluminan. La hernia inguinal debe poderse reducir con ligera presión, en tanto que un hidrocele del cordón espermático es un bulto fijo e inmóvil. Si después de la exploración física y la anamnesis no está claro si se trata de una hernia inguinal o un hidrocele, una ecografía puede ayudar a establecer la diferencia. En la ecografía, una hernia inguinal que contiene gas intestinal muestra líneas transversales hiperecoicas con sombra en la parte trasera. Además, los intestinos pueden identificarse por sus movimientos peristálticos. Un simple hidrocele es una acumulación hipoecoica inmóvil.

Es importante diferenciar entre las hernias inguinales y los hidroceles debido a las diferencias en la morbilidad y los abordajes de tratamiento. Un hidrocele comunicante o un hidrocele del cordón espermático se manejan de forma conservadora con observación hasta al menos 1 año de edad, ya que puede absorberse de forma espontánea. En contraste, una hernia inguinal requiere reparación quirúrgica urgente a causa de la tasa elevada de encarcelación, en especial durante el primer año de vida. Se recomienda realizar la reparación quirúrgica en un lapso de 2 semanas del diagnóstico de una hernia inguinal asintomática, ya que un estudio muestra una tasa de encarcelación de 7%. Para hernias inguinales encarceladas o incluso difíciles de reducir manualmente, el paciente puede tener que hospitalizarse para reparación quirúrgica en 24 a 48 horas.

PUNTOS CLAVE

- La inflamación de la ingle puede no ser evidente a menos que el paciente esté de pie, llorando o tosiendo.
- La prematuridad y el sexo masculino son factores de riesgo significativos para hernia inguinal en un niño.
- La hernia inguinal en un lactante requiere reparación quirúrgica urgente debido a la elevada incidencia de encarcelación.
- Un hidrocele del cordón espermático se ubica dentro del canal inguinal, es inmóvil y suele someterse a observación hasta 1 año de edad para su resolución espontánea.

Lecturas sugeridas

Basta AM, Courtier J, Phelps A, et al. Scrotal swelling in the neonate. J Ultrasound Med. 2015;34:495-505.
Kapur P, Caty MG, Glick PL. Pediatric hernias and hydroceles. Pediatr Clin North Am. 1998;45(4):773-789.
Palmer LS. Hernias and hydroceles. *Pediatr Rev.* 2013;34:457.
Tintinalli JE, Stapczynski JS, Ma OJ, eds. Tintinalli's Emergency Medicine. 8th ed. New York, NY: McGraw Hill; 2016.

El tiempo es estoma: el desalojo de una sonda G es una urgencia sensible al tiempo

Ashley M. Strobel, MD, FACEP, FAAP

Se anima a los niños a ser niños, tengan o no problemas médicos. Cada vez más niños con sondas de gastrostomía (G) o gastroyeyunostomía (GY) viven su vida y juegan. El desalojo de la sonda es frecuente y puede manejarse de forma efectiva en la sala de urgencias. Una vez que una sonda entérica se desaloja, el remplazo es una urgencia sensible al tiempo y debe hospitalizarse de inmediato al niño por dos motivos.

Primero, la sonda G puede ser el único acceso del niño a los nutrientes vitales y medicamentos. Los niños que requieren atención compleja necesitan fórmulas y medicamentos especiales que a menudo tienen un mal sabor.

Tabla 102-1	**Pasos para "dilatar" un estoma después del remplazo difícil de una sonda G desalojada**

- Obtener una sonda G con el mismo diámetro Fr y longitud
- Usar un catéter recto con cámara de aire (8, 10, 12, 14 Fr) dos a tres tamaños por debajo del tamaño original de la sonda G
- Lubricar el catéter e insertarlo con cuidado en el estoma
- Llenar el balón con agua
- Esperar 5 a 10 minutos mientras se gira el catéter en el estoma
- Retirar agua del balón y retirar el catéter urinario (considérse colocar un alambre guía y usar la técnica de Seldinger)
- Aumentar el Fr del catéter urinario y repetir los pasos 1 a 4 hasta que el catéter tenga el mismo diámetro (Fr) que la sonda G original o 2 Fr más grande
- Colocar la sonda G del tamaño correcto y confirmar la colocación

Las fórmulas especiales pueden prevenir el catabolismo con acumulación de metabolitos tóxicos o prevenir periodos de hipoglucemia. Algunos niños pueden tomar sólidos o líquidos por vía oral y complementarlos con sonda enteral. Sin embargo, la etapa de cada niño en cuanto a tolerancia a la alimentación y progresión de la dieta varía, por lo que es importante pedir a los padres que determinen el riesgo de hipoglucemia inminente o acumulación de metabolitos tóxicos. Algunos niños reciben alimentación continua, en tanto que otros reciben bolo y conocer el esquema de alimentación es importante para su atención en urgencias. Deben considerarse las evaluaciones de glucosa frecuentes a la cabecera del enfermo y comunicar este plan al personal de enfermería y la familia. Puede necesitarse una vía IV para mantener la euglucemia y prevenir el catabolismo durante periodos sin alimento.

En segundo lugar, las sondas entéricas forman una fístula gastrocutánea conforme el estoma madura después de la colocación quirúrgica o endoscópica. El tracto madura en un periodo de 6 a 8 semanas de la colocación de la sonda. El remplazo de la sonda en un lapso de 4 horas de que se desalojó es imperativo antes de que ocurra estenosis del estoma, lo que puede implicar cirugía adicional para su remplazo. Mientras se espera la nueva sonda G, debe colocarse un catéter con cámara de aire o de Foley en el estoma para mantener la permeabilidad. Los nutrientes, medicamentos y líquidos pueden suministrarse a través de este catéter si es necesario. Nunca debe retrasarse el mantenimiento de la vía para una transferencia, consulta de especialidad o mientras se consigue el equipo. El retraso en la cateterización del estoma ocurre más a menudo en dos escenarios frecuentes y debe evitarse: si la vía está inmadura y se requiere una consulta quirúrgica según el protocolo de la institución y si el niño tiene una sonda GY que requiere remplazo con consulta a especialidad. Sin embargo, el retraso no puede deberse a que en urgencias no se cuenta con una sonda apropiada, ya que un catéter con cámara de aire puede servir de forma temporal y evitar el cierre del estoma.

Antes del remplazo a la cabecera del paciente, deben conocerse tres características del dispositivo: el tipo de sonda entérica (longitud ajustable o bajo perfil, dispositivo con o sin balón, etc.), el diámetro de la sonda y su longitud.

La confirmación de la colocación puede hacerse de una de tres maneras: aspiración de contenidos gástricos, inyección de solución salina y aspiración de contenidos gástricos mezclados en ese volumen de solución salina o instilación de 20 a 30 mL de contraste hidrosoluble seguidos por una radiografía abdominal 1 a 2 minutos más tarde para confirmar que el contraste está en el tracto gastrointestinal y no en el peritoneo. Si bien debe documentarse que se confirmó la colocación, la confirmación radiográfica rara vez revela una colocación inadecuada de la sonda. Para evitar que se prolongue la estancia, limitar la confirmación radiográfica para el remplazo de una vía inmadura, evidencia de dificultades para el remplazo o estenosis del estoma.

PUNTOS CLAVE

- Mantener la vía y prevenir hipoglucemia o la acumulación de metabolitos tóxicos no debe retrasarse por la transferencia, para realizar una consulta de especialidad o para conseguir el equipo.
- Un simple catéter urinario en el estoma puede permitir el acceso para alimentación crítica y mantener la permeabilidad del estoma.
- La valoración de la hipoglucemia y su prevención son fundamentales.
- Todos los médicos de urgencias y enfermeras de triaje de cualquier sala de urgencias deben reconocer que una sonda G desalojada es una urgencia sensible al tiempo y estar preparados para ayudar a la familia.

Lecturas sugeridas

Bhambani S, et al. Replacement of dislodged gastrostomy tubes after stoma dilation in the pediatric emergency department. *West J Emerg Med*. 2017;18:770-774.

http://pemcincinnati.com/blog/g-tube/

http://www.nationwidechildrens.org/feeding-tube-changing

Juern J, Verhaalen A. Videos in clinical medicine. Gastrostomy-tube exchange. *N Engl J Med*. 2014;370:e28.

"No tratar de forma intensiva a los pacientes con síndrome nefrótico que se presentan con fiebre"

Rebecca C. Bowers, MD, FACEP y Vinayak Gupta, MD

La primera descripción registrada del síndrome nefrótico (SN) data del siglo XV. Agradecemos –y suponemos que todos los demás también– que la metodología diagnóstica de la nefropatología ya no incluye el gusto, lo que hace que el diagnóstico de SN sea más apetecible hoy en día. Es importante que los médicos de urgencias entiendan el SN porque son muchas las complicaciones, que incluyen tromboembolia, metabolismo de lípidos anormal, anemia, hiperparatiroidismo e infección.

En su forma más simple, el SN ocurre cuando los riñones enfermos permiten que se derramen proteínas de la sangre hacia la orina. Hay numerosas causas subyacentes, como infección, enfermedad glomerular, toxinas, idiopáticas, vasculitis y neoplasias. Los criterios diagnósticos comprenden una relación de proteínas urinarias/Cr > 2 (proteínas 3+ en tira reactiva), hipoalbuminemia < 2.5 g/dL, edema clínico e hiperlipidemia con colesterol > 200 mg/dL. El edema puede ser postural o diseminado por todo el cuerpo y se debe a cambios en la presión oncótica por hipoalbuminemia. Resulta interesante que, en niños, el edema suele manifestarse como edema periorbitario. La realidad es que en la sala de urgencias probablemente se investigue el diagnóstico mediante la anamnesis, notando edema a la exploración y encontrando hipoalbuminemia y proteinuria en los estudios de laboratorio. Así que, ¡felicidades! ¡Ha diagnosticado síndrome nefrótico! Pero antes de felicitarse por este logro, hay que asegurarse de evaluar si hay una infección grave, en particular en presencia de fiebre. El riesgo de complicaciones infecciosas es muy alto en niños con SN y un estudio reciente reveló que 76% de los pacientes desarrolla infección.

Los niños con SN están predispuestos a infecciones debido a cambios en la inmunidad celular y humoral. Las infecciones frecuentes incluyen infecciones de las vías respiratorias superiores, infección urinaria, neumonía, celulitis y peritonitis bacteriana espontánea (PBE). Estas infecciones pueden ser difíciles de distinguir, ya que algunos pacientes pueden no ser sintomáticos. Específicamente, con las infecciones urinarias, un estudio notó que 28% de los pacientes con infección urinaria con cultivo positivo no era sintomático. Asimismo, si bien *Escherichia coli* es la causa más frecuente de infección urinaria, las especies distintas a *E. coli* representan hasta 40% de las especies de cultivo, por lo que es importante elegir antibióticos con cobertura apropiada con base en los parámetros del antibiograma del hospital.

Una enfermedad rara pero importante a considerar en pacientes en quienes se ha encontrado SN es PBE. Si un niño con SN se presenta con fiebre y dolor abdominal, hay que asegurarse de considerarlo como parte del diferencial. Algunos pacientes pueden no tener suficiente ascitis para obtener sin demora una muestra para un diagnóstico específico en el ámbito de urgencias. Es importante dar tratamiento empírico para PBE en caso de fiebre y dolor abdominal en SN si no puede obtenerse con facilidad líquido para análisis. Deben tenerse en mente otras enfermedades intraabdominales como apendicitis e intususcepción, pero no hay que olvidar la PBE. Un estudio sugiere que una albúmina sérica baja < 1.5 g/dL en la presentación inicial de SN se relaciona con un mayor riesgo de peritonitis a lo largo de la evolución de la enfermedad.

Las infecciones pueden ocurrir en cualquier momento del curso de la enfermedad. No todas las infecciones se presentan al momento del diagnóstico. Dado que la mayoría de las causas de SN en niños tiene una relación autoinmune, el tratamiento suele involucrar terapéutica inmunosupresora y al empezar a tratar a un niño con un nuevo diagnóstico se debe involucrar al nefrólogo. Como es de esperar, los niños bajo tratamiento inmunosupresor están en mayor riesgo de infecciones secundarias.

Ahora entendemos un poco más del SN en comparación con el siglo xv. Si bien diagnosticar y tratar el SN junto con el nefrólogo es importante, también es muy importante valorar y evaluar los casos por posibles infecciones bacterianas ocultas como parte de su presentación. No hay que desestimar los síntomas o signos que sugieren complicaciones relacionadas.

PUNTOS CLAVE

- La infección es una causa de morbilidad que suele pasarse por alto en niños con SN y debe evaluarse de forma intensiva, a menudo tratarse de forma empírica, y no subestimarse.
- Los niños con SN tienen un riesgo incluso mayor de infección si están tomando esteroides u otros medicamentos inmunosupresores.
- Los niños con SN son más susceptibles a PBE y otras infecciones bacterianas graves, por lo que se requiere vigilancia ya que al inicio pueden tener buen aspecto.

Lecturas sugeridas

Alfakeekh K, Azar M, et al. Immunosuppressive burden and risk factors of infection in primary childhood nephrotic syndrome. *J Infect Public Health*. 2019;12(1):90-94.

Hingorani SR, Weiss NS, Watkins SL. Predictors of peritonitis in children with nephrotic syndrome. *Pediatr Nephrol*. 2002;17(8):678-682.

Wei CC, Yu IW, et al. Occurrence of infection among children with nephrotic syndrome during hospitalizations. *Nephrology*. 2012;17(8):681-688.

104

Nefritis renal: "no tener una estrategia para evaluar la hematuria en el niño"

Landon A. Jones, MD

Mamá... ¡¿Por qué mi pipí se ve así?! Si bien la hematuria puede ser una experiencia que induce pánico entre los padres, solo se requiere 1 mL de sangre para cambiar el color de 1 L de orina. En general, la hematuria se define de tres formas: normal (< 5 eritrocitos por campo de alto poder [CAP]), microscópica (> 5 eritrocitos/CAP) o macroscópica (visible a simple vista).

Después de tranquilizar a la familia y decirles que es poco probable que el niño se esté desangrando por hematuria, es momento de valorar si en verdad se trata de hematuria. Existe una variedad de simuladores de la hematuria como mioglobulinuria (p. ej., rabdomiólisis, ejercicio extremo, miopatías), hemoglobinuria (p. ej., hemólisis), sustancias, toxinas, cristales de ácido úrico y alimentos. En tanto que la tira reactiva de orina puede ser positiva para sangre, es necesario efectuar el análisis de orina al microscopio para ver si en realidad es hematuria (es decir, la presencia de eritrocitos enteros). El análisis de orina al microscopio también puede revelar sedimentos urinarios como cilindros. Si la tira reactiva es positiva para sangre, pero el análisis al microscopio es negativo para eritrocitos, la coloración de la orina es secundaria ya sea a mioglobulinuria o a hemoglobinuria. Si la tira reactiva es negativa para sangre, puede ser necesario explorar otras causas de coloración de la orina.

Ahora es tiempo de explorar si es glomerular o no glomerular. Las causas no glomerulares pueden incluir infecciones de las vías urinarias, urolitiasis, hipercalciuria, uretritis, traumatismo, fistulas aórticas, masas vesicales, cánceres, etc. Los análisis suelen depender de los signos y síntomas del niño. Una causa glomerular se conoce como glomerulonefritis (GN). Hay otras enfermedades glomerulares que resultan en hematuria con menor frecuencia; estos son síndromes nefróticos y microangiopatías trombóticas (p. ej., síndrome urémico hemolítico) y no se analizarán aquí.

La GN se define como una triada de hematuria, hipertensión y lesión renal aguda (LRA). Hay pocas causas congénitas de GN; la mayoría es adquirida y de mediación inmunológica. Además, casi todas las causas son posinfecciosas y, por fortuna, suelen resolverse de forma espontánea. Sin embargo, no hay que ignorar la hematuria. Como mínimo, el trabajo de los profesionales médicos es destacar/organizar un seguimiento oportuno en niños con buen aspecto. Si bien hay numerosas causas de nefritis en niños, las tres más frecuentes son GN posinfecciosa (GNPI), nefropatía por IgA y vasculitis. Puede parecer sencillo, pero los factores MÁS importantes en el desarrollo del diagnóstico son una anamnesis y una exploración física detalladas. Toma 15 a 30 segundos más preguntar sobre infecciones recientes, síntomas relacionados, episodios previos de hematuria, antecedentes familiares, etc.

La causa más frecuente de nefritis es la GN posinfecciosa (GNPI). Hay que pensar en GN posestreptocócica, pero considerando que la faringitis estreptocócica no es la única causa: tanto las infecciones respiratorias superiores (alrededor de 1 a 2 semanas antes) como las infecciones cutáneas (3 a 5 semanas antes) pueden ocasionarla. La evaluación adicional con biometría hemática completa, panel metabólico completo, títulos de antiestreptolisina O, concentraciones de complemento C3 y C4, anti-DNasa B y otras pueden ser necesarias después de la consulta con el nefrólogo.

Otra causa frecuente de nefritis es la nefropatía por IgA, que suele presentarse como hematuria macroscópica recurrente en caso de infección. Como la GNPI, es de mediación inmunológica. Sin embargo, a diferencia de la GNPI, la nefritis de la nefropatía por IgA se desarrolla mucho antes (1 a 2 días) tras el inicio de la infección. Los estudios de laboratorio deben ser similares a los de la GNPI ya mencionados.

La vasculitis por IgA (también conocida como púrpura de Henoch-Schönlein) es otra causa frecuente. Es una vasculitis de vasos pequeños y los síntomas dependen de la ubicación de la vasculitis: articulaciones (artralgias), piel (exantema patognomónico), GI (dolor abdominal) y renal (nefritis), por lo que una exploración física detallada es muy importante. Si hay hematuria, los estudios de laboratorio deben considerar LRA y, dado que es una vasculitis que provoca un exantema patognomónico, no debe haber trombocitopenia.

Los principales errores en caso de nefritis pediátrica son: (1) ignorar/pasar por alto la hematuria, (2) no enfatizar/establecer un seguimiento oportuno y (3) no reconocer la hipertensión y la LRA relacionadas. Una presión arterial sistólica (PAS) de 140 mm Hg en un adulto puede obviarse sin gran problema. En el niño, sin embargo, una PAS de 140 puede ser hipertensión grave que necesita atenderse de forma aguda. A menos que se haga referencia específica a las presiones arteriales por edad, es fácil no darle importancia a este dato.

PUNTOS CLAVE

- Si bien la mayoría de las causas de GN es posinfecciosa y se resuelve de forma espontánea, es necesario contar con una estrategia para tratar la hematuria en niños.
- No ignorar los signos relacionados de GN de hipertensión y LRA.
- Como mínimo, establecer o enfatizar la necesidad de un seguimiento oportuno para la hematuria.

Lecturas sugeridas

Brown DD, Reidy KJ. Approach to the child with hematuria. *Pediatr Clin N Am.* 2019;66(1):15–30.
Viteri B, Reid-Adam J. Hematuria and proteinuria in children. *Pediatr Rev.* 2018;39(12):573–587.
Wenderfer SE, Gaut JP. Glomerular diseases in children. *Adv Chronic Kidney Dis.* 2017;24(6):364–371.

Ignorar la peritonitis bacteriana aguda en pacientes con síndrome nefrótico

Jeremiah Smith, MD, FAAP

En la sala de urgencias pediátrica, el trabajo de los profesionales no es solo encontrar la aguja en el pajar, sino también prestar atención a la roca en la mitad del camino. La peritonitis bacteriana espontánea (PBE) no suele ser frecuente cuando los tratamientos son apropiados; sin embargo, aún es una complicación conocida del síndrome nefrótico que se acompaña de una elevada mortalidad si no se identifica.

Síndrome nefrótico

El síndrome nefrótico se caracteriza por una pérdida masiva de proteínas en la orina secundaria a un defecto en la barrera de filtración glomerular no causada por una sola entidad diagnóstica. Las cuatro características clásicas del síndrome nefrótico son proteinuria, hipoalbuminemia, edema e hiperlipidemia. La evaluación del síndrome nefrótico comienza como siempre con una anamnesis y una exploración física detalladas. Una evaluación típica incluirá biometría hemática completa, químicas con albúmina y pruebas de funcionamiento hepático, creatinina, concentraciones de complemento y radiografía de tórax. En pacientes seleccionados pueden obtenerse anticuerpos antinucleares (AAN), pruebas virales (VIH, VHB, VHC), biopsia renal y pruebas histológicas específicas. El tratamiento es específico a la causa subyacente y requiere consulta con un experto.

Peritonitis bacteriana espontánea

Las infecciones pueden ser frecuentes en niños con síndrome nefrótico por múltiples motivos. La PBE tiene una incidencia tan elevada como 15% por muchas razones. La pérdida urinaria de inmunoglobulina y complemento, la función linfocítica alterada, el uso de agentes inmunosupresores y la ascitis proveen un medio de cultivo natural para el crecimiento bacteriano, lo que contribuye a esta elevada tasa de infección. Además, es probable que la pérdida de factores opsonizantes aumente la susceptibilidad a microorganismos encapsulados como *Streptococcus pneumoniae.*

La presentación típica incluye fiebre, inicio rápido de dolor e hipersensibilidad abdominales en un niño con síndrome nefrótico conocido. Se ha encontrado dolor e hipersensibilidad abdominal en 70 a 92% y 88% de todos los niños con PBE, respectivamente. El abdomen puede estar tenso y la percusión cuidadosa puede causar dolor abdominal grave. Los niños a menudo encuentran una postura de máxima comodidad con la cadera y las rodillas flexionadas.

Las pruebas de laboratorio/diagnósticas junto con las imágenes se usan para ayudar en el diagnóstico inicial. La biometría hemática completa en ocasiones muestra un recuento elevado de leucocitos y neutrófilos. Los marcadores inflamatorios como PCR y velocidad de sedimentación glomerular pueden estar elevados y tal vez haya anormalidades electrolíticas. El lactato también puede estar elevado. Se usan radiografías abdominales para evaluar si hay signos de aire intraperitoneal libre, niveles hidroaéreos o ascitis. También pueden estar indicadas imágenes adicionales, como ecografía.

El diagnóstico suele confirmarse con paracentesis y evaluación del líquido ascítico (LA). Es posible que el LA se vea turbio o sucio. Los criterios de laboratorio para PBE incluyen lo siguiente: los leucocitos deben ser > 500 células/mm^3, recuento absoluto de neutrófilos > 250 células/mm^3, recuento de proteínas > 3 g/dL o razón > 0.5 de líquido a proteínas plasmáticas, líquido a LDH plasmática > 0.6, pH ácido < 7.31, lactato elevado o cultivo positivo. Hay casos de resultados falsos negativos relacionados con lisis de neutrófilos y resultados de cultivo retrasados que conducen a una tasa de mortalidad potencialmente alta. El uso a la cabecera de tiras reactivas de esterasa leucocítica ha mostrado ser un método rápido y económico para diagnosticar PBE.

Una vez que se considera el diagnóstico de PBE, la evaluación diagnóstica sin demora y la estabilización de urgencia deben iniciarse e incluir valoración y estabilización de las vías respiratorias, infusión rápida de cristaloides hasta 60 mL/kg para hipoperfusión, corrección de anormalidades electrolíticas y dextrosa según se requiera. Deben usarse antibióticos de amplio espectro. Es importante notar que la analgesia con opioides no enmascara la peritonitis y está indicada una analgesia adecuada.

PUNTOS CLAVE

- El síndrome nefrótico consiste en proteinuria, hipoalbuminemia, edema e hiperlipidemia.
- Siempre considerar peritonitis bacteriana espontánea en cualquier niño con síndrome nefrótico y dolor abdominal.
- Se usan paracentesis y evaluación de LA para diagnosticar PBE.
- La estabilización de urgencia y la reposición de líquidos con antibióticos de amplio espectro están indicadas en niños con sospecha de PBE.

Lecturas sugeridas

Abd El-Hakim Allam A, Eltaras S, Hussin MH, et al. Diagnosis of spontaneous bacterial peritonitis in children using leukocyte esterase reagent strips and granulocyte elastase immunoassay. *Clin Exp Hepatol.* 2018;4:247-252.

Hoffman RJ, Wang VJ, Scarfone RJ. *Fleisher and Ludwig's 5-Minute Pediatric Emergency Medicine Consult.* 1st ed. Philadelphia, PA: LWW; 2012.

Niaudet P. Complications of nephrotic syndrome in children. In: Post T, ed. *UpToDate.* Waltham, MA: *UpToDate;* 2016. www.uptodate.com.

Wang C, Greenbaum LA. Nephrotic syndrome. *Pediatr Clin N Am.* 2019;66:73-85.

106

Problemas de orina: evidencias para abordar las infecciones urinarias pediátricas

James (Jim) Homme, MD, FACEP

Las infecciones urinarias (IU) ocupan el segundo lugar solo después de las enfermedades virales generales que se diagnostican en niños que se presentan a la sala de urgencias y son la principal causa de enfermedades bacterianas graves en lactantes. Si no se tratan, las IU pueden evolucionar a urosepsis y tienen el potencial de causar cicatrices renales. Si bien el diagnóstico y el inicio del tratamiento de forma temprana mejoran los resultados, puede ser un desafío, en particular en niños que aún no hablan. La falta de signos y síntomas definitorios, el desafío que representa obtener una muestra de orina, las sensibilidades y especificidades variables de las pruebas de detección y la naturaleza retrasada del cultivo, que es el método de referencia, a menudo resultan en un diagnóstico incierto al momento del alta de urgencias.

Las IU suelen clasificarse como de vías inferiores (cistitis) o superiores (pielonefritis). Las tasas de IU varían con la edad y los factores de riesgo subyacentes. Los lactantes < 3 meses de edad están en mayor riesgo. Otras poblaciones de riesgo elevado son cualquier mujer < 12 meses de edad y mujeres caucásicas < 2 años de edad, hombres no circuncidados, cualquier antecedente de una IU o anormalidades urogenitales subyacentes conocidas, y pacientes con catéteres a permanencia de forma crónica. El patógeno detectado con mayor frecuencia en las IU es *Escherichia coli* con una prevalencia > 90% en pacientes ambulatorios sanos. Por lo tanto, cualquier antibioticoterapia empírica debe dirigirse a este microorganismo. Otras causas menos frecuentes son *Enterococcus, Staphylococcus saprophyticus, Klebsiella, Enterobacter, Proteus mirabilis, Pseudomonas aeruginosa* y *Citrobacter.*

En lactantes no verbales, la fiebre sin una fuente evidente es la presentación primaria de una IU. Algunos lactantes pueden tener vómito relacionado, irritabilidad o hipersensibilidad suprapúbica. Las fiebres ≥ 39 °C por ≥ 2 días sin otro signo de infección también aumentan el riesgo de una IU. El olor de la orina no se ha correlacionado con la enfermedad. Los niños de mayor edad informan disuria y exhiben signos de dolor con la micción o dificultad para comenzar a orinar. Los cuidadores notan un aumento de la frecuencia y la urgencia, así como incontinencia secundaria. El dolor abdominal también se ha relacionado con IU. Fiebre, vómito, quejas de dorsalgia o hipersensibilidad en el ángulo costovertebral a la exploración física aumentan el riesgo de pielonefritis. Se desarrolló una calculadora en línea para ayudar a los médicos a determinar el riesgo de IU en niños de 3 a 23 meses de edad (https://uticalc.pitt.edu/).

A diferencia de lo que ocurre en adultos sanos, en quienes el tratamiento puede iniciarse con base nada más en los signos y síntomas, los pacientes pediátricos con síntomas que causan preocupación por una IU solo tienen un diagnóstico confirmado en ~8% de los casos. Por lo tanto, las pruebas de orina son fundamentales. Los abordajes para las pruebas varían con base en la edad y los factores de riesgo. En cualquier paciente de riesgo elevado se recomienda obtener una muestra de orina estéril mediante cateterización o aspiración suprapúbica. Las muestras limpias que se toman a la mitad del chorro de orina también son aceptables cuando se obtienen y recolectan de forma confiable. Existe controversia relacionada con el uso de muestras obtenidas con bolsas para orina. Se ha mostrado que es una opción razonable para pacientes de menor riesgo, en tanto que si la bolsa de orina produce cualquier dato positivo en las pruebas iniciales, va seguida por una muestra cateterizada para cultivo confirmatorio.

Las pruebas de detección para IU por lo general pueden realizarse con tira reactiva de orina, enfocándose en la esterasa leucocitaria y los componentes nitritos de la prueba. La esterasa leucocitaria, producida por neutrófilos detectados en la orina, es muy sensible para una IU (~95%), pero no específica. Los nitritos, que se producen por medio de la conversión bacteriana de los nitratos alimentarios, no son sensibles, pero sí sumamente específicos para IU. Las tinciones de Gram y los análisis de orina con microscopio son otras pruebas de detección alternativas que consumen mucho tiempo. Por lo general se recomienda que todas las muestras de orina limpias/estériles, sin importar los resultados de la detección, se envíen para cultivo confirmatorio. Hasta 10% de los pacientes pediátricos analizados en busca de una IU sin piuria tiene un cultivo positivo. La antibioticoterapia empírica que se basa en las sensibilidades locales debe iniciarse con cualquier tira reactiva positiva. Los antibióticos usados con mayor frecuencia son cefalosporinas orales de primera o tercera generación.

Se administran antibióticos parenterales a neonatos y pacientes que no pueden tolerar el tratamiento oral. El tratamiento en lactantes se dirige siempre a una enfermedad más grave y es imposible diferenciar entre cistitis y pielonefritis con base en la información de la evaluación nada más. La duración del tratamiento en niños de mayor edad en quienes se sospecha cistitis no complicada disminuye conforme la edad aumenta.

PUNTOS CLAVE

- *Escherichia coli* causa > 90% de todas las infecciones urinarias en la infancia. El tratamiento con antibióticos empíricos debe dirigirse a este microorganismo.
- Hasta 10% de los pacientes pediátricos analizados en busca de una IU sin piuria tiene un cultivo positivo.
- Las pruebas de orina con cultivo confirmatorio son obligatorias para todos los pacientes pediátricos en quienes se sospecha una IU.

Lecturas sugeridas

Shaikh N, et al. Does this child have a urinary tract infection? *JAMA.* 2007;298(24):2895-2904.
Subcommittee on Urinary Tract Infection, Steering Committee on Quality Improvement and Management. Urinary tract infection: clinical practice guideline for the diagnosis and management of the initial UTI in febrile infants and children 2 to 24 months. *Pediatrics.* 2011;128:595-610.

107

Datos dermatológicos graciosos

Kathryn Kean, MD

La piel, el órgano más grande, funciona como barrera, protección, regulador de la temperatura y los líquidos, y participante del sistema inmunológico. Pueden encontrarse claves clínicas importantes en la exploración de la piel, por lo que es fundamental reconocer y diferenciar las enfermedades cutáneas desde las básicas hasta las no tanto.

Dermatitis por el pañal

La dermatitis por el pañal o por contacto es una reacción inflamatoria de la piel desencadenada por el contacto directo con material tibio, mojado, sucio o incluso sustancias químicas (tintes azules en el pañal o en toallitas húmedas) por periodos prolongados. Los jabones irritantes, los detergentes y la diarrea intensa también predisponen a este trastorno. El exantema por el pañal es un eritema que suele ser agudo y bien demarcado, no afecta los pliegues cutáneos y se encuentra en superficies convexas del perineo, parte inferior del abdomen, glúteos y región proximal de los muslos. El tratamiento consiste en identificar y evitar el agente causal, limpiar con cuidado y aplicar tratamientos tópicos para parches localizados como aplicaciones de capas gruesas de lubricantes y cremas de barrera de óxido de zinc.

Dermatitis seborreica

La seborrea se caracteriza por una placa confluente color salmón con escamas amarillas grasosas. Suele ser no prurítica y muy prominente en áreas tibias, húmedas e intertriginosas (es decir, cuello o perineo). Puede ocurrir coinfección con *Candida* o *Pityrosporum;* sin embargo, no suelen verse lesiones "satélite" con estos microorganismos. El exantema se convierte en una dermatitis seca y escamosa en la cara, el cuero cabelludo (costra láctea) y las áreas posauriculares. El tratamiento incluye lavados antimicóticos y esteroides tópicos de baja potencia.

Dermatitis atópica

La dermatitis atópica es un exantema recurrente prurítico e inflamado, a menudo de distribución simétrica, que se encuentra sobre todo en las superficies flexoras y extensoras y que no afecta las regiones húmedas del cuerpo. Las enfermedades atópicas relacionadas, como asma, rinitis alérgica y otras alergias, son frecuentes. Se encuentra alergia a los alimentos hasta en 30% de los pacientes jóvenes con eccema. Las bases del tratamiento son higiene de la piel, hidratación y emolientes y esteroides tópicos. El tratamiento para cualquier signo de superinfección debe dirigirse a *Staphylococcus aureus*, a menos que las lesiones se parezcan a eccema herpético (sumidas, encostradas), pues entonces se requiere tratamiento antiviral. La dermatitis persistente que no responde al manejo conservador debe despertar preocupación de otras etiologías, incluidas dermatitis micótica, psoriásica, bacteriana o por liquen.

Dermatitis micótica

Las infecciones por *Candida* suelen presentarse como un exantema eritematoso claramente demarcado rodeado por pápulas y pústulas satélites puntiformes. La infección con *Candida albicans* debe sospecharse siempre que estén involucrados los pliegues (áreas intertriginosas) o cuando la dermatitis no responda al tratamiento conservador. La preparación de hidróxido de potasio (KOH) muestra hongos levaduriformes en gemación o seudohifas. El tratamiento consiste en antimicóticos tópicos.

Las infecciones por dermatofitos (tiña o dermatofitosis) en el perineo suelen ser el resultado de autoinoculación de un parche primario en otro sitio. Los exantemas se caracterizan por eritema escamoso con un borde "activo" elevado y un área central no afectada. La preparación con KOH muestra las hifas y hongos levaduriformes típicos ("espagueti con albóndigas"). El tratamiento incluye antimicóticos tópicos solos porque los esteroides tópicos empeoran la dermatitis.

Infecciones bacterianas

Las infecciones estafilocócicas con frecuencia complican la dermatitis por contacto. Las lesiones se caracterizan por pústulas con base eritematosa de pared delgada, las cuales suelen romperse y dejar una base seca y escamosa. Pueden hacerse cultivos para confirmar el diagnóstico, pero suelen ser innecesarios. El tratamiento requiere diagnóstico (temprano) y antibióticos orales/tópicos.

La epidermólisis estafilocócica aguda (EEA) suele relacionarse con eritrodermia ampulosa cutánea difusa dolorosa que no afecta las membranas mucosas. El tratamiento incluye hospitalización para analgesia, líquidos IV y agentes antiestafilocócicos más clindamicina.

Trastornos papuloescamosos (pápulas y escamas)

La psoriasis es un trastorno frecuente caracterizado por placas eritematosas bien demarcadas cubiertas por una escama plateada gruesa que suele afectar las superficies extensoras de las extremidades y el cuero cabelludo. En ocasiones, sobre todo en lactantes, puede presentarse como dermatitis por el pañal confluente. Debe sospecharse cuando un exantema por el pañal persiste durante meses a pesar del tratamiento para etiologías más frecuentes. La biopsia cutánea confirma el diagnóstico.

El liquen plano es una dermatitis inflamatoria con pápulas violáceas poligonales pruríticas con la parte superior plana y placas con un patrón similar a encaje fino (estrías de Wickham) en la superficie externa. Por lo general se observan en las superficies dorsales de las extremidades, pero también afectan la mucosa oral y genital. El tratamiento incluye esteroides tópicos.

Exantemas raros

La dermatitis persistente que no responde al manejo conservador puede ser un signo de condiciones que pueden poner en riesgo la vida, como histiocitosis de células de Langerhans (HCL), linfoma cutáneo o trastornos genéticos como acrodermatitis enteropática (AE). La HCL debe sospecharse cuando las pápulas cutáneas tienen muchas costras o se relacionan con petequias y síntomas sistémicos. La deficiencia primaria de zinc (AE) incluye un exantema inflamatorio alrededor de la boca y el ano, diarrea persistente y pérdida de pelo.

El síndrome de Stevens-Johnson (SSJ) y la necrólisis epidérmica tóxica (NET) representan espectros de trastornos raros que pueden poner en riesgo la vida, los cuales se distinguen por necrosis grave de la membrana mucosa y epidérmica y esfacelamiento de espesor total de la piel. El porcentaje del área de superficie cutánea involucrada determina la clasificación. El tratamiento exitoso depende del reconocimiento temprano, la intervención multidisciplinaria y los cuidados de apoyo intensivos.

PUNTOS CLAVE

- Examinar la piel en pediatría (¡toda la piel!) para no pasar por alto claves clínicas importantes de una enfermedad sistémica.
- La afección de los pliegues cutáneos (o la falta de ella) ayuda a diferenciar entre muchos exantemas frecuentes en la región genitourinaria.
- Los tratamientos tópicos son la base terapéutica siempre y cuando se sepa lo que se está tratando.
- La dermatitis persistente o resistente a pesar de tratamiento empírico justifica la referencia con la especialidad.

Lecturas sugeridas

Kress DW. Pediatric dermatology emergencies. *Curr Opin Pediatr.* 2011;23(4):403-406.
Shin HT. Diagnosis and management of diaper dermatitis. *Pediatr Clin North Am.* 2014;61(2):367-382.

Vaginitis en niñas prepúberes: un diagnóstico de secreción no tan desafiante

Mahsa Akhavan, MD

Cuando se diagnostica vaginitis en una lactante, niña pequeña o preadolescente, el síntoma de presentación es secreción vaginal, dolor a la micción o preocupaciones acerca de una infección urinaria. Con esto en mente, hay que tomarse tiempo y tener paciencia para que la paciente se relaje de modo que pueda hacerse una exploración genital externa además de una prueba de orina.

La vaginitis es el problema ginecológico más frecuente en niñas prepúberes. El medio hormonal hipoestrogénico en estas pacientes aumenta la susceptibilidad de la mucosa vaginal a la infección. La etiología suele ser inespecífica (25 a 75%), pero puede deberse a patógenos conocidos. También debe considerarse abuso sexual en todos los casos. Los síntomas que pueden describir la paciente o su cuidador incluyen disuria, secreción, dolor, sangrado o manchado, comezón o eritema de la región vulvar. A la evaluación del área genital, la piel que rodea la vagina se observa eritematosa y esto puede extenderse al ano. La acumulación de secreción o excoriaciones en el área genital son signos adicionales. Los factores relacionados con vaginitis incluyen higiene deficiente, material extraño retenido como papel higiénico, baño de burbujas, obesidad, ropa apretada, ambiente alcalino, estado estrogénico bajo que conduce a adelgazamiento de la mucosa y falta de desarrollo de los labios. A los cuidadores de las pacientes con vaginitis debe aconsejárseles que les proporcionen ropa interior de algodón y que eviten el uso de pantalones apretados, periodos prolongados con un traje de baño mojado puesto y los baños de burbujas. Además, ha de revisarse la higiene perineal para que sea adecuada, sugiriendo el uso de toallitas húmedas en lugar de papel higiénico. El tratamiento incluye baños de asiento, que consisten básicamente en remojar el área en agua tibia un par de veces al día durante 15 minutos. Con estas sencillas acciones, la resolución de los síntomas debe ocurrir en un lapso de 2 a 3 semanas, por lo general antes. Los síntomas persistentes a pesar de un tratamiento conservador requieren investigación adicional para cuerpo extraño retenido o infecciones específicas.

Infecciones específicas

Candida es la infección micótica que causa vaginitis con mayor frecuencia. Existe una variedad de opciones terapéuticas antimicóticas tópicas u orales. *Streptococcus pyogenes* es la etiología bacteriana que se cultiva con mayor frecuencia y se trata con mupirocina tópica o una penicilina oral. Suele haber oxiuros con el síntoma inicial de prurito nocturno y se diagnostican mediante la visualización de los oxiuros adultos o la aplicación de cinta adhesiva en la región perianal seguida de la evaluación microscópica en busca de huevecillos. El tratamiento consiste en agentes antihelmínticos. La detección de cualquier infección de transmisión sexual puede indicar abuso, aunque en casos raros se ha mostrado la transmisión de *Chlamydia* durante un parto vaginal que dura años hasta que se trata.

Cuerpo extraño

Al tratar con antecedentes de secreción vaginal crónica, mal olor o goteo de sangre, debe considerarse un cuerpo extraño. El cuerpo extraño más frecuente es el papel higiénico, aunque otros objetos que se describen a menudo son clips y ligas para el pelo. Después de la aplicación de un anestésico tópico, la irrigación con líquido tibio como solución salina o agua estéril debe eliminar el objeto con éxito. Hay que considerar ansiolíticos o incluso sedantes si la paciente es de corta edad, difícil de examinar o se encuentra muy incómoda con la exploración y el proceso de extracción. Se ha informado la inserción de baterías de botón y se relaciona con una descarga acuosa de color gris. Si se sospecha lo anterior, la extracción inmediata y una exploración detallada del grado de quemadura bajo anestesia general están justificadas.

PUNTOS CLAVE

- La vaginitis es el problema ginecológico más frecuente en niñas prepúberes.
- Lo que suena como una infección urinaria no siempre lo es, por lo que las exploraciones genitourinarias cuidadosas deben ser parte de la evaluación.
- Aislar un microorganismo relacionado con transmisión sexual debe conducir a la evaluación en busca de abuso sexual.
- La secreción vaginal crónica o el mal olor deben llevar a una investigación en busca de un cuerpo extraño.
- Rara vez se requieren antibióticos para tratar la vaginitis.

Lecturas sugeridas

Hayes L, Creighton SM. Prepubertal vaginal discharge. *Obstetr Gynaecol.* 2007;9:159-163.
Joishy M, Ashtekar C, Jain A, Gonsalves R. Do we need to treat vulvovaginitis in prepubertal girls? *BMJ.* 2005;330(7484):186-188.
Stricker T, Navratil F, Sennhauser FH. Vulvovaginitis in prepubertal girls. *Arch Dis Child.* 2003;88:324-326.
Vandeven AM, Emans SJ. Vulvovaginitis in the child and adolescent. *Pediatr Rev.* 1993;14:141-147.

Torsión genitourinaria (hombres y mujeres)

Quinn Cummings, MD

La torsión testicular y ovárica son urgencias quirúrgicas muy sensibles al tiempo con presentaciones, modalidades diagnósticas y manejo similares. El diagnóstico oportuno y el manejo quirúrgico maximizan la probabilidad de salvamento y los profesionales deben establecer el diagnóstico sin demora.

Anamnesis

Aunque el dolor testicular repentino con náusea y vómito es el síntoma clásico de torsión testicular, la queja de presentación hasta en 20% de los pacientes puede ser dolor localizado en la parte inferior del abdomen/fosa renal. Puede haber un traumatismo menor subyacente, pero suele ocurrir en reposo y el testículo izquierdo es el que se afecta más a menudo (en contraste, el ovario derecho es el que se afecta con mayor frecuencia). Debido a la naturaleza sensible del área afectada, los pacientes pueden no quejarse de dolor o hinchazón testicular, por lo que debe realizarse una exploración testicular en todos los pacientes del sexo masculino con quejas de dolor abdominal, en la fosa renal o escrotal.

La torsión ovárica por lo general se presenta con dolor pélvico repentino, un bulto pélvico y náusea/vómito; en un grupo de pacientes puede haber fiebre. Los síntomas pueden fluctuar, lo que sugiere torsión y destorsión intermitentes. La torsión ovárica y la testicular se presentan de forma inespecífica en lactantes (irritabilidad, vómito, distensión abdominal), lo que hace que el diagnóstico sea desafiante.

Exploración física

La exploración física varía ampliamente entre pacientes. En la torsión ovárica puede haber hipersensibilidad abdominal o pélvica, pero es posible que esté ausente hasta en un tercio de las pacientes. El hemiescroto afectado puede verse inflamado y decolorado en la torsión testicular y el testículo puede estar hipersensible, edematoso y elevado con una disposición horizontal. El dato de la exploración con mayor sensibilidad es la ausencia del reflejo cremasteriano, pero ~30% de los hombres con testículos normales tiene ausencia de dicho reflejo y, lo que resulta importante, la presencia de un reflejo cremasteriano no descarta torsión testicular.

Investigación

Si hay una sospecha elevada de torsión, debe consultarse con un urólogo antes de obtener imágenes. De acuerdo con el flujo de la sala de urgencias individual, a menudo la ecografía se realiza al mismo tiempo.

Aunque la ecografía Doppler es la prueba de elección, es solo moderadamente sensible, con un flujo Doppler normal hasta en 25% de las torsiones testiculares confirmadas. Esto puede relacionarse con el grosor del cordón espermático o el grado de torsión. La otra limitación importante de la ecografía es la dependencia del operador.

Ya que los ovarios son órganos intraabdominales, el diagnóstico diferencial a menudo es más amplio en pacientes del sexo femenino porque deben considerarse diagnósticos como apendicitis o embarazo ectópico. Dado que el ovario recibe una irrigación dual, la ecografía normal no descarta el diagnóstico ni siquiera en presencia de síntomas y de todos modos puede estar indicada una consulta quirúrgica cuando los antecedentes y la exploración clínica son causa de preocupación.

Debe enviarse una muestra de orina para su evaluación por epididimoorquitis e infección, entre otras etiologías, si la ecografía no es diagnóstica de torsión.

Manejo

Hay una tasa de 90 a 100% de salvamento testicular en un lapso de 6 horas, lo que hace que esta sea la ventana de tiempo ideal para la exploración del escroto y el manejo quirúrgico. A pesar de las enseñanzas tradicionales, las tasas de salvamento en pacientes con torsión testicular por más de 24 horas pueden ser hasta de 20%. De cualquier modo, la mejor evidencia disponible y la opinión de los expertos apuntan a que la torsión de las gónadas es una verdadera urgencia quirúrgica y un trastorno sensible al tiempo. Por este motivo, puede considerar la destorsión testicular manual a la cabecera del paciente por parte del médico de urgencias, aunque casi siempre produce solo un retorno parcial del flujo sanguíneo; la exploración quirúrgica del escroto por un urólogo aún está indicada. De forma similar, el manejo quirúrgico sigue estando indicado en pacientes mujeres y debe considerarse en cualquiera con antecedentes clínicos sugerentes sin importar los resultados de la ecografía. No debe retrasarse la consulta quirúrgica de un paciente con una torsión potencial.

PUNTOS CLAVE

- La torsión es un diagnóstico clínico. Debe mantenerse un alto grado de sospecha y consultar a un cirujano en una etapa temprana para evitar la pérdida de la gónada.
- Se ha notado salvamento testicular hasta en 20% de los casos con > 24 horas de síntomas.
- La hipersensibilidad abdominal/pélvica puede estar ausente en un tercio de las pacientes con torsión ovárica.

Lecturas sugeridas

Bronstein M, et al. Meta-analysis of B-mode ultrasound, Doppler ultrasound, and computed tomography to diagnose pediatric ovarian torsion. *Eur J Pediatr Surg*. 2015;25(1):82-86.

Davis JE, Silverman MA. Urologic procedures. In: Roberts JR, Custalow CB, Thomsen TW, eds. *Roberts and Hedges' Clinical Procedures in Emergency Medicine and Acute Care*. 7th ed. Philadelphia, PA: Elsevier; 2019:1141-1185.

Houry D, Abbott JT. Ovarian torsion: a fifteen-year review. *Ann Emerg Med*. 2001;38(2):156.

Mellick LB. Torsion of the testicle: it is time to stopping tossing the dice. *Pediatric Emer Care*. 2012;28:80-86.

Weiss DA, Jacobstein CR. Genitourinary emergencies. In: Shaw KN, Bachur RG, eds. *Fleisher and Ludwig's Textbook of Pediatric Emergency Medicine*. 7th ed. Philadelphia, PA: Wolters Kluwer; 2016:1353.

No solo adultos: hemorragia uterina anormal y problemas menstruales en adolescentes

Amy Pattishall, MD y Atsuko Koyama, MD, MPH

Los médicos de urgencias a menudo deben distinguir entre las características muy variables de la menstruación normal y los síntomas de una patología. En países desarrollados, la menarca suele ocurrir entre los 12 y 13 años de edad. Debido a los ciclos anovulatorios frecuentes, los patrones menstruales pueden ser irregulares en los primeros 2 años después de la menarca; los ciclos típicos son de 21 a 45 días, con menstruaciones que duran de 2 a 8 días. La hemorragia uterina anormal (HUA) y la dismenorrea son dos preocupaciones menstruales frecuentes que se observan en la sala de urgencias.

Al evaluar los síntomas menstruales es fundamental una anamnesis sexual confidencial, lo que incluye detección de actividad sexual no consensual y tráfico sexual comercial. Siempre debe realizarse una exploración vaginal externa para no pasar por alto signos de traumatismo o anormalidades anatómicas, como hematocolpos. Sin embargo, a una paciente que es virgen no debe traumatizársele con una exploración pélvica. Es importante no ignorar una enfermedad inflamatoria pélvica (EIP), cuerpos extraños vaginales o bultos pélvicos realizando una exploración bimanual con o sin espejo a pacientes sexualmente activas.

Hemorragia uterina anormal

La HUA se refiere a un sangrado que es irregular, prolongado o abundante. En adolescentes, los ciclos anovulatorios son la causa más frecuente, pero no tomar en cuenta el diagnóstico diferencial puede llevar a pasar por alto diagnósticos como problemas hematológicos (trombocitopenia, enfermedad de von Willebrand y otros trastornos de la coagulación), infecciones pélvicas y otras causas endocrinas (síndrome de ovario poliquístico, hipotiroidismo). Los antecedentes anticonceptivos son importantes porque los adolescentes que utilizan inyecciones de medroxiprogesterona, implantes subdérmicos o dispositivos intrauterinos (DIU) tienen mayores tasas de HUA. Las complicaciones del embarazo, en especial un embarazo ectópico, pueden poner en riesgo la vida y no deben ignorarse. Hay que considerar endometriosis en casos de HUA con dolor pélvico, en especial si los síntomas persisten a pesar del tratamiento.

El manejo de la hemorragia menstrual abundante (HMA) incluye una valoración rápida para inestabilidad hemodinámica o hipovolemia, para las cuales debe iniciarse de inmediato restitución de volumen y transfusión. Las pruebas de laboratorio incluyen biometría hemática completa, prueba de embarazo, tipo y detección de infecciones de transmisión sexual (ITS). La HMA con frecuencia es el síntoma de presentación de un trastorno hemorrágico en adolescentes, sobre todo si se observa desde la menarca. El tratamiento hormonal puede afectar los resultados de las pruebas; por lo tanto, la detección antes del tratamiento es importante.

El tratamiento hormonal combinado o con píldoras solo de progestina constituye la terapéutica de primera línea para detener la HUA. El estrógeno IV debe restringirse a pacientes que no toleran los medicamentos orales. Hay que hospitalizar a las pacientes si presentan anemia sintomática o grave. Al alta, deben prescribirse anticonceptivos hormonales orales y suplementos de hierro con o sin antieméticos. El DIU de levonorgestrel está aprobado para el tratamiento de la HMA y puede considerarse para candidatas apropiadas.

Dismenorrea

La dismenorrea primaria, o menstruación dolorosa no relacionada con ninguna anormalidad pélvica, es frecuente en adolescentes y puede afectar las actividades cotidianas. Se relaciona con ciclos ovulatorios, por lo que se vuelve más frecuente conforme la edad aumenta. Se cree que la síntesis de prostaglandina endometrial y la respuesta inflamatoria subsiguiente causan los síntomas típicos de dismenorrea: calambres uterinos, plenitud, náusea, vómito, diarrea, mareo, fatiga, lumbalgia y cefalea. Los síntomas pueden empezar antes del inicio de la hemorragia y suelen resolverse en un lapso de 2 a 3 días.

La dismenorrea primaria es un diagnóstico clínico. Los síntomas atípicos deben llevar a la evaluación de causas de dismenorrea secundaria, lo que incluye trastornos urgentes, como embarazo ectópico y torsión ovárica, y trastornos graves, como endometriosis, EIP, absceso tuboovárico (ATO), adenomiosis y fibroides uterinos. Están indicadas pruebas de embarazo y de ITS en adolescentes sexualmente activas. La ecografía pélvica puede ayudar al diagnóstico.

Los AINE que inhiben la ciclooxigenasa (p. ej., ibuprofeno, naproxeno, ácido mefenámico) iniciados 1 a 2 días antes de que comience la menstruación y continuados hasta la resolución de los síntomas son el tratamiento de primera línea para la dismenorrea primaria. Los anticonceptivos hormonales combinados también se han usado en el tratamiento de las causas primarias y algunas de las secundarias de dismenorrea, como endometriosis. La evaluación por parte de un ginecólogo está justificada si los síntomas no mejoran a pesar del tratamiento.

PUNTOS CLAVE

- Al evaluar los síntomas menstruales, siempre realizar pruebas de embarazo y no olvidar la detección de ITS, traumatismo no accidental/agresión, abuso y tráfico sexuales.
- Las menstruaciones que ocurren menos de cada 21 días, duran más de 7 días, requieren cambios frecuentes de toallas o tampones o causan síntomas de anemia deben motivar una evaluación de laboratorio sin demora.
- Embarazo y sus complicaciones, torsión ovárica, EIP y ATO son diagnósticos que no deben ignorarse al evaluar una posible dismenorrea.

Lecturas sugeridas

American College of Obstetricians and Gynecologists. Committee Opinion No. 651. Menstruation in girls and adolescents: using the menstrual cycle as a vial sign. *Obstet Gynecol*. 2015;126:e143-e146.

Haamid F, Sass AE, Dietrich JE. Heavy menstrual bleeding in adolescents. *J Pediatr Adolesc Gynecol*. 2017;30:335-340.

Ryan, Sheryl A. The treatment of dysmenorrhea. *Pediatr Clin North Am*. 2017;64(2):331-342.

Wolf M, Chuang JH, Mollen CJ. Gynecology emergencies. In: Shaw K, Bachur R, eds. *Fleisher and Ludwig's Textbook of Pediatric Emergency Medicine*. 7th ed. Philadelphia, PA: Wolters Kluwer; 2016:784-803.

111

Manejo de lesiones genitoperineales: distinguir entre accidente y agresión

Carrie Busch, MD, MSCR

Los traumatismos genitales pediátricos por lesiones en la entrepierna pueden causar gran ansiedad a los cuidadores. Además del dolor físico y las molestias, que son considerables, las lesiones genitales pueden tener implicaciones psicosociales que dificultan los encuentros con los pacientes. Las lesiones ocurren cuando los tejidos blandos urogenitales se comprimen contra los huesos de la pelvis. Algunos mecanismos frecuentes incluyen caídas sobre el marco de la bicicleta, equipo del patio de juegos, muebles u otros objetos. Los escenarios de alto riesgo comprenden superficies resbalosas con caídas en el borde de una tina o alberca. También se ha informado que los accidentes con patines en línea con abducción rápida producen lesiones genitoperineales.

Como con todos los aspectos de la medicina, una anamnesis destallada es fundamental. Puede ser útil entrevistar al niño y al cuidador por separado. Ha de tenerse cuidado de usar preguntas abiertas al entrevistar al niño. Hay que dejarlos expresarse con sus propias palabras para evitar sugerir un mecanismo de lesión o usar palabras que simplemente pueden adoptar. Cuando el niño proporciona información clara que es consistente con la lesión que se observa, el evento ocurrió frente a testigos o se cuenta con múltiples fuentes de información, entonces es poco probable que se trate de abuso sexual. Puede estar indicada una investigación adicional por parte de las autoridades si el niño no puede desplazarse, el evento ocurrió sin testigos, la información de la anamnesis no es franca o las lesiones son inconsistentes con la información proporcionada.

Lesión contusa

La mayoría de las lesiones genitoperineales se relaciona con un traumatismo contuso al perineo. Las lesiones pueden incluir equimosis, abrasiones y laceraciones que suelen afectar los labios en las mujeres y el escroto en los hombres. Los mecanismos accidentales tienden a producir un patrón de lesión asimétrico cuando se compara con la agresión sexual, que es más en la línea media. En las lesiones genitoperineales accidentales, la uretra, el himen, la vagina y el recto no suelen estar afectados. En hombres, se requiere poner especial atención a la integridad escrotal y la afección testicular. El edema escrotal notorio, el dolor o una exploración anormal justifican una ecografía escrotal con flujo Doppler para evaluar una lesión testicular.

Traumatismo penetrante

Si bien son poco frecuentes, los traumatismos penetrantes pueden ser accidentales y resultar en lesión a los tejidos perianales, himeneales y vaginales. El mecanismo informado suele involucrar una caída sobre un objeto puntiagudo. Se han informado lesiones al entrar a la tina, correr sobre una superficie resbalosa o saltar de una cama a otra. Las lesiones penetrantes pueden verse muy pequeñas en la parte externa, pero tienen un riesgo elevado de lesión interna relacionada que incluye perforaciones intestinales, alteraciones uretrales, perforaciones escrotales y perforaciones vaginales. Las lesiones penetrantes pueden simular las que se observan en las agresiones sexuales, lo que destaca la necesidad de vigilancia y una anamnesis certera.

Tratamiento

Los hematomas vulvares pueden ser grandes y dolorosos, y ocasionar la distorsión de la anatomía genital o retención urinaria. Por lo general pueden manejarse de forma conservadora con hielo y actividad limitada. Los hematomas que son grandes o se extienden con rapidez se benefician de la colocación de un catéter de Foley. Los hematomas que se expanden con rapidez pueden causar necrosis por presión de la piel que los cubre o romperse de forma espontánea y pueden requerir evacuación mediante la colocación de un tubo de drenado.

Las laceraciones genitales sin hemorragia activa pueden dejarse para que sanen por sí solas sin reparación. Las lesiones con hemorragia activa requieren identificar la fuente y tal vez una exploración con sedación para asegurar la visualización de la totalidad de la herida. Hay que tener en mente que la sangre puede acumularse en la bóveda vaginal y es posible que la irrigación genital sea útil para identificar la fuente. Las laceraciones pueden responder a taponamiento vaginal o requerir reparación quirúrgica.

Los pacientes deben poder orinar antes del alta. Tal vez requieran asistencia con un analgésico tópico como hielo o lidocaína tópica. La incapacidad persistente para orinar u otros indicadores de traumatismo uretral (sangre en el meato) demandan una evaluación adicional para alteración uretral.

Curación y precauciones para regresar

La atención en casa para la mayoría de los casos de traumatismos genitales incluye baños de asiento, limitar la actividad y una botella de irrigación perineal. Hay que tranquilizar a las familias informándoles que casi todos los traumatismos genitales se curan con rapidez y sin cicatrices residuales. Ha de indicárseles que busquen atención adicional si hay hemorragia constante, incapacidad para orinar, dolor abdominal o lesión secundaria. Se recomienda seguimiento 2 a 4 días después de la lesión.

PUNTOS CLAVE

- Una anamnesis detallada es esencial para descartar una agresión.
- Las lesiones penetrantes pueden ser engañosas en el exterior y se han relacionado con lesiones adicionales.
- Asegurar la capacidad de orinar es fundamental antes de dar de alta al paciente.
- La mayoría de las lesiones genitales cura rápidamente y no deja cicatrices.

Lecturas sugeridas

Dowd MD, Fitzmaurice L, Knapp JF, Mooney D. The interpretation of urogenital findings in children with straddle injuries. *J Pediatr Surg*. 1994;29(1):7-10.

Spitzer RF, Kives S, Caccia N, Ornstein M, Goia C, Allen LM. Retrospective review of unintentional female genital trauma at a pediatric referral center. *Pediatr Emerg Care*. 2008;24(12):831-835.

Sugar NF, Feldman KW. Perineal impalements in children: distinguishing accident from abuse. *Pediatr Emerg Care*. 2007;23(9):605-616.

112

Una situación pegajosa: cómo manejar las adherencias labiales

Cullen Clark, MD y Kathleen Meadows, MD, FAAP

Las adherencias labiales (también conocidas como aglutinación labial, sinequia vulvar o fusión labial) son resultado de la fusión de la mucosa de los labios menores. Un dato bastante frecuente, las adherencias labiales se manifiestan sobre todo en mujeres prepúberes con una prevalencia de 0.6 a 5% en los primeros 5 años de vida. Varios mecanismos contribuyen a la formación de adherencias labiales, la mayoría de las cuales se cree que son causadas por la irritación de la mucosa vaginal en el contexto de un estado de estrógenos bajos.

Casi todas las adherencias labiales son asintomáticas y se diagnostican mediante exploración física. Por lo general un dato incidental por parte de los cuidadores o el personal médico, las adherencias suelen encontrarse cuando una enfermera trata de cateterizar a una lactante o niña pequeña para tomar una muestra de orina. Cuando son sintomáticas, la paciente puede experimentar incontinencia urinaria (goteo posterior a la micción), infecciones urinarias recurrentes, vaginitis, hematuria, dolor vaginal con la deambulación o frecuencia urinaria.

La vulva se inspecciona en posición de patas de rana. La visualización de la adherencia a menudo requiere tracción cuidadosa para separar los labios mayores. La exploración puede ser incómoda, pero no debe ser dolorosa para la paciente. La adherencia puede extender una pequeña porción de los labios para cubrir el meato uretral y el introito vaginal por completo, por lo general de posterior a anterior.

Si bien por lo general se debe a irritación vaginal en mujeres prepúberes, los profesionales médicos deben considerar otras alteraciones, como agresión sexual, infección (candidosis, infestación), higiene deficiente (un signo de desatención) o traumatismo químico.

Las adherencias labiales asintomáticas no requieren tratamiento en urgencias. Más de 80 a 90% de las adherencias sin signos de infección u obstrucción de la salida urinaria pueden observarse de forma ambulatoria y se resuelven de modo espontáneo en el lapso de un año de su identificación. Sin embargo, aquellas con síntomas de irritación u obstrucción de la salida urinaria demandan tratamiento en urgencias. Los estrógenos tópicos son la base del tratamiento para las adherencias labiales. Una pequeña cantidad de ungüento de estrógeno al 0.01% aplicado directa y exclusivamente en el área de fusión mostró ser efectiva para resolver las adherencias en la mayoría de las pacientes, pero las tasas de recurrencia fueron significativas. No hubo diferencias importantes en la duración del tratamiento con estrógenos tópicos sobre la tasa de recurrencia, por lo que la duración debe ser breve para minimizar los efectos secundarios. La recomendación actual es 2 a 4 semanas máximo de aplicación de ungüento de estrógenos dos veces al día o hasta la separación de las adherencias. Los estrógenos tópicos se absorben de manera sistemática y pueden conducir a brote de los senos, irritación vaginal y sangrado vaginal escaso. Los efectos secundarios suelen resolverse al descontinuar el medicamento. Evidencias recientes sugieren que el ungüento de betametasona tópico también es una alternativa eficiente.

En caso de adherencias labiales sintomáticas recurrentes, puede ser necesaria la referencia para separación manual. NO se recomienda la separación manual en la sala de urgencias porque puede ser un procedimiento muy doloroso y se realiza mejor bajo anestesia general o local por parte de un cirujano o ginecólogo pediatra. No se recomienda separar las adherencias labiales manualmente para cateterización vesical. Considerar mejor una muestra en bolsa o una punción suprapúbica si se requiere una muestra estéril. Si la separación manual o espontánea ocurre, orientar a los padres acerca del uso continuo de un emoliente como petrolato o un ungüento esteroide a dosis bajas durante varios días a semanas para reducir el riesgo de recurrencia.

El aspecto clave del tratamiento para las adherencias labiales sintomáticas es la guía anticipatoria. Las adherencias labiales pueden ser una fuente de ansiedad para padres y pacientes. Si bien la resolución es cercana a 100% para la pubertad, a menudo puede haber recurrencias a lo largo de la fase prepuberal. Hay que asegurarse de que los padres entiendan este riesgo y sepan cuándo contactar a su pediatra. Además, los padres y pacientes (si aplica) deben recibir asesoría sobre los métodos para prevenir la irritación vaginal, como limpiarse del frente hacia atrás, usar ropa interior de algodón, evitar los baños de burbujas o los jabones/detergentes irritantes, así como la ropa mojada y apretada en contacto con los labios por periodos prolongados.

Lecturas sugeridas

Bacon JL, Romano ME, Quint EH. Clinical recommendation: labial adhesions. *J Pediatr Adolesc Gynecol.* 2015;28(5):405-409.

Mayoglou L, Dulabon L, Martin-Alguacil N, Pfaff D, Schober J. Success of treatment modalities for labial fusion: a retrospective evaluation of topical and surgical treatments. *J Pediatr Adolesc Gynecol.* 2009;22(4):247-250.

Nield LS. Labial adhesions. In: McInerny TK, Adam HM, Campbell DE, DeWitt TG, Foy JM, Kamat DM, eds. *American Academy of Pediatric Care.* 2nd ed. American Academy of Pediatrics; 2017.

Norris JE, Elder CV, Dunford AM, Rampal D, Cheung C, Grover SR. Spontaneous resolution of labial adhesions in pre-pubertal girls. *J Pediatr Child Health.* 2018;54(7):748-753.

Wejde E, Ekmark AN, Stenström P. Treatment with oestrogen or manual separation for labial adhesions—initial outcome and long term follow-up. *BMC Pediatr.* 2018;18(1):1-9.

113

Siempre mirar debajo del pañal: anormalidades congénitas de las vías genitourinarias

Perry White Mitchell, MD y Matthew Carlisle, MD, MAS

Crisis suprarrenal y cáncer testicular. No son los casos cotidianos que se observan en la sala de urgencias a diario. Sin embargo, en casos de niños con genitales ambiguos, son complicaciones reales y que tienen el potencial de poner en riesgo la vida de las cuales los profesionales de urgencias deben estar al tanto. En los trastornos del desarrollo sexual, los niños pequeños poseen genitales que no se ajustan a los de los fenotipos masculinos y femeninos típicos. Además de los problemas psicológicos que estos niños pueden enfrentar, los trastornos del desarrollo sexual también tienen secuelas que ponen en riesgo la vida. En esta sección analizaremos la hiperplasia suprarrenal congénita (HSC), la criptorquidia y el hipospadias, que deben considerarse de forma sistemática en niños que se presentan a la sala de urgencias con genitales ambiguos.

Exploración física

Es fundamental realizar una exploración GU detallada al iniciar el proceso diagnóstico de trastornos del desarrollo sexual. La exploración GU adecuada de los niños del sexo masculino incluye valoración de la longitud del pene, el prepucio, ubicación/presencia testicular, ubicación del meato uretral, anatomía del escroto y masas inguinales. Los genitales ambiguos masculinos pueden presentarse como micropene, hipospadias o un escroto vacío. Una exploración GU apropiada en mujeres en la sala de urgencias comprende valoración de estructuras externas como el clítoris y los labios. La exploración con espejo o bimanual debe postergarse en la mayoría de las pacientes prepúberes. Los genitales ambiguos en mujeres pueden manifestarse como aumento de tamaño del clítoris, fusión labial o bultos labiales palpables, que pueden ser testículos.

Hiperplasia suprarrenal congénita

La etiología más frecuente de los genitales ambiguos en mujeres fenotípicas es HSC. Con base en el riesgo relacionado de crisis suprarrenal que pone en riesgo la vida, es imperativo que este diagnóstico se considere siempre en lactantes con genitales ambiguos. La HSC es causada por deficiencia de una de las enzimas (más a menudo 21-hidroxilasa) responsable de producir hormonas esteroides (cortisol, aldosterona). La forma clásica de la HSC (más grave) suele presentarse en lactantes y se relaciona con insuficiencia suprarrenal. Esta forma de HSC es parte de la detección de enfermedades genéticas (tamiz neonatal) que se realiza en todos los lactantes en Estados Unidos. La forma menos frecuente y más leve de HSC se relaciona con irregularidades menstruales, acné y características masculinas (desarrolladas durante la adolescencia/inicio de la edad adulta), pero no con genitales ambiguos. Al evaluar a una mujer con genitales ambiguos, siempre hay que estar atento a los signos y síntomas de crisis suprarrenales, causados por concentraciones circulantes bajas de cortisol y aldosterona. Estos signos y síntomas incluyen hipotensión, choque resistente a catecolaminas, retraso del desarrollo, vómito, diarrea y dolor abdominal intenso. Los desajustes de laboratorio comprenden hiponatriemia, hiperpotasiemia e hipoglucemia. Una vez que se sospecha el diagnóstico, debe iniciarse el tratamiento rápido con líquidos intravenosos, hidrocortisona y manejo electrolítico. El manejo médico a largo plazo de la HSC consiste en esteroides diarios. Sin embargo, la referencia con un urólogo también es invaluable porque la corrección cosmética quirúrgica puede ayudar a los efectos psicológicos relacionados.

Criptorquidia

La ausencia de testículos en el escroto es causa de preocupación durante la exploración GU. La criptorquidia se debe al descenso incompleto de los testículos en el escroto, lo que es anormal después de los 4 meses de edad. Los testículos no descendidos pueden estar presentes en la cavidad abdominal o el canal inguinal. Puede ocurrir criptorquidia de forma concomitante con otros trastornos (p. ej., síndrome de insensibilidad a los andrógenos, síndrome de Klinefelter, síndrome de Prader-Willi, hipospadias, etc.). Sin tratamiento adecuado, la criptorquidia se acompaña del riesgo de cáncer testicular, torsión testicular intraabdominal, infertilidad y hernia inguinal. Por lo tanto, los niños con criptorquidia deben referirse con un urólogo para corrección quirúrgica, de forma ideal entre los 4 y los 12 meses.

Hipospadias

El desplazamiento ventral de la abertura uretral, que se conoce como hipospadias, es una de las anormalidades congénitas más frecuentes en hombres. El hipospadias no suele causar problemas inmediatos que pongan en riesgo la vida; sin embargo, se relaciona con un chorro urinario mal dirigido, incapacidad para orinar estando de pie, anormalidades del prepucio y curvatura del pene. Se ha sugerido que los pacientes con hipospadias tienen un mayor riesgo de infección urinaria, tanto antes como después de la reparación. El hipospadias por lo general ocurre de forma aislada, pero puede haber trastornos relacionados. Los pacientes con hipospadias pueden ser difíciles de cateterizar, por lo que deben considerarse en su lugar una muestra de bolsa o aspiración suprapúbica. Se recomienda la consulta con urología para redirigir el meato uretral y el flujo de orina.

PUNTOS CLAVE

- Siempre buscar debajo del pañal ya que los genitales ambiguos son un dato que siempre requiere más análisis y manejo a largo plazo.
- Considerar hiperplasia suprarrenal congénita en todos los niños con genitales ambiguos y signos/síntomas de crisis suprarrenal.
- Debe referirse al paciente con urología cuando se detecten criptorquidia o hipospadias para prevenir las complicaciones relacionadas y emprender la corrección quirúrgica.

Lecturas sugeridas

Hadziselimovic F, et al., eds. Examination and clinical findings in cryptorchid boys. *Cryptorchidism: Management and Implications.* Berlin, Heidelberg: Springer-Verlag; 1983:93-98.

Hindmarsh PC, Geertsma K. *Congenital Adrenal Hyperplasia: A Comprehensive Guide.* Cambridge, Massachusetts: Academic Press; 2017.

Khan DI, et al. *Ambiguous Genitalia: An Approach.* Saarbrücken, Germany: LAP LAMBERT Academic Publishing; 2013.

Siempre revisar bajo el cofre: no confundir fimosis y parafimosis

Tseng-Che Tseng, MD y Rebecca Hutchings, MD

En hombres no circuncidados, el prepucio cubre de forma natural el glande del pene y se adhiere a él al nacer. Las adherencias se degradan de forma gradual debido a cambios hormonales y el prepucio suele retraerse por completo sobre el glande del pene para los 5 años de edad. No hay necesidad de retraer el prepucio a la fuerza ni en casa ni en la sala de urgencias.

Balanitis/balanoprepucitis

La balanitis es la inflamación superficial nada más del glande, en tanto que la balanoprepucitis ocurre cuando la inflamación afecta tanto el glande como el prepucio. El diagnóstico de balanitis y balanoprepucitis se hace en clínica con base en los datos de la exploración física de eritema e inflamación del prepucio. Los síntomas consisten en prurito o dolor. Las causas principales de inflamación son traumatismo, irritación local e infección. Las fuentes infecciosas suelen derivarse de la colonización local de *Candida albicans* o anaerobios grampositivos y las bacterias aerobias como *Streptococcus* del grupo A. Las etiologías infecciosas cambian a medida que la colonización lo hace en diferentes grupos de edad. Por ejemplo, en adolescentes sexualmente activos, los microorganismos transmitidos por vía sexual como *Chlamydia trachomatis* y *Neisseria gonorrhoeae* son los agentes causales más frecuentes. La inflamación también puede ser causada por irritación externa por jabón y detergente. La eliminación de los agentes irritantes y una mejor higiene tienen que resolver la inflamación. Si se sospecha una causa infecciosa, la balanitis y la balanoprepucitis deben tratarse con antimicóticos tópicos (es decir, crema de clotrimazol) o antibióticos (tópicos u orales, según la extensión de los síntomas). Hay que estar al tanto de que la balanoprepucitis recurrente puede ser indicativa de diabetes mellitus o de un estado inmunocomprometido; deben realizarse los análisis apropiados cuando esté indicado.

Fimosis

Ocurre fimosis cuando el prepucio no puede retraerse sobre el glande. En pacientes pediátricos, esta suele ser una alteración fisiológica sin síntomas y por lo general se resuelve de forma espontánea para los 5 años de edad. Ocurre fimosis patológica cuando el prepucio no logra retraerse verdaderamente, lo que ocurre por cicatrización secundaria a traumatismos, infección o inflamación. Los signos y síntomas incluyen incapacidad para retraer el prepucio después de haber podido hacerlo a una menor edad, disuria, dolor, hemorragia o incapacidad para orinar.

El manejo inicial de la fimosis patológica comienza con tratamiento conservador. Debe asesorarse a los padres para que apliquen una crema esteroide en la punta del prepucio dos veces al día. Después de unos cuantos días, el niño o sus padres pueden comenzar a hacer el intento de empujar gradualmente el prepucio tan atrás como sea posible sin que duela. Una vez que es posible retraer el prepucio un poco, la crema puede aplicarse de forma más proximal. El prepucio debe regresarse luego a su posición normal. También hay que referir al paciente a urología como paciente ambulatorio. Si el trastorno persiste, puede recomendarse la circuncisión correctiva. En términos generales, la fimosis no es una urgencia médica. En ocasiones, solo es necesario tranquilizar a los padres y asesorarlos acerca de cómo no deben forzar el prepucio hacia atrás en sentido proximal. Sin embargo, es importante valorar si el paciente puede orinar. Si hay obstrucción a la salida urinaria, puede ser necesaria una intervención adicional, como un procedimiento de hendidura dorsal y circuncisión urgentes.

Parafimosis

En contraste con la fimosis, la parafimosis ocurre cuando el prepucio proximal se ha retraído por completo y no puede regresarse sobre el glande. Esto puede causar una obstrucción a la circulación que conduce a la estrangulación del glande, lo que requiere reducción de urgencia para prevenir isquemia y necrosis tisulares.

El diagnóstico se hace en clínica y la base del tratamiento es la reducción manual oportuna con control adecuado del dolor. La reducción manual se logra empujando con fuerza sobre el glande con los pulgares mientras se tira del prepucio en sentido proximal con los dedos. En la mayoría de los casos, la compresión manual puede reducir el prepucio inflamado dentro de las primeras pocas horas. En los casos difíciles se han usado diferentes métodos para ayudar a reducir la inflamación, incluidos la aplicación de hielo y el uso de apósitos de compresión. También pueden aplicarse al glande agentes osmóticos como azúcar granulada o gasa cubierta con solución de dextrosa o manitol para reducir la inflamación. Si falla la reducción manual, se requiere una incisión en el prepucio apretado (reducción con hendidura dorsal) con bloqueo nervioso para aliviar la presión. Cabe destacar que no se debe recurrir a métodos para reducir la inflamación cuando el glande se vea azul o negro y firme a la palpación, lo que es una indicación de necrosis del pene. Si hay signos de necrosis del pene u obstrucción urinaria, se requiere consulta urgente con urología. El paciente necesitará reducción inmediata bajo sedación durante el procedimiento en la sala de urgencias o en el quirófano.

PUNTOS CLAVE

- La fimosis no es una urgencia si el paciente puede orinar.
- La parafimosis es una urgencia y demanda reducción urgente.
- La consulta de urgencia con urología por parafimosis es una necesidad cuando hay signos de necrosis u obstrucción del flujo urinario.
- La balanoprepucitis recurrente puede relacionarse con diabetes mellitus o un estado de inmunocompromiso.

Lecturas sugeridas

Edwards S. Balanitis and balanoposthitis: a review. *Genitourin Med.* 1996;72(3):155-159.
McGregor TB, Pike JG, Leonard MP. Pathologic and physiologic phimosis: approach to the phimotic foreskin. Can *Fam Physician.* 2007;53(3):445-448.
Simpson ET, Barraclough P. The management of the paediatric foreskin. *Aust Fam Physician.* 1998;27:381.

115

Exantemas neonatales: distinguir los malos de los no tan malos

Denisse Fernandez Goytizolo, MD y Madeline M. Joseph, MD, FACEP, FAAP

En el periodo neonatal pueden presentarse varios exantemas. Aunque casi todos son transitorios y benignos, representan una fuente importante de preocupación para los padres. Es esencial distinguir estas entidades de los exantemas neonatales serios para asegurar su manejo óptimo en la sala de urgencias.

Exantemas de los que no hay que preocuparse

Melanosis pustulosa neonatal transitoria

La melanosis pustulosa neonatal transitoria (MPNT) es una dermatosis transitoria y autolimitada. Se caracteriza por tres lesiones secuenciales: (1) vesiculopústulas superficiales de 1 a 2 mm de diámetro que desaparecen en 1 a 2 días, (2) pústulas rotas con un collarete formado por una escama fina y (3) máculas hiperpigmentadas que desaparecen en 3 semanas a 3 meses. Todas las áreas del cuerpo pueden estar afectadas, incluidas las palmas de las manos y las plantas de los pies. La MPNT no requiere tratamiento.

Eritema tóxico neonatal

El eritema tóxico neonatal (ETN) es un exantema autolimitado de origen desconocido. Las lesiones consisten en máculas y pápulas con eritema central de 2 a 3 mm que evolucionan a pústulas y están rodeadas por un área mayor de eritema. Las lesiones pueden ser desde unas cuantas a varios cientos y aparecen en la cara, el tronco y las partes proximales de las extremidades. Las palmas de las manos y las plantas de los pies no están afectadas. Las lesiones suelen aparecer 1 a 2 días después del nacimiento y hasta el día 10 de vida. El ETN desaparece en 5 a 7 días, pero puede volver a presentarse durante varias semanas. No se requiere tratamiento.

Acné miliar

Consiste en quistes queratinosos autolimitados benignos. Las lesiones son pápulas diminutas y firmes amarillo-blancuzcas de 1 a 2 mm de diámetro, y más a menudo se ubican en frente, mejillas, nariz, barbilla, encías y en la línea media del paladar (perlas de Epstein). El acné miliar desaparece de forma espontánea en los primeros meses de vida.

Miliaria

Es resultado de la retención de sudor en los conductos ocluidos de las glándulas sudoríparas debido a que los recién nacidos se encuentran en condiciones tibias y húmedas (como ser amamantado o usar ropa ajustada durante condiciones climáticas calientes y húmedas).

- *Miliaria cristalina:* vesículas claras puntiformes de 1 a 2 mm de diámetro que se rompen y descaman con una duración de horas a días. Aparecen en la cabeza, el cuello y la parte superior del tronco.
- *Miliaria rubra o sudamina neonatal:* pequeñas pápulas y vesículas eritematosas sobre la cara, la parte superior del tronco y las áreas intertriginosas del cuello.

Todas las formas de miliaria responden al enfriamiento del paciente al retirar el exceso de ropa, con baños y regulando la temperatura ambiental. Los agentes tópicos suelen ser ineficaces.

Pustulosis cefálica neonatal

Antes llamado acné neonatal, este es un trastorno benigno y autolimitado atribuido a la estimulación androgénica materna de las glándulas suprarrenales neonatales. Las lesiones son pápulas y pústulas sobre cara, cuello y tronco. La pustulosis cefálica neonatal (PCN) se resuelve sin cicatrización en unos cuantos meses. El tratamiento suele ser innecesario pero un azol tópico o los esteroides tópicos leves pueden acelerar la resolución.

La PCN persistente grave acompañada por otros signos de hiperandrogenismo debe llevar a la sospecha de hiperplasia cortical suprarrenal u otras endocrinopatías subyacentes.

Dermatitis seborreica

La patogénesis de la dermatitis seborreica (DS) se desconoce, pero se han implicado *Pityrosporum (Malassezia)* y especies de *Candida*. La DS se presenta con una erupción descamada eritematosa no prurítica en áreas donde crece pelo (p. ej., cuero cabelludo [costra láctea], cejas) y áreas perinasales, presternales, posauriculares e intertriginosas. La DS puede ser focal o afectar casi todo el cuerpo.

La DS suele ser autolimitada y se resuelve en varias semanas a meses. Se sugiere un manejo escalonado, comenzando con tranquilización y actitud expectante. Las escamas pueden retirarse con un cepillado suave después del champú o el uso de emolientes. Los champús que contienen alquitrán son la primera línea, seguidos por los champús de sulfuro de selenio y cremas o champús antimicóticos. Las cremas de esteroides leves son otra opción.

La DS generalizada acompañada por retraso del crecimiento y diarrea debe llevar a sospechar inmunodeficiencia y una respuesta deficiente al tratamiento puede ser resultado de una patología como histiocitosis de células de Langerhans.

Exantema neonatal que pone en riesgo la vida

La infección neonatal por el virus del herpes simple suele transmitirse durante el parto. Las manifestaciones ocurren entre la 1.ª y 3.ª semanas de vida, pero puede ser incluso hasta la 4.ª semana. Los recién nacidos pueden presentarse con enfermedad local o diseminada y las vesículas en la piel son frecuentes con cualquier tipo. El diagnóstico rápido mediante cultivo viral o RCP del VHS es esencial. El sitio de recuperación más frecuente es una vesícula en la piel. La nasofaringe, los ojos, el recto, la sangre y el LCR también deben analizarse. El tratamiento es con aciclovir parenteral y cuidados de apoyo.

PUNTOS CLAVE

- El diagnóstico de los exantemas neonatales benignos por lo general puede hacerse mediante la identificación del momento de aparición, las características de las lesiones y los patrones de distribución del cuerpo.
- El exantema vesicular en recién nacidos debe despertar la sospecha y motivar al tratamiento de VHS neonatal.

Lecturas sugeridas

O'Connor NR, McLaughlin MR, Ham P. Newborn skin: Part I. Common rashes. *Am Fam Physician*. 2008;77(1): 47-52.

Zitelli BJ, McIntire SC, Nowalk AJ. *Zitelli and Davis' Atlas of Pediatric Physical Diagnosis*. Philadelphia, PA: Saunders/Elsevier; 2012.

116

Estar preparado para manejar los exantemas pediátricos frecuentes

Kayla McManus, DO y Todd Wylie, MD

Los trastornos cutáneos se encuentran entre los principales motivos para visitar la sala de urgencias pediátrica. Al evaluar a los pacientes con exantemas, es fácil "no ver el bosque por los árboles", ya que un exantema puede distraer tanto la atención que se olvida evaluar el proceso patológico general. Los componentes clave en la anamnesis incluyen el aspecto del exantema inicial, su progresión, exposiciones, antecedentes médicos, medicamentos, signos/síntomas relacionados y estado inmunológico dado que los pacientes inmunocomprometidos se encuentran en riesgo de morbilidad y mortalidad significativas. También es esencial evaluar todas las áreas de la piel, incluidas las palmas de las manos, las plantas de los pies y las membranas mucosas. Hay que enfocarse en los principales signos cutáneos y reconocer que las intervenciones terapéuticas previas pueden alterar el aspecto del exantema (véase la tabla 120-1).

Aunque no es una lista detallada, los exantemas más habituales y su manejo se describen más adelante y en la tabla 116-1.

Dermatitis por contacto

La dermatitis por contacto es un exantema localizado, prurítico y eritematoso después del contacto con un material externo. Se divide en dermatitis irritante y alérgica. La dermatitis irritante es secundaria a una irritación cutánea que no es de mediación inmunológica. El inicio de los síntomas puede ser inmediato. La dermatitis por contacto alérgica se debe a una reacción de hipersensibilidad retrasada de mediación inmunológica. La exposición inicial al alérgeno conduce a sensibilización y la exposición repetida causa una cascada inflamatoria mediada por linfocitos T que resulta en eritema, pápulas, vesículas y prurito.

Las dermatitis irritantes frecuentes incluyen dermatitis por el pañal y dermatitis de piel seca. Se tratan al eliminar el agente causal y restaurar el agua a la superficie cutánea con cremas humectantes libres de conservantes, lanolina y fragancia.

Dermatitis por *Toxicodendron*

La dermatitis por *Toxicodendron* (zumaque) es resultado del contacto con plantas del género *Toxicodendron*, como hiedra, roble y zumaque venenosos. El alérgeno causal, urushiol, puede quedarse en las ropas y la piel, por lo que los pacientes deben bañarse y lavar la ropa inmediatamente después del contacto. En individuos sensibilizados, el exantema suele desarrollarse en un lapso de 2 a 3 días, pero puede tomar hasta 15 días en algunos pacientes. El exantema es autolimitado, con resolución en 1 a 3 semanas. Las compresas húmedas, los antihistamínicos orales y la loción de calamina pueden mejorar la comezón. Los corticoesteroides tópicos tempranos pueden reducir los síntomas. Los corticoesteroides sistémicos se reservan para casos graves o para los que afectan estructuras vitales (p. ej., los ojos).

Dermatitis por níquel

La dermatitis de contacto alérgica por níquel se presenta como una reacción local o sistémica. La dermatitis por níquel local resulta del contacto con joyería, botones u otros objetos que contienen níquel. Los sitios habituales incluyen el ombligo (botones), los dedos (anillos) y los lóbulos de las orejas (aretes). Las reacciones sistémicas al níquel son raras y se relacionan con la ingestión de níquel de fuentes alimentarias (p. ej., chocolate, alimentos enlatados) y se presentan con una dermatitis generalizada. El tratamiento necesita eliminar los alérgenos del níquel y tratar los síntomas como prurito y exantema local con antihistamínicos y corticoesteroides tópicos. Los corticoesteroides orales son una opción, pero pueden tener efectos secundarios importantes. De forma alternativa, los agentes inmunomoduladores y antiinflamatorios (p. ej., tacrolimus) son efectivos contra la dermatitis por níquel. La fototerapia con UVB puede estar indicada para pacientes con dermatitis por níquel refractaria.

Tabla 116-1 ■ Características de los exantemas pediátricos habituales

Diagnóstico médico	Presentación inicial	Tipo de lesión	Distribución	Progresión del exantema
Dermatitis por contacto (irritante)	Eritema y prurito; localizado en el sitio de contacto con la piel	Pápulas eritematosas	Localizado en el sitio de contacto; suele afectar las manos	Piel seca, piel fisurada, bordes menos distintivos
Dermatitis por contacto (alérgica)	Eritema y prurito; localizado en la piel expuesta	Pápulas eritematosas	Localizado en el sitio de contacto con el alérgeno/piel; bordes, líneas y patrones distintivos	Aguda: eritema, edema, vesículas Crónica: eritema, liquenificación, excoriaciones
Dermatitis por *Toxicodendron*	Erupción eritematosa y prurítica: distribución lineal o similar a franjas donde la planta y la piel entraron en contacto	Pápulas eritematosas	Distribución relacionada con una o más áreas de contacto con la piel	Evolución a vesículas y, en casos graves, ampollas
Dermatitis por níquel	Pápulas eritematosas agrupadas en el sitio de contacto; prurito	Pápulas eritematosas: vesículas	Reacción local en el sitio de contacto con la piel	Exposición crónica: eritema, fisuras, liquenificación, excoriaciones
Sarna	Pequeñas pápulas rojas; prurito intenso	Pápulas eritematosas; excoriación, costras	Espacios interdigitales, glúteos, pliegues axilares, muñecas, codos; posiblemente palmas de las manos o plantas de los pies en lactantes	Por lo general se extiende entre quienes viven en contacto cercano
Pitiriasis rosada	"Placa heráldica" inicial (placa eritematosa; collarete de escamas finas)	Lesiones ovales; collarete de escamas	Tronco y extremidades proximales	"Placa heráldica" inicial, seguida por lesiones ovales (los ejes largos de la lesión siguen las líneas cutáneas)

Sarna

La sarna es causada por *Sarcoptes scabiei* var. *hominis*. La infestación causa prurito intenso debido a la hipersensibilidad al antígeno del ácaro arador de la sarna. La sarna se diagnostica en clínica. Visualizar el ácaro arador bajo el microscopio usando raspadura de piel confirma el diagnóstico. El tratamiento de primera línea consiste en permetrina tópica al 5% durante 8 a 12 horas con aplicación repetida 1 semana después. Lavar la ropa, las sábanas y las toallas en agua caliente o almacenarlas en una bolsa hermética es necesario para eliminar la sarna. Los pacientes no son contagiosos 1 día después del tratamiento, pero el prurito puede continuar durante semanas.

Pitiriasis rosada

La pitiriasis rosada (PR) es un exantema prurítico de los adolescentes y adultos jóvenes. Aunque se ha propuesto una etiología viral, la etiología definitiva se desconoce. La presencia de una "placa heráldica" y la distribución en "árbol de Navidad" del exantema sugiere con firmeza el diagnóstico. En individuos sexualmente activos, la prueba de reagina plasmática rápida (RPR) es necesaria para descartar sífilis secundaria debido al aspecto similar de los exantemas. La PR es autolimitada y no necesita tratamiento, aunque los corticoesteroides tópicos pueden disminuir el prurito. Es posible que el exantema no ceda durante varios meses, por lo que se requieren lineamientos anticipatorios.

PUNTOS CLAVE

- La anamnesis y la exploración son fundamentales para identificar exantemas frecuentes.
- Se recomienda seguimiento después del diagnóstico y el tratamiento en urgencias.
- Proporcionar lineamientos anticipatorios con base en la progresión clínica conocida del exantema.

Lecturas sugeridas

Allmon A, Deane K, Martine KL. Common skin rashes in children. *Am Fam Physician*. 2015;92:211-216.
Kliegman R, Stanton B, St. Geme JW, Schor NF, Behrman RE. *Nelson Textbook of Pediatrics*. 20th ed. Philadelphia, PA: Elsevier; 2016:1594-1596, 1570, 3221-3226.
Usatine RP, Riojas M. Diagnosis and management of contact dermatitis. *Am Fam Physician*. 2010;82:249-255.

Estar preparado para manejar los exantemas infecciosos pediátricos frecuentes

James Buscher, MD y Madeline Joseph, MD, FACEP, FAAP

Los exantemas pediátricos pueden provocar ansiedad en los padres y suelen conducir a que las familias busquen atención en la sala de urgencias. En 2015, 1.4 millones de pacientes pediátricos fueron atendidos por trastornos de la piel y los tejidos subcutáneos. Si bien un exantema puede ser un signo de una enfermedad potencialmente grave, muchos son exantemas infecciosos autolimitados que se resuelven con cuidados de apoyo o tratamiento simple. Los clínicos de urgencias deben reconocer los exantemas benignos, evitar los análisis extensos y tranquilizar a las familias.

Virales

El *molusco contagioso* es causado por un poxvirus. Las lesiones son pequeñas, elevadas, lisas, firmes y color piel con umbilicación central. Pueden ocurrir en cualquier parte del cuerpo y se diseminan por contacto. El exantema se resuelve por sí solo en 6 a 12 meses, pero puede durar hasta 4 años. Puede referirse con el dermatólogo si está afectado un sitio sensible o la familia está preocupada por obtener una resolución rápida.

El *eritema infeccioso (quinta enfermedad)* es causado por el parvovirus B19. Los síntomas consisten en fiebre, rinorrea y cefalea seguidos por el exantema, que suele ser un área eritematosa en las mejillas ("mejillas abofeteadas"), pero puede ser un exantema reticular en el cuerpo que dura 7 a 10 días. Una vez que se desarrolla el exantema, el paciente deja de ser contagioso. Aunque no hay tratamiento, los profesionales deben estar al tanto de complicaciones como anemia aplásica, que puede ocurrir en pacientes inmunocomprometidos, incluidas las mujeres embarazadas.

La *roséola (exantema súbito o sexta enfermedad)* es causada por el VHH-6 y con menor frecuencia por el VHH-7; más a menudo afecta a niños de 1 a 5 años de edad. El exantema consiste en pequeñas pápulas rosas o rojas de 2 a 5 mm, comienza en el tronco y se extiende al cuello, las extremidades y la cara. El exantema va precedido por síntomas leves de infección respiratoria superior y fiebre elevada (hasta 40 °C) durante 3 a 5 días con defervescencia abrupta cuando comienza el exantema. Hasta 15% de los niños puede experimentar convulsiones febriles. El tratamiento consiste en cuidados de apoyo estándar.

El *exantema viral de mano-pie-boca* es causado por enterovirus; el virus Coxsackie A16 es el más frecuente. Los pacientes son más contagiosos durante la primera semana de la enfermedad y desarrollan fiebre y manchas rojas en la boca que pueden ampollarse y volverse dolorosas (herpangina). También pueden encontrarse lesiones en el cuerpo, más a menudo en las manos y los pies, aunque pueden ocurrir en cualquier lugar. El tratamiento es de apoyo, pero debe atenderse el dolor dado que es posible que limite la ingesta oral y cause deshidratación.

Micóticos

La tiña es causada por dermatofitos y la nomenclatura se basa en la ubicación: cabeza, cuerpo, ingle, pies, uñas, barba y manos.

La tiña de la cabeza impacta sobre todo a niños en edad escolar y se caracteriza por parches anulares en el cuero cabelludo con áreas de alopecia con puntos negros dentro del parche. Debido a los dermatofitos que viven dentro del folículo piloso, se requiere tratamiento oral. El tratamiento de primera línea consiste en griseofulvina con alternativas que incluyen itraconazol y terbinafina.

La tiña del cuerpo (dermatofitosis) se presenta en el cuerpo y suele hacerlo con una placa circular y eritematosa con un borde demarcado. El tratamiento suele ser tópico, pero puede considerarse el tratamiento oral con lesiones difusas.

Bacterianos

La *escarlatina* se debe a una toxina producida por estreptococos del grupo A. El exantema se caracteriza por máculas y pápulas eritematosas finas con una textura de "lija". El exantema aparece después de 1 a 2 días de enfermedad del cuello, las axilas o la ingle y después se extiende por el cuerpo. Puede haber descamación de las yemas de los dedos, las ingles y los dedos de los pies y persistir hasta por varias semanas. El tratamiento de primera línea consiste en una sola dosis de penicilina intramuscular u oral.

El *impétigo* es un exantema que suele ser causado por estreptococos del grupo A o *Staphylococcus aureus* y puede clasificarse como ampolloso o no ampolloso. El impétigo ampolloso es causado casi de forma universal por *S. aureus* y comienza con pequeñas vesículas que se convierten en ampollas flácidas. Con el impétigo no ampolloso, las vesículas se rompen y forman una costra amarilla secundaria (costra de miel). El tratamiento consiste en antibióticos, ya sea tópicos u orales, dependiendo del grado de la lesión.

PUNTOS CLAVE

- Asegúrese de descubrir al paciente porque el exantema puede estar presente nada más en las ingles o la orofaringe.
- No todos los exantemas requieren medicamentos, ya que muchos solo pueden requerir cuidados de apoyo.
- La mayoría de las infecciones micóticas puede tratarse por vía tópica, con la excepción de la tiña de la cabeza, que requiere dosis orales.

Lecturas sugeridas

Kliegman R, Stanton B, St. Geme JW, et al. *Nelson Textbook of Pediatrics.* 20th ed. Philadelphia, PA: Elsevier; 2016:1594-1596, 3221-3226.

Liu C, Bayer A, Cosgrove SE, et al. Clinical practice guidelines by the Infectious Diseases Society of America for the treatment of methicillin-resistant *Staphylococcus aureus* infections in adults and children: executive summary. *Clin Infect Dis.* 2011;52:285-292.

118

Recurrencias en la dermatitis atópica: estrategias para ajustar el tratamiento

Sami K. Saikaly, MD y Jennifer J. Schoch, MD

La dermatitis atópica (DA), también conocida como eccema, ocurre en 10 a 20% de los niños y suele ser más grave si son de menor edad. Los niños con exacerbaciones de DA a menudo buscan tratamiento en la sala de urgencias. Los profesionales deben estar preparados para tratar las exacerbaciones de la DA y dirigir a los pacientes al seguimiento apropiado que alivie los síntomas.

Tratamiento

La restitución y reparación de la barrera cutánea defectuosa es fundamental en el tratamiento de la DA. Se recomiendan cuidados de la piel sensible, lo que incluye baño diario con agua tibia y jabón de barra sin fragancia. El tratamiento emoliente con una gruesa capa de lubricante mejora la barrera cutánea y bloquea el ciclo inflamatorio posterior y la comezón subsiguiente.

Una vez que ha comenzado el ciclo inflamatorio, los corticoesteroides tópicos son el tratamiento de primera línea. Por lo general se usa un corticoesteroide de menor potencia para la cara y los pliegues cutáneos, como ungüento de hidrocortisona al 2.5%. Para el tronco y las extremidades pueden emplearse corticoesteroides de mayor potencia, como ungüento de triamcinolona al 0.1%. Casi siempre se utilizan dos veces al día hasta que la piel sana. La DA es una enfermedad crónica, por lo que los médicos de urgencias deben destacar la necesidad de que el paciente siga el tratamiento de mantenimiento tanto para mejorar su calidad de vida como para evitar las visitas repetidas a la sala de urgencias.

Para los pacientes con DA moderada a grave, la atención local consiste en aplicar corticoesteroides tópicos a las áreas con DA, usando una capa de apósito húmedo (es decir, calcetines, guantes o pijama) y cubrir este apósito húmedo con una capa seca (es decir, ropa seca, toallas o cobijas) para mantener la humedad.

En la DA pediátrica grave que no se controla con tratamiento tópico, los pacientes deben referirse a dermatología para la consideración de fototerapia o tratamiento sistémico. Los corticoesteroides sistémicos no se recomiendan debido a los efectos adversos a largo plazo y las exacerbaciones frecuentes una vez que el tratamiento se suspende.

Otras consideraciones

La alteración de la función de barrera y los traumatismos por el rascado pueden resultar en piel abierta, la cual puede conducir a superinfección y empeoramiento de la inflamación. Las cremas de antibióticos triples y neomicina deben evitarse debido al mayor riesgo de dermatitis por contacto. El control del eccema debe ser el objetivo terapéutico primario en el tratamiento de la DA superinfectada. Los antibióticos sistémicos solo deben usarse en episodios agudos con evidencia clara de una infección bacteriana. En caso de infección bacteriana recurrente, la aplicación de mupirocina intranasal dos veces al día durante 10 días o baños en cloro diluido pueden limitar la recurrencia. Otras medidas preventivas incluyen lavar las sábanas de forma semanal y evitar compartir los productos de higiene personal.

Pueden ocurrir otras infecciones que compliquen la DA, como infección con virus del herpes simple (eccema herpético, erupción variceliforme de Kaposi). Los niños con eccema herpético requieren tratamiento con aciclovir tan pronto como sea posible y a menudo hospitalización. En adolescentes y otros con DA localizada en la cabeza y el cuello que no responde al tratamiento, debe considerarse la presencia de una infección micótica (*Malassezia*) y tratarse con un antimicótico tópico u oral.

La DA ha mostrado que afecta significativamente la calidad de vida del paciente y la familia, debido a las múltiples aplicaciones del tratamiento tópico, el estigma social y las alteraciones del sueño. Tratar el dermografismo concurrente (si está presente) con antihistamínicos no sedantes como cetirizina o fexofenadina puede reducir el prurito.

- El tratamiento de la DA incluye cuidados para la piel sensible, humectación, valoración en busca de superinfección y control de la inflamación y el prurito.
- El tratamiento de la DA con un esquema apropiadamente breve de corticoesteroides tópicos potentes proporciona una exposición menos acumulativa a los corticoesteroides que el uso no eficaz a largo plazo de corticoesteroides tópicos menos potentes.
- La DA es una enfermedad crónica y el tratamiento de mantenimiento con esteroides tópicos de menor potencia dos a tres veces a la semana ayuda a prevenir las recaídas.
- Los corticoesteroides orales no se recomiendan en el cuidado sistemático de la DA.

Lecturas sugeridas

Brar KK, Nicol NH, Boguniewicz M. Strategies for successful management of severe atopic dermatitis. *J Allergy Clin Immunol Pract*. 2019;7(1):1-16.

Galli E, Neri I, Ricci G, et al. Consensus conference on clinical management of pediatric atopic dermatitis. *Ital J Pediatr*. 2016;42:26.

Leung DYM. Why is eczema herpeticum unexpectedly rare? *Antiviral Res*. 2013;9:153-157.

Mayba JN, Gooderham MJ. Review of atopic dermatitis and topical therapies. *J Cutan Med Surg*. 2017;21(3):227-236.

Takahata Y, Sugita T, Kato H, et al. Cutaneous Malassezia flora in atopic dermatitis differs between adults and children. *Br J Dermatol*. 2007;157:1178-1182.

Travers JB, Kozman A, Yao Y. Treatment outcomes of secondary impetiginized pediatric atopic dermatitis lesions and the role of oral antibiotics. *Pediatr Dermatol*. 2012;29:289-296.

Estar preparado para reconocer y manejar los exantemas "malos"

Akhila Reddy Mandadi, MD y Madeline M. Joseph, MD, FACEP, FAAP

La mayoría de los trastornos cutáneos que se presentan en la sala de urgencias pediátrica es benigna. Es importante que los médicos de urgencias reconozcan los siguientes signos de advertencia que representan trastornos que requieren intervención sin demora.

- Eritrodermia (enrojecimiento de la piel que afecta más de 90% del área de superficie corporal)
- Descamación
- Alodinia
- Exantema petequial/púrpura

Varios trastornos cutáneos se presentan con todos o algunos de los signos de alerta previos. Los trastornos que se presentan con eritrodermia, fiebre y afección multiorgánica (como insuficiencia hepática y renal, coagulación intravascular diseminada [CID] e hipotensión) incluyen síndrome de choque tóxico (SCT); síndrome de exantema farmacológico, eosinofilia y síntomas sistémicos (EFESS); síndrome de Stevens-Johnson (SSJ), necrólisis epidérmica tóxica (NET) y síndrome estafilocócico de piel escaldada (SEPE). El SSJ, la NET y el SEPE se presentan además con alodinia grave.

El SCT y el SEPE son enfermedades mediadas por toxinas estafilocócicas a partir de heridas existentes. El SEPE se observa en niños pequeños y en pacientes con afección renal. El SCT se observa en adolescentes (secundario al uso prolongado de tampones), taponamiento nasal y en adultos por heridas quirúrgicas o de otro tipo.

La NET/SSJ y el síndrome EFESS son todos reacciones farmacológicas, más a menudo secundarias a sulfonamidas, anticonvulsivos, alopurinol, dapsona o AINE. La ingestión del fármaco precede al exantema en 1 a 3 semanas.

Ciertas características distintivas pueden ayudar a diagnosticar estos exantemas. El SEPE se presenta como ampollas superficiales de paredes delgadas, en tanto que el SCT suele presentarse con exantema maculopapuloso o petequial que es peor en áreas flexurales con descamación que se ve del tronco hacia las palmas de las manos y las plantas de los pies. El síndrome EFESS se presenta con un exantema distintivo generalizado escamoso y linfadenopatía. Por último, el SSJ se presenta con esfacelamiento epidérmico < 10% del área de superficie corporal en contraste con la NET, que tiene un esfacelamiento epidérmico > 30%. La NET también se presenta con lesiones tipo diana o blanco, descamación, necrosis epidérmica característica y más de dos superficies mucosas involucradas. La afección grave de los ojos requiere evaluación oftalmológica de urgencia.

Todas las alteraciones anteriores se diagnostican en clínica, pero pueden realizarse pruebas de laboratorio para detectar complicaciones relacionadas. Por ejemplo, el SSJ/NET pueden vincularse con linfopenia, neutropenia y trombocitopenia, y el síndrome EFESS se asocia con eosinofilia. Las transaminitis y las alteraciones electrolíticas se observan en todos estos trastornos. Los cultivos en sangre y otros fluidos pueden ser negativos, pero los cultivos nasofaríngeos en el SCT y los cultivos del líquido de las ampollas en el SEPE suelen ser positivos. La biopsia cutánea definitivamente ayuda a diferenciar todos los trastornos mencionados si el cuadro clínico no es claro.

El tratamiento por lo general es de apoyo con cuidados similares a los del tratamiento para quemaduras, con manejo cuidadoso de líquidos y electrolitos. Los antibióticos solo están indicados en el SEPE y el SCT. Se usa vancomicina para casos graves y clindamicina para los efectos sinérgicos y de antitoxina teóricos. Los esteroides en el síndrome EFESS y la inmunoglobulina IV en el SSJ/NET pueden ser benéficos.

Hay varios trastornos cutáneos que se presentan con manifestaciones dérmicas locales que pueden tener complicaciones graves como fascitis necrosante (FN) y celulitis cuando afecta los ojos, las manos y el perineo. En la FN, los pacientes tienen dolor desproporcionado con los datos de la exploración física que puede preceder por 24 a 48 horas a ampollas hemorrágicas necróticas. La crepitación, las ampollas, el color borgoña y la gangrena franca que se extienden con rapidez son característicos. Hay que considerar el cálculo de la puntuación de Indicador de riesgo de laboratorio para fascitis necrosante (LRINEC, por sus siglas en inglés) (PCR, Na, eritrocitos, hemoglobina, creatinina y glucosa) o LRINEC pediátrico (solo PCR y Na) para distinguir a los pacientes con celulitis/absceso grave frente a fascitis necrosante. Una puntuación LRINEC ≥ 6 es un corte razonable para incluir fascitis necrosante, pero una LRINEC < 6 no descarta el diagnóstico. Los pacientes con FN sumamente sospechosa requieren tratamiento quirúrgico de urgencia y antibióticos antiestreptocócicos IV.

En un niño con aspecto enfermo y fiebre, afección multiorgánica y exantema petequial y purpúrico debe sospecharse sepsis, meningococemia secundaria a *Neisseria meningitidis* o fiebre exantemática de las Montañas Rocosas secundaria a *Rickettsia rickettsii*. La meningococemia se presenta con inicio abrupto de fiebre, púrpura que evoluciona con rapidez, CID, estado mental alterado y choque. Deben obtenerse cultivos y administrar antibióticos (como cefalosporinas de tercera generación como ceftriaxona) junto con un manejo intensivo de la sepsis. La muerte ocurre con rapidez sin la administración oportuna de cefalosporinas de tercera generación. La fiebre exantemática de las Montañas Rocosas se presenta con exantema en las primeras 2 semanas después de la exposición a garrapatas. El exantema comienza en las muñecas y los tobillos y se extiende a las palmas de las manos, las plantas de los pies y por último el tronco y la cara. Los estudios de laboratorio a menudo muestran trombocitopenia e hiponatriemia. El tratamiento incluye eliminación inmediata de la garrapata y administración sin demora de antibióticos, de los que la primera elección es doxiciclina sin importar la edad del niño.

PUNTOS CLAVE

- Los exantemas relacionados con eritrodermia, descamación, alodinia o petequia/púrpura requieren atención inmediata para descartar enfermedades que ponen en riesgo la vida.
- Un niño con aspecto enfermo y fiebre, así como exantema petequial y purpúrico, deben hacer pensar en sepsis. Hay que obtener cultivos y administrar antibióticos junto con un manejo intensivo de la sepsis.

Lecturas recomendadas

Aronson PL, Florin TA. Pediatric dermatologic emergencies: a case-based approach for the pediatrician. *Pediatr Ann.* 2009;38(2):109-116.
Kress KW. Pediatric dermatology emergencies. *Curr Opin Pediatr.* 2011;23:403-406.
Usatine RP, Sandy N. Dermatologic emergencies. *Am Fam Physician.* 2010;82(7):773-780.

120

No caer en el truco de ignorar un diagnóstico de púrpura de Henoch-Schönlein

Ankita Taneja, MD, MPH y Todd Wylie, MD

La púrpura de Henoch-Schönlein (PHS) es la vasculitis más frecuente de la infancia, con una incidencia de ~20 casos por 100 000 niños al año. Aunque la PHS ocurre con mayor frecuencia en el otoño y el invierno y a menudo es posterior a una infección respiratoria superior, no se ha demostrado con claridad una relación causal entre los agentes infecciosos y la PHS. El pico del rango de edad es entre los 3 y 15 años de vida. Es más frecuente en niños caucásicos y asiáticos y en hombres (predominio 2:1).

La PHS suele afectar la piel, el tracto gastrointestinal (GI), las articulaciones y los riñones. Las manifestaciones cutáneas comienzan con petequias, pero a la larga se desarrollan hasta el exantema purpúrico palpable clásico de la PHS. La púrpura ocurre sobre todo en áreas dependientes de la gravedad, en particular las extremidades inferiores y los glúteos. Los niños no ambulatorios pueden desarrollar manifestaciones en la cara, las extremidades superiores y el tronco. Los síntomas GI por lo general siguen al inicio del exantema y suelen tomar ~1 semana. Los síntomas varían de náusea, vómito y dolor abdominal a intususcepción, isquemia intestinal, sangrado gastrointestinal y, en casos raros, perforación intestinal. La intususcepción es la complicación GI más frecuente de la PHS: ocurre hasta en 3.5% de los casos.

Los síntomas articulares de artritis y artralgia suelen ser transitorios, migratorios y afectar sobre todo las articulaciones grandes de las extremidades inferiores. La ambulación durante la enfermedad puede estar limitada debido al dolor, pero la afección articular no conduce a daño articular permanente o discapacidad crónica. El tratamiento sintomático está indicado para manejar el dolor.

Las manifestaciones renales suelen presentarse en el primer mes después del inicio de los síntomas sistémicos, pero pueden retrasarse hasta por 3 meses. Las manifestaciones varían de hematuria microscópica y proteinuria leve a síndrome nefrótico e insuficiencia renal. Puede desarrollarse hipertensión al principio o durante la recuperación de la PHS. La mayoría de las complicaciones renales relacionadas es leve y las oportunidades de recuperación son buenas.

Otros sistemas de órganos se ven afectados con menor frecuencia. Los hombres pueden experimentar dolor escrotal o testicular con hinchazón e hipersensibilidad. En casos raros, los pacientes pueden tener afección del sistema nervioso central (p. ej., convulsiones y encefalopatía).

Por lo general no se requieren estudios amplios de laboratorio e imágenes, pero pueden ayudar a excluir otras consideraciones diagnósticas y evaluar posibles complicaciones. Por ejemplo, el recuento plaquetario normal y los estudios de coagulación excluyen trombocitopenia y coagulopatía como etiología de la púrpura. Sin embargo, como mínimo debe obtenerse un análisis de orina para la detección en todos los pacientes con sospecha de PHS para evaluar si hay afección renal. Si se sospecha intususcepción en clínica, la ecografía abdominal es el estudio diagnóstico inicial de elección.

El tratamiento es sobre todo sintomático (control del dolor, hidratación) en ausencia de una patología renal o complicaciones gastrointestinales significativas. Los antiinflamatorios no esteroides (AINE) son útiles para el dolor articular. Sin embargo, no deben usarse AINE si hay glomerulonefritis o hemorragia gastrointestinal.

Se informa dolor abdominal y articular con menor frecuencia en pacientes que reciben glucocorticoides, pero el tratamiento con glucocorticoides casi siempre se reserva para pacientes con dolor abdominal que afecta la ingesta oral o que no mejoran con AINE. Es fundamental confirmar que la etiología del dolor abdominal no es secundaria a intususcepción o perforación intestinal antes de iniciar el tratamiento.

No hay consenso acerca del tratamiento de las complicaciones renales importantes. Algunos expertos defienden los esteroides en dosis altas repetidas para pacientes con síndrome nefrótico o glomerulonefritis seguidos por esteroides orales. Las decisiones sobre este tratamiento deben tomarse en conjunto con un nefrólogo para su manejo a largo plazo.

La hospitalización es necesaria para pacientes que requieren líquidos intravenosos, aquellos con complicaciones gastrointestinales significativas (p. ej., intususcepción, hemorragia GI), afección renal o para controlar el dolor intenso debido a artritis.

PUNTOS CLAVE

- Pensar en el diagnóstico de PHS con:
    - Púrpura, clásicamente palpable, no prurítica y que inicia en los glúteos y las extremidades inferiores.
    - Ausencia de trombocitopenia.
    - Artritis relacionada con PHS que afecta con mayor frecuencia las rodillas y los tobillos y es autolimitada.
- Revisar la orina en busca de hematuria y proteinuria para descartar afección renal.
- Estar alerta a cualquier signo o síntoma de intususcepción.

Lecturas sugeridas

Gedalia A. Henoch-Schönlein purpura. *Curr Rheumatol Rep.* 2004;6(3):195-202.
Hetland LE, Susrud KS, Lindahl KH, Bygum A. Henoch-Schönlein purpura: a literature review. *Acta Derm Venereol.* 2017;97(10):1160-1166.
Tizard EJ, Hamilton-Ayres MJJ. Henoch Schonlein purpura. *Arch Dis Child Educ Pract Ed.* 2008;93(1):1-8.

Estar preparado para diagnosticar con exactitud y apoyar a los pacientes con eritema multiforme

Corey W. Dye, MD y Madeline M. Joseph, MD, FAAP, FACEP

El eritema multiforme (EM) explica 1% de las visitas ambulatorias dermatológicas. El EM es una respuesta de mediación inmunológica a una variedad de antígenos tanto infecciosos como yatrógenos. La reacción se considera una respuesta inmunológica de tipo 4 mediada por linfocitos T. Los agentes infecciosos responsables más frecuentes incluyen virus del herpes simple y neumonía por *Mycoplasma*. Los fármacos relacionados más a menudo con el trastorno incluyen penicilinas, sulfonamidas, anticonvulsivantes y AINE.

El eritema multiforme se presenta como lesiones acrofaciales en diana. El EM históricamente se ha considerado un espectro inclusivo de enfermedad que varía de manifestaciones leves que se conocen como eritema multiforme de menor a grave, manifestaciones que ponen en riesgo la vida que se conocen como eritema multiforme mayor. Esta terminología fue perdiendo popularidad conforme las investigaciones mostraron una patogénesis significativamente distinta entre el eritema multiforme y el síndrome de Stevens-Johnson (SSJ) o necrólisis epidérmica tóxica (NET), que antes se clasificaban bajo eritema multiforme mayor.

Presentación y características definitorias

Las lesiones rojas y difusas en diana son la característica distintiva del EM, pero el exantema puede verse muy diferente dependiendo del estado del proceso patológico en el que el paciente se presenta. Puede iniciar como una mácula eritematosa o una roncha con márgenes claros, en cuyo centro se desarrolla una pápula o vesícula, lo que crea las lesiones multiformes. Esta lesión central desaparece más adelante y entonces se forman las lesiones en diana características. Las lesiones nuevas pueden seguir brotando y evolucionando a lo largo de 2 a 3 semanas, lo que permite un amplio espectro de presentaciones. Con esto en mente, un paciente puede presentarse nada más con ronchas que simulan urticaria, una mezcla de lesiones en diferentes etapas o solo lesiones de tipo diana, lo que dificulta el diagnóstico. Cuando predominan las lesiones de tipo diana, el exantema se parece más a eritema anular centrífugo. La exploración cuidadosa con la lupa del dermatoscopio puede ayudar a diferenciarlas, ya que el eritema multiforme tiene pequeñas petequias dentro de la erupción, en tanto que el eritema anular centrífugo no.

El eritema multiforme suele ser una erupción simétrica y puede afectar cualquier parte del cuerpo, aunque las manos y los pies (lo que incluye las palmas de las manos y las plantas de los pies) y las superficies extensoras de las extremidades superiores e inferiores son más frecuentes. La afección de las mucosas también es frecuente. Sin embargo, rara vez hay más de una sola superficie mucosa afectada y la presencia de múltiples sitios mucosos debe elevar el índice de sospecha para SSJ o NET tempranos. Las lesiones mucosas pueden presentarse de forma aislada o en conjunto con lesiones cutáneas y la mucosa oral es la que se afecta con mayor frecuencia. Cuando esto ocurre, las lesiones orales rara vez afectan las encías, una característica que puede ayudar a distinguir entre eritema multiforme y gingivoestomatitis secundaria a VHS.

Manejo

No hay un tratamiento definitivo para el EM y la base de la terapéutica son los cuidados de apoyo. Las recomendaciones específicas incluyen:

- Etiologías específicas:
  - Si se identifica un agente farmacológico causal, debe suspenderse de inmediato
  - Si es secundario a *Mycoplasma*, está indicado el tratamiento con un antibiótico apropiado
  - Si el paciente tiene antecedentes de EM atribuible a una infección por VHS, está indicado aciclovir u otro antiviral apropiado
- Tratamiento sintomático del dolor y el prurito
  - Esteroides tópicos
  - Antihistamínicos
  - AINE
- Si hay lesiones orales
  - Valorar con cuidado la capacidad del paciente para tolerar la ingesta oral a fin de mantener el estado nutricional y de hidratación (puede requerir hospitalización)
  - Considerar enjuagues orales con antisépticos/analgésicos
- Si hay lesiones conjuntivales/oculares, consultar de inmediato con oftalmología, ya que esto puede llevar a la formación de cicatrices y ceguera.
- Los corticoesteroides sistémicos NO están indicados de forma sistemática y está mostrado que aumentan las tasas de recurrencia después de su suspensión y que prolongan la evolución de la enfermedad.

PUNTOS CLAVE

- El EM es una respuesta inmunológica de tipo 4 mediada por linfocitos T a una variedad de antígenos.
- El exantema característico consiste en lesiones simétricas tipo diana, pero existe una amplia variación ya que las lesiones se desarrollan de forma continua y evolucionan a lo largo de su curso clínico.
- Ser suspicaz y mantener un alto grado de sospecha para SSJ o NET tempranos.
- El tratamiento es sobre todo de apoyo, los esteroides sistémicos pueden empeorar el trastorno y llevar a recurrencia.

Lecturas sugeridas

Gruskin KD. Rash—maculopapular. In: Fleisher GR, Ludwig S, Bachur RG, et al., eds. *Textbook of Pediatric Emergency Medicine*. 6th ed. Philadelphia, PA: Wolters Kluwer Health/Lippincott Williams & Wilkins; 2010:Chapter 62.

Hurwitz S. *Clinical Pediatric Dermatology*. 2nd ed. Saunders; 1993.

Read J, Keijzers GB. Pediatric erythema multiforme in the emergency department: more than "just a rash". *Pediatr Emerg Care*. 2017;33(5):320-324.

Sokumbi O, Wetter DA. Clinical features, diagnosis, and treatment of erythema multiforme: a review for the practicing dermatologist. *Int J Dermatol*. 2012;51(8):889-902.

Weller M, Clingenpeel J. *Erythema Multiforme*. Evanston, IL: PEPID, LLC; 2019. http://www.pepid.com

122

CAD: preocuparse demasiado por los líquidos IV

Nadira Ramkellawan, MD y Frederick Place, MD, FACEP, FAAP

Una de las causas raras pero devastadoras de morbilidad y mortalidad en pacientes con cetoacidosis diabética (CAD) es el edema cerebral. Aunque existe una variedad de teorías, el mecanismo exacto es impreciso. Una teoría que se ha mantenido por mucho tiempo es la teoría hiperosmolar, apoyada por estudios de la década de 1980 que sugieren que los pacientes tratados con mayores volúmenes de líquido intravenoso estaban en mayor riesgo de edema cerebral y peores resultados. La teoría hiperosmolar depende de entender que la CAD causa deshidratación y una osmolaridad intracelular elevada en el cerebro. La administración rápida de líquidos puede ocasionar una caída de la osmolaridad extracelular, lo que impulsa el agua libre hacia la célula, causando así edema celular y cerebral.

Para pacientes hemodinámicamente estables en la sala de urgencias, el volumen inicial de bolo que suele aceptarse es 10 cc/kg de líquidos isotónicos (p. ej., solución salina normal), hasta 0.5 L a lo largo de 1 hora. El déficit de líquido se calcula con base en la suposición razonable de una deshidratación de 5% con acidosis leve y que se restituye de forma lenta a lo largo de las siguientes 24 a 48 horas, en tanto que se asume un déficit de 10% para la acidosis grave a moderada. La solución salina al 0.45% se usa de manera tradicional para la restitución después del bolo inicial, pero puede continuarse la solución salina normal y después cambiarse a 0.45% con base en la tendencia de los valores de sodio. Los pacientes hemodinámicamente inestables deben recibir un bolo estándar de 20 cc/kg o más hasta que estén estables, seguido por la restitución más lenta del déficit. Se inicia una venoclisis con insulina (0.05 a 0.1 unidades/kg/h) para corregir la acidosis solo después de completar la reposición inicial con líquidos y establecer que el potasio no está bajo. La dextrosa se ajusta en los líquidos de restitución de mantenimiento una vez que la glucosa sérica está por debajo de 250 a 300 para prevenir la hipoglucemia mientras el paciente recibe la venoclisis de insulina.

Debido a la poca frecuencia de edema cerebral en la CAD, ha sido difícil dar la potencia adecuada a los estudios que valoran el efecto verdadero de las intervenciones en esta población en riesgo. Sin embargo, en las dos últimas décadas se publicó un número de estudios y series de casos que parecen rechazar la teoría hiperosmolar y proponen otros mecanismos más plausibles responsables del edema cerebral que no implican líquidos intravenosos.

El estudio PECARN FLUID (2018) es a la fecha el único estudio controlado aleatorizado prospectivo sobre el tema de administración de líquidos y edema cerebral en CAD. El estudio buscó las diferencias en los resultados neurológicos de administrar líquidos a diferentes velocidades o diferentes concentraciones de sodio. En la sala de urgencias, cada paciente recibió un bolo salino normal inicial de 10 cc/kg. En el grupo "rápido", se permitió a los médicos administrar un bolo adicional de 10 cc/kg, hasta un total de 1 L, según se considerió necesario. Después del bolo inicial, los líquidos subsiguientes se administraron en cuatro grupos aleatorizados: restitución del déficit de líquido "lenta" o "rápida" con solución salina normal o al 0.45%. El grupo "rápido" asumió un déficit de 10% de forma directa, corrigió la mitad del déficit de líquidos en las primeras 12 horas y proveyó el resto en las siguientes 24 horas. El grupo "lento" asumió un déficit de 5%, que se remplazó de forma constante a lo largo de 48 horas. Aunque no se demostraron resultados estadísticamente significativos entre ningún grupo, lo que sugiere que no hay diferencia entre la tasa de rehidratación o la concentración de sodio, hubo una tendencia mínima: la rehidratación "lenta" exhibió peores resultados neurológicos. Si bien el manejo en la sala de urgencias fue esencialmente el mismo que las recomendaciones de manejo actuales, este estudio puede brindar más información de las prácticas de restitución de líquidos en las primeras 24 a 48 horas.

El estudio PECARN FLUID reveló que algunos pacientes con CAD se presentaron con déficits neurológicos evidentes previos a la restitución de líquidos, lo que apoya una teoría más reciente de que la neurotoxicidad clínica o subclínica puede ya estar presente al llegar y no deberse a las prácticas de administración de líquidos subsecuentes. Usando técnicas de imágenes radiográficas más nuevas, una gran serie de casos mostró que hasta 39% de los pacientes con déficits neurológicos objetivos no tuvo una anormalidad evidente en las imágenes cerebrales, y que el edema se desarrolló mucho después, de forma subsecuente a los datos clínicos iniciales, lo que sugiere que el edema cerebral puede ser un efecto posterior y no necesariamente relacionarse con la administración de líquidos intravenosos. Asimismo, estudios sofisticados con IRM han hecho evidente la acumulación de agua en los espacios extracelulares en pacientes con CAD, no de modo intracelular como lo plantea la teoría hiperosmolar.

PUNTOS CLAVE

- En el ámbito de urgencias, el uso juicioso de la reposición con líquidos intravenosos en pacientes hemodinámicamente estables con CAD puede ser una administración segura.
- En el paciente hemodinámicamente inestable, la reposición intensiva con líquidos según se requiera sigue recomendándose.
- La restitución del déficit de líquidos en las primeras 24 a 48 horas después de la reposición inicial puede manejarse de forma más intensiva de lo que se pensaba con anterioridad.
- El edema cerebral puede ser en realidad una manifestación primaria de los efectos neurotóxicos de la CAD y no secundaria a las prácticas de administración de líquido como se temía antes.

Lecturas sugeridas

Codner E, Acerini CL, Craig ME, et al. ISPAD clinical practice consensus guidelines 2018: limited care guidance appendix. Pediatr Diabetes. 2018;19(suppl 27):328-338. doi:10.1111/pedi.12767.

Glaser N, Barnett P, McCaslin I, et al. Risk factors for cerebral edema in children with diabetic ketoacidosis. The Pediatric Emergency Medicine Collaborative Research Committee of the American Academy of Pediatrics. N Engl J Med. 2001;344(4):264-269.

Kuppermann N, Ghetti S, Schunk JE, et al. Clinical trial of fluid infusion rates for pediatric diabetic ketoacidosis. N Engl J Med. 2018;378(24):2275-2287.

Muir A, Quisling R, Yang M, et al. Cerebral edema in childhood diabetic ketoacidosis. Diabetes Care. 2004;27(7):1541-1546.

Permitir que la hipoglucemia lo sorprenda en el paciente pediátrico que se presenta con gastroenteritis

Lindly A. Theroux, DO y Scott W. Sutton, MD

La gastroenteritis se encuentra con frecuencia en la sala de urgencias. La hipoglucemia puede ser fácilmente una complicación relacionada y necesita considerarse. Entender por qué ocurre y cuándo investigar con más detalle en busca de causas alternativas es fundamental para los médicos de urgencias.

Definición de hipoglucemia

Históricamente, la hipoglucemia se definió como una concentración de glucosa plasmática (GP) < 40 a 50 mg/dL, pero la hipoglucemia es sobre todo un diagnóstico clínico. Primero, el umbral de respuestas cerebrales específicas a la hipoglucemia ocurre a una variedad de concentraciones de GP. Segundo, no hay una concentración específica de GP que pueda definir cuándo se presentará una lesión cerebral. Asimismo, si bien la bibliografía sobre adultos sugiere basar el diagnóstico en un diagnóstico sintomático, es posible que esto sea un desafío en pacientes de corta edad que no pueden expresar con claridad sus signos y síntomas. Los síntomas frecuentes de hipoglucemia incluyen diaforesis, taquicardia, irritabilidad, debilidad, letargo, náusea, vómito, confusión, habla farfullada, temblor y convulsiones.

Etiologías de la hipoglucemia

El tipo más frecuente de hipoglucemia es la hipoglucemia cetósica. La presentación típica es un niño de 1 a 3 años de edad que ha estado comiendo mal, se saltó una comida o tiene una enfermedad gastrointestinal. El niño tiene problemas para despertarse por la mañana o comienza a exhibir síntomas de letargo o irritabilidad. Al momento de la hipoglucemia documentada (por lo general < 50 mg/dL), se encuentran concentraciones elevadas de cetonas en la orina y el plasma. Durante el ayuno, la fuente principal de gluconeogénesis en curso es el músculo esquelético. La teoría es que estos pacientes suelen ser más pequeños para la edad, con reservas bajas de glucógeno y masa muscular limitada, junto con una alta demanda metabólica cerebral, que conduce a hipoglucemia.

La mayoría de los niños con este diagnóstico puede tener episodios recurrentes, pero suelen dejarlos atrás con la edad. Otras etiologías para la hipoglucemia incluyen errores congénitos del metabolismo, hiperinsulinismo, hipopituitarismo, insuficiencia suprarrenal e ingestión accidental (insulina, sulfonilureas, betabloqueadores).

Evaluación diagnóstica

La hipoglucemia cetósica es la etiología más frecuente y si hay cetonas en la orina y acidosis, es la causa probable. Pero si un paciente ha tenido más de un episodio o hay pistas adicionales con los antecedentes y la exploración física, puede requerirse una investigación adicional. Un estudio de White *et al.*, realizado en 2008, sugiere que todos los pacientes deben someterse a estudios adicionales para determinar la etiología de su hipoglucemia ya que indican un trastorno de riesgo elevado en 10% de sus 160 pacientes con hipoglucemia. El paso más importante es obtener una "muestra crítica" para investigar la causa subyacente. Es fundamental que se envíe al momento de la hipoglucemia para obtener resultados exactos. La muestra crítica incluye electrolitos séricos, insulina, péptido C, cortisol, hormona del crecimiento, ácidos grasos libres, lactato, beta-hidroxibutirato y amoniaco.

Tratamiento

Los factores de riesgo para hipoglucemia relacionada con gastroenteritis incluyen sexo femenino, síntomas neurológicos de hipoglucemia, mayor duración del vómito que de la diarrea y uso de agua para rehidratación (en lugar de líquidos que contengan glucosa). Una vez que se determina que el niño tiene hipoglucemia, debe administrarse dextrosa. En casos leves de hipoglucemia (GP moderadamente baja, pocos síntomas), los pacientes pueden probarse por vía oral con líquidos que contengan dextrosa. En cuanto a los casos más graves, la base del tratamiento es la dextrosa IV. La "regla de 50" suele usarse para determinar la cantidad y el tipo de dextrosa a utilizar y se aplica así: la concentración de dextrosa (10, 25, 50%) multiplicada por el volumen (5, 2 y 1 mL/kg) siempre debe ser igual a 50. El paciente debe someterse a revisiones frecuentes de glucosa con bolos de dextrosa repetidos según se requiera o mantenerse con infusión continua de dextrosa IV.

PUNTOS CLAVE

- Tener un umbral bajo para verificar la glucosa a la cabecera del paciente o la glucosa en plasma en un niño con gastroenteritis.
- Los niños en mayor riesgo de hipoglucemia con gastroenteritis incluyen niños preescolares que son pequeños para la edad, con vómito prolongado en caso de gastroenteritis.
- La hipoglucemia cetósica es la etiología más frecuente de la hipoglucemia con gastroenteritis.
- Si un niño se presenta con hipoglucemia en múltiples ocasiones, considerar una evaluación diagnóstica más amplia.

Lecturas sugeridas

Heeley-Ray T, Nemeth J, Mitchell J. The prevalence of hypoglycemia in children with vomiting or decreased oral intake and irritability. Pediatr Emerg Care. 2012;28(4):333-335.

Levasseur KA, Tigchelaar H, Kannikeswaran N. Persistent hypoglycemia. Pediatr Emerg Care. 2013;29(7): 838-841.

Thornton PS, Stanley CA, De Leon DD, et al. Recommendations from the pediatric endocrine society for evaluation and management of persistent hypoglycemia in neonates, infants, and children. J Pediatr. 2015;167(2): 238-245.

White K, Truong L, Aaron K, Mushtaq N, Thornton PS. The incidence and etiology of previously undiagnosed hypoglycemic disorders in the emergency department. Pediatr Emerg Care. 2018. doi:10.1097/PEC.0000000000001634.

¡No olvidar los esteroides a dosis de estrés en el hipopituitarismo!

Jonathan Lee, MD, FAAP y Vivian Hwang, MD, FACEP, FAAP

Lista de problemas: panhipopituitarismo. Solo pensarlo puede hacer que la mente del profesional se ocupe en tratar de recordar todas las hormonas, sus vías, mecanismos de retroalimentación e implicaciones en el paciente mientras este se encuentra presente. Si bien cada hormona es importante, en el ámbito agudo, ¡no hay que olvidar los esteroides!

Una revisión general breve del hipopituitarismo

La glándula hipófisis es una estructura localizada en la línea media en la base del encéfalo responsable del almacenamiento, la excreción o la producción de múltiples hormonas, incluidas las siguientes: hormona del crecimiento, hormona luteinizante, hormona foliculoestimulante, hormona estimulante de la tiroides, adrenocorticotropina, vasopresina y oxitocina. Si bien puede haber deficiencias de hormonas únicas, las concentraciones reducidas o ausentes de múltiples hormonas conducen a panhipopituitarismo. Hay muchas causas de panhipopituitarismo y comprenden etiologías genéticas, cáncer, secuelas de cirugía/radioterapia/quimioterapia, traumatismos, eventos vasculares (síndrome de Sheehan), trastornos autoinmunes (sarcoidosis, histiocitosis X, hipofisitis linfocítica), infecciones (TB, neurosarcoidosis) y más.

Presentación

De acuerdo con la hormona deficiente o ausente, así como del grado de insuficiencia, las presentaciones pueden ser variables. La presentación específica y el diagnóstico de cada deficiencia hormonal por separado están más allá del alcance de este capítulo. Sin embargo, los profesionales que tratan a pacientes con aspecto de estar enfermos con panhipopituitarismo conocido, insuficiencia suprarrenal o que reciben esteroides a largo plazo deben considerar insuficiencia suprarrenal.

Como el resto de la regulación hormonal, la secreción de ACTH está mediada por ciclos de retroalimentación positivos y negativos. La hormona liberadora de corticotropina (CRH) del hipotálamo estimula la hipófisis anterior para liberar ACTH, que estimula la glándula suprarrenal para aumentar la síntesis de hormonas esteroides. El cortisol liberado inhibe las secreciones de CRH y ACTH. El cortisol participa en muchos sistemas, desde el cardiaco y el renal hasta el metabolismo.

La falta de cortisol conduce a una disminución del gasto cardiaco e HIPOtensión a través de su modulación de la respuesta de catecolaminas, HIPOnatriemia mediante su regulación del equilibrio de agua libre e HIPOglucemia por medio de su regulación del metabolismo de glucosa. Con la deficiencia de ACTH, es posible que no haya HIPERpotasiemia porque el sistema de renina-aldosterona-angiotensina está intacto.

¡No olvidar los esteroides a dosis de estrés!

Los pacientes con panhipopituitarismo deben recibir esteroides a DOSIS DE ESTRÉS para suplementar la insuficiencia de cortisol durante los momentos de estrés que se observan con cualquier enfermedad.

Estos pacientes suelen recibir esquemas de restitución diaria de esteroides a las siguientes dosis:
Niños: hidrocortisona 7.5 mg a 15 mg/m^2/día divididos en tres a cuatro dosis.
Adultos: hidrocortisona 15 a 25 mg o acetato de cortisona 20 a 35 mg divididos en dos a tres dosis.

Durante momentos de estrés, los pacientes necesitan las siguientes dosis de ESTRÉS:
Niños IM/IV: hidrocortisona inicial 50 a 100 mg/m^2 una vez, dosis máxima de 100 mg. Seguida de 100 mg/m^2/día cada 6 horas.
Adultos IV: hidrocortisona 100 mg IV seguidos por una infusión de 200 mg/24 horas o 50 mg cada 6 horas.

Dosis de ESTRÉS sin preocupación por insuficiencia suprarrenal:

Niños IV/IM/PO: hidrocortisona 30 a 50 mg/m^2/día divididos TID (~3 a 4 veces la dosis diaria habitual) durante enfermedad con fiebre, diarrea, vómito, disminución de la ingesta o 100 mg/m^2/día divididos cada 6 horas para enfermedades mayores y cirugía.
Adultos: dos a tres veces la dosis de restitución para enfermedades menores hasta la recuperación. Para enfermedades mayores/traumatismos/cirugía, hidrocortisona 100 mg IV seguidos por infusión de hidrocortisona de 200 mg/24 horas o 50 mg cada 6 horas IV/IM.

A menudo, el paciente tiene una dosis IM de hidrocortisona para autoadministrarse antes de presentarse a la sala de urgencias. ¡No olvide preguntar!

¡No todos los esteroides están creados igual!

El esteroide preferido para restitución es la hidrocortisona debido a su perfil disminuido de efectos secundarios, efecto mineralocorticoide y capacidad de ajustar la dosis con prednisona y dexametasona. ¡También hay que recordar que los esteroides endógenos tienen efectos diferentes! Haciendo a un lado las hormonas sexuales, los corticoesteroides pueden tener efectos glucocorticoides (que participan en la respuesta al estrés) o efectos mineralocorticoides (para mantener el volumen sanguíneo y el equilibrio electrolítico). ¡El esteroide que se elija para la dosis de estrés afectará estas vías de forma distinta!

PUNTOS CLAVE

- No olvidar administrar una dosis de estrés a los pacientes que tienen insuficiencia suprarrenal durante momentos de enfermedad.
- La dosis de estrés es ~3 veces la dosis normal para enfermedad menor y más alta para sepsis o traumatismo/cirugía mayor.
- Los signos de deficiencia de cortisol secundaria a panhipopituitarismo incluyen HIPOtensión, HIPOnatriemia e HIPOglucemia.
- Puede haber HIPERpotasiemia con insuficiencia suprarrenal primaria.

Lecturas sugeridas

Bornstein SR, Allolio B, Arlt W, et al. Diagnosis and treatment of primary adrenal insufficiency: an endocrine society clinical practice guideline. J Clin Endocrinol Metabol. 2016;101(2):364-389. doi:10.1210/jc.2015-1710.
Capatina C, JAH W. Hypopituitarism. Endocrinol Metab Clin North Am. 2015;44(1):127-141. doi:10.1016/j.ecl.2014.11.002.
Park J, Didi M, Blair J. The diagnosis and treatment of adrenal insufficiency during childhood and adolescence. Arch Dis Child. 2016;101(9):860-865. doi:10.1136/archdischild-2015-308799.

125

No usar hidrocortisona para tratar la hiperplasia suprarrenal congénita

Mahmoud Hamdan, MD, CDE, ABCL

"¿El bebé es niño o niña?" Si alguna vez termina de revisar a un bebé y hace esta pregunta, la siguiente debe ser "¿Tiene hiperplasia suprarrenal congénita (HSC)?"

La HSC es la causa más frecuente de insuficiencia suprarrenal en la lactancia. Es causada por una deficiencia enzimática en la vía que convierte el colesterol en hormonas esteroides suprarrenales (incluidas aldosterona, cortisol y andrógenos). Las tres deficiencias más frecuentes que pueden causar HSC son deficiencia de 21-hidroxilasa (90% de los casos), deficiencia de 11-hidroxilasa y deficiencia de 17-hidroxilasa. Si bien el tamiz neonatal para HSC por deficiencia de 21-hidroxilasa es sistemático, se han informado tamices neonatales falsos negativos. Así que hay que tener la HSC en el diagnóstico diferencial.

De los casos de deficiencia de 21-hidroxilasa, 70% es de pérdida de sal debido a que el cuerpo es incapaz de elaborar aldosterona, lo que conduce a **hiponatriemia e hiperpotasiemia**. NO ignorar esta hiperpotasiemia. El metabolismo desvía entonces estos precursores hacia la producción de cortisol, pero la enzima 21-hidroxilasa también está involucrada, por lo que el niño es incapaz de elaborar cortisol, lo que ocasiona **hipoglucemia** relacionada. Los precursores se desvían luego a los andrógenos, por lo que lactantes del sexo femenino a menudo tienen genitales ambiguos. Si bien es fácil de ignorar en un niño enfermo, no debe dejarse de incluir una exploración genitourinaria rápida. Los hombres no presentan este cambio característico en los genitales externos y por lo tanto es más probable que tengan una presentación tardía con características "perdedoras de sal" a la edad de 1 a 2 semanas (vómito, deshidratación y retraso del crecimiento [RC]). Los tipos menos frecuentes de HSC (deficiencia de 11-hidroxilasa y deficiencia de 17-hidrosilasa) difieren en que resultan en una producción excesiva de mineralocorticoides y por lo tanto se presentan con hipertensión más que con hipotensión.

La presentación clínica de la HSC puede ser muy impresionante; los lactantes experimentan vómito, deshidratación, debilidad, ganancia de peso deficiente, alimentación deficiente y RC, en particular en las primeras 2 semanas de vida en la HSC con pérdida de sal. Los niños pueden estar hipotensos (deficiencia de 21-hidroxilasa) o hipertensos (deficiencia de 11-hidroxilasa) y verdaderamente letárgicos. En mujeres, los genitales son ambiguos y con una deficiencia más grave de enzimas, hay más virilización. La mayoría de los hombres tiene genitales de aspecto normal. Algunos pueden tener genitales subdesarrollados como en la deficiencia de 17-hidroxilasa.

Estos niños a menudo se presentan agonizantes y es necesario atender los aspectos básicos de circulación, vías respiratorias (*airways*) y respiración (ABC). Por lo general tienen un estado mental alterado, por lo que hay que recordar las causas reversibles de forma aguda de estado mental alterado de hipoxia, hipoglucemia e hiponatriemia. Es posible que estos niños tengan hipoglucemia e hiponatriemia. Ya sea que la HSC esté o no en el diagnóstico diferencial en el momento de la valoración inicial, es probable que se revisen los electrolitos y que se proporcione una infusión IV rápida de líquidos a 10 a 20 mL/kg para su hipotensión. Debe revalorarse la hidratación. Una exploración rápida del corazón con una ecografía puede proporcionar información importante acerca de opresión cardiaca.

Es probable que los análisis de laboratorio revelen hiponatriemia, acidosis metabólica ($\downarrow$ HCO_3^-) e hiperpotasiemia. **NO debe asumirse que la hiperpotasiemia es una muestra hemolizada.** Hay que tratarla de modo apropiado con calcio para estabilización de membrana, insulina y glucosa. Tal vez se esté evaluando al mismo tiempo si hay sepsis, cardiopatía congénita y otros errores congénitos del metabolismo. Después de estabilizar al paciente y reconocer la HSC, es ideal consultar con el servicio de genética/metabolismo/endocrinología, así como involucrar al equipo de cuidados intensivos pediátricos. Los análisis de laboratorio que pueden indicarse de forma conjunta son las hormonas suprarrenales 17-OH progesterona, DHEAS y cortisol. Puede o no haber tiempo para obtener una ecografia abdominal en busca de glándulas suprarrenales grandes.

Cuando la sospecha de HSC y crisis suprarrenal es elevada, administrar hidrocortisona, pero no dexametasona, metilprednisolona u otro esteroide. Se administra hidrocortisona después de obtener la concentración basal de cortisol en suero. La hidrocortisona es el único esteroide de la madre con actividad mineralocorticoide para una crisis suprarrenal. Empezar con 50 a 100 mg/m². Si no puede calcularse el área de superficie corporal o no está disponible, usar dosis simplificadas con base en la edad:

- 0 a 3 años: 25 mg
- 3 a 12 años: 50 mg
- 12 años: 100 mg

Después se continúa con la misma dosis dividida cada 6 horas durante las siguientes 24 a 48 horas.

PUNTOS CLAVE

- Para cualquier recién nacido que se presente a la sala de urgencias con vómito, RC y aumento de peso deficiente, considerar HSC en el diagnóstico diferencial.
- La hidrocortisona es el único esteroide parenteral con actividad mineralocorticoide para sospecha de crisis suprarrenal secundaria a HSC. Ningún otro esteroide ayudará de forma más aguda con una crisis suprarrenal.
- No ignorar los datos relacionados con HSC de hipoglucemia, hiponatriemia e hiperpotasiemia.

Lecturas sugeridas

Chan CL, McFann K, Taylor L, et al. Congenital adrenal hyperplasia and the second newborn screen. J Pediatr. 2013;163(1):109-113.
Speiser PW, Arlt W, Auchus RJ, et al. Congenital adrenal hyperplasia due to steroid 21-hydroxylase deficiency: an endocrine society clinical practice guideline. J Clin Endocrinol Metab. 2018;103(11):4043-4088.

Ignorar los escenarios clínicos que ponen al niño en riesgo de SIADH

Joseph Abraham Tanga, MD y Matthew Neal, MD, MBA

Introducción

La hormona antidiurética (ADH) ayuda al riñón en la reabsorción de agua al incrementar el número de canales de transporte de agua en el túbulo distal y el túbulo colector. El síndrome de secreción inapropiada de ADH (SIADH) ocasiona retención de líquido y, en consecuencia, la osmolaridad plasmática y el sodio sérico [Na⁺] están reducidos de forma inapropiada. El exceso de agua libre causa hiponatriemia, que puede conducir a convulsiones, obnubilación, coma y edema cerebral potencialmente letal con herniación subsiguiente del tronco encefálico. Múltiples trastornos que se encuentran en la población pediátrica pueden relacionarse con SIADH.

Fisiopatología

El aumento de la tonicidad del líquido que rodea los receptores en la aurícula izquierda y el hipotálamo junto con la señalización de los centros corticales aumentan la ADH. Los pulmones también tienen una capacidad vestigial de secretar ADH. A medida que aumenta la ADH, se forma un mayor número de canales de agua en los conductos colectores de los riñones que conducen a una mayor retención de agua y plasma diluido.

Los trastornos patológicos que causan SIADH en pacientes pediátricos son amplios, pero por lo general se dividen en cuatro categorías: trastornos del SNC, trastornos torácicos, inducidos por medicamentos y otras causas. Es esencial para el profesional poner atención especial a la posibilidad de SIADH derivada de estos estados patológicos. Los de mayor relevancia clínica se enlistan a continuación:

- **SNC:**
  - Infecciones: meningitis (> 50% de los pacientes), encefalitis
  - Hipoxia prolongada
  - Hemorragia intracraneal, tumor, traumatismo cefálico
- **Torácicos:**
  - Infecciones: neumonía, empiema, bronquiolitis
  - Ventilación con presión positiva (20% de los pacientes)
  - Asma, fibrosis quística y neumotórax
- **Medicamentos:**
  - Medicamentos psicoactivos: carbamacepina, valproato de sodio y lamotrigina
  - Quimioterapéuticos: ciclofosfamida, vincristina y metotrexato
  - Analgésicos: morfina, paracetamol, indometacina
- **Otras causas:**
  - Dolor, náusea, neuroblastoma, hipotiroidismo extremo
  - Fiebre exantemática de las Montañas Rocosas (70% de los pacientes)

Diagnóstico

Los síntomas suelen ser evidentes cuando el $[Na^+]$ en plasma se acerca a 125 mmol/L. Los síntomas varían de los relativamente benignos, como cefalea, náusea, vómito, calambres musculares y temblores, a los progresivamente más graves, como confusión, alucinaciones, estado mental alterado, convulsiones, coma y muerte subsiguiente.

El abordaje diagnóstico del SIADH combina la interpretación del cuadro clínico, estudios diagnósticos y respuesta al tratamiento. El estado general de hidratación del paciente y el edema son factores importantes a tomar en cuenta en la exploración física. Los análisis de laboratorio incluyen realizar pruebas tanto en suero como en orina. En suero, el sodio y la osmolaridad son bajos. En orina, la osmolaridad y el sodio urinario son altos. La osmolaridad urinaria suele ser > 100 mOsm/kg y el sodio urinario > 18 mmol/L.

Tratamiento y manejo

Los pacientes con enfermedad grave y SIADH pueden presentarse con letargo profundo, coma o convulsiones. Es más probable que estos efectos se vean en pacientes que tienen hiponatriemia aguda más que crónica. Al corregir la hiponatriemia siempre hay que tener en cuenta que una corrección muy intensiva puede causar desmielinización osmótica y tener consecuencias neurológicas graves. Sin embargo, los pacientes con hiponatriemia sintomática y grave requieren acción y el riesgo de edema cerebral por hiponatriemia es más significativo que el riesgo de desmielinización osmótica. La mayoría de los niños con hiponatriemia de inicio agudo no ha tenido tiempo de desarrollar adaptación cerebral. La solución salina hipertónica (3%) es la forma más apropiada de corregir la hiponatriemia grave. Los patrones de dosificación típicos son 3 mL/kg administrados aproximadamente cada 15 minutos. Se esperaría que cada 1 mL/kg de solución salina al 3% aumente el $[Na^+]$ en 1 mmol/L. Las convulsiones por hiponatriemia pueden ser difíciles de controlar. Deben tratarse en conjunto con la corrección de la hiponatriemia y quizá no cedan hasta que las concentraciones de sodio comiencen a aumentar.

PUNTOS CLAVE

- Los profesionales pueden querer emplear fenitoína o fosfenitoína en este escenario clínico dado que ambas han mostrado que inhiben la liberación de ADH.
- El SIADH produce sodio plasmático y osmolaridad bajos como resultado de la retención de líquidos. En consecuencia, la orina se concentra y muestra concentraciones elevadas de sodio urinario y osmolaridad alta.
- El SIADH suele relacionarse con trastornos del SNC, torácicos y algunos medicamentos.
- Meningitis, neumonía, traumatismo cefálico, ventilación con presión positiva y fiebre exantemática de las Montañas Rocosas tienen una relación más fuerte con SIADH.
- Usar solución salina al 3% para corregir la hiponatriemia sintomática grave.

La fenitoína o fosfenitoína pueden ser útiles para manejar las convulsiones relacionadas con SIADH mediante supresión de la liberación de ADH.

Lecturas sugeridas

Fleisher GR, Ludwig S. *Textbook of Pediatric Emergency Medicine*. 6th ed. Philadelphia, PA: Willams & Wilkins; 2010:773-774.

Hasegawa H, Okubo S, Ikezumi Y, et al. Hyponatremia due to an excess of arginine vasopressin is common in children with febrile disease. *Pediatr Nephrol*. 2009;24:507.

Rose BD, Post TW. *Clinical Physiology of Acid-Base and Electrolyte Disorders*. 5th ed. New York, NY: McGraw-Hill; 2001:703.

Somers MJG. Fluid and electrolyte therapy in children. In: Avner ED, Harmon WH, Niaudet P, Yoshikawa N, eds. *Pediatric Nephrology*. 6th ed. Berlin, Germany: Springer-Verlag; 2009.

Olvidar la tirotoxicosis en pacientes con síntomas vagos

Mahmoud Hamdan, MD, CDE, ABCL

De forma más sencilla, la tirotoxicosis se refiere a una acción excesivamente elevada de la hormona tiroidea en los tejidos. El hipertiroidismo, de forma más específica, es la causa más frecuente de tirotoxicosis y es una enfermedad o trastorno que causa una mayor producción y secreción de hormona tiroidea por la tiroides. Existen otras causas de tirotoxicosis, como sobreadministración exógena (p. ej., una sobredosis intencional o tomar de manera inadvertida demasiada levotiroxina), tiroiditis indolora y tiroiditis subaguda. La tiroiditis tanto indolora como subaguda causan tirotoxicosis mediante la liberación de hormona tiroidea previamente formada después de que se inflama la tiroides. La tiroiditis indolora suele deberse a medicamentos. La tiroiditis subaguda a menudo es viral y con frecuencia se relaciona con fiebre. Si bien existen otras causas de tirotoxicosis, aquí se tratará el hipertiroidismo.

La enfermedad de Graves es la causa más frecuente de hipertiroidismo: representa más de 95% de todos los casos. Es más común en mujeres (6:1, relación mujeres:hombres) y más en adolescentes. Es una enfermedad autoinmune caracterizada por un incremento de la producción de autoanticuerpos que estimulan los receptores de hormona estimulante de la tiroides (TSH), lo que conduce a una mayor secreción de hormona tiroidea.

Los síntomas de hipertiroidismo afectan casi cada sistema de órganos y a menudo son vagos e inespecíficos. Con frecuencia hay síntomas generales de fatiga, debilidad, pérdida de peso e intolerancia al calor. Los síntomas cardiovasculares incluyen palpitaciones e hipertensión. Desde una perspectiva GI, el hipertiroidismo puede causar náusea, vómito y diarrea. A nivel neurológico, el paciente puede tener datos inespecíficos de debilidad muscular, temblor fino o cefaleas. En general, estos pacientes pueden experimentar todo tipo de síntomas inespecíficos que afectan casi cada sistema de órganos, por lo que es importante mantener el hipertiroidismo en el diagnóstico diferencial. Además, algo importante a considerar es que el hipertiroidismo puede causar trastornos psiquiátricos/del estado de ánimo, como hiperactividad, emoción lábil, ansiedad y agitación, por lo que no hay que asumir que un niño emocionalmente lábil presenta solo un problema psiquiátrico. Puede tratarse de hipertiroidismo. Las manifestaciones más tempranas de la enfermedad incluyen cambios en la personalidad y ansiedad sin otros síntomas.

Si se informan síntomas de hipertiroidismo, hay que preguntar acerca de antecedentes médicos/familiares de otras enfermedades autoinmunes, no solo enfermedad tiroidea. Otras preguntas importantes que deben plantearse se relacionan con enfermedades virales recientes, antecedentes de cuello doloroso y antecedentes alimentarios de consumo de suplementos tiroideos. Resulta interesante que hay casos informados de brotes comunitarios de "tirotoxicosis por hamburguesa" ocasionada por carne de hamburguesa contaminada con tejido tiroideo.

El hipertiroidismo se acompaña de una variedad de datos físicos. Algunas cosas simples que pueden notarse con más facilidad comprenden taquicardia y proptosis leve, y posiblemente alopecia, bocio y temblor fino. Estos no son todos los signos que pueden observarse. Puede haber corea, hiperreflexia, manchas café con leche y asinergia oculopalpebral, por mencionar algunos. Hay que tener cuidado de no apresurar la exploración del cuello y pasar por alto un bocio. En la enfermedad de Graves, el bocio tiroideo debe presentar aumento de tamaño homogéneo, en tanto que en el bocio multinodular tóxico hay inflamación irregular.

La detección diagnóstica de tirotoxicosis es bastante simple: se valora la concentración de TSH. Si la sospecha de tirotoxicosis es muy alta, entonces tal vez deban obtenerse T4 y T3 libres. Si estas pruebas son significativamente anormales, entonces puede ser deseable realizar análisis de laboratorio y pruebas de imágenes luego de consultar con un endocrinólogo, incluidas inmunoglobulina estimulante de la tiroides, peroxidasa tiroidea y captación de radioyodo en radiología.

Ahora ya se sabe que el diagnóstico es tirotoxicosis. ¿Cómo se trata?

1) Betabloqueador (propranolol o atenolol) para el tratamiento sintomático y para hacer más lenta la frecuencia cardiaca, de preferencia antes de iniciar el tratamiento antitiroideo
2) Medicamentos antitiroideos: metimazol una vez al día o propiltiouracilo
3) Si hay tormenta tiroidea, es decir, que además hay fiebre y estado mental alterado, debe manejarse en la unidad de cuidados intensivos pediátricos. También pueden añadirse gotas de yoduro de potasio y esteroides a solicitud del endocrinólogo.

PUNTOS CLAVE

- Los síntomas de tirotoxicosis a menudo son vagos, por lo que no hay que olvidar la tirotoxicosis en el diagnóstico diferencial.
- Es importante verificar la TSH en un niño que se presenta con síntomas psicológicos/psiquiátricos de nuevo inicio.
- Realizar una exploración detallada del cuello en cada paciente que se presenta con síntomas psiquiátricos o cardiacos de nuevo inicio.

Lecturas sugeridas

Lazar L, Kalter-Leibovici O, Pertzelan A, et al. Thyrotoxicosis in prepubertal children compared with pubertal and postpubertal patients. J Clin Endocrinol Metab. 2000;85(10):3678-3682.
Ross DS, Burch HB, Cooper DS, et al. 2016 American Thyroid Association guidelines for diagnosis and management of hyperthyroidism and other causes of thyrotoxicosis. Thyroid. 2016;26(10):1343-1421.

No considerar el raquitismo como causa de convulsiones de nuevo inicio en niños pequeños

Joyce Granger, MD, FAAP

Raquitismo

El raquitismo es un trastorno bien descrito causado por deficiencia extrema de vitamina D o resistencia a la misma. El raquitismo se caracteriza más a menudo por sus anormalidades esqueléticas que surgen de huesos mal calcificados. Los niños con raquitismo pueden exhibir dolor óseo, piernas combadas, susceptibilidad a las fracturas, metáfisis ensanchadas y tensas, rosario raquítico en la radiografía de tórax o craneotabes.

El raquitismo por deficiencia de vitamina D ocurre debido a una alteración en la mineralización ósea que resulta de una falta de 1,25-dihidroxivitamina D (el metabolito activo de la vitamina D). La vitamina D obtenida de fuentes alimentarias se sintetiza a partir del colesterol a través de una vía que requiere la interacción de una molécula precursora con la luz solar. La hidroxilación adicional en el hígado y los riñones produce la vitamina D 1,25-dihidroxi activa. En casos raros, puede ocurrir raquitismo debido a una deficiencia hereditaria de la 1-alfa-hidroxilasa en el riñón (raquitismo dependiente de vitamina D tipo 1) o una resistencia de órgano terminal a la 1,25-dihidroxivitamina D (raquitismo dependiente de vitamina D tipo 2).

Por fortuna, la suplementación diseminada de vitamina D en la leche de vaca y la fórmula láctea condujo a una disminución significativa de la incidencia de raquitismo a inicios de la década de 1900. La deficiencia de vitamina D aún es una preocupación para ciertos individuos. Los factores de riesgo incluyen lactantes alimentados al seno materno sin suplementación con fórmula o vitamina D, individuos de piel oscura, exposición inadecuada a la luz solar, prematuridad, trastorno de malabsorción, enfermedad hepática y enfermedad renal. De hecho, existen informes de casos y revisiones de expedientes que indican un aumento de los casos de raquitismo en años recientes.

En 2008, en respuesta a la creciente preocupación por la deficiencia de vitamina D en lactantes, la American Academy of Pediatrics aumentó sus recomendaciones para la suplementación con vitamina D en lactantes alimentados al seno de 200 a 400 UI/día.

Hipocalciemia relacionada con raquitismo

Aunque el raquitismo suele identificarse por sus características esqueléticas, la vitamina D es esencial para la absorción de calcio y fósforo de los intestinos y su movilización a partir del hueso. La homeostasia del calcio está estrechamente regulada por las interacciones de PTH, vitamina D y metabolismo óseo. Una falla en esta regulación debida a deficiencia grave de vitamina D puede conducir a hipocalciemia.

Las manifestaciones neurológicas de la hipocalciemia ocurren cuando las concentraciones de calcio *ionizado* son < 2.5 mg/dL (0.63 mm/L) y son resultado de la sobreexcitación de las membranas neuronales debido a una mayor permeabilidad de sodio. Los signos iniciales de hipocalciemia pueden incluir parestesia perioral o periférica, calambres musculares, temblor, estremecimientos, hiperreflexia, laringoespasmo, estridor o tetania. Aunque la hipocalciemia grave (calcio sérico < 7 mg/dL) es inusual en el raquitismo, estos pacientes requieren atención cuidadosa durante el tratamiento inicial con vitamina D. El tratamiento puede conducir al "síndrome de hueso hambriento", en el que la recalcificación ósea rápida causa una disminución significativa de las concentraciones de calcio e hipocalciemia sintomática.

Tratamiento de las convulsiones hipocalciémicas

A diferencia de los niños de mayor edad, la deficiencia de vitamina D en neonatos y lactantes a menudo se presenta de forma atípica y al principio pueden mostrar síntomas graves de hipocalciemia como convulsiones, tetania y apnea. Por ello es importante que los profesionales de urgencias consideren raquitismo e hipocalciemia en cualquier paciente pediátrico que se presente con convulsiones afebriles.

Los anticonvulsivos no son un tratamiento adecuado para las convulsiones hipocalciémicas. Para niños que se presentan con síntomas graves de raquitismo como convulsiones, el tratamiento preferido es la infusión IV de calcio a lo largo de 5 a 10 minutos. Se prefiere el gluconato de calcio al cloruro de calcio porque es menos probable que cause necrosis tisular si ocurre extravasación. Sin embargo, el gluconato de calcio requiere del metabolismo hepático y puede no ser ideal en pacientes con insuficiencia hepática o en estados de flujo sanguíneo bajo. Se necesita vigilancia ECG continua durante la infusión IV de calcio ya que se ha relacionado con bradicardia y asistolia.

PUNTOS CLAVE

- El raquitismo (deficiencia de vitamina D) está al alza y debe considerarse en pacientes pediátricos con dolor esquelético, fracturas o anormalidades.
- Aunque rara, la deficiencia de vitamina D puede conducir a hipocalciemia grave que causa complicaciones como convulsiones, en especial en neonatos y lactantes.
- Los profesionales de urgencias deben considerar hipocalciemia en pacientes pediátricos que se presentan con convulsiones afebriles y se trata con gluconato de calcio IV cuando es apropiado.

Lecturas sugeridas

Bellazzini MA, Howes DS. Pediatric hypocalcemic seizures: a case of rickets. J Emerg Med. 2005;28(2):161-164.

Bloom E, Klein EJ, Shushan D, Feldman KW. Variable presentations of rickets in children in the emergency department. Pediatr Emerg Care. 2004;20(2):126-130.

Lazol JP, Cakan N, Kamat D. 10-year case review of nutritional rickets in Children's Hospital of Michigan. Clin Pediatr. 2008;47(4):379-384.

129

No es tan simple, ¿o sí? Prepararse para atender las convulsiones febriles en niños

James (Jim) Homme, MD, FACEP

Las convulsiones febriles (CF) ocurren en 2 a 5% de los niños entre los 6 meses y 5 años de edad, con una incidencia máxima a los 18 meses. La presentación antes de los 6 meses (6%) o después los 3 años de edad (4%) es infrecuente. Se requiere una temperatura ≥ 38.0 °C al momento de la convulsión para el diagnóstico y las CF se clasifican como simples o complejas. Se establece un diagnóstico de convulsiones febriles simples (CFS) en niños neurológicamente normales sin antecedentes de convulsiones afebriles previas que se presentan con una convulsión generalizada tónica y clónica que dura < 15 minutos, sin evidencia de focalidad o recurrencia en 24 horas. Por lo tanto, este diagnóstico es de presunción al momento de la evaluación inicial a menos que el paciente se presente de forma retrasada. Las convulsiones febriles complejas (CFC) se definen por cualquier característica individual o combinación de las siguientes: recurrencia en un lapso de 24 horas, duración mayor de 15 minutos, focalidad presenciada al inicio o anormalidad neurológica temporal postictal como parálisis de Todd. El estado epiléptico febril (EEF) es una subserie única de CF en la que la duración de las convulsiones supera los 30 minutos. Aproximadamente 5% de los casos de CF se presenta como EEF. Dos tercios de las CF que se encuentran en la sala de urgencias son CFS. La genética sin duda tiene una función en el desarrollo de las CF ya que 10% de los padres y 20% de los hermanos de un paciente que se presenta con CF tienen antecedentes de estas.

Sin importar el diagnóstico subyacente, cualquier paciente que experimenta convulsiones por 3 a 5 minutos debe recibir tratamiento abortivo en la forma de una benzodiacepina. Las CF prolongadas se manejan de modo similar a las convulsiones no febriles hasta que la convulsión termina.

La evaluación de una CF sospechada requiere antecedentes detallados que se enfoquen en eventos previos, características de la convulsión y cualquier antecedente de trastornos neurológicos que descalificarían al paciente del diagnóstico. Una exploración física de los pies a la cabeza con especial atención a cualquier anormalidad neurológica focal o persistente, signos de infección subyacente del SNC e investigación de la fuente de la enfermedad febril es obligatoria. Las técnicas de medición de la temperatura menos sensibles pueden no identificar fiebres de grado más bajo, por lo que se recomienda la vía rectal en niños pequeños con sospecha de CF en quienes los dispositivos timpánicos, axilares o temporales no logran registrar una fiebre. Los análisis de las CFC se dirigen a la detección y el manejo de la causa subyacente de la enfermedad febril porque la mayoría de los pacientes con CFC no tiene anormalidades de laboratorio, en la punción lumbar, las imágenes neurológicas o la electroencefalografía (EEG). La punción lumbar *debe* realizarse en pacientes en quienes la exploración clínica sugiere meningitis y se *considera* en aquellos de 6 a 12 meses de edad sin vacunas contra *Hib* o *neumococo* que toman antibióticos al momento de la convulsión. Para pacientes que se presentan con una CFC pueden estar indicadas pruebas adicionales con base en las características de la convulsión.

Existe una gran disonancia entre la experiencia inquietante del cuidador o cuidadores y la respuesta de los profesionales médicos a la CF. Por lo tanto, la asesoría a los cuidadores acerca de la naturaleza relativamente benigna de las CF, el riesgo de recurrencia y las acciones que deben emprenderse en caso de otra convulsión es un componente *fundamental* de una atención óptima. No hay evidencia de morbilidad neurológica secundaria a las CF (excepto en pacientes con CFC prolongadas) y el riesgo de por vida de epilepsia aumenta solo ligeramente en relación con la población basal, concentrándose en subgrupos de mayor riesgo. Alrededor de un tercio de los pacientes experimenta una segunda CF, 15% una tercera y < 5% tendrá más de tres eventos. Los factores de riesgo de recurrencia incluyen antecedentes familiares de CF, menor edad al inicio, menor temperatura máxima y duración breve de la fiebre antes de la convulsión. Los pacientes con ninguno de dichos factores tienen un riesgo de recurrencia muy bajo (~4%), en tanto que aquellos con los cuatro factores tienen tasas mucho más altas (~76%). La atención intensiva del cuidador al manejo de la fiebre *no* impacta las tasas de recurrencia y tiene el potencial de *aumentar la ansiedad* y en consecuencia debe destacarse que los antipiréticos solo se administran para comodidad del paciente y no como una estrategia de prevención. Los efectos secundarios de los agentes antiepilépticos diarios o intermitentes superan en gran medida los beneficios y no se recomiendan. El alta con tratamiento abortivo puede considerarse para pacientes que se presentan con CFC prolongadas o aquellos con un riesgo elevado de recurrencia, pero se requiere cuidado especial para asegurarse que los cuidadores sepan cómo administrar de manera correcta y responder a los efectos secundarios de estos agentes. Por lo general no es necesario el seguimiento con un neurólogo excepto en casos "atípicos", como extremos de edad en la presentación inicial, número elevado de recurrencias, EEF o CFC tanto con focalidad como con duración prolongada.

PUNTOS CLAVE

- Unos antecedentes detallados y una exploración física enfocados en la detección de la fuente de la fiebre suelen ser las únicas evaluaciones diagnósticas necesarias en el paciente con CFC.
- La educación del cuidador es un componente fundamental de la atención óptima de las CF.
- El seguimiento con una subespecialidad debe reservarse para los casos "atípicos" y no formar parte sistemática de la atención de las CF.

Lecturas sugeridas

Kimia AA, Bachur RG, Torres A, Harper MB. Febrile seizures: emergency medicine perspective. *Curr Opin Pediatr.* 2015;27(3):292-297.
Subcommittee on Febrile Seizures, American Academy of Pediatrics. Neurodiagnostic evaluation of the child with a simple febrile seizure. *Pediatrics.* 2011;127:389-394.
Whelan H, et al. Complex febrile seizures—a systematic review. *Dis Mon.* 2017;63:5-23.

Estado epiléptico: la urgencia neurológica más frecuente en niños

Brittany Tyson, MD y Emily Rose, MD, FAAP, FAAEM, FACEP

El estado epiléptico es la urgencia neurológica más frecuente en niños, con una mortalidad estimada de 3%. Los algoritmos de tratamiento del estado epiléptico deben iniciarse en convulsiones que duran ≥ 5 minutos. Las convulsiones son más difíciles de detener cuando son prolongadas y las secuelas neurológicas permanentes graves aumentan con la mayor duración y el tipo de convulsión. El estado incluye actividad convulsiva continua o actividad recurrente sin regresar a la basal.

Estado convulsivo

Las crisis convulsivas pueden ser tónico-clónicas generalizadas con actividad motora global y pérdida de la consciencia o más sutiles. Las convulsiones parciales tienen actividad sensorial o motora focal sin pérdida de la consciencia (simples) o consciencia alterada (complejas). Las convulsiones en neonatos pueden tener signos muy tenues que se manifiestan por movimientos oculares anormales, chasquido de los labios, movimientos rítmicos (p. ej., "pedalear una bicicleta") o automatismos.

Estado no convulsivo

Las crisis no convulsivas suelen manifestarse como una alteración de la consciencia con síntomas negativos (afasia, amnesia, mutismo), síntomas positivos (movimientos oculares, fasciculaciones rítmicas) o de ambos tipos. El EEG confirma la sospecha clínica. El estado no convulsivo es difícil de reconocer y diagnosticar. Surgen secuelas permanentes de forma importante después de 60 minutos.

Manejo

Las prioridades en el manejo inicial del paciente en estado epiléptico se enfocan en evitar la hipoxia y la hipoventilación, junto con la terminación de la convulsión. Deben obtenerse la glucosa y los electrolitos en todos los pacientes alterados y aquellos con convulsiones persistentes.

Primera línea

Las benzodiacepinas son los agentes de primera línea recomendados debido al inicio de acción rápido. Se prefiere lorazepam a 0.1 mg/kg (máximo 4 mg/dosis) con acceso IV por la mayor duración de la acción (4 a 6 horas). Puede administrarse midazolam (0.1 a 0.4 mg/kg; oral, intranasal, intramuscular o intraóseo) sin acceso IV. También pueden administrarse diazepam (2 a 5 años de edad, 0.5 mg/kg; 6 a 11 años de edad, 0.3 mg/kg; y > 12 años de edad, 0.2 mg/kg) o lorazepam (0.1 mg/kg) por vía rectal, pero la absorción es errática. Repetir una segunda dosis de benzodiacepinas a los 5 minutos si persisten las convulsiones.

Segunda línea

Las convulsiones persistentes a pesar de dos dosis apropiadas de benzodiacepinas (que se definen como estado refractario) reciben agentes antiepilépticos de segunda línea. Las opciones incluyen fenitoína/fosfenitoína, levetiracetam, ácido valproico o fenobarbital. La dosis inicial para todos los agentes de segunda línea es ~20 mg/kg. Si un paciente sigue presentando convulsiones, puede usarse un segundo agente o la dosis de levetiracetam puede aumentarse a 60 mg/kg. Fenobarbital aún es el agente preferido para neonatos con estado convulsivo. No debe usarse valproato en niños < 2 años de edad o en aquellos con trastornos metabólicos.

Tercera línea

Las convulsiones que son persistentes a pesar de las benzodiacepinas y dos agentes de segunda línea requieren una infusión antiepiléptica continua. Deben intubarse en este punto debido a las tasas elevadas de apnea. Las opciones de infusión incluyen midazolam, propofol o barbitúricos (pentobarbital o tiopental). También se han informado tratamientos exitosos con la administración de ketamina (bolo intermitente o infusión) en informes/series de casos.

Consideraciones terapéuticas adicionales

Ha de considerarse seriamente piridoxina IV en pacientes con estado epiléptico refractario, sobre todo en lactantes de corta edad y aquellos con toxicidad potencial a INH. Las convulsiones dependientes de piridoxina pueden ocurrir en lactantes pequeños y se ha descrito en niños de mayor edad.

La hipoglucemia y la hiponatriemia requieren tratamiento de urgencia, ya que las convulsiones no se detienen sin corrección. La glucosa simplemente puede dosificarse con 2.5 a 5 mL/kg de dextrosa en agua al 10%. Las convulsiones hiponatriémicas se tratan con NaCl al 3% a 5 mL/kg a lo largo de 20 minutos justo hasta la terminación de la convulsión. Si no se cuenta con NaCl al 3%, una alternativa inferior pero disponible es NaCl al 0.9% hasta que se obtenga solución salina hipertónica. Hay que evitar la sobrecorrección de la hiponatriemia para disminuir el riesgo de mielinólisis pontina central.

Los pacientes con causas congénitas de hipocalcemia como síndrome de DiGeorge también pueden presentarse con estado epiléptico. Estos pacientes deben tratarse con gluconato de calcio al 10% a 1 mL/kg o 100 mg/kg a lo largo de 5 a 10 minutos. Los errores congénitos del metabolismo que causan concentraciones elevadas de amoniaco también pueden causar convulsiones refractarias con morbilidad y mortalidad relacionadas directamente con la concentración de amoniaco y la duración del estado mental alterado. La eliminación rápida mediante agentes depuradores y diálisis es fundamental para optimizar los resultados.

Deben administrarse antibióticos/antivirales para convulsiones en las que se sospecha una etiología infecciosa. Las imágenes neurológicas de urgencia solo están indicadas cuando se sospecha una masa tumoral intracraneal, hemorragia o evento vascular cerebral o en el paciente con alteración o convulsiones persistentes. El

EEG es imperativo en el paciente intubado y paralizado o cuando se sospecha un estado no convulsivo para confirmar la presencia o ausencia de actividad convulsiva en curso.

Lecturas sugeridas

Au CC, et al. Management protocols for status epilepticus in the pediatric emergency room: systematic review article. *J Pediatr (Rio J)*. 2017;93:84-94.

Glauser T, et al. Evidence-based guideline: treatment of convulsive status epilepticus in children and adults: report of the guideline committee of the American Epilepsy Society. *Epilepsy Curr*. 2016;16:48-61.

Minardi C, et al. Epilepsy in children: from diagnosis to treatment with focus on emergency. *J Clin Med*. 2019;8:39.

Santillanes G, et al. Emergency department management of seizures in pediatric patients. *Pediatr Emerg Med Pract*. 2015;12:1-28.

Un menor umbral para convulsionarse: entender las convulsiones de primera vez en pacientes pediátricos

Nicholas Orozco, MD, MS y Emily Rose, MD, FAAP, FAAEM, FACEP

Las convulsiones son relativamente frecuentes en niños: alrededor de 1% de los niños presenta una convulsión afebril para la adolescencia y hasta 5% experimenta una convulsión febril antes de los 6 años de edad. Más de la mitad de los pacientes con epilepsia tiene su primera convulsión durante la infancia. Los niños tienen un menor umbral para las convulsiones y estas pueden ocurrir más a menudo con eventos agudos en comparación con los adultos. Identificar las causas de convulsiones que ponen en riesgo la vida y determinar la evaluación diagnóstica, el tratamiento, el pronóstico y el seguimiento apropiados son componentes esenciales del manejo.

Evaluación y diagnóstico

En sentido amplio, las convulsiones representan una mayor excitabilidad en el cerebro que resulta en alteraciones en la consciencia y la función motora, sensorial y autónoma. Hay muchos posibles simuladores de convulsiones en niños y en ocasiones el diagnóstico definitivo de la convulsión puede ser difícil de dilucidar.

Las convulsiones pueden clasificarse como provocadas o no provocadas. Las convulsiones provocadas incluyen aquellas que surgen de infecciones del sistema nervioso central (SNC), desajuste metabólico o exposición tóxica, anormalidades estructurales y traumatismo cefálico. Las convulsiones provocadas tienen menores probabilidades de volver a ocurrir siempre y cuando se evite el evento/trastorno incitante. Las convulsiones no provocadas con frecuencia no vuelven a ocurrir, pero pueden representar el inicio de la epilepsia.

Las *convulsiones no provocadas* tienen una etiología desconocida durante la evaluación inicial.

Las *infecciones del SNC* incluyen meningitis, encefalitis y abscesos/empiema. Está indicada la punción lumbar si hay aspecto tóxico, signos meníngeos, estado mental alterado persistente o cuando se sospecha una etiología infecciosa. Debe iniciarse tratamiento empírico con antibióticos y antivirales.

Los *desajustes metabólicos*, incluidas hiponatriemia, hipocalciemia e hipoglucemia, también pueden provocar convulsiones. Debe revisarse la glucosa de inmediato con cualquier convulsión para descartar la hipoglucemia como etiología. Los lactantes alimentados con fórmula láctea pueden tener hiponatriemia por dilución excesiva de la fórmula. Deben considerarse estudios de laboratorio para evaluar una causa incitante en pacientes con trastornos metabólicos, diabetes o aquellos que reciben líquidos intravenosos.

Los *traumatismos cefálicos* en caso de convulsiones prolongadas o persistentes aumentan la preocupación de una hemorragia intracraneal o una contusión clínicamente significativa.

Las indicaciones para imágenes de urgencia incluyen convulsiones en pacientes con estado mental alterado persistente o déficits neurológicos focales. Las condiciones adicionales de riesgo elevado comprenden a lactantes, aquellos con neoplasias, coagulopatía, enfermedad drepanocítica, derivación ventricular, cardiopatía o accidente vascular cerebral previo. Las convulsiones focales se relacionan más a menudo con anormalidades en las imágenes en comparación con las convulsiones generalizadas.

Las convulsiones en los neonatos suelen ser el signo clínico de presentación de un trastorno del SNC y demandan imágenes, evaluación diagnóstica séptica y hospitalización. Además, alrededor de la mitad de todos los lactantes < 6 meses de edad tiene anormalidades con importancia clínica en las imágenes, por lo que debe realizarse una evaluación más detallada después de una convulsión en la lactancia.

Tratamiento

Las convulsiones activas deben tratarse con benzodiacepinas e iniciar un protocolo de estado epiléptico si las convulsiones persisten > 5 minutos. Si la convulsión es provocada, el tratamiento se dirige a tratar la infección del SNC, corregir el desajuste metabólico o la eliminación tóxica y manejar la lesión o daño estructural central. Si la convulsión no es provocada y el paciente no es un lactante, tiene un estado mental normal y una exploración neurológica también normal, entonces no se requiere evaluación de urgencia. Debe establecerse un seguimiento ambulatorio de urgencia que incluya EEG y posiblemente imágenes neurológicas, en condiciones ideales imágenes por resonancia magnética (IRM).

Los medicamentos anticonvulsivos no se inician para la gran mayoría de las convulsiones breves de primera vez debido al riesgo de recurrencia relativamente bajo ponderado contra los efectos secundarios de los medicamentos.

Pronóstico

Los pacientes con una convulsión afebril no provocada tienen una probabilidad de 20 a 30% de recurrencia en el primer año. Aquellos con un retraso del desarrollo o lesiones del SNC tienen una tasa de recurrencia de 35 a 40%. El riesgo de recurrencia de las convulsiones es mayor en pacientes con convulsiones focales o IRM o EEG anormal.

PUNTOS CLAVE

- La mayoría de los niños con estado mental y exploración neurológica normales no requiere imágenes de urgencia o evaluación de laboratorio.
- Todos los pacientes con una convulsión no provocada ameritan un EEG de seguimiento.
- Las imágenes y la evaluación de laboratorio son necesarias después de una convulsión con estado mental alterado persistente o déficits neurológicos focales.
- Deben considerarse las imágenes de urgencia en aquellos trastornos de alto riesgo incluida la etapa de lactante y aquellos en riesgo de sangrado o complicaciones intracraneales.
- No se inicia tratamiento anticonvulsivo después de una primera convulsión afebril en la gran mayoría de los pacientes.
- La recurrencia de las convulsiones es más probable con las convulsiones focales o IRM o EEG anormales.

Lecturas sugeridas

Berg CD, Schumann H. An evidence-based approach to pediatric seizures in the emergency department. *Pediatr Emerg Med Pract*. 2009;6(2):1-26.

Chelse AB, Kelley K, Hageman JR, Koh S. Initial evaluation and management of a first seizure in children. *Pediatr Ann*. 2013;42(12):244-248.

Santillanes G, Luq Q. Emergency department management of seizures in pediatric patients. *Pediatr Emerg Med Pract*. 2015;12(3):1-28.

Sidhu R, Velayudam K, Barnes G. Pediatric seizures. *Pediatr Rev*. 2013;34(8):333-341. 342.

Cefalea pediátrica

Amy Briggs, MD y Emily Rose, MD, FAAP, FAAEM, FACEP

La cefalea es frecuente en los niños; > 90% de los individuos de 18 años de edad ha informado cefaleas. La prevalencia de las cefaleas entre niños aumenta con la edad y es más frecuente entre los 16 y 18 años. En niños < 3 años, la cefalea es poco frecuente; deben considerarse e investigarse etiologías más graves.

Diagnóstico

Las cefaleas se dividen de forma amplia en dos categorías: primarias y secundarias. Las primarias incluyen cefaleas por migraña, tensión, en racimo y crónicas. Estos tipos por lo general son una causa de preocupación menos urgente, ya que rara vez representan una cefalea causada por una etiología que puede poner en riesgo la vida. De manera alternativa, las cefaleas secundarias tienen un amplio rango de causas que van de benignas (p. ej., enfermedad viral) a graves (abscesos o masas tumorales intracraneales). La anamnesis y la exploración física guían el diagnóstico diferencial. Los pacientes con antecedentes de coagulopatía, hemoglobinopatía o malformaciones vasculares tienen un riesgo elevado de hemorragia intracraneal y trombosis. Los individuos inmunosuprimidos o inmunocomprometidos se encuentran en mayor riesgo de infección. La neurofibromatosis se relaciona con masas tumorales intracraneales. La hipertensión grave sugiere una crisis hipertensiva por causas secundarias como anormalidades estructurales renovasculares o aórticas, feocromocitoma o más a menudo una ingestión tóxica. Debe considerarse intoxicación con monóxido de carbono cuando hay una posible exposición, en particular si las demás personas que viven en la misma casa experimentan síntomas similares.

La evaluación de pacientes con cefalea pediátrica atraumática se enfoca en los signos de alarma en la anamnesis o la exploración física que sugieren una infección intracraneal, proceso vascular o masa ocupativa (tabla 132-1). Estos signos de alarma deben hacer considerar la obtención de imágenes. Los pacientes pediátricos que se presentan después de una lesión cefálica traumática tienen que estratificarse en cuanto a riesgos para lesión de importancia clínica mediante la utilización de una regla de decisiones clínicas. Deben realizarse una exploración física detallada y una exploración neurológica completa (lo que incluye campos visuales y evaluación de papiledema).

Las modalidades de imágenes comprenden TC e IRM. Las imágenes por IRM son mejores para evaluar la fosa posterior y evitar la radiación ionizante, pero están menos disponibles, toman más tiempo y pueden requerir sedación en niños pequeños. Se prefiere la TC cuando se necesitan imágenes de urgencia.

Tabla 132-1 ■ Signos de alarma para cefalea pediátrica atraumática que deben llevar a la consideración de imágenes neurológicas	
Anamnesis	**Exploración física**
Despierta al paciente del sueño o es peor al estar acostado	Ataxia[a]
Empeora con Valsalva o un esfuerzo	Déficit neurológico focal (incluidos los campos visuales)[a]
Ubicación occipital	Movimientos oculares anormales[a]
Empeora con el tiempo (progresiva crónica)	Papiledema[a]
Náusea o vómito	Estado mental alterado[a]
Inicio repentino o muy intenso (en trueno)	Convulsiones
No responde al tratamiento médico	Fiebre
Duración < 6 meses	Rigidez nucal
Edad < 3 años	Fotofobia

[a]Los pacientes con estos datos deben someterse a imágenes neurológicas en la sala de urgencias.

Debe realizarse una punción lumbar cuando hay preocupación clínica de meningitis, encefalitis, hipertensión intracraneal idiopática o hemorragia subaracnoidea. La obtención de una presión de abertura es fundamental para establecer un diagnóstico de hipertensión intracraneal. Está indicada una TC previa a la punción lumbar en pacientes con estado mental alterado, signos de aumento de la PIC, datos de exploración neurológica focal, derivaciones VP u otros antecedentes neuroquirúrgicos.

Tratamiento

El tratamiento de la cefalea primaria pediátrica incluye control del dolor y asesoría para hacer modificaciones al estilo de vida. Los medicamentos para la cefalea primaria incluyen ibuprofeno, ketorolaco, proclorperazina, triptanos, valproato, magnesio y dihidroergotamina. Suelen usarse esteroides para adultos con cefalea en la sala de urgencias, pero no hay evidencias que apoyen su empleo en pacientes pediátricos. No se recomiendan los opioides.

El tratamiento de la cefalea pediátrica secundaria se dirige a la causa subyacente. Pueden usarse antipiréticos para la fiebre.

PUNTOS CLAVE

- La anamnesis y la exploración física deben enfocarse en los signos de alarma de la cefalea pediátrica.
- La cefalea intensa inexplicable en niños menores de 3 años de edad requiere investigación.
- Los pacientes con papiledema o exploración neurológica anormal deben someterse a imágenes neurológicas de urgencia.
- Debe realizarse una punción lumbar cuando hay sospecha de meningitis, encefalitis o hipertensión intracraneal idiopática.
- Las IRM son la modalidad de imágenes preferida para la cefalea cuando están disponibles, con el uso de TC cuando se sospecha hemorragia, hidrocefalia o lesiones grandes que ocupan espacio.

Lecturas sugeridas

American College of Radiology. ACR appropriateness criteria. Headache—child. https://acsearch.acr.org/docs/69439/Narrative/

Lewis DW, Ashwal S, Dahl G, et al. Practice parameter: evaluation of children and adolescents with recurrent headaches. Report of the Quality Standards Subcommittee of the American Academy of Neurology and the Practice Committee of the Child Neurology Society. *Neurology*. 2002;59(4):490-498.

Little RD. Emergency department evaluation and management of children with headaches. *Clin Pediatr Emerg Med*. 2017;18(4):298-302.

Sheridan DC, Meckler GD, Spiro DM, et al. Diagnostic testing and treatment of pediatric headache in the emergency department. *J Pediatr*. 2013;163(6):1634-1637.

El accidente vascular cerebral pediátrico suele pasar inadvertido en la presentación inicial: ¡no sea la norma!

Danielle Wickman, MD y Emily Rose, MD, FAAP, FAAEM, FACEP

El accidente vascular cerebral (AVC) es una causa importante de mortalidad en la infancia. Además, el AVC se acompaña de déficits neurológicos recurrentes, convulsiones recurrentes o AVC recurrente. El AVC en la infancia representa una verdadera urgencia neurológica, para la que un diagnóstico oportuno puede afectar las consideraciones de tratamiento y el resultado. Por desgracia, la mayoría de los AVC pediátricos no se diagnostica hasta > 24 horas después del inicio. A pesar de la neuroplasticidad potencial, dos tercios de los niños tendrán déficits neurológicos persistentes después de un AVC.

El AVC isquémico arterial constituye 50% de los AVC pediátricos y ocurre de forma secundaria a arteriopatía, etiología cardiaca, estados protrombóticos o trastornos sistémicos (como drepanocitemia, sepsis, trastornos genéticos). El AVC hemorrágico es relativamente más frecuente en niños y tiene una mayor mortalidad en comparación con los eventos isquémicos (25 *vs.* 10%). Las etiologías frecuentes de un AVC hemorrágico incluyen una malformación arteriovenosa (causa más común), malformaciones cavernosas, aneurismas, tumores y trastornos hemorrágicos. La aterosclerosis (la causa más frecuente de AVC en adultos) prácticamente no tiene ninguna participación en el AVC pediátrico.

Presentación clínica

Los signos y síntomas de AVC pediátrico pueden ser difíciles de apreciar, lo que contribuye al retraso en el diagnóstico y los resultados desfavorables. Una característica distintiva es un inicio repentino de los síntomas. Los niños tienen mayores probabilidades que los adultos de presentar convulsiones y estado mental alterado como síntomas de presentación. Los déficits neurológicos focales pueden ser sutiles, sobre todo en niños pequeños y pueden presentarse como uso preferencial de un brazo, cojera o pérdida del equilibrio. Hay cefalea en aproximadamente la mitad de los casos de AVC pediátrico y no ayuda a diferenciarlo de otros diagnósticos. Algunos síntomas frecuentes adicionales son hemiplejía, debilidad unilateral, alteraciones sensoriales, disartria, afasia y disfagia. Los síntomas menos frecuentes incluyen cambios en el estado de ánimo o en la conducta.

Los simuladores más comunes de AVC son migrañas, convulsiones con parálisis de Todd, parálisis periférica del NC VII periférico y trastorno de conversión. Otras urgencias neurológicas que suelen encontrarse en pacientes con AVC potencial comprenden meningoencefalitis, tumores cerebrales y lesión cerebral traumática.

Diagnóstico

La rapidez del diagnóstico puede mejorarse con la implementación de un protocolo de AVC y la realización consistente de una exploración neurológica detallada en cada niño con síntomas neurológicos focales, convulsiones, estado mental alterado o cambios conductuales. Deben obtenerse estudios de laboratorio que incluyan glucosa, electrolitos y perfiles de coagulación. Las IRM son la modalidad de imágenes más valiosa, pero puede ser que no estén disponibles en urgencias. La IRM/ARM (en especial con la adición de angiografía del cuello) es más sensible para la isquemia aguda, valora mejor la fosa anterior y evalúa de forma más efectiva la etiología de un AVC (o diagnostica simuladores frecuentes de AVC) en niños en comparación con la TC. De otra forma, puede obtenerse una TC sin contraste con una angiografía con TC si se demuestra hemorragia y no se dispone de IRM de urgencia.

Tratamiento

Las recomendaciones actuales para el tratamiento se basan en estudios en adultos y aún resultan controvertidas debido tanto a la falta de estudios robustos en niños como por la fisiopatología diversa del AVC en niños en comparación con adultos. El tratamiento antitrombótico agudo disminuye la mortalidad en un AVC isquémico, pero no está claro si el tratamiento antiplaquetario o anticoagulación es mejor. El AVC hemorrágico debe manejarse con intervención quirúrgica, si está indicado, y reversión de la diátesis hemorrágica. La transfusión de intercambio de urgencia disminuye tanto la morbilidad como la mortalidad por AVC en pacientes con drepanocitemia. Los cuidados de apoyo hemodinámicos y neurológicos también son importantes. Los trombolíticos son controvertidos y hasta ahora no se recomiendan de forma sistemática en niños, sobre todo en los < 12 años de edad.

PUNTOS CLAVE

- Un AVC pediátrico es una causa importante de mortalidad y morbilidad en la infancia.
- El retraso del diagnóstico es frecuente y contribuye a los peores resultados.
- La mayoría experimenta consecuencias a largo plazo e incluyen déficits sensitivomotores permanentes, alteración del lenguaje, discapacidad intelectual, problemas conductuales y epilepsia.
- Reconocer e instituir de manera temprana medidas neuroprotectoras es crucial para mejorar los resultados en niños con AVC.

Lecturas sugeridas

Felling RJ, Sun L, Maxwell E, et al. Pediatric arterial ischemic stroke: epidemiology, risk factors, and management. *Blood Cells Mol Dis.* 2017;67:23-33.

Kim H, Shoval H, Kim N. Pediatric neurologic disorders. In: Mitra R, ed. *Principles of Rehabilitation Medicine.* New York, NY: McGraw-Hill; 2019.

Rivkin M, Bernard T, Dowling M, et al. Guidelines for urgent management of stroke in children. *Pediatric Neurology.* 2016;56:8-17.

Ropper A, Samuels M, Klein J. *Adams and Victor's Principles of Neurology.* New York, NY: McGraw-Hill; 2014.

Schreiner TL, Yang ML, Martin JA, et al. Neurologic & muscular disorders. In: Hay WW Jr, Levin MJ, Deterding RR, et al., eds. *Current Diagnosis & Treatment: Pediatrics.* 24th ed. New York, NY: McGraw-Hill; 2018.

"Cerebros pediátricos ardientes": anti-NMDA y otras formas de encefalitis

Anna Darby, MD, MPH y Emily Rose, MD, FAAP, FAAEM, FACEP

La encefalitis es una inflamación del parénquima cerebral que causa disfunción neurológica. La presentación varía y depende tanto de la etiología como del área de afección cerebral. Los pacientes pueden presentarse con coma, estado mental alterado, convulsiones, déficits neurológicos focales (motores o sensoriales), cambios en la conducta o la personalidad, o trastornos del movimiento. La encefalitis puede ser autolimitada o una urgencia aguda que pone en riesgo la vida y en la que la causa debe identificarse e iniciar tratamiento apropiado.

Etiologías

La encefalitis tiene muchas causas, entre ellas infección aguda, disfunción autoinme posinfecciosa y etiologías tóxicas o metabólicas. Los virus (incluidos enterovirus, Herpesviridae, influenza, Nilo Occidental y CMV) producen la mayoría de los casos infecciosos, pero las bacterias, los hongos y los parásitos también son agentes potenciales. La encefalitis autoinmune posinfecciosa (p. ej., encefalomielitis diseminada aguda [EMDA]) con frecuencia ocurre 2 a 4 semanas después de una infección viral a menudo no identificada. La encefalitis también puede ser un síntoma de presentación de una neoplasia subyacente. Se encuentran teratomas ováricos en cerca de la mitad de las mujeres adultas con encefalitis por receptor anti-NDMA (anticuerpos contra receptores N-metil-D-aspartato), pero en < 10% de las niñas menores de 14 años de edad.

La encefalitis por receptor anti-NMDA excede cualquier otra causa de encefalitis, incluida la viral, como la causa única más prevalente de encefalopatía en la población pediátrica, con el caso de menor edad informado en un paciente de 8 meses de edad. El retraso diagnóstico es frecuente. Los pacientes pueden tener cefalea, fiebre o un pródromo viral. Los síntomas psiquiátricos/conductuales son predominantes en las etapas tempranas e incluyen cambios en el estado de ánimo, la conducta o la personalidad, alucinaciones visuales o auditivas y ansiedad/agitación. Los trastornos del movimiento, el insomnio y las alteraciones del habla son frecuentes. También pueden ocurrir convulsiones, inestabilidad autónoma (menos frecuente en niños que en adultos) e hipoventilación.

Diagnóstico

Los casos en que se sospecha encefalitis deben someterse a una exploración neurológica detallada, estudios de laboratorio básicos, imágenes neurológicas y punción lumbar con tinción de Gram de líquido cefalorraquídeo (LCR), cultivo y estudios virales de RCP. La encefalitis por receptor anti-NMDA se diagnostica de forma definitiva ya sea con anticuerpos en suero o LCR. Muchos casos de encefalitis por receptor anti-NMDA se han documentado antes de una infección por VHS. Alrededor de 60% de los niños con encefalitis tiene pleocitosis en el LCR. Se observan anormalidades en las imágenes neurológicas en 60 a 70% de los casos. Las imágenes por

IRM son más sensibles que la TC para anormalidades. El EEG es anormal en ~90% de los pacientes y puede tener patrones característicos para ayudar al diagnóstico.

Tratamiento

El tratamiento para la encefalitis varía con base en la etiología. La mayoría de las encefalitis virales se trata con cuidados de apoyo sin tratamiento médico específico. La encefalitis por VHS es una excepción importante porque es una infección devastadora con secuelas importantes. Aciclovir disminuye la tasa de mortalidad, pero incluso con tratamiento, dos tercios de los niños tienen secuelas neurológicas permanentes.

El diagnóstico definitivo es difícil de obtener de forma urgente y por lo general debe iniciarse tratamiento para VHS (con aciclovir) y tratamiento antimicrobiano de amplio espectro (vancomicina + cefalosporina de tercera generación) hasta que los cultivos sean negativos y se excluya una etiología bacteriana.

Un esquema de metilprednisolona, inmunoglobulina intravenosa (IGIV) o plasmaféresis es efectivo en la mayoría de los casos de encefalitis autoinmune. Si se descubre una neoplasia concomitante, debe realizarse la resección del tumor junto con los tratamientos previos. Los casos refractarios pueden requerir otros agentes inmunomoduladores como ciclofosfamida o rituximab.

Las complicaciones de la encefalitis incluyen estado epiléptico, edema cerebral y alteraciones de líquidos y electrolitos. Las convulsiones deben tratarse de manera intensiva, pero no se recomienda profilaxis sistemática. Los pacientes con encefalitis grave tienen un mayor riesgo de declive neurológico y cardiorrespiratorio y, por lo tanto, requieren vigilancia intensiva.

Alrededor de la mitad de los niños se recupera sin secuelas permanentes. Los retrasos del desarrollo y los problemas conductuales son frecuentes. En casos raros ocurren déficits focales persistentes, incluida pérdida de la audición y la vista.

PUNTOS CLAVE

- Considerar una etiología orgánica de todos los casos de psicosis de nuevo inicio/estado mental alterado en pacientes pediátricos.
- Reconocer la constelación de síntomas de la encefalitis por receptor anti-NMDA: cambios en el estado mental > trastornos del movimiento > inestabilidad autónoma.
- La encefalitis por receptor anti-NMDA requiere una prueba específica de anticuerpos en suero o LCR para el diagnóstico.
- Tener un umbral bajo para realizar punción lumbar en pacientes pediátricos con sintomatología neurológica vaga.
- Los pacientes con encefalitis tienen un riesgo elevado de complicaciones y secuelas.

Lecturas recomendadas

Armangue T, Titulaer MJ, Málaga I, et al. Pediatric anti-N-methyl-D-aspartate receptor encephalitis—clinical analysis and novel findings in a series of 20 patients. *J Pediatr*. 2013;162(4).

Bronstein DE, Shields WD, Glaser CA. Encephalitis and meningoencephalitis. In: Cherry JD, Harrison GJ, Kaplan SL, et al., eds. *Feigin and Cherry's Textbook of Pediatric Infectious Diseases*. 7th ed. Philadelphia, PA: Elsevier Saunders; 2014:492.

Florence-Ryan N, Dalmau J. Update on anti-N-methyl-D-aspartate receptor encephalitis in children and adolescents. *Curr Opin Pediatr*. 2010;22:739-744.

Lebas A, Husson B, Didelot A, et al. Expanding spectrum of encephalitis with NMDA receptor antibodies in young children. *J Child Neurol*. 2009;25(6):742-745.

Vértigo pediátrico: diferenciando las etiologías que ponen en riesgo la vida de las etiologías benignas

Daniel L. Johnson, MD, MSEd

Los síntomas de mareo y vértigo suelen ser difíciles de dilucidar y diferenciar, sobre todo en el niño pequeño. El diagnóstico diferencial es amplio e incluye etiologías tanto benignas como aquellas que ponen en riesgo la vida.

Anamnesis

Primero es esencial distinguir entre vértigo y mareo (también conocido como desequilibrio). Esto último se refiere a quejas de "movimiento" sin el componente giratorio, como sensaciones de "ligero aturdimiento" o de "flotar". El vértigo implica la percepción de movimiento en relación con el ambiente. Estos síntomas surgen de una alteración en el sistema vestibular y pueden subclasificarse en periféricos o centrales según su etiología. Síntomas como ataxia, vómito, irritabilidad, un deseo de permanecer inmóvil o el nistagmo pueden ser la única clave del vértigo en niños pequeños o no verbales.

Otros elementos importantes de la anamnesis que deben explorarse incluyen evolución temporal, inicio, singularidad o recurrencia de los síntomas, cualquier traumatismo reciente en la cabeza o los oídos, fiebre o síntomas infecciosos, estado mental alterado, vómito, ataxia y medicamentos o ingestiones potenciales.

Exploración

Las anormalidades de los signos vitales deben reconocerse y atenderse. La fiebre o la hipotensión pueden sugerir una etiología infecciosa como del sistema nervioso central (meningitis/encefalitis/abscesos) o periférica (infecciones del oído). Pueden ocurrir hipertensión y bradicardia con aumento de la presión intracraneal, masa tumoral o una hemorragia traumática. Deben considerarse imágenes con una lesión traumática. El estado mental alterado aumenta la probabilidad de que se trate de una etiología central o que ponga en riesgo la vida.

Hay que realizar exploraciones detalladas neurológicas y de los oídos. El oído puede mostrar evidencia externa de vesículas, lo que sugiere síndrome de Ramsay Hunt. Edema, eritema e hipersensibilidad sobre el mastoides sugieren un diagnóstico de mastoiditis. Dentro del oído, puede encontrarse un tímpano protuberante con disminución de la movilidad en casos de otitis media y hemotímpano. La otorrea o la perforación del tímpano son posibles con un traumatismo. El informe de hipoacusia o acúfenos suele relacionarse con una causa periférica de vértigo.

La exploración neurológica comprende estado mental, evaluación de los nervios craneales, evaluación y caracterización de cualquier nistagmo y valoración de la función cerebelosa. El nistagmo es el dato físico más frecuente en el vértigo. El nistagmo horizontal unidireccional sugiere una causa periférica, en tanto que el nistagmo bidireccional o vertical más a menudo indica una causa central. Las pruebas cerebelosas anormales o las verdaderas anormalidades de la marcha también causan preocupación por etiologías centrales de vértigo.

Diagnóstico diferencial

Las etiologías más frecuentes de vértigo periférico varían con la edad. Las causas congénitas y las anormalidades anatómicas se presentan por lo general al inicio de la vida. La otitis media es más frecuente en niños pequeños que el vértigo paroxístico benigno de la infancia (VPBI). El VPBI ocurre en niños < 5 años. Los pacientes tienen síntomas graves de vértigo, a menudo con náusea/vómito por episodios breves desencadenados por el movimiento. En este trastorno es frecuente encontrar antecedentes familiares de migraña. Casi 20% de los niños con migrañas clásicas tiene un aura con vértigo. Las migrañas basilares también están acompañadas por vértigo.

La laberintitis (inflamación del aparato vestibular) se presenta con hipoacusia de origen repentino y vértigo. La neuritis vestibular tiene un vértigo más grave, pero sin hipoacusia. La enfermedad de Ménière (plenitud del oído, vértigo e hipoacusia neurosensorial) suele relacionarse con malformaciones congénitas del oído. Ocurre vértigo en 30 a 50% de los pacientes con esclerosis múltiple y puede ser de afección periférica o central y su naturaleza es neurológica. Es posible que el vértigo central en niños sea causado por tumores del SNC (incluidos neurinomas del acústico), infecciones, inflamación y con menor frecuencia accidente vascular cerebral.

Tratamiento

Cuando se identifica una causa, el tratamiento y la evaluación apropiados deben ser el siguiente paso. La otitis media sintomática se trata con analgésicos y antibióticos. Cuando la clínica lo sugiera, debe procederse a la evaluación para meningitis o mastoiditis e iniciar el tratamiento. La preocupación por una infección del SNC justifica antibióticos empíricos y tratamiento antiviral, imágenes avanzadas y punción lumbar de urgencia. Los tratamientos tradicionales de adultos para vértigo periférico como meclizina por lo general se evitan en niños menores de 12 años de edad, aunque pueden considerarse para casos graves. La maniobra de Epley es útil en niños con VPBI. Los tratamientos estándar para la migraña son efectivos para el vértigo migrañoso.

PUNTOS CLAVE

- Diferenciar el vértigo verdadero del mareo puede ser difícil en niños solo con la anamnesis; requiere la corroboración del cuidador y una exploración física detallada.
- Los signos de infección o traumatismo grave deben conducir a una evaluación diagnóstica y un tratamiento apropiado.
- El vértigo periférico puede acompañarse de quejas óticas, incluidos acúfenos. Las anormalidades de la marcha y los datos cerebelosos son causa de preocupación por etiologías centrales.

Lecturas sugeridas

Callebrant ML, Mandel EM. Balance disorders in children. *Neurol Clin.* 2005;23(3):807-829.
Gioacchini FM, et al. Prevalence and diagnosis of vestibular disorders in children: a review. *Int J Pediatr Otorhinolaryngol.* 2014;78:718.
Goldstein A. Child Neurology Foundation. Vertigo. https://www.childneurologyfoundation.org/disorders/vertigo/.
Raucci U, et al. Vertigo/dizziness in pediatric emergency department: five years' experience. *Cephalgia.* 2016;36(6):593.
Ravid S, et al. A simplified diagnostic approach to dizziness in children. *Pediatr Neurol.* 2003;29:317.

Ser capaz de escrutar las causas de la ataxia pediátrica

Kelsey Ford Bench, MD y Emily Rose, MD, FAAP, FAAEM, FACEP

Los niños atáxicos tienen coordinación y equilibrio alterados, casi siempre debido a disfunción de la vía cerebelosa. La marcha inestable o de base amplia es frecuente. Las etiologías varían de procesos benignos y autolimitados a enfermedades degenerativas progresivas. La anamnesis y una exploración física detallada a menudo determinan la causa probable.

Riesgo para la vida

Muchas etiologías graves de ataxia causan un efecto de ocupación de espacio o aumento de la presión intracraneal (PIC). Los síntomas relacionados frecuentes son vómito, cefalea y papiledema.

Infección

Por lo general, la ataxia causada por una infección tendrá otros signos sistémicos de enfermedad. En casos raros, la ataxia puede ser el primer signo de una infección en desarrollo. Los abscesos cerebelosos a menudo evolucionan de una otitis media o una mastoiditis no tratada. Puede haber fiebre, aumento de la PIC y meningismo. La encefalitis del tronco encefálico y la cerebelitis (2% de la ataxia) pueden desarrollar en poco tiempo edema de la fosa posterior y una elevada morbilidad y mortalidad relacionadas. Los pacientes con cerebelitis tienen cambios anormales en el LCR y la electroencefalografía.

Encefalomielitis diseminada aguda
La encefalomielitis diseminada aguda (EMDA) es una enfermedad desmielinizante inflamatoria posinfecciosa (2% de la ataxia). La mayoría de los pacientes tiene signos neurológicos multifocales a la exploración.

Hemorragia intracraneal
Ocurren síntomas de progresión rápida con hemorragia hacia la fosa posterior. Las causas más frecuentes son malformaciones vasculares, hemorragia dentro de un tumor y traumatismos.

Tumores
Alrededor de la mitad de los tumores de la infancia surge en el cerebelo o el tronco encefálico. Los síntomas de ataxia son graduales y se acompañan de signos de aumento de la PIC, incluidos cefaleas matutinas y náusea y vómito. El papiledema concomitante y otros déficits neurológicos son frecuentes.

Opsoclono-mioclono-ataxia
Este trastorno se presenta con ataxia grave, opsoclono (movimiento ocular caótico) y mioclono. Casi siempre es un trastorno paraneoplásico relacionado con neuroblastoma.

Accidente vascular cerebral
Puede ocurrir ataxia con un AVC en pacientes en riesgo si los vasos del cerebelo o vertebrobasilares están afectados.

Etiologías benignas
Las causas benignas de ataxia son por mucho más usuales que las etiologías que ponen en riesgo la vida. Estos trastornos a menudo son breves y autolimitados.

Ataxia cerebelosa aguda
La ataxia cerebelosa aguda es una encefalitis focal posinfecciosa autoinmune. Es la causa más frecuente de ataxia pediátrica: representa ~50% de los casos. El trastorno ocurre más a menudo en niños < 6 años. Los niños suelen experimentar falta de coordinación, alteración del tono, pérdida sensorial o movimientos involuntarios. Cabe notar que estos pacientes, por lo demás, tienen buen aspecto, están alertas y no presentan signos de infección. La resolución de los síntomas ocurre de 2 semanas a 2 a 3 meses sin tratamiento.

Síndrome de Guillain-Barre
El síndrome de Guillain-Barre (SGB) es un trastorno desmielinizante posinfeccioso agudo. Los síntomas son sobre todo debilidad motora ascendente, aunque puede haber afección sensorial. La variante de Miller Fischer se presenta con la triada de ataxia, arreflexia y oftalmalgia. Los síntomas suelen evolucionar a lo largo de varios días.

Tóxicos
Muchos medicamentos y drogas ilícitas causan ataxia pediátrica; ocasionan 10 a 30% de los casos. Los cambios en el estado mental (confusión, letargo) y habla farfullada son frecuentes. Los medicamentos antiepilépticos, el alcohol, las drogas ilícitas, el plomo y el monóxido de carbono son causas importantes de ingestiones accidentales e intencionales.

Migrañas
Puede ocurrir ataxia con síndromes de migraña específicos, como migrañas hemipléjicas basilares o familiares. No es necesario que haya cefaleas.

Laberintitis y vértigo paroxístico benigno
Algunos trastornos que inducen vértigo pueden presentarse como ataxia, sobre todo en niños pequeños.

Evaluación

Exploración física

Debe hacerse una evaluación del estado mental y una valoración neurológica detallada de cada paciente. Evaluar en busca de déficits focales concomitantes, alteraciones del habla, coordinación y signos de aumento de la PIC.

Evaluación de laboratorio

Se obtienen paneles metabólicos y glucosa sanguínea en todos los pacientes con ataxia. La detección de alcohol y toxicología pueden ayudar al diagnóstico. Hay que obtener líquido cefalorraquídeo si se sospecha una infección aguda. Muchos trastornos desmielinizantes pueden tener elevación de proteínas en LCR (aunque 20% puede ser normal y no siempre se requiere una punción lumbar).

Imágenes

Deben obtenerse imágenes neurológicas en niños con ataxia más niveles de consciencia alterados, neuropatías craneales, déficits neurológicos focales, signos de aumento de la PIC o un antecedente de traumatismo. La IRM es la mejor modalidad, pues permite visualizar mejor la fosa posterior y demuestra datos de enfermedades desmielinizantes y encefalitis.

PUNTOS CLAVE

- Más a menudo, la ataxia pediátrica es benigna y autolimitada.
- La ataxia cerebelosa aguda explica 50% de la ataxia pediátrica.
- Los tumores de la fosa posterior suelen presentarse con déficits neurológicos focales y síntomas de aumento de la PIC.
- Las sustancias tóxicas son una causa importante de ataxia en niños.
- El inicio abrupto de los síntomas puede deberse a una etiología traumática, infecciosa posinfecciosa o tóxica.

Lecturas sugeridas

Casselbrant ML, et al. Balance disorders in children. *Neurol Clin.* 2005;23:807.

Dinolfo E. Evaluation of ataxia. *Pediatr Rev.* 2001;22(5):177-178.

Friday JH. Ataxia. In: Fleisher GR, Ludwig SL, eds. *Textbook of Pediatric Medicine.* 6th ed. Philadelphia, PA: Lippincott Williams & Wilkins; 2010:164.

Ryan MM, et al. Acute ataxia in childhood. *J Child Neurol.* 2003;18:309.

137

Distrofia muscular

Carlee Carranza, DO y Emily Rose, MD, FAAP, FAAEM, FACEP

La distrofia muscular (DM) es un grupo heterogéneo de trastornos musculares degenerativos que se caracterizan por debilidad progresiva. El sexo masculino es el más afectado. La edad de presentación varía por subtipo; en la mayor parte de los casos se presenta con debilidad muscular progresiva o hipotonía. La mayoría implica una ausencia o deficiencia de distrofina, que es necesaria para la estabilización de las fibras musculares esqueléticas y cardiacas. Sin estabilización, estas fibras no pueden soportar las fuerzas de contracción normales y sufren necrosis y remplazo con tejido adiposo y conectivo. Esta reorganización afecta múltiples sistemas de órganos y produce disminución de la función pulmonar, insuficiencia cardiaca progresiva, disfagia y debilidad musculoesquelética.

Respiratorias

Una de las características distintivas de la DM es una debilidad progresiva de la musculatura respiratoria, que contribuye a hipoventilación, hipercapnia, incompatibilidad ventilación/perfusión, disminución de la tos y la depuración mucosa, atelectasias y dificultad respiratoria. El estado/función respiratorios de referencia del paciente ayuda a dirigir el manejo. La consulta temprana es útil, aunque puede requerirse intubación de urgencia antes de poder movilizar recursos.

La taquipnea puede ser sutil o estar ausente a pesar de la dificultad respiratoria significativa. Durante una enfermedad aguda, los niños con DM pueden tener una musculatura pulmonar débil y con frecuencia son incapaces de montar una respuesta respiratoria adecuada con un mayor trabajo de la respiración. Incluso un ligero grado de hipoxemia (p. ej., saturación de oxígeno < 95%) debe llevar a una intervención inmediata. Hay que considerar la ventilación con presión positiva no invasiva (VPPNI) al inicio en caso de dificultad respiratoria. Puede ocurrir desaturación rápida secundaria a reserva deficiente e hipoventilación y, por lo tanto, deben utilizarse métodos intensivos de preoxigenación antes de la intubación, lo que incluye una cánula nasal de flujo alto y VPPNI, de ser necesario. Si es necesario intubar, debe usarse un paralítico no despolarizante (p. ej., rocuronio) porque los agentes despolarizantes (p. ej., succinilcolina) pueden inducir hiperpotasiemia que pone en riesgo la vida y rabdomiólisis.

Cardiacas

En la DM de Duchenne y algunas otras formas de este trastorno, la musculatura cardiaca sufre necrosis y es remplazada por tejido fibrograso, lo que resulta en miocardiopatía e insuficiencia cardiaca congestiva (ICC). Con la progresión de la enfermedad, la ICC es una etiología frecuente de morbilidad y mortalidad importantes. La mayoría de los pacientes no es ambulatoria cuando la fracción de expulsión cardiaca disminuye, lo que limita las claves clínicas para la exacerbación de la ICC. La disnea puede ser un síntoma predominante pero inespecífico de insuficiencia cardiaca. Las arritmias que ponen en riesgo la vida también son frecuentes e incluyen taquicardia y fibrilación ventriculares. Muchos pacientes requieren desfibriladores cardiacos internos automáticos (DCIA).

Endocrinas

El tratamiento con glucocorticoides constituye la base del manejo de la DM para prevenir la progresión de la enfermedad y prolongar la ambulación. El tratamiento se inicia en la mayoría de los pacientes durante la primera década de vida. En caso de enfermedad aguda, traumatismo, fractura o dificultad respiratoria fulminante, deben administrarse esteroides a dosis de estrés para compensar una insuficiencia suprarrenal relativa. Debe administrarse hidrocortisona: 50 mg para los niños < 2 años y 100 mg para los de mayor edad.

Musculoesqueléticas

Los pacientes con DM a menudo presentan caídas conforme la debilidad avanza y la capacidad de ambulación disminuye. El uso crónico de esteroides y los traumatismos repetidos aumentan de forma importante el riesgo de fracturas tanto de huesos largos como vertebrales. Incluso los mecanismos que al parecer son de baja energía, como transferir a los pacientes de un vehículo a la silla de ruedas, pueden precipitar una fractura. Deben considerarse las radiografías de la columna o los huesos largos en caso de lumbalgia o hipersensibilidad ósea sin importar el mecanismo. Estos pacientes también están en riesgo de eventos embólicos postraumáticos.

PUNTOS CLAVE

- La distrofia muscular produce disfunción de múltiples sistemas de órganos, en especial pulmonares, cardiacos y musculoesqueléticos.
- La DM crea vulnerabilidad a cualquier enfermedad respiratoria y los signos típicos de advertencia de dificultad respiratoria pueden estar ausentes. Por lo tanto, debe usarse el apoyo respiratorio de forma temprana porque los síntomas o la dificultad respiratoria pueden ser sutiles.
- Evitar los agentes de bloqueo neuromuscular despolarizante, como succinilcolina, ya que pueden resultar en hiperpotasiemia y rabdomiólisis.
- Los pacientes con DM a menudo tienen arritmias cardiacas y complicaciones de insuficiencia cardiaca.
- Debido al uso crónico de corticoesteroides, hay que administrar esteroides a dosis de estrés a los pacientes con DM e infecciones agudas o traumatismo.

Las fracturas son frecuentes y pueden ocurrir con un traumatismo mínimo, o ninguno. Mantener un umbral bajo para la obtención de imágenes.

Lecturas sugeridas

Buddhe S, et al. Cardiac management of the patient with Duchenne muscular dystrophy. *Pediatrics*. 2018;142(suppl 2):S72-S81.

Manzur AY, Kuntzer T, Pike M, Swan AV. Glucocorticoid corticosteroids for Duchenne muscular dystrophy. *Cochrane Database Syst Rev*. 2008;1:CD003725.

Noritz G, et al. Primary care and emergency department management of the patient with Duchenne muscular dystrophy. *Pediatrics*. 2018;142(suppl 2):S90-S98.

Sheehan DW, et al. Respiratory management of the patient with Duchenne muscular dystrophy. *Pediatrics*. 2018;142(suppl 2):S62-S71.

Fracturas craneales: ¿cuándo es necesario saber que están ahí?

Mark S. Mannenbach, MD

Las fracturas craneales son frecuentes después de eventos lesivos en niños. Los lactantes y los niños pequeños están en mayor riesgo debido a la presencia de un hueso más membranoso, que es delgado en relación con el de niños de mayor edad. Las fracturas del cráneo en lactantes se deben sobre todo a caídas, pero pueden representar maltrato físico. Los niños de mayor edad y los adolescentes suelen sufrir fracturas craneales como resultado de accidentes automovilísticos o lesiones relacionadas con los deportes.

Las fracturas ocurren en cualquier hueso del cráneo, aunque el hueso parietal es el que está afectado con mayor frecuencia. Los niños con fracturas craneales suelen presentarse con edema de tejidos blandos o hematoma sobre el sitio de fractura. El hematoma del cuero cabelludo puede hacerse progresivamente más evidente sobre el sitio de fractura, lo que provoca un retraso aparente para buscar atención, ya que muchos niños, incluidos los lactantes, tienen pocos síntomas con una lesión aislada que es resultado de caídas de poca distancia. Sin embargo, múltiples estudios encontraron que los hematomas del cuero cabelludo son sensibles, pero no específicos, para predecir fracturas craneales.

Las decisiones relacionadas con la obtención de imágenes en lactantes y niños con una lesión cefálica deben basarse en auxiliares confiables para la toma de decisiones, como el estudio de lesión cefálica PECARN, o si hay una preocupación específica de maltrato infantil. Las fracturas craneales pueden descubrirse como un dato incidental con imágenes de la cabeza con TC o con radiografías craneales simples específicas como parte de una revisión esquelética completa.

Las fracturas craneales lineales son el tipo más frecuente de fractura observada en pacientes pediátricos: constituyen hasta 90% de todas las fracturas. La mayoría de las fracturas craneales lineales no requiere una intervención específica. Si no hay hemorragia intracraneal relacionada, una exploración neurológica anormal o preocupación por maltrato físico traumático, el manejo ambulatorio con un cuidador confiable es lo apropiado.

Las fracturas craneales deprimidas incluyen cualquier fractura craneal en la que el fragmento óseo está deprimido por debajo de la superficie interna del cráneo. El manejo típico incluye la elevación quirúrgica del fragmento craneal deprimido si hay una depresión de 1 cm o mayor o si la profundidad es mayor que el grosor del cráneo.

Una complicación potencial de la fractura craneal es el desarrollo de un quiste leptomeníngeo o fractura "creciente". Estas fracturas resultan de un desgarro en la duramadre subyacente a la fractura seguido por una herniación de tejido meníngeo en la línea de la fractura. Estas fracturas es más probable que ocurran en pacientes con fracturas deprimidas o más grandes y más ampliamente diastáticas a la presentación. Las fracturas crecientes pueden presentarse semanas a meses después de una lesión inicial y es posible que se visualicen como una masa de tejido blando "aguada" o pulsátil. La preocupación porque se desarrolle una fractura creciente suele ser el fundamento para recomendar seguimiento con un neurocirujano.

Las fracturas en la base del cráneo son singulares porque pueden conducir a un mayor riesgo de desarrollar una infección intracraneal. Las fracturas craneales basilares constituyen hasta 20% de todas las fracturas craneales pediátricas y a menudo tienen la presentación clásica de equimosis periorbitaria ("ojos de mapache"), equimosis mastoidea posauricular ("signo de Battle"), hemotímpano o rinorrea u otorrea de LCR. Existe controversia relacionada con la necesidad de profilaxis antibiótica para las fracturas craneales basilares en la que quienes abogan por ella argumentan un riesgo reducido de infección y los escépticos dirigen la atención al posible desarrollo de meningitis subsecuente debido a bacterias resistentes. De forma similar a los niños con fracturas craneales lineales aisladas, los pacientes con fracturas craneales basilares que tienen una exploración neurológica normal no relacionada con una patología intracraneal en las imágenes TC de la cabeza y sin evidencia de filtración de LCR pueden darse de alta con seguridad a casa con un cuidador confiable. La toma de decisiones relacionada con el manejo agudo, incluidos una posible intervención quirúrgica y el uso de antibióticos, así como un plan para el seguimiento, debe hacerse en conjunto con el neurocirujano.

PUNTOS CLAVE

- Las fracturas craneales son lesiones frecuentes en los niños y sobre todo en lactantes luego de una caída.
- Los estudios de imágenes deben obtenerse en pacientes en quienes hay preocupación acerca de una patología intracraneal relacionada o maltrato físico infantil.
- Muchos niños con fracturas craneales aisladas pueden ser dados de alta con seguridad si van con un cuidador confiable y no hay anormalidades intracraneales relacionadas, datos neurológicos anormales o preocupaciones de maltrato físico.
- Los niños con fracturas craneales lineales aisladas deben tener un plan de seguimiento establecido en caso de que se desarrolle una fractura "creciente" o quiste leptomeníngeo.

Lecturas sugeridas

Einhorn A, Mizrahi EM. Basilar skull fractures in children: the incidence of CNS infection and the use of antibiotics. *Am J Dis Child*. 1978;132:1121-1124.

Kuppermann N, Holmes JF, Dayan PS, et al. Identification of children at very low risk of clinically-important brain injuries after head trauma: a prospective cohort study. *Lancet*. 2009;374:1160-1170.

Powell EC, Atabaki SM, Wootton-Gorges S, et al. Isolated linear skull fractures in children with blunt head trauma. *Pediatrics*. 2015;135:e851-e857.

Woestman R, Perkin R, Serna T, et al. Mild head injury in children: identification, clinical evaluation, neuroimaging, and disposition. *J Pediatr Health Care*. 1998;12:288-298.

139

Cuando el río no corre: prepararse para manejar la hidrocefalia pediátrica

Flavien Leclere, MD, MA y Emily Rose, MD, FAAP, FAAEM, FACEP

La hidrocefalia es el trastorno neurológico más frecuente corregible mediante cirugía en niños. Un desequilibrio entre la producción y la absorción de líquido cefalorraquídeo (LCR) conduce a un exceso de líquido dentro de los ventrículos cerebrales o los espacios subaracnoideos. Esto, a su vez, produce dilatación ventricular y aumento de la presión intracraneal (PIC).

Existen dos amplias subseries: (1) hidrocefalia comunicante, en la que el LCR se absorbe de forma inadecuada sin obstrucción y, más a menudo, (2) hidrocefalia no comunicante/obstructiva, en la que el flujo de LCR de los ventrículos a los espacios subaracnoideos está obstruido.

La hidrocefalia se desarrolla por etiologías tanto congénitas como adquiridas. La mayoría de los casos está presente al nacer o poco después. La hidrocefalia posinfecciosa y la posterior a hemorragia son, respectivamente, las causas individuales más frecuentes a nivel internacional y en Estados Unidos.

Diagnóstico

Los signos y síntomas de hidrocefalia varían de acuerdo con la edad, la etiología y la velocidad de desarrollo. En niños < 2 años de edad, las suturas craneales permanecen abiertas, lo que conduce a aumento de tamaño de la cabeza como el principal signo de presentación. Otras características clínicas incluyen irritabilidad, letargo, vómito, forma anormal de la cabeza, fontanela anterior sobresaliente, separación de las suturas craneales, venas prominentes del cuero cabelludo, desplazamiento descendente de los ojos ("signo de la puesta de sol"), atrofia del nervio óptico, nistagmo y movimientos oculares aleatorios, aumento de los reflejos tendinosos profundos y el tono muscular de las extremidades inferiores, y retraso del crecimiento. Los síntomas aumentan de intensidad con la progresión de la enfermedad. Los niños mayores con fusión de las suturas se presentan con signos de aumento de la PIC, como cefalea matutina, quejas visuales y convulsiones. La exploración física muestra evidencia de aumento de la PIC, lo que incluye papiledema, espasticidad de las extremidades inferiores, hiperreflexia, funciones hipotalámicas anormales y otras anormalidades de los nervios craneales (III, IV, VI).

El diagnóstico de hidrocefalia puede sospecharse con base en los síntomas, pero debe confirmarse con imágenes (TC o IRM). Si bien la TC suele estar más disponible, ambas proporcionan una valoración precisa del tamaño ventricular, los espacios extracerebrales y el sitio de obstrucción. La IRM es la modalidad preferida porque proporciona un mayor detalle anatómico con exclusión de radiación.

Manejo

La hidrocefalia es un trastorno quirúrgico y una obstrucción aguda representa una urgencia quirúrgica. La intervención quirúrgica en ocasiones se pospone en niños pequeños asintomáticos. Los procedimientos urgentes de derivación de LCR deben realizarse en pacientes con crecimiento persistente de la cabeza, déficits neurológicos o síntomas atribuibles a hidrocefalia. En aquellos con hidrocefalia aguda de progresión rápida, pueden colocarse catéteres de drenaje ventricular externo (DVE) de forma urgente a la cabecera del paciente como procedimiento para salvar la vida. Fármacos como isosorbida, que produce diuresis hiperosmótica, y acetazolamida, que disminuye la secreción de LCR, son tratamientos menos eficaces que pueden usarse como medidas temporales para disminuir la PIC y para pacientes demasiado inestables para cirugía. Los lactantes recién nacidos con hidrocefalia poshemorrágica no deben recibir diuréticos porque se relacionan con complicaciones y no suelen ser eficaces para disminuir la PIC.

Complicaciones

En pacientes con derivaciones a permanencia, la presentación de disfunción de la derivación es similar a la presentación de hidrocefalia y puede desarrollarse con rapidez. Las disfunciones ocurren en cualquier segmento de la derivación; la falla mecánica es más frecuente durante el primer año después de la colocación. La mayoría de las obstrucciones ocurre en el sitio del catéter ventricular. La rotura de los tubos representa ~15% de las disfunciones de la derivación. La migración de la derivación y un drenaje excesivo de LCR son otras complicaciones usuales. También pueden ocurrir infecciones de la derivación (~5 a 15% de los pacientes), más a menudo en los primeros 6 meses después de la colocación.

Todos los pacientes sintomáticos requieren imágenes y debe hacerse una consulta de urgencia con neurocirugía al inicio de la evaluación. Puede practicarse una punción de la derivación con eliminación de líquido como una medida temporal para aliviar el aumento de la PIC debido a disfunción antes de la intervención quirúrgica. La incapacidad para obtener líquido del reservorio de la derivación puede indicar disfunción del hardware proximal de la derivación. Los pacientes con aspecto tóxico o febril con hardware a permanencia también deben evaluarse y tratarse para meningitis.

PUNTOS CLAVE

- La mayoría de los casos de hidrocefalia en niños se debe a obstrucción del flujo de LCR.
- Los signos y síntomas frecuentes de hidrocefalia incluyen cefaleas, irritabilidad, cambios de la conducta, retrasos del desarrollo, vómito y letargo.
- El diagnóstico de hidrocefalia se establece con imágenes neurológicas.

- Los procedimientos de derivación del LCR salvan vidas y a la fecha son el tratamiento de referencia para pacientes con hidrocefalia.
- La disfunción y la infección de la derivación son las complicaciones más frecuentes después de la intervención quirúrgica para hidrocefalia.

Lecturas sugeridas

Flannery AM, Mitchell L. Pediatric hydrocephalus: systematic literature review and evidence-based guidelines. Part 1: introduction and methodology. *J Neurosurg Pediatr.* 2014;14(suppl):3-7.
Kahle KT, Kulkarni AV, Limbrick DD Jr, Warf BC. Hydrocephalus in children. *Lancet.* 2016;387:788-799.
Rizvi R, Anjum Q. Hydrocephalus in children. *J Pak Med Assoc.* 2005;55(11):503-507.
Wright Z, Larrew TW, Eskandari R. Pediatric hydrocephalus: current state of diagnosis and treatment. *Pediatr Rev.* 2016;37(11):478-490.

Estar preparado para resolver problemas y manejar las derivaciones

Seema Shah, MD

Los niños con complejidades médicas representan un reto único para los médicos, en especial cuando llevan dispositivos implantables, como las derivaciones cerebroventriculares. Puede desarrollarse hidrocefalia por una variedad de causas distintas y las derivaciones sirven como la modalidad de tratamiento primaria. Sin embargo, estos dispositivos pueden representar un riesgo importante y producen complicaciones graves como infección, obstrucción, rotura o migración de la derivación. Cualquiera de estos trastornos puede poner en riesgo la vida, lo que justifica el reconocimiento y la intervención sin demoras.

Infección de la derivación

Se cree que casi todas las infecciones de la derivación ocurren por contaminación durante su colocación. Así, al evaluar a un niño con una derivación es imperativo determinar cuándo se colocó o cuándo fue la última fecha de revisión. La mayoría de las infecciones se presenta en los primeros 6 meses de la colocación. Los síntomas de presentación pueden ser agudos o subagudos e inespecíficos. Fiebre, cefalea, náusea, vómito, cambios conductuales sutiles o signos meníngeos manifiestos pueden, todos, apuntar a una infección. A la exploración puede haber enrojecimiento, edema o induración a lo largo de los tubos de la derivación, pero esto no es frecuente. La mayoría de las veces no hay signos externos de infección. Un seudoquiste abdominal (acumulación de líquido cefalorraquídeo) también puede ser causa de infección. Puede haber signos peritoneales en la exploración abdominal. Los microorganismos infecciosos también son diferentes de la contaminación posoperatoria. La flora cutánea, estafilococos o estreptococos, predomina en el posoperatorio, en tanto que los seudoquistes pueden deberse a *Propionibacterium acnes*. Los estudios diagnósticos iniciales incluyen biometría hemática completa, proteína C reactiva y cultivo sanguíneo. Los valores predictivos positivos y negativos de estas pruebas no son suficientes para descartar o confirmar el trastorno. Por lo tanto, una punción diagnóstica es la prueba definitiva y debe considerarse, sobre todo en un ámbito comunitario sin acceso a una consulta neuroquirúrgica. Con o sin la punción de la derivación, si hay una alta sospecha de infección, son imperativos los antibióticos empíricos dirigidos al microorganismo probable seguidos de una referencia neuroquirúrgica sin demora para una posible intervención quirúrgica.

Disfunción de la derivación

Junto con la infección, la rotura de los tubos de la derivación, la obstrucción de la vía, la migración de los tubos y un estado de flujo bajo en una válvula programable son causas posibles de disfunción. La presentación clínica de la obstrucción se superpone con la infección, excepto por la fiebre y la relación temporal desde la colocación quirúrgica. Debe preguntarse a los cuidadores acerca de cambios en la conducta, ya que la alteración del estado mental puede ser una clave temprana, pero sutil. La evaluación inicial comprende imágenes de urgencia y consulta neuroquirúrgica sin demora. La radiografía a lo largo del trayecto de la derivación ("serie de derivación") se obtiene para valorar la ubicación de la colocación de la derivación y la continuidad de los tubos. También hay que determinar el tamaño ventricular. Las imágenes por tomografía computarizada (TC) del cerebro tradicionalmente han sido el estudio imagenológico de elección. La atención más reciente al riesgo potencial de la exposición repetida a la radiación ionizante ha resultado en la utilización de TC a "dosis bajas" o de imágenes con resonancia magnética (IRM) en secuencia rápida del cerebro. Estas opciones surgieron como opciones potencialmente más seguras sin comprometer la sensibilidad. También puede usarse la ecografía en niños con fontanelas abiertas para determinar si la hidrocefalia está empeorando. Asimismo, se ha utilizado la valoración con ecografía del diámetro de la vaina del nervio óptico. Las mediciones > 4.0 mm en niños < 12 meses de edad o > 4.5 mm en niños > 12 meses de edad debe despertar la preocupación por un aumento de la presión intracraneal.

Puede considerarse ganar tiempo mediante una punción terapéutica si la revisión/remplazo definitivos de la derivación no están disponibles. La triada de Cushing (bradicardia, bradipnea con fluctuaciones respiratorias e hipertensión con una presión de pulso amplia) indica la necesidad de una intervención quirúrgica inmediata. Puede considerarse el manejo farmacológico de la presión intracraneal con solución salina hipertónica o manitol. Estas intervenciones suelen funcionar mejor para la presión intracraneal aumentada secundaria a edema.

PUNTOS CLAVE

- Considerar los cambios sutiles en la conducta al evaluar a pacientes que puedan tener disfunción o infección de la derivación.
- La infección de la derivación se presenta más a menudo en los primeros 6 meses después de la cirugía.
- Debe obtenerse una consulta neuroquirúrgica sin demora cuando hay disfunción o infección de la derivación.
- Las imágenes para disfunción incluyen una serie de radiografías de la derivación y TC o IRM para valorar el tamaño de los ventrículos.

Lecturas sugeridas

Lin SD, Kahne KR, El Sharif A, et al. The use of ultrasound-measured optic nerve sheath diameter to predict ventriculoperitoneal shunt failure in children. *Pediatr Emerg Care*. 2019;35(4):268-272.
Piatt JH, Garton J. Clinical diagnosis of ventriculoperitoneal shunt failure among children with hydrocephalus. *Pediatr Emerg Care*. 2008;24(4):201-210.
Trost MJ, Robison N, Coffey D, et al. Changing trends in brain imaging technique for pediatric patients with ventriculoperitoneal shunts. *Pediatr Neurosurg*. 2018;53(2):116-120.
Wright Z, Larrew TW, Eskandari R. Pediatric hydrocephalus: current state of diagnosis and treatment. *Pediatr Rev*. 2016;37(11):478-490.

Estar preparado para manejar tecnología neurológica pediátrica

Christopher S. Amato, MD, FAAP, FACEP

Los pacientes pediátricos con trastornos neurológicos están presentándose con una frecuencia cada vez mayor en el ámbito de la atención aguda con tecnología implantable o portátil. Además, se utilizan nuevas pruebas en sangre e incluso animales de servicio para detectar enfermedades neurológicas. Los médicos deben tener una comprensión básica de esta "neurotecnología" para poder iniciar la evaluación y el manejo de un número creciente de pacientes.

Estimulador nervioso vagal/estimulador cerebral nervioso profundo

Los estimuladores nerviosos implantables han encontrado aplicación en un gran número de trastornos clínicos. Utilizados más a menudo para pacientes con epilepsia intratable, otras indicaciones pediátricas incluyen dolor crónico, cefaleas en racimo, narcolepsia, distonía, temblor esencial, enfermedad neurodegenerativa, recuperación de AVC, síndrome de Tourette, lesión cerebral traumática y otros diagnósticos psicológicos, incluidos adicción, bulimia, depresión mayor y trastorno obsesivo-convulsivo. La frecuencia, la amplitud y la duración de los pulsos de estimulación en los dispositivos son ajustables y hechos a la medida del efecto terapéutico. Para el estimulador nervioso vagal (ENV), puede colocarse un imán externo sobre el ENV para iniciar una estimulación adicional con la finalidad de ayudar a interrumpir convulsiones o, si se mantiene colocado, para apagar la unidad. Los efectos secundarios de un ENV incluyen tos, faringitis, anorexia, ronquera, disfasia, tortícolis y retención urinaria. Los ENV suelen ser seguros en la IRM; el mayor riesgo es el calentamiento excesivo de los cables. La seguridad mejora cuando se sigue un protocolo para IRM, pero el dispositivo requiere revisión antes y después de la IRM para verificar que los ajustes se mantengan.

Bomba de baclofeno

Las bombas de baclofeno son bombas de titanio implantables operadas con baterías con un reservorio rellenable, que proporciona un suministro intratecal continuo de baclofeno para problemas crónicos del tono muscular. La bomba debe rellenarse cada 1 a 6 meses, en tanto que su remplazo total se hace cada 5 a 7 años. La bomba se programa con un dispositivo manual que se coloca sobre la bomba. Son seguras para detectores de metales, TC e IRM, pero deben revisarse después de una IRM para asegurar que los ajustes son los correctos.

La sobredosis de baclofeno se presenta principalmente con alteración del estado mental al principio en forma de somnolencia, que puede evolucionar a pérdida de la consciencia y finalmente a coma. Los síntomas más leves incluyen mareo, ligero aturdimiento, náusea, cefalea, debilidad y depresión respiratoria. Puede presentarse abstinencia de baclofeno con fiebre, aumento de la espasticidad muscular, cambio en el estado mental y degradación muscular grave e insuficiencia orgánica. El tratamiento de la abstinencia incluye apoyar los ABC y usar benzodiacepinas.

Aplicaciones portátiles y móviles

Un dispositivo portátil utiliza sensores integrados para vigilar las señales físicas y químicas y proporcionar información en tiempo real sobre la salud y el bienestar del paciente. Las aplicaciones actuales están dirigidas hacia el estado físico, la vigilancia de la glucosa sanguínea y el mejoramiento de la salud mental. Los estudios están resultando promisorios al indicar una disminución de los déficits cognitivos relacionados con la quimioterapia en sobrevivientes de cáncer de mama. El uso de estos dispositivos probablemente será parte de la investigación científica y requerirá estandarización rigurosa.

La neurorretroalimentación, utilizada en la salud cognitiva y emocional, puede emplearse para mejorar la atención al proporcionar al usuario la lectura visual de sus ondas beta (pensamiento activo), lo que permite al sujeto ver y después modificar su actividad cerebral. Esto puede ayudar a manejar el estrés/ansiedad, mejorar la concentración y alterar los patrones del sueño, entre otros efectos.

Pruebas de sangre para lesiones cefálicas cerradas

La concentración sérica de proteínas como el factor neurotrófico derivado del cerebro (FNDC), el biomarcador de la proteína S-100B en suero o la proteína ácida fibrilar glial (PAFG) puede correlacionarse con la gravedad de la lesión cerebral traumática (LCT) y remplazar la necesidad de una TC y exposición a radiación ionizante, predecir la recuperación y ayudar a definir qué pacientes necesitan tratamientos especializados adicionales. Debido a sus limitaciones, la prueba para estas proteínas no se considera parte del estándar de atención para el paciente con traumatismo cefálico en estos momentos.

Las limitaciones actuales son el tiempo que se requiere para obtener estos resultados, así como la necesidad potencial de un nivel de referencia de las proteínas séricas para cada paciente antes de cualquier lesión. Como tal, es posible que esto algún día se considere parte de las pruebas previas a la participación de los atletas.

Animales de servicio

Los animales de servicio están empleándose para muchos trastornos desde que se instituyó su uso para pacientes con dificultades visuales. La lista de diagnósticos va en aumento, pero incluye esclerosis múltiple, distrofia muscular, degeneración reumatoide, esclerosis lateral amiotrófica, parálisis cerebral, lesiones de la médula espinal y muchos otros trastornos que afectan la movilidad o la fuerza de la persona. También pueden entrenarse para ayudar con tareas relacionadas con convulsiones o hipoacusia.

- **Estimuladores del nervio vago:** pasar el imán sobre el dispositivo para estimularlo o colocarlo con cinta adhesiva sobre el dispositivo para desactivarlo.
- **Bomba de baclofeno:** seguro para la IRM, pero requiere revisión y posible reprogramación después de esta.
- Las **pruebas neurológicas en sangre y los dispositivos portátiles** estarán más disponibles en el futuro cercano y tendrán un impacto sobre una gran variedad de pacientes con afección neurológica.

Lecturas sugeridas

Byrom B, McCarthy M, Schueler P, Muehlhausen W. Brain monitoring devices in neuroscience clinical research: the potential of remote monitoring using sensors, wearables, and mobile devices. *Clin Pharmacol Ther.* 2018; 104(1):59-71.

Deep brain Stimulators. https://www.aans.org/en/Patients/Neurosurgical-Conditions-and-Treatments/Deep-Brain-Stimulation

ORTOPEDIA

142

Lesiones en las yemas de los dedos: mantener las cosas SIMPLES, sin olvidar revisar los tendones, y usar pegamento

Daniel Scholz, MD, MPH y James (Jim) Homme, MD

Además de la cabeza, la mano es la parte del cuerpo que más se lesiona en pediatría. Las lesiones en las yemas de los dedos constituyen un tercio de todas las de la mano en la población pediátrica, lo que tiene sentido dado que las yemas de los dedos son la primera parte del cuerpo que interactúa con el ambiente y también la última en alejarse de la amenaza de una puerta que se cierra.

Es importante una exploración detallada de todas las lesiones de las yemas de los dedos. La discriminación normal de dos puntos varía de 2 a 5 mm, pero no es una prueba confiable hasta los 6 años de edad. El llenado capilar proporciona información esencial del flujo de sangre a la parte distal del dedo. La flexión y la extensión activas en la articulación interfalángica distal (IFD) son esenciales para evaluar las lesiones de los tendones. A menudo debido a ansiedad o dolor, la exploración completa del dedo afectado es imposible hasta que se atiendan estos temas.

Una forma simple de mejorar la exploración es mediante la utilización de un bloqueo **SIMFLE** (**S**ubcutánea, **I**nyección, en la línea **M**edia, en la **F**alange, con **L**idocaína y **E**pinefrina). Se administran hasta 2 mL de lidocaína al 1% y epinefrina 1:100 000 en el espacio subcutáneo palmar a nivel del pliegue de flexión digital proximal en la línea media justo en la profundidad de la piel (NO intradérmica y NO dentro de la vaina del nervio). El uso de epinefrina en el bloqueo digital provee hemostasia y mayor duración de la anestesia sin ningún aumento del riesgo de necrosis digital en ausencia de cualquier insuficiencia vascular preexistente (rara en la población pediátrica).

La lesión que se observa con más frecuencia en la yema del dedo es la fractura extrafisaria de la falange distal por un mecanismo de aplastamiento que suele relacionarse con lesiones de tejidos blandos o afección del lecho ungueal. Las enseñanzas tradicionales eran que en las lesiones en las uñas con fracturas relacionadas de la falange distal o hematoma subungueal > 50% de lecho ungueal debía retirarse la uña y explorar el lecho ungueal para su posible reparación. Hoy día, sin importar el tamaño del hematoma o la presencia de una fractura de la falange distal, la evidencia apoya la trepanación simple para manejar la presión en ausencia de la uña o alteración del borde ungueal. Con alteración de la uña o del pliegue ungueal o fragmentos de fractura desplazados, aún se recomienda retirar la uña y la reparación primaria de la laceración. Puede usarse Dermabond (Ethicon, Inc., Somerville, NJ) tanto para reparar la laceración del lecho ungueal como para asegurar la placa ungueal debajo del pliegue del eponiquio y se ha mostrado que ahorra más de 18 minutos sin cambiar el aspecto cosmético o los resultados funcionales. Se coloca una férula para la falange distal e IFD en extensión que proteja durante 3 a 4 semanas, aunque la curación clínica suele ser previa a la radiográfica. No se indican de forma sistemática antibióticos profilácticos después de estas reparaciones, pero debe considerarse su uso cuando hay contaminación evidente, el paciente está inmunocomprometido o hubo un retraso para buscar atención.

El dedo en martillo es la lesión cerrada del tendón más frecuente y afecta sobre todo el dedo medio. La flexión forzada de la punta del dedo extendida resulta en avulsión del tendón éxtensor con o sin un fragmento óseo en avulsión del dorso de la base de la falange distal. Asumiendo una reducción apropiada y la afección de < 50% de la superficie articular, estas lesiones se manejan de forma conservadora mediante la colocación de una férula IFD en ligera hiperextensión dejando la IFP libre por 6 semanas. ¡Cuidado! Este periodo de 6 semanas debe reiniciarse si la IFP cambia a flexión en cualquier punto durante la curación. No pasar por alto una fractura de Seymour cuando se encuentre un dedo en martillo. Esta es técnicamente una lesión de Salter-Harris tipo I o II o una fractura yuxtaepifisaria con el borde proximal de la placa ungueal desplazado superficial al pliegue del eponiquio. Produce el dato físico de que la uña se vea más larga que el dedo contralateral no lesionado. Las fracturas de Seymour requieren la atención inmediata de un cirujano especializado en mano con irrigación, desbridamiento, antibióticos y exploración.

La avulsión del flexor profundo del dedo (FPD), también conocida como *jersey finger* (por producirse al jalar la camiseta del jugador contrario), es causada por la extensión forzada de una articulación IFD flexionada. Esta lesión rara vez se observa en niños pequeños, pero ocurre en adolescentes, a menudo en el ámbito deportivo. De sospecharse, debe colocarse una férula con las articulaciones IFD e IFP en ligera flexión con referencia sin demora a un cirujano de mano porque la retracción y la cicatrización del tendón pueden ser irreversibles en el lapso de 1 semana de acuerdo con la extensión de la lesión.

PUNTOS CLAVE

- Los bloqueos SIMFLE son una técnica de bloqueo digital fácil y efectiva.
- La trepanación puede ser el único tratamiento necesario para hematomas extensos del lecho ungueal.
- Las fracturas de Seymour son lesiones de alto riesgo que pueden simular un dedo en martillo o un desplazamiento proximal del pliegue ungueal.

Lecturas sugeridas

Eiff MP, Hatch R, Higgins MK. *Fracture Management for Primary Care*. Philadelphia, PA: Elsevier Saunders; 2003.
Lee DH, Mignemi ME, Crosby SN. Fingertip injuries: an update on management. *J Am Acad Orthop Surg*. 2013;21:756-766.
Lin B. Closing the Gap, Wound Closure for the Emergency Practitioner. https://lacerationrepair.com/.

Fracturas supracondíleas

Joseph Arms, MD

Introducción

Las fracturas supracondíleas son frecuentes en niños y tienen un elevado potencial de complicaciones importantes a largo plazo si no se identifican y tratan sin demora. El profesional puede valorar rápidamente las fracturas de riesgo elevado mediante una exploración física breve y la utilización de radiografías simples. Por lo general se requiere consulta ortopédica el mismo día para las fracturas más graves.

Anamnesis

La presentación típica es un niño pequeño en edad escolar (pico a los 5 años de edad, intervalo de 3 a 10 años) que se ha caído con la mano y el codo extendidos. Las caídas del pasamanos son habituales, aunque el impacto de la propia estatura del paciente a menudo genera suficiente fuerza para causar una lesión. Las fuerzas impulsan la parte proximal del radio y el cubito hacia la parte distal del húmero, causando una alteración de la corteza humeral. El grado de alteración cortical, junto con la exploración neurovascular, guía el manejo.

Exploración física

El paciente suele presentar dolor considerable. Los opioides intravenosos o intranasales y el apoyo de la extremidad con un cabestrillo o en cojines suelen ser necesarios. Los datos de la exploración física que sugieren una fractura de riesgo elevado son perfusión deficiente de la mano, ausencia del pulso radial, inflamación/deformidad graves, formación de hematoma en la parte anterior del codo, fractura abierta y lesión neurológica.

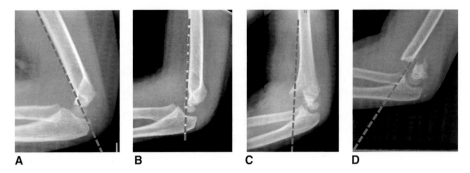

A **B** **C** **D**

Figura 143-1 Clasificación de Gartland. **A. Normal:** la línea humeral anterior debe intersecar la porción media del cóndilo. Buscar derrames, en particular posteriores al húmero. **B. Tipo 1:** no desplazada. Por lo general requiere una férula larga en el brazo y la referencia con ortopedia en el lapso de 1 semana. Las anormalidades CMS demandan una consulta ortopédica inmediata. **C. Tipo 2:** desplazamiento de la parte anterior del húmero con la parte posterior intacta. Requiere manejo quirúrgico, por lo general con la colocación de un clavo. Contactar a ortopedia para acordar el momento del manejo quirúrgico. La reducción retrasada es frecuente a menos que la exploración neurovascular sea anormal. **D. Tipo 3:** desplazamiento de la parte posterior del húmero. Necesita manejo quirúrgico, por lo general el mismo día. Contactar a ortopedia para hacer un plan de manejo agudo.

La función de la neurona motora se puede valorar rápidamente pidiendo al paciente que haga las maniobras para el juego de "piedra, papel o tijeras" y el signo de "OK". Estas maniobras permiten evaluar los nervios mediano ("piedra"), radial ("papel"), cubital ("tijeras") e interóseo anterior ("OK"), respectivamente (el signo de "OK" es un círculo que se forma con el pulgar y el índice con las puntas en oposición y apretando el círculo). Los niños más pequeños y los pacientes con mucho dolor pueden ser incapaces de realizar estas maniobras, lo que dificulta una valoración neurológica precisa.

Imágenes diagnósticas

La incapacidad para manejar el dolor hace que obtener radiografías adecuadas y desarrollar un plan de tratamiento sea un desafío. Una verdadera placa lateral del codo es esencial para evitar pasar por alto fracturas sutiles. Debe tomarser también una proyección AP. La obtención de imágenes de todo el antebrazo evita ignorar fracturas distales.

Clasificación de Gartland

El grado de alteración cortical del húmero en la radiografía determina la clasificación de Gartland, la cual, junto con la exploración física, dirige la determinación de la necesidad de atención quirúrgica inmediata frente a colocación de una férula con cirugía retrasada o enyesado. La nomenclatura de Gartland (fig. 143-1) es la más eficiente y la que se usa con mayor frecuencia para comunicar la clasificación al cirujano ortopédico.

PUNTOS CLAVE

- El control rápido del dolor es esencial para una valoración precisa.
- Se requieren verdaderas radiografías laterales.
- Tanto la línea humeral anterior como la radiocondilar deben intersecarse con la porción media del cóndilo.
- Ocurren fracturas concomitantes en la parte distal del antebrazo en 10 a 15% de los pacientes.

Lecturas sugeridas

Dabis J, Daly K, Gelfer Y. Supracondylar fractures of the humerus in children—review of management and controversies. *Orthop Muscular Syst* 2016;5:206. doi:10.4172/2161-0533.

Ladenhauf HN, Schaffert M, Bauer J. The displaced supracondylar humerus fracture: indications for surgery and surgical options: a 2014 update. *Curr Opin Pediatr*. 2014;26(1):64-69.

Shaw KN, Bachur RG, eds. *Fleisher & Ludwig's Textbook of Pediatric Emergency Medicine/Senior*. Philadelphia, PA: Wolters Kluwer; 2016:1209-1211.

No es solo un esguince: no ignorar los casos de deslizamiento de la epífisis de la cabeza femoral y osteonecrosis idiopática (enfermedad de Legg-Calvé-Perthes)

Jonathan Nielson, MD y Kelly R. Bergmann, MD

Antecedentes

El deslizamiento de la epífisis de la cabeza femoral (DECF) y la osteonecrosis idiopática (enfermedad de Legg-Calvé-Perthes, LCP) son trastornos ortopédicos que se encuentran con frecuencia en la sala de urgencias pediátrica. El DECF tiende a ocurrir en niños mayores y adolescentes jóvenes, con una media de edad de 12 a 13 años y una incidencia general de ~1:1 000 a 10 000. En comparación con niños caucásicos, los afroamericanos tienen un riesgo cuatro veces mayor y los hispanos uno tres veces mayor. Los factores de riesgo adicionales incluyen obesidad, insuficiencia renal, enfermedad endocrina y enfermedades genéticas. En contraste, la LCP por lo general ocurre en una población más joven, con una media de edad al diagnóstico de 5 a 7 años y una incidencia estimada de 0.2 a 19/100 000. Predomina en el sexo masculino, con un índice de 3-4:1 en comparación con el femenino, y los caucásicos tienen índices más altos que los afroamericanos. Se sabe que la obesidad y la enfermedad autoinmune son factores de riesgo conocido sin una clara predisposición genética identificada. Entre menor sea la edad del diagnóstico, mayor la probabilidad de un resultado favorable; 60 a 70% presenta curación espontánea sin afección funcional.

Tanto el DECF como la LCP tienen presentaciones clínicas similares, con dolor o cojera como el síntoma de presentación más frecuente. Si bien ambos trastornos se localizan en la cadera, hasta 15% de los pacientes con DECF informa dolor referido a la rodilla o el muslo, lo que requiere un elevado índice de sospecha para facilitar el diagnóstico y el tratamiento. Aunque un ligero traumatismo puede precipitar el deslizamiento de la cabeza femoral, muchos niños con DECF no tienen antecedentes de traumatismo y algunos se presentan con dolor subagudo o crónico.

Pueden obtenerse unos cuantos datos simples en la exploración y las pruebas radiológicas para delimitar el diagnóstico diferencial. El dolor con la rotación interna o externa de la cadera o incapacidad para completar la amplitud de movimiento, de forma pasiva o activa, aumenta la preocupación por cualquier enfermedad. El diagnóstico diferencial de dolor en la pierna/articulación que sugiere DECF o LCP también incluye artritis séptica, sinovitis transitoria, fractura, dislocación, enfermedad neoplásica y artritis idiopática juvenil.

Valoración

El DECF es bilateral hasta en 60% de los niños y se observa un ligero predominio por la izquierda. La base del diagnóstico son las radiografías AP y lateral de rana. El dato clásico es el desplazamiento posterior de la epífisis, que suele describirse como "helado que se resbala del cono". Las líneas de Klein son útiles para el diagnóstico; se extienden a lo largo de la cara superior del cuello femoral en la proyección AP y a lo largo del cuello femoral en una proyección lateral de rana intersectando la epífisis. En pacientes con DECF, la epífisis se desplaza en sentido posterior haciendo que las líneas de Klein no intersecten la epífisis o lo hagan en menor grado del debido. Se obtienen proyecciones contralaterales para comparación y detección de afección bilateral.

Los antecedentes de LCP pueden ser muy variables, en particular si se considera el rango de edad de los pacientes que se presentan con la enfermedad. Las proyecciones AP y lateral de rana de ambas caderas son las imágenes de primera línea dado que la LCP ocurre de forma bilateral en 10 a 20% de los pacientes. Los datos radiográficos suelen incluir esclerosis, colapso articular o depresión cortical de la cabeza femoral. Las imágenes por resonancia magnética (IRM) y centelleografía ósea proporcionan imágenes más definidas, pero tienen utilidad limitada en la sala de urgencias.

Manejo

Si bien la fisiopatología difiere entre el DECF y la LCP, el diagnóstico de cualquiera de ellos justifica una consulta con ortopedia. El manejo del DECF incluye fijación quirúrgica sin demora para evitar un deslizamiento adicional y permitir que la articulación siga creciendo. Si no es posible hacer una consulta quirúrgica, debe organizarse la transferencia a una institución en la que haya servicio de ortopedia. En algunos casos, el cirujano ortopédico puede organizar la reparación quirúrgica ambulatoria mientras se mantiene al paciente sin apoyar peso y con antiinflamatorios no esteroides. La mayoría de los niños con LCP puede darse de alta de urgencias.

PUNTOS CLAVE

- Obtener imágenes bilaterales de la cadera en pacientes en quienes hay preocupación de DECF o LCP con proyecciones AP y lateral de rana.
- Usar las líneas de Klein cuando se interpretan las radiografías para identificar cambios sutiles de DECF y evitar pasar por alto enfermedad bilateral simétrica.
- Tener un umbral bajo para obtener imágenes, incluso en pacientes cuya exploración es tranquilizadora, porque los antecedentes y las exploraciones varían y la identificación temprana puede conducir a mejores resultados.

Lecturas sugeridas

Gholve PA, Cameron DB, Millis MB. Slipped capital femoral epiphysis update. *Curr Opin Pediatr*. 2009;21(1):39-45.
Gekeler J. Radiology of adolescent slipped capital femoral epiphysis: measurement of epiphyseal angles and diagnosis. *Oper Orthop Traumatol*. 2007;19(4):329-344.
Murphey MD, Roberts CC, Bencardino JT, et al. ACR appropriateness criteria osteonecrosis of the hip. *J Am Coll Radiol*. 2016;13(2):147-155.

Grandes problemas en huesos pequeños: no ignorar las fracturas fisarias

Jana L. Anderson, MD y Mark S. Mannenbach, MD

Las placas de crecimiento hacen que los huesos de los niños sean singulares. Se ha dicho que "los niños se fracturan y no se esguinzan", lo cual es bastante cierto hasta el final de la pubertad. En la lactancia, la epífisis es puro cartílago y actúa "absorbiendo los choques". Conforme el niño crece y hay osificación, más y más fuerza se transmite a través del hueso, lo que conduce a fracturas. Entender el desarrollo de los huesos ayuda a los médicos a evitar los errores comunes de (1) identificar una lesión como "esguince" cuando se trata de una fractura de la placa de crecimiento y (2) no ordenar el seguimiento ortopédico.

Dentro de la placa de crecimiento, el cartílago se hipertrofia y calcifica, lo que conduce al alargamiento del hueso. Esta zona de proliferación crea un punto débil en el hueso que predispone a fracturas. El sistema de clasificación de fracturas más utilizado lo desarrollaron dos médicos canadienses, Salter y Harris (SH), y divide las fracturas en cinco tipos. Los números más grandes se correlacionan con una mayor probabilidad de detención del crecimiento. Una nemotecnia para recordar el sistema de clasificación SH utiliza el plano de fractura o "SALT(E)R" (fig. 145-1).

S = Se queda igual o Se desliza = tipo I
A = Alejada de la articulación = tipo II
L = La parte baja de la articulación = tipo III
T = Toca en ambos (la parte baja y alejada) = tipo IV
R = Resto = tipo V

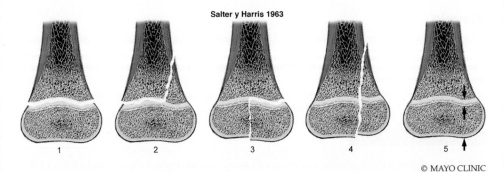

Figura 145-1 Fracturas pediátricas en la placa de crecimiento: clasificación de Salter-Harris.

Los sitios más frecuentes para las fracturas fisarias son los dedos (40%), la parte distal del radio (18%), la parte distal de la tibia (11%) y la parte distal del peroné (7%). En general, la más frecuente es la SH tipo II (75%), seguida por los tipos III (10%), IV (10%) y I (5%). El tipo V es muy raro.

Las fracturas SH tipo I pueden estar ocultas en las radiografías; los datos en las placas simples varían de completamente normal a una ligera asimetría del cartílago de la placa de crecimiento hasta el extremo de un desplazamiento completo o "deslizamiento" a través de la fisis. La clave para no ignorar estas lesiones es la exploración dedicada de cada niño. Cualquier niño con hipersensibilidad a la palpación a nivel de la placa de crecimiento debe tratarse como si tuviera una fractura aun sin evidencia radiográfica específica. Este tipo de fractura suele ocurrir en niños pequeños debido a que la placa de crecimiento y el periostio son más gruesos. Una excepción es el deslizamiento de la epífisis de la cabeza femoral (DECF), que ocurre en niños más grandes y a menudo más pesados. Estos pacientes con frecuencia se quejan de dolor en la rodilla más que de dolor específico en la cadera. Por lo general, el tratamiento de la fractura SH de tipo I incluye colocar al niño un cabestrillo removible e indicarle seguimiento en 1 a 2 semanas. Si hay cualquier asimetría o desplazamiento verdadero de la fisis, o sospecha de DECF, está indicada la interconsulta con ortopedia.

Las fracturas SH tipo II son el tipo más frecuente de fractura fisaria. La línea de fractura atraviesa la placa de crecimiento y después sale a través de la metáfisis. El fragmento metafisario se denomina fragmento de Thurston-Holland. La parte distal de la tibia está en un riesgo particular de detención del crecimiento con las fracturas SH tipo 2 que se correlaciona con los milímetros de desplazamiento inicial.

En los tipos III y IV, la línea de fractura sale a través de la superficie articular, lo cual las coloca en mayor riesgo de problemas articulares crónicos. Las fracturas SH tipo V son resultado de compresión axial; al principio, la radiografía puede revelar que no hay un verdadero patrón de fractura, solo inflamación marcada de los tejidos blandos colindantes. El diagnóstico suele hacerse de forma retrospectiva después de que la detención del crecimiento ocurre.

El manejo de todas las fracturas fisarias desplazadas requiere interconsulta con ortopedia pediátrica para reducción, ferulización y seguimiento. Las fracturas tipo I y tipo II no desplazadas pueden manejarse con atención primaria, pero si hay cualquier preocupación, es apropiado hacer la referencia con ortopedia pediátrica.

PUNTOS CLAVE

- La hipersensibilidad a la palpación a nivel de la placa de crecimiento debe tratarse como una fractura incluso cuando la radiografía es negativa.
- En la fractura Salter-Harris tipo I no desplazada, colocar al niño un cabestrillo removible e indicar seguimiento con atención primaria en 1 a 2 semanas para repetir la exploración y las radiografías.
- Cualquier fractura de la placa de crecimiento que esté desplazada debe someterse a consulta con ortopedia pediátrica.

Lectura sugerida

Cepela DJ, Tartaglione JP, Dooley TP, Patel PN. Classifications in brief: Salter-Harris classification of pediatric physeal fractures. *Clin Orthop Relat Res.* 2016;474(11):2531-2537.

146

Estar preparado para un arreglo fácil en urgencias: subluxación de la cabeza del radio (el codo de niñera)

Jana L. Anderson, MD

Codo de niñera, subluxación de la cabeza del radio o tirón del codo se refieren a la "dislocación" ortopédica más frecuente en pediatría: desplazamiento del ligamento anular (DLA). De forma clásica, el niño tendrá un mecanismo de distensión en un antebrazo en pronación con imposibilidad inmediata para usarlo. El niño sostendrá el brazo en posición de "pata de perro" con el codo ligeramente flexionado y el antebrazo en pronación sostenido cerca del cuerpo.

Los errores frecuentes que los profesionales deben evitar son (1) obtener radiografías para que el técnico radiólogo acabe "reduciendo" el codo de niñera y (2) "reducir" de manera accidental una fractura supracondilar. Para evitar radiografías y desventuras de reducción, debe emplearse de modo astuto la edad del niño, la presentación y la exploración como una guía.

La anatomía del codo pediátrico predispone al DLA. El ligamento anular está constituido por dos haces que envuelven la cabeza del radio. La cabeza radial tiene un tamaño cercano al cuello hasta los 7 años de edad. Las fibras anulares proximales se conectan con los ligamentos complejos laterales del codo, lo que no solo lo hace más estable, sino que también lo ancla al húmero, y por ello es más susceptible a deslizarse hacia el espacio articular. Estos factores anatómicos y del desarrollo se combinan para una mediana de edad de 2.1 años (rango intercuartil, 1.5 a 2.8 años) para DLA. A la inversa, estos factores hacen que sea raro que los niños mayores de 5 años tengan DLA.

El mecanismo clásico de DLA es la tracción axial repentina del brazo en pronación. Cuando el antebrazo está en pronación, la cabeza ovoide es 30% más pequeña. Esto permite que el haz del ligamento anular proximal se desplace hacia arriba sobre la cabeza del radio y quede atrapado en el espacio radial-condilar. De forma típica, los antecedentes son un jalón o balanceo del brazo, pero casi 20% de los niños tiene ya sea un informe de caída o un mecanismo desconocido.

Durante la exploración, comenzar con el lado no afectado y palpar lentamente en sentido descendente desde la clavícula hasta la mano y comparar con el lado afectado. Después palpar específicamente los codos al mismo tiempo; avanzar de la fosa del olécranon y después hacia abajo y alrededor de las áreas epicondilares medial y lateral. No debe haber inflamación o asimetría. Si existe alguna de estas dos, obtener radiografías apropiadas para evaluar en busca de fractura o derrame articular.

La reducción del DLA es uno de los procedimientos más satisfactorios en pediatría. Se han realizado muchos estudios que comparan la hiperpronación con la supinación-flexión. En general, se considera que la hiperpronación es más exitosa en el primer intento y menos dolorosa que la supinación-flexión. Sentado frente al niño, se toma su muñeca usando la misma extremidad que el lado afectado del niño (es decir, la izquierda si está afectada la izquierda del niño). Después se coloca la otra mano de modo que el pulgar descanse sobre la cabeza del radio y el resto de la mano apoye con cuidado el codo. Se gira la muñeca del niño de modo que el pulgar "baje y gire", usando fuerza moderada hasta encontrar la primera resistencia. Debe sentirse un chasquido con el pulgar descansando en el codo. Si el chasquido no se percibe, entonces se realiza la maniobra de supinación-flexión. Se vuelve a tomar la muñeca y después, con el brazo extendido, llevar el antebrazo del niño en supinación completa y flexionar el brazo hasta que toque el húmero. Por lo general, entre más tiempo haya estado presente el DLA, más tiempo tomará al niño recuperar el uso normal de la extremidad afectada después de la reducción. Debe observarse el uso normal de la extremidad antes de dar de alta al paciente.

PUNTOS CLAVE

- El codo de niñera se debe al desplazamiento del haz del ligamento anular proximal hacia el espacio radio-condilar.
- La exploración no revela asimetría palpable en la zona de los codos del niño.
- La hiperpronación es el método de reducción más exitoso y menos doloroso.
- El uso normal de la extremidad afectada comprueba la reducción del DLA.

Lecturas sugeridas

Bexkens R, Washburn FJ, Eygendaal D, et al. Effectiveness of reduction maneuvers in the treatment of nursemaid's elbow: a systematic review and meta-analysis. *Am J Emerg Med.* 2017;35:159-163.

Diab HS, Hamed MM, Allam Y. Obscure pathology of pulled elbow: dynamic high-resolution ultrasound-assisted classification. *J Child Orthop.* 2010;4(6):539-543. https://doi.org/10.1007/s11832-010-0298-y.

Gottlieb M, Suleiman LI. Current approach to the management of forearm and elbow dislocations in children. *Pediatr Emerg Care.* 2019;35:293-298.

Rudloe TF, Schutzman S, Lee LK, et al. No longer a "nursemaid's" elbow: mechanisms, caregivers, and prevention. *Pediatr Emerg Care.* 2012;28:771-774.

147

Fractura del tobillo: fractura triplanar y juvenil de Tillaux

Rahul Kaila, MD

Las fracturas pediátricas del tobillo son las segundas fracturas más frecuentes en ese grupo de edad. Las lesiones fisarias causan particular preocupación en niños que están creciendo porque las fisis son débiles en comparación con las estructuras que las rodean. Durante el brote de crecimiento en la adolescencia, que es alrededor de los 10 a 15 años de edad, hay un periodo previo al cierre fisario cuando es más sencillo que ocurra una fractura fisaria. Toma 18 meses para que la fisis tibial distal se cierre, primero en sentido central, después en sentido medial y por último lateral. Durante este periodo, la porción no fusionada de la fisis está en riesgo de fracturas llamadas juvenil de Tillaux y triplanar. La fractura de Tillaux es una fractura de Salter Harris (SH) III (fig. 147-1) de la parte anterolateral distal de la tibia que se observa más a menudo en niños de 12 a 14 años. Los mecanismos de lesión por lo

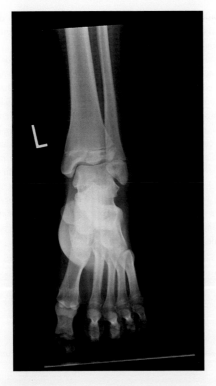

Figura 147-1 Fractura de Tillaux.

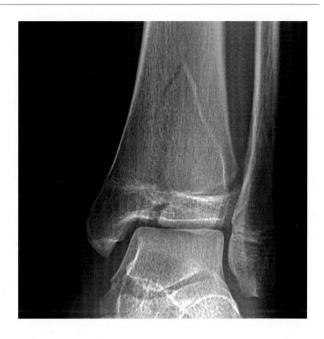

Figura 147-2 Fractura triplanar.

general son rotación lateral del pie o rotación medial de la pierna sobre el pie fijo. Los riesgos a largo plazo incluyen problemas del crecimiento y afección intraarticular que causa falta de congruencia de la articulación y por lo tanto la modalidad de imágenes preferida es una TC cuando se sospecha una fractura de Tillaux SH III en la radiografía. El manejo conservador si es < 2 mm requiere ferulización en la parte posterior de la pierna e inmovilización. Si se nota un desplazamiento > 2 mm, entonces la modalidad preferible de tratamiento consiste en reducción abierta y fijación interna (RAFI).

La fractura triplanar es una fractura multiplanar con tres fragmentos de fractura definidos de forma clásica. Incluye (1) la epífisis fracturada de la cara lateral (igual que la fractura de Tillaux) que se observa en la radiografía AP (fig. 147-2), (2) la metáfisis fracturada en la cara posterior que se identifica en la radiografía lateral y (3) la fisis que se ve separada en el plano axial. La fractura triplanar suele presentarse en niños de 12 a 15 años de edad y un poco más en niños que en niñas. El mecanismo de la lesión suele ser una fuerza de rotación externa con el pie en supinación. Dado que afecta la fisis, las epífisis y las metáfisis, es consistente con una fractura de Salter-Harris tipo IV. La radiografía inicial del tobillo demuestra una fractura de Salter-Harris tipo III en las radiografías posteriores y una fractura de Salter-Harris tipo II en las laterales. La TC del tobillo se recomienda ampliamente para la alineación de la fractura y las necesidades quirúrgicas. También la consulta de ortopedia en urgencias es muy recomendada para ambas fracturas. Se aconseja el manejo conservador si hay un desplazamiento < 2 mm con ferulización en la parte posterior de la pierna e inmovilización, y si hay un desplazamiento > 3 mm, entonces se recomienda RAFI.

PUNTOS CLAVE

- Las fracturas juvenil de Tillaux y triplanares son fracturas fisarias durante el brote de crecimiento de la adolescencia.
- La fractura de Tillaux es SH III y la triplanar es SH IV.
- La fisis tibial se cierra primero de forma central, después medial y por último lateral.
- Para ambas fracturas se recomienda ampliamente la interconsulta con ortopedia y una TC del tobillo.

Lecturas recomendadas

Kay RM, Matthys GA. Pediatric ankle fractures: evaluation and treatment. *J Am Acad Orthop Surg*. 2001;9(4):268.
Olgun DZ, Maestre S. Management of pediatric ankle fractures. *Curr Rev Musculoskelet Med*. 2018;11(3):475-484.
Schnetzler K, Hoernschemeyer D. Pediatric triplane ankle fracture. *J Am Acad Orthop Surg*. 2007;15(12):738-747.
Wuerz TH, Gurd DP. Pediatric physeal ankle fracture. *J Am Acad Orthop Surg*. 2013;21(4):234-244.

148

Traumatismo de la columna cervical pediátrica: el mayor inconveniente sería no advertirlo

Atim Uya, MD y Michael Hazboun, MD

La incidencia de lesión en la columna cervical pediátrica es baja; sin embargo, la falta de familiaridad con estas lesiones puede llevar a ignorar el diagnóstico, a usar en exceso los estudios de imágenes y potencialmente a resultados devastadores.

Anatomía de la columna cervical pediátrica y factores de riesgo de lesión

Los niños tienen cabezas grandes en comparación con sus cuerpos, un punto de apoyo más alto que los adultos, músculos paraespinosos subdesarrollados, mayor laxitud de los ligamentos y vértebras con osificación incompleta. Esto deja la columna cervical pediátrica más susceptible a las fuerzas de cizallamiento, lesiones por flexión/extensión, lesiones cervicales altas y lesiones sin anormalidades radiográficas en comparación con los adultos. Las lesiones de la columna cervical deben suponerse en cualquier paciente pediátrico involucrado en un traumatismo contuso de múltiples sistemas, así como en cualquier paciente que está alterado, tiene déficits neurológicos o se queja de dolor en el cuello o la espalda. Además, ciertos pacientes pediátricos tienen un riesgo adicional debido a anormalidades congénitas, en especial aquellos con síndrome de Down, malformaciones de Chiari y enfermedad reumatoide, entre muchos otros.

Manejo inicial y estabilización

La evaluación debe iniciar con la obtención de los antecedentes para identificar factores de riesgo de lesión de la columna cervical. En aquellos niños en los que se sospecha una lesión de la columna cervical debe inmovilizarse de inmediato la columna cervical al tiempo que se manejan los ABC de la reanimación para traumatismos. Esto se logra mejor con la aplicación de un collarín cervical duro o el uso de estabilización manual en línea cuando no se cuenta con un collarín o es necesario el acceso al cuello del paciente para el manejo de la vía respiratoria o para realizar procedimientos. Las lesiones secundarias deben anticiparse y planear su atención.

Exploración e imágenes

Después del interrogatorio y la intervención primaria para atender cualquier lesión que pone en riesgo la vida, debe realizarse una exploración detallada de la columna cervical. Solo es posible descartar una lesión de la columna cervical mediante la exploración física en pacientes con un mecanismo de lesión de bajo riesgo que están despiertos, cooperativos y que no tienen una lesión significativa que distrae la atención.

La evaluación de una lesión de la columna cervical debe comprender imágenes en pacientes con mecanismos de riesgo elevado de lesión, déficits neurológicos, intoxicación o estado mental alterado. La evaluación radiográfica puede comenzar con radiografías simples con un mínimo de dos proyecciones: anteroposterior (AP) y lateral. En niños de mayor edad, que son más cooperativos, puede intentarse una tercera proyección a través de la boca (proyección odontoides). Las imágenes adecuadas deben porporcionar una visualización de todas las vértebras cervicales, incluida la unión C7-T1 en la radiografía lateral. Estas radiografías pueden ayudar a identificar fracturas vertebrales o subluxaciones; sin embargo, las anormalidades de tejidos blandos suelen ser los únicos signos de una lesión importante. Entre estas anormalidades se encuentran el edema de los tejidos blandos colindantes o el ensanchamiento del espacio prevertebral. El espacio prevertebral normal en un niño es dos tercios o menos del ancho AP de los cuerpos vertebrales en o por arriba de C3. En C4 o por abajo, este espacio es apenas igual al ancho del cuerpo vertebral relacionado. La seudosubluxación de C2 sobre C3 a menudo puede verse en niños menores de 7 años de edad y confundirse con una lesión verdadera. Debe asumirse una lesión verdadera de la columna cervical si la distancia entre la línea espinolaminar y el arco posterior de C2 es > 2 mm.

La tomografía computarizada (TC) puede considerarse una herramienta de detección de primera línea en pacientes con un estado mental alterado significativo (escala de coma de Glasgow < 12), niños menores (< 8 años de edad) en riesgo de lesiones cervicales más altas (mejores proyecciones de C1-C2) o como detección secundaria si las radiografías son inadecuadas o no muestran lo necesario. Las imágenes por resonancia magnética proporcionan un mayor detalle de una lesión ligamentosa o de los tejidos blandos sin riesgo de radiación ionizante, pero son inferiores a la TC para evaluar las vértebras en sí mismas. Los déficits neurológicos persistentes con datos normales en las imágenes deben hacer pensar en lesiones medulares con normalidad radiológica (SCIWORA, por sus siglas en inglés) y los pacientes deben seguir usando un collarín cervical hasta la consulta con un especialista.

PUNTOS CLAVE

- Las lesiones de la columna cervical pediátrica son poco frecuentes; sin embargo, pueden ser devastadoras si no se identifican o manejan de forma adecuada.
- Índice de sospecha elevado, inmovilización temprana y evaluación sistémica son fundamentales en la prevención de una lesión secundaria.
- Las lesiones secundarias pueden poner en riesgo la vida y deben anticiparse y planear su atención.
- La evaluación de las lesiones de la columna cervical tiene que incluir imágenes de cualquier paciente lesionado con déficits neurológicos o estado mental alterado.
- En caso de duda, mantener la inmovilización cervical y consultar con el subespecialista pediátrico.

Lecturas recomendadas

Hoffman J, Wolfson A, Todd K, et al. Selective cervical spine radiography in blunt trauma: methodology of the National Emergency X-Radiography Utilization Study (NEXUS). *Ann Emerg Med*. 1998;32(4):461-469.

Leonard J, Kupperman N, Olsen C, et al. Factors associated with cervical spine injury in children after blunt trauma. *Ann Emerg Med*. 2011;58(2):145-155.

Leonard J, Jaffe D, Kupperman N, et al. Cervical spine injury patterns in children. *Pediatrics*. 2014;133(5):1179-1188.

Tat S, Mejia M, Freishtat R, et al. Imaging, clearance, and controversies in pediatric cervical spine trauma. *Pediatr Emerg Care*. 2014;30(12):911-915.

Woodward GA, O'Mahony L. Neck trauma. In: Shaw KN, Bachur RG, eds. *Fleisher and Ludwig's Textbook of Pediatric Emergency Medicine*. 7th ed. Philadelphia, PA: Wolters Kluwer; 2016:1238-1277.

SCIWORA: ¿ves lo que yo veo?

Ryan Ericksen, MD y Amanda L. Bogie, MD, FAAP, FACEP

La lesión medular con normalidad radiológica (SCIWORA, por sus siglas en inglés) es una mielopatía traumática caracterizada por déficits neurológicos con una radiografía simple o imágenes de tomografía computarizada (TC) normales. Este fenómeno es raro en la población adulta, pero se informa hasta en 20% de niños con lesiones de la médula espinal y los niños pequeños están en mayor riesgo. Los choques en vehículos automovilísticos, las actividades deportivas y las caídas explican la mayoría de los casos. Es probable que las características anatómicas de la médula espinal pediátrica contribuyan a este tipo de lesión (tabla 149-1). Estas lesiones suelen deberse a mecanismos de hiperextensión o flexión, pero también pueden desarrollarse por rotación, flexión lateral, compresión vertical o fuerzas de elongación. También puede ocurrir SCIWORA por infarto de la médula espinal.

Los pacientes con SCIWORA tienen varios signos y síntomas. A menudo padecen dolor del cuello o la espalda. Los síntomas neurológicos varían de parestesias leves o debilidad a datos más notorios, como parálisis o choque medular. El momento en que los síntomas se presentan es variable; pueden ser transitorios o persistentes y ocurrir de inmediato o tener una presentación retrasada (hasta unos cuantos días después de la lesión).

En los pacientes pediátricos con traumatismos en los que se sospecha lesión de la médula espinal debe restringirse el movimiento de la columna cervical mientras se atiende la vía respiratoria (*airway*), la respiración y la circulación. A continuación, se obtienen imágenes de la columna. Las imágenes iniciales incluyen radiografías

Tabla 149-1	Diferencias anatómicas
Características anatómicas de la columna cervical pediátrica	
Diferencias anatómicas en niños en comparación con adultos:	
Ligamentos interespinosos y cápsulas articulares	Más flexibles
Cuerpos vertebrales	Enclavados en sentido anterior y tienden a deslizarse hacia adelante con la flexión
Facetas articulares	Planas
Cabeza y cuello	Cabeza relativamente grande en comparación con el cuello El impulso angular es mayor El punto de apoyo está en un sitio más alto de la columna cervical (lo que representa más lesiones a nivel del occipucio a C3) Las fuerzas que se aplican a la parte superior del cuello son relativamente mayores que en el adulto
Placas del crecimiento	Abiertas y los centros del crecimiento no están completamente formados

simples de la columna, pero, por definición, los pacientes con SCIWORA no tendrán anormalidades radiográficas, como fracturas o subluxaciones. Las guías de reanimación cardiopulmonar avanzada para traumatismos no recomiendan el uso sistemático de TC como modalidad de detección en la columna cervical pediátrica, pero estas modalidades están indicadas cuando las placas simples no permiten visualizar adecuadamente toda la columna cervical; para ayudar a delinear las anormalidades que se observan en las placas simples; cuando el paciente tiene un estado mental alterado como con una lesión cerebral traumática; o cuando un paciente tiene déficits neurológicos (ya sea en los antecedentes o en la exploración). Los pacientes en quienes se sospecha SCIWORA con radiografías y TC normales requieren IRM. Algunos de los que se diagnosticaron con SCIWORA con base en datos normales en la radiografía y la TC pero con una exploración anormal presentan anormalidades que se detectan en la IRM. Sin embargo, una IRM puede ser normal en pacientes con déficits neurológicos leves o incompletos. Hay que consultar a un cirujano especializado para pacientes con SCIWORA; el tratamiento definitivo depende de los síntomas y datos en las imágenes. Muchos pacientes con SCIWORA requieren hospitalización.

En resumen, una placa o TC normal de la columna cervical no es adecuada para descartar una lesión de la médula espinal en pacientes pediátricos con un traumatismo cuando hay síntomas neurológicos. Estos pacientes pueden o no tener anormalidades en la IRM y debe consultarse a un cirujano especializado en columna para los niños en los que se sospecha SCIWORA, sin importar los datos de las imágenes.

PUNTOS CLAVE

- La SCIWORA ocurre más a menudo en pacientes pediátricos con traumatismos debido a los aspectos anatómicos y fisiológicos específicos de la columna pediátrica.
- Las radiografías simples o las TC normales no descartan una lesión de la médula espinal en el paciente pediátrico con un traumatismo.
- Puede usarse la IRM para identificar lesiones pediátricas de la médula espinal que históricamente se han clasificado como SCIWORA.

Lecturas sugeridas

American College of Surgeons Committee on Trauma. *Advanced Trauma Life Support Student Course Manual*. 10th ed. Chicago, IL: American College of Surgeons; 2018.

Babcock L, Olsen CS, Jaffe DM, et al. Cervical spine injuries in children associated with sports and recreational activities. *Pediatr Emerg Care*. 2018;34:677-686.

Mahajan P, Jaffe DM, Leonard JC, et al. Spinal cord injury without radiologic abnormality in children imaged with magnetic resonance imaging. *J Trauma Acute Care Surg*. 2013;75:843-847.

Shah BR, Lucchesi M. Spinal cord injury without radiographic abnormality (SCIWORA). In: Shah BR, ed. *Atlas of Pediatric Emergency Medicine*. 2nd ed. McGraw Hill; 2013:790-791.

Woodward GA, O'Mahony L. Neck trauma. *Textbook of Pediatric Emergency Medicine*. 7th ed. Wolters Kluwer/ Lippincott Williams & Williams:1238-1279.

Síndromes de sobreuso: cuando una cosa buena llega al exceso

David Soma, MD, CAQSM

La participación juvenil en actividades deportivas proporciona un importante valor con beneficios físicos, mentales y emocionales. Sin embargo, los síndromes de sobreuso están al alza. Estas lesiones son el resultado de una carga submáxima repetitiva sobre varias estructuras musculoesqueléticas en ausencia de una recuperación adecuada. Es importante que todos los profesionales pediátricos reconozcan la ubicación de los centros de crecimiento óseo y entiendan su vulnerabilidad relativa a la lesión. Aquí se resumen los síndromes de sobreuso claves.

Apofisitis

Una apófisis es un centro de osificación secundario en el que se unen un ligamento o un tendón. La apofisitis es un dolor que resulta de la tracción repetitiva sobre esta área. La apofisitis de Osgood-Schlatter es la que se diagnostica con mayor frecuencia y ocurre en el sitio de inserción del tendón rotuliano en el tubérculo tibial. La apofisitis suele observarse en individuos jóvenes de 8 a 15 años de edad, con una presentación más temprana en mujeres. La apofisitis puede presentarse en muchos sitios, de modo notable el calcáneo, el polo inferior de la rótula (síndrome de Sinding-Larsen-Johansson), la base del quinto metatarsiano, el epicóndilo medial y la pelvis. Este trastorno suele ser autolimitado y la base del tratamiento consiste en modificación de la actividad, antiinflamatorios no esteroides y fisioterapia. La evolución natural de estos trastornos es la resolución, aunque una minoría de los pacientes desarrolla dolor crónico si no se tratan.

Fracturas por estrés

Las reacciones y fracturas por estrés ocurren en niños del mismo modo que en adultos con factores de riesgo similares. Casi todas sanan con medidas conservadoras, pero algunas fracturas por estrés son susceptibles a unión retrasada, falta de unión o dolor crónico. Los sitios que están en mayor riesgo son los pares interarticulares, el lado de tensión del cuello femoral, la rótula, la parte anterior de la tibia, el maléolo medial, el astrágalo, el escafoides, el sesamoideo y la unión de la metáfisis/diáfisis en la base del quinto metatarsiano. Los profesionales médicos necesitan tener un elevado índice de sospecha para estos trastornos y pueden requerirse imágenes avanzadas para establecer el diagnóstico. La exploración revela un área focal de hipersensibilidad ósea y dolor con la carga colocada sobre el área. Dado que la cadera y la columna no se palpan con tanta facilidad, la rotación interna de la cadera y el dolor al saltar o con la extensión de la columna proporcionan claves para el diagnóstico. El tratamiento suele requerir la eliminación del estrés de carga y grados variables de inmovilización.

Lesiones por estrés fisario

Las lesiones fisarias y de la placa de crecimiento causadas por estrés mediante fuerzas rotacionales, compresivas o de elongación repetitivas son específicas de la población pediátrica. El hombro de beisbolista, que es la lesión de la fisis humeral proximal, y la muñeca de gimnasta, que es la lesión de la fisis radial distal, son ejemplos frecuentes. Los antecedentes suelen consistir en dolor progresivo con actividad de carga. La exploración revela dolor con la reproducción del estrés causal o la palpación sobre la fisis. El tratamiento consiste en suspender la actividad por 2 a 3 meses con una reintroducción regulada a los deportes.

Osteocondritis disecante

La osteocondritis disecante (OCD) es una lesión del hueso subcondral y cartílago en individuos jóvenes activos que se cree está relacionada con sobreuso o traumatismo. Los sitios más frecuente incluyen los cóndilos femorales, el astrágalo y el cóndilo humeral, y se presenta con dolor articular persistente seguido por inflamación y síntomas mecánicos. Se requieren radiografías para hacer el diagnóstico y se usan imágenes por resonancia magnética (RM) para valorar la estabilidad. Las lesiones estables pueden tratarse por medios no quirúrgicos. El tratamiento inicial consiste en suspensión de las actividades y referencia con un cirujano ortopédico. Sin tratamiento apropiado, puede haber pérdida de cartílago y hueso que conduce a dolor crónico.

Trombosis por esfuerzo

La trombosis por esfuerzo se observa en atletas que realizan actividades extenuantes y repetitivas de las extremidades superiores y a menudo se relaciona con síndrome del estrecho torácico (SET) que causa compresión de la vena axilar/subclavia. Estos pacientes suelen presentarse con dolor, inflamación del brazo y en ocasiones pérdida de color. La ecografía es el método diagnóstico preferido. El manejo incluye anticoagulación con evidencia creciente de que las intervenciones quirúrgicas como la resección de la primera costilla pueden ayudar a tratar los síntomas y prevenir la recurrencia.

PUNTOS CLAVE

- Las lesiones por sobreuso son frecuentes en pacientes pediátricos y el entendimiento de la ubicación y la vulnerabilidad de los centros de crecimiento es importante para el diagnóstico apropiado.
- Las lesiones por sobreuso relacionadas con hueso son más frecuentes en individuos jóvenes y las imágenes suelen ser benéficas para el diagnóstico.
- El tratamiento de la mayoría de los síndromes de sobreuso es conservador; sin embargo, no identificar estos trastornos puede tener efectos duraderos.

Lecturas recomendadas

Arnold A, Thigpen CA, Beattie PF, et al. Overuse physeal injuries in youth athletes: risk factors, prevention, and treatment strategies. *Sports Health*. 2017;9(2):139-147.

Bell DR, Post EG, Biese K, et al. Sport specialization and risk of overuse injuries: a systematic review with meta-analysis. *Pediatrics*. 2018;142(3):e20180657.

DiFiori JP, Benjamin HJ, Brenner JS, et al. Overuse injuries and Burnout in Youth Sports: A Position Statement from the American Medical Society for Sports Medicine. *Br J Sports Med*. 2014;48(4):287-288.

Lo que debe saber sobre la lumbalgia

Jonathan Strutt, MD, FAAP

La lumbalgia es un síntoma infrecuente en la sala de urgencias pediátrica. Por este motivo, muchos profesionales a menudo se preocupan por un diagnóstico más ominoso. Sin embargo, las causas más frecuentes de lumbalgia pediátrica aguda son distensión o traumatismo musculoesquelético. La causa infecciosa más usual es la pielonefritis. La prevalencia de lumbalgia aumenta con la edad y es más frecuente en mujeres. Los antecedentes y la exploración física son esenciales para diferenciar entre el amplio rango de causas patológicas y benignas.

Antecedentes

Varias características de los antecedentes de lumbalgia ayudan a identificar una causa en la mayoría de los pacientes. Estas incluyen ubicación, síntomas que los exacerban y duración. La descripción del dolor puede ayudar a ubicar su origen. El dolor neurológico a menudo se describe como penetrante o urente, el dolor muscular/inflamatorio es no localizable y las fracturas o lesiones óseas son focales. Los síntomas de advertencia que justifican una investigación adicional comprenden fiebre, pérdida de peso, dolor que despierta al niño del sueño y dolor que empeora de forma progresiva. Además, la lumbalgia crónica que dura > 4 semanas tiene mayor probabilidad de un diagnóstico patológico.

Exploración física

Una exploración física detallada es útil para localizar la fuente del dolor y puede aumentar o disminuir la preocupación acerca de una patología. Debe realizarse una exploración neurológica completa que incluye sensibilidad, fuerza y reflejos en las extremidades inferiores. La inspección de la espalda permite valorar si hay hematomas, inflamación focal, deformidad de la columna vertebral, signos de infección, traumatismo o exantema. La palpación para hipersensibilidad debe incluir puntos de referencia óseos vertebrales, músculos paraespinales, ángulo costovertebral, crestas iliacas y articulaciones sacroiliacas. La hipersensibilidad ósea focal sugiere infección o traumatismo. La hipersensibilidad paraespinal a menudo se observa con una distensión muscular. La hipersensibilidad del ángulo costovertebral sugiere una patología renal. Las pruebas de amplitud de movimiento son útiles para valorar el dolor reproducible, así como las limitaciones funcionales. La espondiloartritis causada por trastornos inflamatorios como espondilitis anquilosante resulta en disminución de la lordosis lumbar durante la flexión hacia adelante. Una prueba de cigüeña positiva (reproducción del dolor mientras se está parado en una pierna con hiperextensión de la espalda) ayuda a identificar espondilólisis, una lesión de sobreuso frecuente en atletas jóvenes.

Imágenes diagnósticas y valoración de laboratorio

La mayoría de los pacientes que se presentan a la sala de urgencias pediátrica con lumbalgia se diagnostica con los antecedentes y la exploración física nada más. Hay casos en que se requieren estudios de laboratorio o imágenes. La sospecha de una causa infecciosa, inflamatoria o neoplásica demanda la obtención de una biometría hemática completa y de marcadores inflamatorios. La hipersensibilidad focal o un traumatismo relacionado deben llevar a una evaluación diagnóstica adicional con imágenes. Las radiografías de la columna son la modalidad de imágenes inicial. Las exploraciones de dos proyecciones posteroanterior y lateral son todo lo que se necesita para identificar la mayoría de las patologías. La proyección oblicua ofrece poco en términos diagnósticos. Las radiografías pueden revelar una fractura aguda, tumores óseos primarios, osteomielitis subaguda o crónica, espondilólisis (fractura por estrés del istmo interarticular), espondilolistesis (deslizamiento del cuerpo vertebral) o cifosis de Scheuermann (hipercifosis torácica rígida). Una TC sin contraste dirigida puede delinear adicionalmente las fracturas que se observan en las radiografías y debe obtenerse en caso de déficits neurológicos focales. En la lumbalgia aguda sin déficits neurológicos focales y datos de laboratorio y radiografías normales deben postergarse las imágenes adicionales hasta que los síntomas estén presentes por al menos 4 semanas. Las imágenes de urgencia son necesarias para cualquier anormalidad neurológica no relacionada con un traumatismo. La modalidad preferida son las imágenes por resonancia magnética (IRM), con la adición de contraste cuando se sospecha un proceso infeccioso o neoplásico.

PUNTOS CLAVE

- Las causas de urgencia pediátrica más frecuentes de lumbalgia son traumatismo y distensión muscular.
- Los síntomas de alerta incluyen fiebre, pérdida de peso, dolor que despierta al niño del sueño y dolor que empeora de forma progresiva.
- La lumbalgia crónica que dura > 4 semanas tiene mayor probabilidad de un diagnóstico patológico.
- Las imágenes avanzadas de urgencia deben obtenerse en caso de déficits neurológicos focales atraumáticos, fiebres, pérdida de peso que sugiere una neoplasia o marcadores inflamatorios elevados.

Lecturas sugeridas

Booth TN, Iyer RS, Falcone RA, et al. ACR appropriateness criteria back pain-child. *J Am Coll Radiol.* 2017;14(55):S13-S24.

Brooks TM, Friedman LM, Silvis RM, et al. Back pain in a pediatric emergency department: etiology and evaluation. *Pediatr Emerg Care.* 2018;34:e1-e6.

MacDonald J, Stuart E, Rodenberg R. Musculoskeletal low back pain in school-aged children. *JAMA Pediatr.* 2017;171(3):280-287.

ENFERMEDADES INFECCIOSAS

152

Todo a la vez: obtener cultivos con rapidez, pero no retrasar los antibióticos por fiebre en los primeros 28 días

Candace Engelhardt, MD, FAAP

Los neonatos < 28 días de edad con fiebre están en riesgo elevado de infecciones bacterianas graves, incluso si tienen buen aspecto. Este incremento del riesgo se debe en parte a la mayor susceptibilidad y en parte a una exploración difícil y poco confiable. Los criterios de Rochester son históricamente los criterios más usados para la evaluación y el manejo, pero un estudio reciente mostró una amplia variedad de manejos de los lactantes febriles con buen aspecto en las salas de urgencias de todo el país.

No retrasar la administración de antibióticos

En la sala de urgencias siempre ocupada, la antibioticoterapia en neonatos a menudo se retrasa hasta que se completen las pruebas diagnósticas; sin embargo, es muy importante que el tratamiento con antibióticos comience sin demora. Está bien establecido que la morbilidad y la mortalidad aumentan con cada hora de retraso de los antibióticos en los adultos con sepsis. Weiss *et al.* demostraron resultados similares en pediatría con un riesgo de mortalidad que aumentaba de forma progresiva con cada hora que pasaba hasta la administración de los antibióticos apropiados, hasta por 3 horas. Murray *et al.* comprobaron que el desarrollo de una ruta clínica para neonatos febriles en urgencias pediátricas reduce el tiempo hasta la administración de antibióticos. Es importante identificar al neonato febril y completar todas las pruebas diagnósticas tan pronto como sea posible de modo que puedan administrarse los antibióticos, aun si la dosis se administra por vía intramuscular.

Evitar administrar antibióticos antes de obtener una punción lumbar

Al iniciar antibióticos es de gran importancia, siempre que sea posible, realizar primero una punción lumbar. Kanegaye *et al.* demostraron la esterilización completa del líquido cefalorraquídeo en las primeras 2 a 4 horas después de la administración de antibióticos parenterales. La falta de material de cultivo adecuado puede resultar en falsos negativos, tratamiento prolongado e incapacidad para ajustar el tratamiento. Esto es particularmente cierto si hay un cultivo de sangre positivo y pleocitosis de líquido cefalorraquídeo en la punción lumbar subsiguiente. Las punciones lumbares previas al tratamiento pueden llevar a hospitalizaciones más prolongadas. Una vez que se haya identificado un neonato febril, es importante realizar todas las pruebas diagnósticas y administrar antibióticos tan pronto como sea posible.

No usar una bolsa de orina para el cultivo

Todos los cultivos de orina deben obtenerse mediante una sonda. Las bolsas de orina no son estériles sin importar qué tan bien se limpie el área. Las bolsas de orina son causa de muchos diagnósticos de infección urinaria falsos positivos que conducen a hospitalizaciones prolongadas o innecesarias. Etoubleau *et al.* encontraron que los cultivos de la bolsa de orina dan lugar a diagnósticos erróneos o a un diagnóstico imposible en 40% de los casos. Las muestras de orina obtenidas con una sonda son la única forma de asegurar que el cultivo no esté contaminado. Además, debe considerarse obtenerla primero, ya que un recién nacido que está llorando y se somete a la colocación de una vía IV para pruebas de punción lumbar probablemente orine, lo que hará que los intentos subsecuentes de colocar una sonda recta fracasen.

No olvidarse del virus del herpes simple

El virus del herpes simple (VHS) es raro, pero puede causar una infección grave del sistema nervioso central en recién nacidos febriles. Los neonatos no suelen presentarse con las vesículas típicas que son la característica clínica de la infección por VHS. Al evaluar a un neonato febril, si hay convulsiones, antecedentes maternos de VHS o el neonato tiene un aspecto tóxico, debe iniciarse aciclovir junto con los antibióticos parenterales y debe incluirse en los análisis RCP del líquido cefalorraquídeo. Otros signos de infección por VHS incluyen linfocitosis en el líquido cefalorraquídeo o grandes cantidades de eritrocitos en una punción lumbar atraumática y tal vez coagulación intravascular diseminada y enzimas hepáticas elevadas. De hecho, algunos argumentan que los neonatos de 21 días y menores deben someterse a análisis y tratamiento empírico.

PUNTOS CLAVE

- No retrasar la administración de antibióticos en lactantes febriles.
- Evitar el tratamiento previo de LCR siempre que sea posible.
- Siempre obtener los cultivos de orina con una sonda.
- No olvidar la infección por VHS en los lactantes febriles < 28 días de edad.

Lecturas sugeridas

Etoubleau C, Reveret M, Brouet D, et al. Moving from bag to catheter for urine collection in non-toilet trained children suspected of having urinary tract infection: a paired comparison of urine cultures. *J Pediatr.* 2009;154:803-806.

Kanegaye JT, Soliemanzadeh P, Bradley JS. Lumbar puncture in pediatric meningitis: defining the time interval for recovery of cerebrospinal fluid pathogens after parenteral antibiotic pretreatment. Pediatrics. 2001;108: 1169-1174.

McGuire JL, Zorc J, Licht D, et al. Herpes simplex testing in neonates in the emergency department. Pediatr Emerg Care. 2012;28:949-955.

Murray AL, Alpern E, Lavelle J, Mollen C. Febrile young infant clinical pathway in a pediatric emergency department. Pediatr Emerg Care. 2017;33:e33-e37.

Weiss S, Fitzgeral JC, Balamuth F, et al. Delayed antimicrobial therapy increases mortality and organ dysfunction duration in pediatric sepsis. Crit Care Med. 2014;42:2409-2417.

Asuntos riesgosos: saber cómo abordar los "¿qué tal que?" en la estratificación de riesgos con fiebre neonatal

Clifford C. Ellingson, MD, FAAP

En el lactante febril con buen aspecto < 90 días de edad, se busca identificar y tratar a aquellos con una infección bacteriana grave (IBG) al tiempo que se evita realizar análisis excesivos y procedimientos invasivos en quienes no la presentan. En los últimos 30 años, estudios clínicos con los criterios de Boston, Filadelfia y Rochester han tratado de encontrar el mejor abordaje en esta situación. Una ruta validada más reciente, llamada "Paso a paso" incorpora la proteína C reactiva (PCR) y la procalcitonina (PCT) sin pruebas de líquido cefalorraquídeo (LCR) y posee especificidad y sensibilidad más altas. La ruta "Paso a paso" identifica a lactantes de bajo riesgo si tienen una edad > 21 días, buen aspecto, ausencia de piuria, PCT < 0.5, PCR < 20 y recuento absoluto de neutrófilos (RAN) < 10 000. En fechas más recientes, el grupo Pediatric Emergency Care Applied Research Network validó de forma interna otra ruta con una excelente sensibilidad para lactantes febriles con buen aspecto < 60 días de edad. Los pacientes con un análisis de orina negativo, RAN ≤ 4090 y PCT ≤ 1.71 se consideraron de bajo riesgo.

Pueden usarse herramientas de estratificación de riesgo para evitar las pruebas invasivas en lactantes febriles de buen aspecto y bajo riesgo. Desafortunadamente, los lactantes febriles con una IBG a menudo se ven igual que aquellos sin una IBG, de ahí el adagio de "nunca confíe en un recién nacido". Los que son < 28 días de edad o tienen antecedentes médicos complejos requieren una evaluación diagnóstica exhaustiva. Los antecedentes médicos complejos incluyen prematuridad, hospitalizaciones prolongadas, exposición antenatal a infecciones maternas o trastornos médicos crónicos.

Los pacientes de buen aspecto que tienen un bajo riesgo de IBG son candidatos razonables para manejo ambulatorio. Debe platicarse con los cuidadores acerca de la evaluación diagnóstica, incluidas las pruebas realizadas y postergadas, así como el seguimiento. Los cuidadores deben ser confiables con acceso al seguimiento. Todos los demás pacientes requieren hospitalización y antibioticoterapia empírica con ceftriaxona. Considerar cefotaxima si < 28 días, ampicilina para cubrir *Listeria monocytogenes* y *Enterococcus*, y aciclovir para VHS si es una preocupación. Hay que pensar en añadir vancomicina si hay signos de infecciones de tejidos blandos o meningitis bacteriana, ya que las cepas de *Streptococcus pneumoniae* pueden ser resistentes a cefalosporinas.

Los "¿qué tal que? en la evaluación diagnóstica de la fiebre neonatal

¿Qué tal que se midió fiebre en casa, pero no en la evaluación? Hay que confiar en el cuidador y realizar la evaluación diagnóstica. No solo estos pacientes tienen la misma tasa histórica de IBG, sino que es importante ganar la confianza de los cuidadores para facilitar las exposiciones o evaluaciones importantes.

¿Qué tal que en casa el lactante se sentía caliente, pero no en urgencias? Esta es una zona gris y se justifica una plática de riesgo-beneficio con el cuidador. La temperatura percibida con la mano no tiene el riesgo de IBG, por lo que puede usarse la toma de decisiones compartida para determinar si se realizará una evaluación diagnóstica. Ciertamente debe haber una enseñanza de cómo medir la temperatura y dar indicaciones para volver a buscar atención si se da de alta al paciente.

¿Qué tal que no es posible obtener LCR en el lactante con buen aspecto? ¿De todos modos hay que dar antibióticos? Si tiene < 28 días de edad, sí. Si el paciente no se considera de bajo riesgo de acuerdo con el instrumento de estratificación de riesgo usado, considerar una plática con el pediatra que ingresó al paciente. Un cultivo de LCR pretratado puede exponer al paciente a una hospitalización innecesariamente prolongada y a un esquema de antibióticos, si bien la antibioticoterapia temprana es fundamental para aquellos con meningitis.

¿Qué tal que no puede colocarse una vía IV? Una opción rápida es una punción en la vena femoral con una aguja de mariposa para obtener cultivos y realizar estudios. Los antibióticos pueden administrarse por vía IM.

¿Qué tal que no se puede obtener orina?, ¿puede usarse una muestra de bolsa? Las muestras de bolsa pueden emplearse para análisis de orina, pero no para cultivo. Considerar una sonda recta antes de procedimientos dolorosos porque es probable que el lactante orine durante estos procedimientos. La ecografía puede confirmar si hay orina en la vejiga o dirigir la cateterización suprapúbica si el abordaje uretral fracasa.

¿Qué tal que el lactante es positivo para un virus? Los estudios muestran que los lactantes positivos a virus, como el VSR, > 28 días de edad tienen un bajo riesgo de IBG, pero el riesgo se mantiene, en particular para infecciones urinarias. Por lo tanto, los análisis de orina se recomiendan con firmeza.

PUNTOS CLAVE

- Las herramientas de estratificación de riesgo pueden reducir los análisis y los procedimientos invasivos.
- Tener un plan para los "¿qué tal que?" que ocurren durante la evaluación diagnóstica por fiebre neonatal.

Lecturas sugeridas

Bonsu BK, et al. Identifying febrile young infants with bacteremia: is the peripheral white blood cell count an accurate screen? Ann Emerg Med. 2003;42(2):216-225.

Gomez B, et al. Validation of the "Step-by-Step" approach in the management of young febrile infants. Pediatrics. 2016;138(2):e20154381.

Kuppermann N, et al. A clinical prediction rule to identify febrile infants 60 days and younger at low risk for serious bacterial infections. JAMA Pediatr. 2019;173(4):342-351.

Levine D, et al. Risk of serious bacterial infection in young febrile infants with respiratory syncytial virus infections. Pediatrics. 2004;113(6):1728-1734.

Pantell RH, et al. Management and outcomes of care of fever in early infancy. JAMA. 2004;29(10):1203-1212.

Fiebre a los 2 meses de edad y más allá

Anne Whitehead, MD, FAAEM

Pocas cosas siembran tanto miedo en el corazón de un padre como la fiebre elevada en su hijo. Se levantan de la cama a altas horas de la madrugada preocupados de que la fiebre derrita sus pequeños cerebros. Sin embargo, la gran mayoría de estos niños es dada de alta de forma subsiguiente de urgencias con poco más que paracetamol y una plática que tranquilice a los padres. La fiebre es un síntoma, no un problema en sí mismo. No solo es importante saber cuándo una fiebre requiere una evaluación diagnóstica más extensa, sino saber cómo reducir la fobia a la fiebre en las familias y en urgencias.

A diferencia de la hipertermia, que puede llevar a daño cerebral y la muerte por una causa ambiental, la fiebre es una respuesta de adaptación mediada por el hipotálamo. No hay evidencia de que una fiebre verdadera en sí misma cause problemas graves. Los daños de la fiebre suelen ser leves e incluyen molestias, disminución del consumo oral y convulsiones febriles, que producen temor en los padres pero son benignas. Solo en casos raros, en niños muy enfermos con trastornos como sepsis o cardiopatía congénita, la mayor demanda metabólica relacionada con la fiebre puede tener un efecto deletéreo.

La bibliografía médica por lo general define la temperatura mínima para considerarse fiebre entre 38 y 38.4 °C. Sin embargo, la pregunta invariable en la mente de los padres es "¿qué tan alto es *demasiado* alto?" Es mejor no responder esta pregunta con una cifra, sino más bien animar a los padres a enfocarse en cómo está el niño más que lo que dice el termómetro. ¿Se encuentra letárgico? ¿Puede hidratarse? Es más preocupante si un niño con una fiebre de 38.1 °C está letárgico y no se hidrata que un niño que corre por todos lados con una fiebre de 39.5 °C.

¿Quién necesita una evaluación diagnóstica?

Fiebre breve, niño con buen aspecto: en niños sanos ≥ 2 meses de edad, una fiebre breve a menudo no requiere más que los antecedentes y la exploración física. Con frecuencia estas fiebres son el resultado de un proceso viral autolimitado, otitis media u otra infección que puede identificarse en la exploración. Los niños < 2 años de edad sin una fuente clara de fiebre pueden tener una infección urinaria. Las niñas < 2 años y los niños < 12 meses (< 6 meses si están circuncidados) están en mayor riesgo de infecciones urinarias.

Niño inmunocomprometido: los niños inmunocomprometidos con buen aspecto, incluidos aquellos con drepanocitemia, deben someterse a por lo menos una biometría hemática completa, cultivos de sangre y una dosis de antibióticos empíricos (casi siempre ceftriaxona). Según el trastorno subyacente, a menudo pueden recibir el alta con seguimiento estrecho. Si bien los niños no vacunados o los < 4 meses de edad no necesariamente están "inmunocomprometidos", corren mayor riesgo de bacteriemia oculta y otras infecciones graves. Es probable que se parezcan a los niños en la era previa a las vacunas, que tenían tasas de bacteriemia oculta tan altas como 3 a 5% con fiebre. Hay que tener un umbral bajo para iniciar esta evaluación diagnóstica más detallada en cualquier niño no vacunado o con un esquema incompleto, sobre todo los menores de 3 años de edad.

Fiebre > 5 días, > 7 días y más allá: hay que ser explícito para determinar si el paciente en verdad estaba febril y así se mantuvo durante días consecutivos. Los cuidadores con frecuencia incluyen temperaturas < 38.0 °C o confunden enfermedades consecutivas con una sola enfermedad prolongada.

Después de 5 días de fiebre debe considerarse la enfermedad de Kawasaki. A menudo puede descartarse nada más con los criterios diagnósticos. Una vez que un niño tiene 7 días de fiebre sin una causa clara, la fiebre se clasifica entonces como "fiebre de origen desconocido" (FOD). El diagnóstico diferencial de la FOD abarca infección oculta, neoplasias y enfermedad de la colágena vascular. La evaluación diagnóstica recomendada comprende análisis en sangre y pruebas de orina, así como cualquier otra prueba indicada por los antecedentes y la exploración.

Hacer

¡Tratar al paciente, no la cifra! El objetivo de los antipiréticos debe ser aumentar la comodidad del paciente y la ingesta oral. Los antipiréticos también pueden ayudar a determinar si una taquicardia importante se debe simplemente a fiebre, ya que la frecuencia cardiaca debe mejorar conforme la fiebre baja. Los niños con fiebre pueden cubrirse con una manta, a pesar de lo que los padres (o médicos) puedan haber escuchado al respecto.

No hacer

No administrar aspirina a niños, pues los puede poner en riesgo de síndrome de Reye. No hay que insistir que la fiebre del niño debe resolverse antes de salir de urgencias. Esto da a los pacientes la falsa impresión de que deben mantener al paciente afebril en casa. Hay que desaconsejar la fricción con alcohol porque existe el riesgo de absorción sistémica. Los baños con agua tibia no son peligrosos, pero solo deben usarse si ayudan al paciente a sentirse mejor.

PUNTOS CLAVE

- ¡Tratar al niño, no la cifra! No hay que preocuparse por el número del termómetro, sino por el estado del niño.
- Estar atento a lo que hace preocuparse a los padres por lo alto de la fiebre.
- El objetivo de los antipiréticos debe ser la comodidad, normalizar la frecuencia cardiaca y mejorar la ingesta oral, todo lo cual puede ayudar a tranquilizarse de que no hay una enfermedad subyacente más grave.
- A los 5 días, pensar en enfermedad de Kawasaki. Después de 7 días, esforzarse por identificar una fuente.
- ¿Edad < 2 años? Pensar en una infección urinaria.

Lecturas sugeridas

Antoon JW, et al. Pediatric fever of unknown origin. *Pediatr Rev.* 2015;36(9):380-391.
Mace SE, et al. Clinical policy for well-appearing infants and children younger than 2 years of age presenting to the emergency department with fever. *Ann Emerg Med.* 2016;67(5):625-639.
Sullivan JE, Farrar HC. Fever and antipyretic use in children. *Pediatrics.* 2011;127(3):580-587.

Caliente al tacto: diferenciar entre fiebre sin un origen y fiebre de origen desconocido

Courtney Jacobs, MD

La fiebre, definida como una temperatura $\geq 38\ °C$, es una de las presentaciones pediátricas más frecuentes en la sala de urgencias. La mayoría de la fiebre pediátrica es el resultado de una enfermedad viral y solo requiere tratamiento sintomático. Otras fuentes de fiebre tienen un importante potencial de morbilidad y mortalidad. Una anamnesis detallada que indague sobre las temperaturas exactas del paciente, si se midió y cómo se hizo, la evolución de la fiebre, síntomas adicionales, viajes recientes, antecedentes médicos, y una exploración física integral deben, en la mayoría de los casos, revelar la causa de la fiebre. De acuerdo con la edad del paciente y las características clínicas (o falta de ellas), algunas fiebres pueden necesitar una evaluación diagnóstica adicional.

Fiebre sin una fuente

La fiebre sin una fuente (FSF) es una fiebre < 7 días de duración sin una causa aparente después de la anamnesis y la exploración física. Las estrategias de manejo para los niños febriles sin una fuente dependen de la edad del paciente, el estado de vacunación y el aspecto favorable frente al enfermo a la exploración. El objetivo es identificar las infecciones bacterianas graves (IBG), como meningitis, infecciones urinarias, neumonía y bacteriemia oculta. Esto no necesariamente requiere un panel completo de pruebas; a menudo puede lograrse nada más con una valoración clínica y estratificación de riesgo. El manejo de la fiebre en < 90 días se analiza en otro capítulo.

Los lactantes anteriormente sanos, vacunados y con buen aspecto, mayores de 90 días que se presentan con FSF tienen un riesgo muy bajo de IBG. Los lactantes y los niños con un aspecto tóxico o que tienen signos vitales anormales ameritan una evaluación más completa que incluye análisis de sangre, estudios en orina y potencialmente una punción lumbar para evaluar una posible IBG. Estos niños pueden requerir hospitalización en espera de los resultados del cultivo con antibióticos empíricos para tratar el patógeno más probable según su grupo de edad. Los pacientes no inmunizados con FSF también pueden requerir pruebas más completas porque tienen un mayor riesgo que los inmunizados. Los niños con buen aspecto y FSF por lo general pueden darse de alta a casa con recomendaciones para cuidados de apoyo. Deben darse indicaciones para atención de seguimiento en 24 a 48 horas si la fiebre persiste.

Fiebre de origen desconocido

La FSF se convierte en fiebre de origen desconocido (FOD) si su duración es > 7 días sin una causa clara de la misma. La FOD puede clasificarse adicionalmente en la que se anticipa que es de etiología infecciosa (es decir, viral, bacteriana, infecciones atípicas y otras) frente a no infecciosa (oncológica, vascular, autoinmune u otras). La mayoría de la FOD pediátrica es causada por infección oculta, seguida por un proceso patológico de la colágena vascular y neoplasias.

La evaluación de la FOD depende de los antecedentes y la exploración física, pruebas previas y aspecto favorable contra aspecto enfermo en la exploración. También debe considerarse la seudo–FOD, que se define como "episodios sucesivos de infecciones benignas autolimitadas con fiebre que los padres perciben como un episodio prolongado de fiebre" (es decir, infecciones superpuestas o consecutivas). Hay que indicar a los padres que lleven un diario de fiebre con la temperatura registrada real para ayudar a distinguir entre la seudo–FOD y la FOD. El patrón de la fiebre (sostenida, con recidivas/remisión, intermitente), los antecedentes de infecciones previas o neutropenia, la raza del paciente, la etnicidad, los antecedentes familiares y la ubicación geográfica incluidos viajes recientes y exposiciones (en especial a animales) pueden ayudar a descartar o incluir ciertos trastornos.

Las pruebas de laboratorio para FOD pueden comprender biometría hemática completa con diferencial, panel metabólico completo, cultivos de sangre y orina, reactivos de fase aguda como proteína C reactiva, velocidad de sedimentación globular (VSG) y ferritina, y estudios potenciales de líquido cefalorraquídeo si hay síntomas neurológicos. Pueden tomarse imágenes como radiografías de tórax, pero los estudios han tenido una utilidad limitada en modalidades más avanzadas sin un diagnóstico específico en mente. Suspender todos los medicamentos no esenciales para excluir una fiebre por fármacos es el primer paso del manejo. En los pacientes pediátricos con buen aspecto no se recomiendan los antibióticos empíricos a menos que haya una fuerte sospecha de un diagnóstico. Asimismo, los esteroides no deben usarse de forma empírica excepto ante la firme sospecha de una enfermedad autoinmune grave. Por fortuna, la progresión de FSF a FOD en niños tiende a tener mejores resultados que en adultos. La referencia a un centro de atención terciario o especialista puede ayudar a identificar aún más las causas de la FOD.

PUNTOS CLAVE

- La fiebre es el síntoma de presentación más frecuente en urgencias pediátricas y es más probable que sea causada por una enfermedad viral.
- La FSF es cualquier fiebre (temperatura > 38 °C) sin una causa aparente después de los antecedentes y la exploración física.
- La FOD es cualquier fiebre > 7 días que persiste sin una fuente evidente.
- La FSF y la FOD a menudo requieren pruebas de laboratorio u otras imágenes, de acuerdo con factores como edad del paciente, aspecto favorable contra aspecto enfermo, otras comorbilidades, síntomas de presentación adicionales y estado de vacunación.

Lecturas sugeridas

Antoon JW, Potisek NM, Lohr J. A pediatric fever of unknown origin. Pediatr Rev. 2015;36(9):380-390.

Chow A, Robinson JL. Fever of unknown origin in children: a systematic review. World J Pediatr. 2011;7(1):5-10.

156

Muy pequeño el mundo es: conocer el diagnóstico diferencial de fiebre, diarrea y exantema en el niño que viaja

Nicholas Sausen, MD y Stephen Mac, MD

Más niños que nunca antes están viajando, lo que resulta en más niños con *souvenirs* infecciosos inesperados. En comparación con los adultos, los niños se someten a menos detecciones previas al viaje y a menos vacunación específica de una región, por lo que son más susceptibles a la infección. Tienden a presentarse más pronto luego de terminar el viaje y requieren más hospitalizaciones. Los síntomas más frecuentes son fiebre, diarrea e infecciones dermatológicas. La mayoría de las infecciones por viajes es por los mismos "bichos" que se adquieren en casa. Las enfermedades "exóticas" son raras. El diagnóstico demanda un abordaje sistemático.

Hay que considerar todos los destinos a los que se ha viajado en los 12 meses anteriores, preguntando específicamente por las fechas y el objetivo del viaje, la detección previa al viaje, las vacunas apropiadas y los medicamentos profilácticos. Los factores de riesgo incluyen niños que visitan a amigos y familiares, periodos de viaje prolongados, vivir en poblaciones locales o sitios remotos, consumir alimentos locales, exposición a animales silvestres y exposición a agua dulce por beberla o realizar actividades recreativas. La evaluación diagnóstica básica incluye biometría hemática completa, perfil metabólico completo, frotis de sangre de gota fina o gruesa, radiografía de tórax, estudios en heces y pruebas de antígeno o RCP con base en los síntomas y la geografía. Usar las precauciones universales o el aislamiento si existe la preocupación de una enfermedad transmisible. En casos complejos, obtener asesoría temprana por parte de un especialista en enfermedades infecciosas.

Fiebre

La fiebre es preocupante debido a la variedad de posibles enfermedades. Delimitar los diagnósticos diferenciales al relacionar la ubicación con los patrones sindrómicos.

- Síntomas inespecíficos: paludismo, dengue, leptospirosis.
- Afección del sistema nervioso: meningitis, encefalitis, tripanosomiasis.
- Síntomas respiratorios: influenza, tuberculosis, neumonía.
- Diarrea: gastroenteritis, giardiasis, amebiasis.
- Exantema: sarampión, chikungunya, rickettsias.

La fiebre con hemorragia, afección neurológica o dificultad respiratoria es tema de urgencias para el paciente y la salud pública. Considerar paludismo o dengue en cualquiera que regrese de áreas endémicas. El paludismo puede tener una sintomatología muy variada, con síntomas respiratorios, gastrointestinales o neurológicos. Tratar con artesunato luego del diagnóstico, con sospecha firme o síntomas graves. El dengue es la causa más frecuente de fiebre en viajeros después de volver de Asia o Latinoamérica. El tratamiento es de apoyo. Hospitalizar cualquier fiebre sospechosa para vigilancia, evaluación diagnóstica adicional y tratamiento.

Diarrea

La diarrea del viajero es la enfermedad relacionada con viajes más frecuente que puede adquirir un niño. En este grupo de edad la evolución es más grave y prolongada cuando se compara con adolescentes o adultos. La exposición a agua o alimentos es el principal riesgo para sufrir diarrea. La presentación típica es dolor abdominal tipo cólico con heces sueltas no sanguinolentas. La deshidratación es la mayor amenaza. La diarrea del viajero es más probablemente causada por bacterias, protozoarios o helmintos. La evaluación consiste en estudios de huevecillos y parásitos, pruebas de antígeno y considerar RCP. Azitromicina es el fármaco de elección en niños. Ciprofloxacina es una alternativa en los mayores de 12 meses, pero debe evitarse si el paciente regresa de Asia porque hay una elevada resistencia. Se ha demostrado que los probióticos reducen la duración de la diarrea. Evitar los agentes antidiarreicos debido al riesgo de megacolon tóxico.

Infecciones de la piel y los tejidos blandos

Cerca de una tercera parte de las evaluaciones posteriores a un viaje se debe a problemas de la piel. Si el exantema está acompañado por fiebre o artralgias, es probable una enfermedad sistémica; considerar dengue, chikungunya y fiebre entérica. Los diagnósticos más frecuentes son picaduras de insecto, larva migratoria cutánea e infecciones bacterianas. La larva migratoria cutánea es un exantema extremadamente prurítico y serpiginoso del anquilostoma en estado larvario. Se trata con antihelmínticos. Las infecciones micóticas como la tiña versicolor y la tiña corporal pueden presentarse con formación de lesiones maculares con escamas. Se tratan con antimicóticos tópicos o sistémicos. La tungosis y la miasis son causadas por la larva del mosquito transmisor de la leishmaniosis. Se tratan con apósitos oclusivos y extracción de la larva asfixiada. Las bacterias más frecuentes son *Staphylococcus aureus* y *Streptococcus pyogenes*. En los trópicos tienen mayor resistencia a los anticuerpos.

PUNTOS CLAVE

- Las patologías más frecuentes del viajero pediátrico que vuelve a casa son fiebre, diarrea y exantema.
- La mayoría de los niños tiene enfermedades frecuentes en todo el mundo, no suele ser nada "exótico".
- Sospechar paludismo o dengue en cualquier niño febril que regrese de áreas endémicas.
- El tratamiento de elección para la diarrea del viajero en niños es azitromicina.
- La fiebre con hemorragia, afección neurológica o dificultad respiratoria demanda tratamiento de urgencia, puede tener implicaciones de salud pública y requiere aislamiento.

Lecturas sugeridas

Brunette GW. *CDC Yellow Book 2018: Health Information for International Travel*. New York, NY: Oxford University Press; 2017.

Flores MS, et al. A "syndromic" approach for diagnosing and managing travel-related infectious diseases in children. *Curr Prob Pediatr Adolesc Health Care*. 2015;45(8):231-243.

Fox TG, Manaloor JJ, Christenson JC. Travel-related infections in children. *Pediatr Clin*. 2013;60(2):507-527.

Halbert J, Shingadia D, Zuckerman JN. Fever in the returning child traveller: approach to diagnosis and management. *Arch Dis Child*. 2014;99(10):938-943.

Swanson SJ, John CC. Health advice for children traveling internationally. In: Kliegman RM, et al. *Nelson Textbook of Pediatrics*. Elsevier Health Sciences; 2015:1268-1277.

Diagnosticar la neumonía pediátrica ambulatoria por la clínica y evitar los rayos X

Devan Pandya, MD y Tommy Y. Kim, MD

La neumonía extrahospitalaria (NEH) es la causa más frecuente de mortalidad en niños a nivel mundial, con la mayoría de las muertes en países desarrollados. El patógeno relacionado con NEH varía con la edad. Los recién nacidos son particularmente susceptibles a patógenos bacterianos adquiridos durante el nacimiento, lo que incluye estreptococos del grupo B y *Escherichia coli*. Los virus como el virus sincitial respiratorio, parainfluenza, influenza y adenovirus son más frecuentes en prescolares. La incidencia de patógenos virales disminuye conforme el niño crece; *Streptococcus pneumoniae*, *Haemophilus influenzae* no tipificable, *Mycoplasma pneumoniae* y *Staphylococcus aureus* son los más frecuentes en niños en edad escolar y adolescentes. *S. pneumoniae* aún es la causa bacteriana más usual de NEH en todos los grupos de edad después del periodo neonatal.

La presentación puede diferir de modo significativo con la edad o el patógeno. Los síntomas de fiebre, tos y algún grado de dificultad respiratoria son frecuentes en todos los grupos etarios. Los neonatos y los lactantes pueden presentarse con síntomas inespecíficos de alimentación deficiente, letargo, irritabilidad o inestabilidad de la temperatura. Los niños mayores pueden presentarse con síntomas atípicos como dolor abdominal. La NEH viral a menudo se manifiesta con fiebre, escurrimiento nasal, congestión, mialgia o datos pulmonares bilaterales a la auscultación. En contraste, los patógenos bacterianos suelen presentarse con fiebres elevadas, datos localizados durante la auscultación o un aspecto más tóxico. Complicaciones como sepsis, derrame y empiema suelen relacionarse con infecciones estreptocócicas o estafilocócicas. Los pacientes con NEH atípica como la causada por micoplasma desarrollan de forma gradual síntomas de fiebre, malestar o tos a lo largo de varios días. Por desgracia, no hay un dato diagnóstico específico de neumonía en la exploración, pero la combinación de datos como fiebre, tos y taquipnea o síntomas prolongados de fiebre y tos aumenta la probabilidad.

El diagnóstico de NEH suele basarse en los datos clínicos. Con excepción de los neonatos, los estudios de laboratorio y radiográficos no se recomiendan de manera sistemática para la neumonía leve no complicada porque no permiten distinguir entre las causas bacterianas y virales, y rara vez influyen sobre el manejo. Sin embargo, deben considerarse en pacientes con enfermedad moderada a grave que requiere hospitalización. Cuando esté disponible, los médicos han de considerar la ecografía pulmonar a pie de cama en lugar de la radiografía de tórax, ya que la ecografía es económica, libre de radiación y tiene un desempeño similar, si no es que mejor, al de las radiografías de tórax. Los datos frecuentes en la ecografía pulmonar incluyen un cambio en la ecogenicidad pulmonar a lo largo de un área de consolidación, aumento de las líneas B que surgen del área de consolidación y broncograma aéreo dinámico. Además, las complicaciones como derrame y empiema se diagnostican de forma más precisa con ecografía que con radiografías de tórax.

El tratamiento se divide en ambulatorio y hospitalario y depende sobre todo de la edad del paciente y la gravedad de la enfermedad. Las indicaciones para hospitalización incluyen neonatos con neumonía, incapacidad para tolerar los medicamentos orales, hipoxemia, dificultad respiratoria moderada a grave, aspecto tóxico o tratamiento ambulatorio fallido. El ingreso a una unidad de cuidados intensivos debe considerarse para el paciente con insuficiencia respiratoria, insuficiencia respiratoria inminente o sepsis. La elección del tratamiento antibiótico se basa en información de los antibiogramas locales. Los antibióticos intrahospitalarios dirigidos a *S. pneumoniae* incluyen ampicilina o una cefalosporina de tercera generación para pacientes que son alérgicos a penicilina, tóxicos, subinmunizados o lactantes. Pueden añadirse macrólidos para cobertura de patógenos atípicos. Hay que considerar vancomicina o clindamicina para NEH complicada con sepsis, derrame o empiema. También debe considerarse oseltamivir para la NEH por influenza con base en las recomendaciones regionales.

El esquema empírico de primera línea para el tratamiento ambulatorio de la NEH leve no complicada es amoxicilina a dosis altas (90 mg/kg/día) dirigida a *S. pneumoniae*. De hecho, las dosis altas de amoxicilina tienen mayor actividad contra cepas neumocócicas que las cefalosporinas o clindamicina por vía oral. Los antibióticos macrólidos pueden considerarse para NEH atípica, aunque no pueden usarse para cobertura empírica porque *S. pneumoniae* tiene una resistencia significativa a los macrólidos.

PUNTOS CLAVE

- La presentación de la neumonía en niños puede diferir mucho en función de la edad del paciente y el patógeno adquirido.
- Las pruebas de laboratorio y radiográficas no se recomiendan en el manejo ambulatorio de la neumonía no complicada.
- Considerar el uso de la ecografía pulmonar a pie de cama en lugar de las radiografías de tórax para el diagnóstico de NEH.
- El tratamiento se divide en ambulatorio y hospitalario, y depende sobre todo de la edad del paciente y la gravedad de la enfermedad.

Lecturas sugeridas

Bradley JS, Byington CL, Shah SS, et al. The management of community-acquired pneumonia in infants and children older than 3 months of age: clinical practice guidelines by the Pediatric Infectious Diseases Society and the Infectious Diseases Society of America. Clin Infect Dis. 2011;53(7):e25-e76.

Harris M, Clark J, Coote N, et al. British Thoracic Society guidelines for the management of community acquired pneumonia in children: update 2011. Thorax. 2011;66:ii1-ii23.

Leroux DM, Zar HJ. Community-acquired pneumonia in children—a changing spectrum of disease. Pediatr Radiol. 2017;47(11):1392-1398.

158

Pensé que era solo un resfriado: recuerde considerar la sepsis

Danielle Dardis, MD y Jennifer Plitt, MD

La sepsis pediátrica tiene el potencial de poner en riesgo la vida y debe identificarse y tratarse tan rápido como sea posible. Pocos negarían que es anormal que un niño de 15 meses de edad esté tendido en la cama sin moverse, indiferente a las enfermeras y los doctores que lo rodean tratando de picarlo con una aguja. Es más difícil identificar a estos pacientes antes de que lleguen a este punto. ¿Cómo puede saberse si el niño con fiebre y taquicardia con tos tiene un resfriado común o una enfermedad grave?

Primero, hay que comenzar con algunas definiciones. La sepsis es un síndrome de respuesta inflamatoria sistémica (SRIS) secundario a una infección sospechada o demostrada. Más a menudo, se presenta con fiebre o hipotermia, taquipnea, taquicardia, leucocitosis o leucopenia, trombocitopenia o estado mental alterado. La sepsis grave es sepsis ya sea con disfunción cardiovascular, síndrome de dificultad respiratoria aguda o dos o más signos de disfunción orgánica. Por último, el choque séptico es sepsis con disfunción cardiovascular.

La primera indicación de sepsis deben ser los signos vitales o el estado mental del niño. Un niño somnoliento es un niño enfermo hasta que se demuestra lo contrario. Es incluso más importante prestar atención a los signos vitales en estos niños. Si algo es anormal, hay que preguntar "¿Por qué?" Los niños a menudo compensan el choque aumentando la frecuencia cardiaca mucho antes de volverse hipotensos. Sin embargo, las posibles explicaciones de la taquicardia incluyen agitación, fiebre, deshidratación y choque compensado. Es fácil que un niño con choque compensado se pierda en la multitud de niños que se presentan a urgencias con fiebre y taquicardia subsiguiente sin sepsis. Es importante repetir los signos vitales y mantener una vigilancia estrecha. Los signos vitales persistentemente anormales deben llamar la atención. El llenado capilar es otra forma fácil y no invasiva de valorar si hay choque. La perfusión deficiente debe llevar a una intervención inmediata.

Algunos hospitales han comenzado a usar dispositivos electrónicos para alertar si hay sepsis, los cuales buscan signos vitales anormales junto con signos clínicos (como llenado capilar lento o estado mental alterado) y evaluación física para aumentar la identificación de la sepsis en sus primeras fases. Una vez que se ha identificado a un niño en riesgo, obtener pruebas de laboratorio que muestren leucocitosis o lactato elevado puede respaldar aún más las preocupaciones. Iniciar el tratamiento para la sepsis temprana puede prevenir la progresión y disminuir la estancia general en el hospital.

Si el niño se presenta al inicio con sepsis grave o choque séptico, o si evoluciona a esta etapa mientras está en urgencias, debe iniciarse tratamiento temprano dirigido a objetivos. Muchos hospitales tienen órdenes establecidas con base en las guías aceptadas de sepsis pediátrica para apresurar el tratamiento. Sin embargo, implementar órdenes no implica hacer las cosas de forma oportuna. En una sala de urgencias ocupada, es fácil asumir que se están realizando acciones y pasar a atender al siguiente paciente. Una de las mayores áreas del retraso en el tratamiento es la comunicación. Es importante platicar acerca de lo que preocupa y planear la atención con el personal que puede o no reconocer la gravedad del trastorno del paciente. Un paciente séptico requiere más tiempo y recursos y es probable que haya que planificar de acuerdo con esto. También es importante que el personal comunique cualquier retraso a los médicos de modo que pueda atenderse a tiempo.

Hay información conflictiva en relación con cuánto líquido debe administrarse y qué vasopresores son mejores. Es muy cierto que el tiempo es importante; hay que usar lo que puede obtenerse sin demora y ajustar el tratamiento al paciente. Para la reposición con líquidos, no hay que enfocarse en un objetivo de volumen específico. Debe comenzarse con un bolo isotónico de 20 mL/kg y volver a evaluar para mejoría o sobrecarga de volumen. En un paciente con choque inminente, este debe administrarse de forma manual o mediante una bolsa de presión, más que con una bomba. El bolo se repite hasta la mejoría clínica y se suspende cuando hay signos de sobrecarga de volumen (hepatomegalia, estertores) o haya ocurrido la mejoría. Algunos niños necesitan 40 a 60 mL/kg o más de líquidos, idealmente en la primera hora junto con los antibióticos de amplio espectro. Si el niño sigue en choque inminente después de la reposición con líquidos, comenzar vasopresores. No retrasar la infusión de presores para colocar una línea central. Comenzar usando la mejor vía IV (o IO) disponible y después buscar un acceso central. La mayoría de los lactantes y niños pequeños se presenta con un cuadro de "choque frío" y la epinefrina es una buena opción, pero hay que considerar usar lo que está inmediatamente disponible en urgencias y cambiar más adelante según lo indique la clínica.

PUNTOS CLAVE

- Tener una referencia para los signos vitales pediátricos y no ignorarlos cuando son anormales.
- Repetir los signos vitales y revaluar con frecuencia para mejoría o empeoramiento clínicos.
- Comenzar el tratamiento temprano dirigido a objetivos con líquidos y antibióticos tan pronto como se sospeche sepsis.
- Hay que asegurarse que todos los involucrados entiendan la importancia de actuar rápido.

Lecturas sugeridas

Alder MN, et al. Fuhrman & Zimmerman's pediatric critical care. In: Fuhrman BP, et al., eds. *Fuhrman & Zimmerman's Pediatric Critical Care*. 5th ed. Amsterdam: Elsevier; 2017:1520-1540.

Balamuth L. Interventions for pediatric sepsis and their impact on outcomes: a brief review. Healthcare (Basel). 2018;7(1).

Balamuth F, et al. Improving recognition of pediatric severe sepsis in the emergency department: contributions of a vital sign based electronic alert and bedside clinician identification. Ann Emerg Med. 2017;70(6):759-768.

Scott W, Pomerantz W. Septic shock in children: rapid recognition and initial resuscitation (first hour). UpToDate. July 30, 2018; www.uptodate.com/contents/septic-shock-in-children-rapid-recognition-and-initial-resuscitation-first-hour#H9034264.

Woods J. PEM Pearls: Pediatric Sepsis Management—Understanding the Basics. ALiEM; 2017 March 2019.

Meningitis: no retrasar la punción lumbar en pacientes con sospecha elevada de meningitis bacteriana

Amanda Dupont, MD, Ayush Gupta, MD y Whitney Minnock, MD

La meningitis bacteriana se acompaña de una mortalidad de hasta 4% en niños y hasta 30% en neonatos. El patógeno más frecuente varía con la edad. Los estreptococos del grupo B (EGB) y *Escherichia coli* son las etiologías más frecuentes en neonatos; los EGB son más frecuentes entre 1 y 3 meses. *Streptococcus pneumoniae* y *Neisseria meningitidis* se observan en niños de 3 meses a 10 años y *N. meningitidis* es más frecuente entre los 10 y 19 años.

Antes de la vacunación, *Haemophilus influenzae* tipo b (Hib) era la principal causa de meningitis bacteriana en niños < 5 años. *S. pneumoniae* sustituyó a Hib como la causa principal de meningitis bacteriana después de que la vacunación contra Hib comenzó a administrarse con amplitud. La vacunación neumocócica, la profilaxis intraparto contra EGB y la inmunidad de rebaño han disminuido la tasa general de meningitis bacteriana. Los niños subinmunizados < 2 años de edad aún son el grupo de mayor riesgo.

Presentación y exploración física

La presentación de la meningitis bacteriana difiere con la edad. Los lactantes se presentan con inestabilidad de la temperatura, apnea, una fontanela abombada, irritabilidad, exantema o convulsiones. En niños pequeños, el síntoma principal puede ser fiebre, vómito o estado mental alterado. En niños mayores, los síntomas predominantes son cefalea, dolor del cuello/rigidez nucal o fotofobia. La ausencia de fiebre a la presentación puede reducir la probabilidad de meningitis bacteriana, pero no descarta la enfermedad, sobre todo en lactantes pequeños.

Los datos de la exploración en un niño con posible meningitis bacteriana se enfocan en signos vitales y una exploración neurológica anormales. Irritabilidad o letargo, una fontanela abombada o la disminución del tono muscular deben ser causa de preocupación. Los preescolares deben tener habilidades motoras consistentes con su etapa de desarrollo. Los niños mayores pueden estar letárgicos o irritables. La rigidez nucal se observa más a menudo en niños mayores que en lactantes. Cualquier niño con sospecha de meningitis debe recibir de inmediato una dosis de antibióticos para meningitis. Esto debe ser simultáneo a una punción lumbar (PL) o ir seguido de inmediato por ella.

Pruebas de laboratorio

Si bien las pruebas de laboratorio se han usado en el pasado para ayudar a guiar la decisión de si realizar una PL, no deben usarse en lugar de una PL para el diagnóstico. Debe obtenerse recuento de leucocitos, cultivo de sangre, procalcitonina (PCT), proteína C reactiva (PCR) y análisis de orina. En neonatos, la meningitis es más probable con un cultivo sanguíneo positivo, aunque no debe esperarse por este antes de tratar. El recuento de leucocitos tiene poco valor diagnóstico en la meningitis neonatal. La PCT es más sensible y específica que la PCR para distinguir las infecciones bacterianas y puede tener utilidad diagnóstica. El porcentaje de meningitis bacteriana concurrente en lactantes con infecciones urinarias febriles es 0.2%.

Regla de predicción

Hay un bajo umbral para realizar una PL en lactantes de 28 a 60 días debido a la tasa elevada de mortalidad y secuelas neurológicas graves. Kuppermann *et al.* derivaron y validaron un instrumento de decisión clínica para identificar a lactantes febriles ≤ 60 días que tienen un riesgo bajo de infecciones bacterianas graves (IBG), incluida la meningitis. Esta regla usó un análisis de orina negativo, un recuento absoluto de neutrófilos < 4091/μL y una PCT sérica de 1.71 ng/mL o menos con una alta sensibilidad y un valor predictivo negativo en la cohorte de validación. Este estudio identificó con éxito a lactantes ≤ 60 días con bajo riesgo de IBG utilizando los valores de laboratorio previos. La aplicación clínica de la regla tiene el potencial de reducir los costos de atención a la salud, PL innecesarias y tasas de hospitalización.

Contraindicaciones para la punción lumbar

Las contraindicaciones incluyen, pero no se limitan a, herniación cerebral, signos neurológicos focales, inestabilidad hemodinámica, coagulopatías subyacentes y abscesos epidurales espinales. Los signos y síntomas de herniación ocurren en 4 a 6% de los niños con meningitis bacteriana, los que cuentan para 30% de las muertes por meningitis bacteriana. Esta complicación de la meningitis bacteriana puede ocurrir cuando no se ha hecho una PL. Debe realizarse una tomografía computarizada (TC) de la cabeza en cualquier paciente con sospecha de aumento de la presión intracraneal, papiledema, convulsiones prolongadas, estado mental alterado o datos neurológicos focales. La muerte secundaria a herniación puede ocurrir incluso con una TC normal, por lo que obtener una no siempre es de utilidad. Si está indicada una TC de la cabeza, obtener entonces un cultivo de sangre y administrar antibióticos primero.

PUNTOS CLAVE

- Realizar una PL cuando hay sospecha de meningitis bacteriana ya que el diagnóstico temprano disminuye la mortalidad y el riesgo de secuelas neurológicas.
- Los estudios de laboratorio y las reglas de predicción pueden ayudar a guiar la toma de decisiones médicas, pero no sustituyen a la PL, que es el método de referencia para diagnosticar meningitis bacteriana.
- Si la sospecha clínica es elevada, no retrasar la administración de antibióticos.
- Si la PL está contraindicada, obtener un cultivo de sangre e iniciar antibióticos sin demora.

Lecturas sugeridas

Bedetti L, Marrozzini L, Baraldi A, et al. Pitfalls in the diagnosis of meningitis in neonates and young infants: the role of lumbar puncture. J Matern Fetal Neonatal Med. 2019;32(23):4029-4035.

Kuppermann N, Dayan PS, Levine DA, et al. A clinical prediction rule to identify febrile infants 60 days and younger at low risk for serious bacterial infections. JAMA Pediatr. 2019;173(4):342-351.

Posadas E, Fisher J. Pediatric bacterial meningitis: an update on early identification and management. Pediatr Emerg Med Pract. 2018;15(11):1-20.

Riordan FA, Cant AJ. When to do a lumbar puncture. Arch Dis Child. 2002;87(3):235-237.

Infección por tos ferina en lactantes y niños: no ignorar los signos tempranos

Suzanne E. Seo, MD y Derya Caglar, MD

La tos ferina es una infección respiratoria causada por *Bordetella pertussis* caracterizada por tos paroxística seguida por un "gallo" o estridor inspiratorio. Puede relacionarse con cianosis, vómito tosferínico o apnea, sobre todo en lactantes pequeños. Afecta a 24.1 millones de niños menores de 5 años de edad y causa 160 700 muertes al año. Los lactantes < 1 año constituyen la población más vulnerable y abarcan el 53% de las muertes cada año. Por fortuna, la mortalidad por tos ferina ha declinado de forma significativa gracias a las vacunas, aunque la enfermedad aún debe erradicarse.

La infección por tos ferina se define por tres fases: la fase catarral, la fase paroxística y la fase convaleciente. La fase catarral consiste en 1 a 2 semanas de síntomas inespecíficos de infección respiratoria superior, como tos leve, coriza y rinorrea. También puede haber febrícula durante la fase catarral, pero los niños suelen estar afebriles. Aunque los pacientes tienen síntomas leves durante esta etapa, son sumamente contagiosos.

La fase paroxística ocurre después y dura entre 2 y 4 semanas. Esta fase se distingue por salvas de tos espasmódica seguidas por el estridor inspiratorio, aunque no todos los niños la presentan de forma clásica. Durante esta fase, los lactantes pequeños pueden desarrollar cianosis o apnea. Es importante mencionar que muchos niños con tos ferina pueden no tener taquipnea o aumento del trabajo respiratorio entre episodios de tos. Esto debe tenerse en mente porque es posible que los niños con dificultad respiratoria persistente tengan diagnósticos alternativos, como bronquiolitis o neumonía.

Por último, la enfermedad evoluciona a la fase convaleciente durante la cual la tos se hace menos intensa y el paciente experimenta una recuperación gradual con exacerbaciones ocasionales. Esta fase puede persistir durante semanas a meses. Por este motivo, además de "tos ferina" se le ha llamado la "tos de los 100 días".

Es más probable que se diagnostique a los niños durante la fase paroxística cuando la tos es intensa y hay cianosis, apnea, arcadas o vómito posterior a la tos. Los niños con enfermedad grave están en riesgo de complicaciones también graves durante esta etapa, como neumonía, convulsiones, lesión cerebral anóxica e insuficiencia respiratoria que requiere ventilación mecánica. El diagnóstico se establece idealmente durante la etapa catarral. Para hacerlo, el médico debe preguntar acerca de exposiciones potenciales y el estado de inmunización del paciente y sus contactos cercanos, en especial en lactantes < 4 meses.

Las pruebas de laboratorio también pueden ayudar en el diagnóstico temprano, de manera ideal antes de que empiecen los estridores inspiratorios. Considerar hacer pruebas para tos ferina en lactantes pequeños con tos, pacientes no inmunizados con tos y pacientes que se presentan con tos y apnea o cianosis. Para las pruebas se usan RCP viral respiratoria o cultivo de un hisopado nasofaríngeo o serología. Los pacientes también deben tener leucocitosis con predominio linfocítico en una biometría hemática completa. Las radiografías de tórax suelen ser normales, pero también pueden mostrar signos inespecíficos de infección como infiltrados perihiliares, nódulos linfáticos con aumento de tamaño y atelectasia.

La tos ferina puede tratarse con antibióticos macrólidos, como azitromicina, claritromicina o eritromicina, para disminuir la gravedad y la duración de la enfermedad. Azitromicina es el antibiótico de elección en lactantes < 1 mes porque eritromicina se relaciona con un mayor riesgo de estenosis pilórica hipertrófica en este grupo de edad. También debe considerarse quimioprofilaxis con macrólidos para contactos cercanos de quienes tienen una infección conocida con tos ferina. El tratamiento con antibióticos es más efectivo cuando se inicia en los primeros 21 días de la enfermedad, cuando los signos y síntomas suelen ser inespecíficos, lo que hace que el diagnóstico sea desafiante. Incluso con antibioticoterapia, muchos lactantes con enfermedad grave requieren hospitalización para administración de líquidos IV y observación dado su riesgo de apnea y cianosis con episodios de tos. Algunos lactantes y niños necesitan que se aumente el apoyo respiratorio en caso de enfermedad grave.

Sin embargo, el mejor tratamiento es la prevención. La vacuna contra la tos ferina, que suele darse en forma de tos ferina acelular como parte de la vacuna DTaP, forma parte de la serie de inmunización primaria, que empieza a los 2 meses de edad y continúa hasta los 18 meses. Después de completar la serie primaria, 98% de los niños se encuentra protegido contra tos ferina por 1 año y 71% lo está durante 5 años después de completar la serie. Ya que la inmunidad disminuye, resulta esencial continuar con inmunizaciones de refuerzo en la adolescencia y hasta la edad adulta. Los lactantes < 2 meses no pueden vacunarse, por lo que los CDC recomiendan que las embarazadas reciban la inmunización Tdap en el segundo o tercer trimestre para conferir inmunidad pasiva a los lactantes.

PUNTOS CLAVE

- La tos ferina puede conducir a apnea, cianosis y muerte en lactantes.
- El diagnóstico temprano de tos ferina es importante porque los antibióticos pueden reducir la gravedad y la duración de la enfermedad si se inician en los primeros 21 días de la misma.
- En condiciones ideales, el médico debe diagnosticar la tos ferina antes de que inicien los signos graves de la enfermedad. Preguntar sobre el estado de inmunización y las exposiciones a tos ferina en pacientes en riesgo.
- La biometría hemática completa puede mostrar leucocitosis con predominio linfocítico y el diagnóstico puede confirmarse con cultivo, RCP bacteriana o serología.

Lecturas sugeridas

Cherry JD. Pertussis in young infants throughout the world. *Clin Infect Dis.* 2016;63(suppl 4):S119-S122.
Koenig KL, Farah J, McDonald EC, et al. Pertussis: the identify, isolate, inform tool applied to a re-emerging respiratory illness. West J Emerg Med. 2019;20(2):191-197.
Yeung KHT, Duclos P, Nelson EA, et al. An update of the global burden of pertussis in children younger than 5 years: a modelling study. *Lancet Infect Dis.* 2017;17(9):974-980.

Bronquiolitis: evalúe la desobstrucción intensiva de las vías respiratorias frente a nebulizadores, rayos X y esteroides en la bronquiolitis

Sarah Becker, DO, FAAP

Bases de la bronquiolitis

Manejar la bronquiolitis con práctica basada en la evidencia significa no caer en patrones de tratamiento ineficaces. Al repasar la fisiopatología de la bronquiolitis pueden dirigirse los tratamientos que se ha demostrado funcionan. La bronquiolitis es el resultado de una infección viral de las células epiteliales que recubren las vías respiratorias pequeñas de los pulmones. La cascada de inflamación, edema y producción de moco causa obstrucción de las vías respiratorias pequeñas, lo que conduce a tos, taquipnea y aumento del trabajo de la respiración. Presentar este cuadro a los padres (y a los propios profesionales) permite establecer expectativas para lo que puede o no ayudar al niño.

Errores comunes en la bronquiolitis

Salbutamol suele emplearse en estudios para bronquiolitis aguda en la sala de urgencias. Sin embargo, los lineamientos de 2014 de la American Academy of Pediatrics (AAP) recomiendan *evitar* el uso de broncodilatadores en la bronquiolitis. En general, la obstrucción de las vías respiratorias en la bronquiolitis *no es* resultado del broncoespasmo, sino de las secreciones. Varios metaanálisis y revisiones sistémicas han mostrado que los broncodilatadores pueden mejorar las puntuaciones de síntomas clínicos, pero no modifican la resolución de la enfermedad, la necesidad de hospitalización o la duración de la estancia. Los esteroides no siempre han mostrado eficacia. Es razonable asumir que los esteroides disminuirían la inflamación, pero los estudios no han encontrado diferencia en los resultados con el uso de esteroides en la bronquiolitis moderada a grave. Los padres a menudo esperan una radiografía de tórax para niños con síntomas respiratorios. Sin embargo, las investigaciones han mostrado poca utilidad clínica de las radiografías de tórax en la bronquiolitis. Aunque algunos argumentan que se requieren imágenes para confirmar el diagnóstico, siempre hay que recordar que la bronquiolitis es un diagnóstico *clínico*.

A pesar de la evidencia y los lineamientos, a menudo nos preguntamos, "¿qué tiene de malo hacer la prueba?" Tan atractivo como suena, estos tratamientos no son benignos. Además de sus efectos secundarios, el profesional se somete a sí mismo a un sesgo de confirmación que influye sobre su revaloración y pone a los pacientes en un camino de tratamientos potencialmente innecesarios. Los padres incurren en costos innecesarios al comprar medicamentos que no van a funcionar y pueden ignorar la atención de apoyo o retrasar la visita de regreso para una nueva evaluación.

Manejo de la bronquiolitis basado en evidencia

En realidad solo hay tres intervenciones confiables en el manejo de la bronquiolitis: desobstrucción de la vía respiratoria/apoyo respiratorio, oxígeno suplementario e hidratación. A menudo las gotas salinas combinadas con succión con perilla u otro dispositivo de succión mejora la labor de la respiración. Debe hacerse con cuidado para evitar un traumatismo directo y edema. Al retirar las secreciones de la nasofaringe es posible aliviar la obstrucción de las vías respiratorias superiores de estos pacientes que suelen respirar de forma obligada por la nariz, lo que reduce mucho de su trabajo de la respiración. En ocasiones se requiere hospitalización para una succión más frecuente.

Aceptar saturaciones de oxígeno más bajas es un paradigma difícil de modificar. Sin embargo, en lugar de iniciar oxígeno suplementario de forma instintiva, considerar primero la succión. Si el paciente de todas maneras tiene saturaciones menores del nivel con el que el profesional a cargo se siente cómodo, observar el trabajo de la respiración. Si es normal o está levemente aumentado, pensar en eliminar el nivel de oxígeno de su ecuación para tomar decisiones sobre el destino final de los pacientes. Además, considerar la realización de verificaciones inmediatas de las saturaciones de oxígeno en lugar de oximetría de pulso continua y usar la recomendación de AAP de una saturación de oxígeno < 90% para iniciar la intervención. Por otro lado, si el paciente no puede alimentarse o desarrolla hipoxia importante al alimentarse, puede estar justificada la hospitalización para hidratación IV.

Si hay un importante trabajo de la respiración a pesar de los mejores esfuerzos, entonces puede estar indicado el tratamiento con cánula nasal de flujo alto (CNFA), ventilación con presión positiva no invasiva o intubación con ventilación mecánica. De acuerdo con la agudeza, considerar el ajuste ascendente de lo menos invasivo a lo más invasivo dado que el tratamiento con CNFA puede prevenir la intubación.

Al decidir el destino final del paciente, tener en cuenta las características de alto riesgo (p. ej., prematuridad, enfermedad pulmonar crónica, cardiopatía congénita, etc.), capacidad para mantener una hidratación adecuada, evolución proyectada de la enfermedad (los síntomas tienden a llegar a su máximo en el día 3 a 5), comodidad del cuidador y capacidad de dar seguimiento.

PUNTOS CLAVE

- Los broncodilatadores, los esteroides sistémicos y las radiografías no se recomiendan de forma sistemática.
- La desobstrucción de la vía respiratoria, el apoyo respiratorio, la hidratación y el oxígeno son la base del tratamiento.
- La CNFA, la ventilación con presión positiva no invasiva y la ventilación mecánica deben basarse en gran medida en el trabajo de la respiración del paciente y su estado mental.

Lecturas sugeridas

Fernandes RM, Bialy LM, Vandermeer B, et al. Glucocorticoids for acute viral bronchiolitis in infants and young children. *Cochrane Database Syst Rev.* 2013;6:CD004878.

Gadomski AM, Scribani MD. Bronchodilators for bronchiolitis. *Cochrane Database Syst Rev.* 2014;6:CD001266.

Ralston SL, Lieberthal AS, Meissner HC, et al. Clinical practice guideline: the diagnosis, management, and prevention of bronchiolitis. Pediatrics. 2014;134(5):e1474-e1502.

uh S, et al. Evaluation of the utility of radiography in acute bronchiolitis. J Pediatr. 2007;150:429-433.

JJ, Hall CB. Bronchiolitis: recent evidence on diagnosis and management. *Pediatrics.* 2010;125(2):342-349.

Malo para los huesos: no dejar que el niño salga cojeando de urgencias sin considerar una articulación séptica

Seth Ball, MD y Getachew Teshome, MD, MPH

Antecedentes

Las tres causas más frecuentes de cojera en niños < 10 años de edad son sinovitis transitoria, artritis séptica y osteomielitis. La sinovitis transitoria es una respuesta inflamatoria posinfecciosa benigna autolimitada. La causa exacta no se entiende bien, pero suele ir precedida de una infección viral. La artritis séptica es ocasionada por diseminación hematógena, diseminación local o inoculación directa, y se observa más a menudo en cadera, rodilla y codo. Los patógenos más frecuentes son *Staphylococcus aureus* y especies de estreptococos, aunque también se encuentran *Streptococcus pneumoniae* y *Kingella kingae*. Los estreptococos del grupo B y *Escherichia coli* son más probables en neonatos y *Neisseria gonorrhoeae* debe tenerse en mente en adolescentes. De forma similar, la osteomielitis se debe a diseminación hematógena o local o insuficiencia vascular, que más a menudo afectan el fémur o la tibia. Los patógenos bacterianos son parecidos a los que se encuentran en la artritis séptica y puede encontrarse una articulación séptica concurrente en alrededor de 50% de los neonatos.

Presentación y exploración

La mayoría de los niños se presenta con alguna combinación de dolor, fiebre y resistencia a usar una extremidad o apoyar peso. Los pacientes con artritis séptica y osteomielitis tienen mal aspecto y se encuentran febriles con mayor frecuencia. El niño puede sostener la extremidad afectada en una posición de comodidad y resistirse a la amplitud de movimiento pasivo. Es posible que el área afectada esté tibia, inflamada, eritematosa o hipersensible. La sinovitis transitoria es más difícil de diferenciar de la infección temprana y por tanto es un diagnóstico de exclusión. Estos pacientes pueden tener mejor aspecto, estar afebriles y tolerar la amplitud de movimiento pasivo. La resistencia a apoyar peso puede ser el único síntoma, por lo que también debe considerarse una fractura.

Evaluación

Cuando se presenta un niño con cojera no diferenciada, es razonable comenzar con antiinflamatorios no esteroides para controlar el dolor y radiografías de la articulación o extremidad afectada. En la sinovitis transitoria, la radiografía se verá normal o mostrará un ensanchamiento/derrame leve. En la artritis séptica, las radiografías a menudo muestran inflamación de tejidos blandos, ensanchamiento del espacio articular y desplazamiento de las almohadillas de grasa. Estos cambios pueden ser sutiles y una imagen contralateral quizá sea de ayuda. La osteomielitis puede no tener datos radiográficos si el proceso de la enfermedad apenas empieza; los datos radiográficos tardíos incluyen elevación perióstica y destrucción ósea. Si la exploración de la articulación es preocupante o se observa un espacio articular que se ensancha en la placa simple, una ecografía puede revelar un derrame, aunque 70% de los pacientes con sinovitis transitoria también tiene un derrame.

Los criterios de Kocher pueden ser útiles para dirigir las sospechas de artritis séptica. Los factores de riesgo incluyen no apoyar peso, temperatura > 38.5 °C, velocidad de sedimentación globular > 40 mm/h y recuento de leucocitos > 12 000 células/mm³. Entre más factores de riesgo existan, la probabilidad de articulación séptica es mayor: un factor de riesgo: 3%, dos: 40%, tres: 93% y cuatro: 99%. Los marcadores inflamatorios están elevados con la artritis séptica y la osteomielitis, pero no con la sinovitis transitoria. Sin embargo, a menudo son normales en neonatos y niños con drepanocitemia. Deben realizarse cultivos sanguíneos, pero serán positivos solo en un tercio de los casos de artritis séptica y en la mitad de aquellos con osteomielitis. Puede estar justificada la serología de Lyme si el niño vive o ha viajado a un área en que la enfermedad de Lyme es endémica.

Si la preocupación por artritis séptica es elevada, debe enviarse líquido sinovial para recuento celular, proteína, glucosa, tinción de Gram y cultivo. Los datos que sugieren artritis séptica incluyen un recuento celular > 50 000 con > 80% de neutrófilos, tinción de Gram positiva y glucosa < 30% en suero. El líquido sinovial es positivo en 50 a 75% de los casos de artritis séptica, pero estéril en la sinovitis transitoria. Si la evaluación no es concluyente, puede considerarse una gammagrafía ósea o imágenes por resonancia magnética.

Manejo

Los pacientes que se encuentran afebriles y tienen un buen aspecto con riesgo bajo de articulación séptica y mejoría clínica después de un control del dolor mínimo pueden ser enviados a casa con un diagnóstico probable de sinovitis transitoria. El tratamiento incluye AINE, cuidados de apoyo y seguimiento ambulatorio estrecho.

El manejo definitivo de la artritis séptica comprende antibióticos parenterales y drenaje quirúrgico. El equipo quirúrgico debe involucrarse lo más pronto posible. En condiciones ideales, deben administrarse antibióticos después de una artrocentesis de modo que los resultados del cultivo puedan a ayudar a especificar la antibioticoterapia. Sin embargo, los antibióticos nunca deben retrasarse en un paciente séptico. Los antibióticos empíricos para sepsis abarcan cobertura grampositiva como nafcilina/oxacilina, clindamicina o cefalexina. Se recomienda añadir cobertura grampositiva para neonatos y ceftriaxona para adolescentes. El manejo inicial de la osteomielitis es similar con consideraciones especiales para incluir vancomicina si hay preocupación por *S. aureus* resistente a meticilina, cobertura para *Salmonella* con ceftriaxona para niños con drepanocitemia y cobertura para *Pseudomonas* con piperacilina-tazobactam, meropenem o ceftazidima para aquellos con osteomielitis después de pisar un clavo.

PUNTOS CLAVE

- La osteomielitis y la artritis séptica suelen afectar la parte proximal de las extremidades inferiores.
- La artritis séptica y la osteomielitis requieren antibioticoterapia temprana y agresiva.
- La sinovitis transitoria es un diagnóstico de exclusión.
- Un niño que no puede salir caminando de la sala de urgencias demanda más investigación, incluso si las radiografías son normales.

Lecturas sugeridas

Conrad D. Acute hematogenous osteomyelitis. *Pediatr Rev.* 2010;31(11):464-447.
Dodwell E. Osteomyelitis and septic arthritis in children: current concepts. *Curr Opin Pediatr.* 2013;25(1):58-63.
Harowitz R. Pediatric orthopedic emergencies. In: Adams J, ed. *Emergency Medicine Clinical Essentials*. Philadelphia, PA: Elsevier Saunders; 2013:204-208.
John J, Chandran L. Arthritis in children and adolescents. *Pediatr Rev.* 2011;32(11):470-448.

163

Síndrome de lisis tumoral

Mahnoosh Nik-Ahd, MD, MPH

Cuando la sección de "Resultados" de su paciente tenga más rojo que negro y todos los electrolitos estén alterados, piense en síndrome de lisis tumoral (SLT), ya sea que haya una neoplasia conocida o no (¡todo tiene que empezar de alguna forma!).

Descripción general

El síndrome de lisis tumoral (SLT) es causado por la lisis rápida de las células malignas, en especial después de iniciar el tratamiento, más a menudo por linfoma no Hodgkin, leucemia mieloide aguda y leucemia linfoblástica aguda. Se define por anormalidades metabólicas como hiperpotasiemia, hiperfosfatemia, hipocalciemia e hiperuricemia. Estas anormalidades pueden conducir a complicaciones como insuficiencia renal, convulsiones y paro cardiaco que hacen que el SLT sea una verdadera urgencia oncológica. Si bien el SLT es más probable en pacientes con un cáncer conocido, en casos menos frecuentes un cáncer no diagnosticado puede presentarse con SLT; favor de ver el capítulo de "Cáncer de primera aparición" para más información acerca de la evaluación en urgencias ante la sospecha de un cáncer pediátrico.

El SLT en laboratorio se define por al menos dos de las siguientes anormalidades: hiperuricemia, hiperpotasiemia, hiperfosfatemia o hipocalciemia. El SLT clínico se define por la presencia de SLT en laboratorio junto con al menos uno de los siguientes: insuficiencia renal, convulsiones, arritmias o muerte súbita.

Tratamiento

El tratamiento del SLT incluye manejo intensivo de líquidos, alopurinol y rasburicasa. En pacientes con SLT deben obtenerse pruebas de laboratorio cada 6 horas y vigilancia cuidadosa del equilibrio de líquidos hasta la resolución. Se recomienda una consulta de urgencia con un nefrólogo pediatra, ya que estos pacientes pueden requerir diálisis. Cuando se sospecha SLT, los pacientes deben transferirse a una instalación con unidad de cuidados intensivos pediátrica (UCIP), nefrología y hematología/oncología.

Manejo de líquidos

Con la excepción de los pacientes con insuficiencia/falla renal o disminución de la función cardiaca, la hidratación intensiva es la base del tratamiento del SLT. Para niños que tienen 30 días de edad o menos, se administran 1.5 a 2 veces los líquidos IV de mantenimiento de dextrosa al 5%/solución salina al 0.45%. Para niños mayores de 30 días de edad, se administran 1.5 a 2 veces los líquidos IV de mantenimiento usando dextrosa al 5%/salina normal. Por motivos evidentes, los líquidos no deben contener electrolitos adicionales. Se requiere vigilancia estrecha del gasto urinario, con un objetivo de gasto urinario de 4 a 6 mL/kg/h para pacientes $\leq$ 10 kg y un objetivo de al menos 2 a 4 mL/kg/h para pacientes > 10 kg. Para aquellos sin hipovolemia o uropatía obstructiva aguda, pueden usarse diuréticos a fin de mantener el objetivo de gasto urinario.

Alopurinol

Alopurinol disminuye la formación de ácido úrico mediante la inhibición de la oxidasa de xantina, una enzima crítica para el catabolismo de las purinas a ácido úrico. Al hacer más lenta la formación de ácido úrico, pueden suprimirse las concentraciones elevadas, lo que previene su precipitación y lesión renal. Sin embargo, como alopurinol no puede disminuir la hiperuricemia existente, los pacientes con una concentración de ácido úrico $\geq$ 7.5 mg/dL deben tratarse con rasburicasa en lugar de alopurinol.

Rasburicasa

Se recomienda rasburicasa en pacientes con una concentración de ácido úrico $\geq$ 7.5 mg/dL. A diferencia de alopurinol, que previene la producción de ácido úrico, rasburicasa (oxidasa de urato recombinante) funciona para metabolizar el ácido úrico en un producto de degradación (alantoína) que se excreta con mayor facilidad por el riñón. Rasburicasa está contraindicada en pacientes con deficiencia de G6PD y mujeres embarazadas o lactando. Las concentraciones de ácido úrico deben enviarse al laboratorio en hielo, ya que rasburicasa causa la degradación de ácido úrico a temperatura ambiente. Además, no debe añadirse alopurinol cuando los pacientes están recibiendo rasburicasa porque alopurinol puede disminuir la efectividad de rasburicasa. Además, alopurinol no es benigno, puesto que es posible que a la larga induzca la precipitación de cristales de xantina en el riñón, lo que puede conducir a uropatía obstructiva aguda.

Manejo de electrolitos

La hiperpotasiemia, la hipocalciemia y la hipo/hiperfosfatemia causadas por el SLT se manejan de la misma forma que los desajustes electrolíticos debidos a otras etiologías.

PUNTOS CLAVE

- Sospechar SLT en un paciente con un cáncer maligno que se presenta con hiperpotasiemia, hiperfosfatemia, hipocalciemia, hiperuricemia o insuficiencia renal.
- Hiperhidratar hasta el objetivo de gasto urinario. Usar alopurinol o rasburicasa para reducir las concentraciones de ácido úrico.
- Verificar los estudios de laboratorio cada 6 horas.
- La interconsulta temprana con nefrología, hematología/oncología pediátricas y la UCIP es vital.

Lecturas sugeridas

Cairo MS, Coiffier B, Reiter A, et al. Recommendations for the evaluation of risk and prophylaxis of tumour lysis syndrome (TLS) in adults and children with malignant diseases: an expert TLS panel consensus. *Br J Haematol.* 2010;149(4):578-586.

Coiffier B, Altman A, Ching-Hon P, et al. Guidelines for the management of pediatric and adult tumor lysis syndrome: an evidence-based review. *J Clin Oncol.* 2008;26(16):2767-2778.

Howard SC, Jones DP, Ching-Hon P. The tumor lysis syndrome. *N Engl J Med.* 2011;365(17):1844-1854.

Jones GL, Will A, Jackson GH, et al. Guidelines for the management of tumour lysis syndrome in adults and children with haematological malignancies on behalf of the British Committee for Standards in haematology. *Br J Haematol.* 2015;169(5):661-671.

No estar desprevenido: reconocer el CÁNCER DE PRIMERA APARICIÓN

Alexander Werne, MD, Saharsh Patel, MD y Efrat Rosenthal, MD

Aunque raros, los cánceres malignos de la infancia pueden imitar enfermedades pediátricas frecuentes. La evaluación juiciosa y el diagnóstico temprano son fundamentales; este capítulo revisa tanto los datos claves "de alerta" como el manejo inicial en urgencias.

Presentación inicial

En contraste con los adultos, la leucemia es por mucho el cáncer maligno más frecuente de la infancia y, junto con los linfomas, puede presentarse con una constelación de síntomas vagos. Es por lo tanto vital mantener ambos en el diagnóstico diferencial, en particular si los síntomas vagos son persistentes. La mayoría de los pacientes pediátricos con un diagnóstico de nueva aparición de leucemia se presenta con al menos uno de los siguientes:

- *Hígado o bazo palpable* (más frecuente, en alrededor de dos tercios de los pacientes)
- *Fiebre* (secundaria al propio proceso de la enfermedad o a infecciones recurrentes)
- *Palidez/fatiga, formación de hematomas o petequias/púrpura*
- *Linfadenopatía* (por lo general cualquier nódulo linfático > 10 mm; un nódulo linfático con aumento de tamaño, no hipersensible auricular posterior, cervical inferior o epitroclear es causa de mayor preocupación)
- *Dolor musculoesquelético, cojera o negación a apoyar peso*

   Con menor frecuencia, los pacientes pueden presentarse con síntomas respiratorios secundarios a una masa mediastínica, cefaleas por aumento de la presión intracraneal, hipertrofia gingival y, en casos muy raros, aumento de tamaño indoloro de los testículos (más a menudo con recaída de leucemia linfoblástica aguda que en la presentación inicial).

   Una exploración física cuidadosa, que incluya exploraciones de la piel (¡desvestir al niño por completo!), membranas mucosas, abdomen, nódulos linfáticos y genitales, es fundamental en pacientes con síntomas persistentes no diferenciados.

   Los cánceres menos frecuentes también se presentan con síntomas vagos, incluidos los siguientes:

- *Tumor cerebral:* en niños, a diferencia de los adultos, es más probable que ocurra en la parte inferior del cerebro (cerebelo o tronco encefálico), con síntomas relacionados como ataxia, cefaleas, vómito, parálisis de los nervios craneales (vista doble) o convulsiones
- *Neuroblastoma:* masa tumoral abdominal, dolor, estreñimiento, lumbalgia sin antecedentes de traumatismo, "ojos de mapache", síndrome de Horner ipsilateral y opsoclono–mioclono ("ojos y pies bailarines")
- *Tumor de Wilms:* masa tumoral abdominal, dolor o hematuria franca
- *Retinoblastoma:* los padres pueden notar una pupila blanca con el flash de la cámara

Diagnóstico

Con un cáncer hematológico en un lugar destacado del diagnóstico diferencial, solicitar una biometría hemática con diferencial manual, panel metabólico completo, LDH, ácido úrico, estudios de coagulación y determinación del grupo sanguíneo y cribado, así como cultivo de sangre si hay fiebre. Una radiografía de tórax puede evaluar una masa tumoral mediastínica. Para tumores malignos sólidos, considerar imágenes adicionales, como ecografía o TC del tórax, abdomen o pelvis.

Manejo temprano en urgencias

El manejo inicial incluye valoración y estabilización de la vía respiratoria (*airway*), respiración y circulación. Esto va seguido de la identificación y el manejo de trastornos que ponen en riesgo la vida, entre ellos los siguientes:

- *Anormalidades graves en la biometría:* se observan sobre todo con cánceres hematológicos.
  - *Anemia:* trasfundir a los pacientes con hemoglobina < 7 g/dL o anemia sintomática. Si hay anemia grave, trasfundir lentamente para evitar una sobrecarga de volumen.
  - *Trombocitopenia:* puede ocurrir hemorragia espontánea, incluida hemorragia intracraneal, con plaquetas < 20 000/μL.
  - *Neutropenia:* cultivo de sangre e iniciar antibióticos de amplio espectro en caso de fiebre (riesgo elevado de sepsis).
- *Anormalidades graves de electrolitos:* síndrome de lisis tumoral en leucemia/linfoma o SIADH o DI por tumores cerebrales.
- *Leucostasia intravascular:* daño a órgano terminal debido a efectos de sedimentación por hiperleucocitosis (leucocitos > 100 000), con un riesgo elevado de dificultad respiratoria y anormalidades neurológicas. El inicio sin demora de quimioterapia, más que leucoféresis, es el abordaje más efectivo al tratamiento.
- *Síndrome de vena cava superior:* leucemia mediastínica/infiltración con linfoma o invasión con neuroblastoma del mediastino posterior que causan dolor torácico, inflamación, compromiso respiratorio o disfagia por afección del nervio laríngeo recurrente. Pueden iniciarse esteroides de urgencia.

■ *Compresión medular:* puede deberse a infiltración de un neuroblastoma al canal espinal, un tumor de la médula espinal o un cloroma (masa tumoral de blastos leucémicos).

■ *Presión intracraneal elevada:* está indicada dexametasona en caso de tumores cerebrales.

Una vez que se ha iniciado el tratamiento de las complicaciones más urgentes, debe consultarse de inmediato al equipo de hematología-oncología para la hospitalización y el manejo adicional del paciente. Casi todos los pacientes necesitan ser ingresados a un centro oncológico pediátrico, aunque el nivel de atención (UCI pediátrica frente a piso) depende de las complicaciones relacionadas.

PUNTOS CLAVE

■ La incidencia de cánceres malignos en la infancia es baja; sin embargo, debe tenerse un elevado índice de sospecha con síntomas vagos persistentes.

■ Los cánceres hematológicos son los cánceres más frecuentes de la infancia y requieren análisis de sangre para valorar si hay anormalidades graves en la biometría o los electrolitos.

■ Después de la estabilización inicial y el tratamiento de las complicaciones urgentes, es esencial consultar con hematología-oncología o transferir a un centro oncológico pediátrico.

Lecturas sugeridas

Dorshow JH, Kastan MB, Tepper JE, eds. *Abeloff's Clinical Oncology.* 5th ed. Philadelphia, PA: Elsevier; 2013:1849-1872.

Hunger SP, Mullighan CG. Acute lymphoblastic leukemia in children. *N Engl J Med.* 2015;373:1541.

Hutter JJ. Childhood leukemia. *Pediatr Rev.* 2010;31:234-240.

Jefferson MR, Fuh B, Perkin RM. Pediatric oncologic emergencies. *Pediatr Emerg Med Rep.* 2011;16:57-67.

165

La drepanocitemia no es una simple anemia: estar preparado para complicaciones que afectan todos los sistemas orgánicos

Gregory Hall, MD, MHA, FACEP y Evan Verplancken, MD

La drepanocitemia es un trastorno frecuente que se observa en la sala de urgencias y junto con sus complicaciones se manifiesta en clínica con una amplia variedad de presentaciones. La identificación temprana es esencial para proporcionar una atención apropiada al paciente pediátrico.

Mecanismo de la enfermedad

La drepanocitemia es un trastorno genético que resulta de una mutación única y causa una forma alterada de hemoglobina (Hb S) que se precipita a nivel intracelular con deformidad secundaria de la célula (falciformación). Esto es la base para los dos mecanismos principales de la enfermedad, vasooclusión y hemólisis.

Complicaciones vasooclusivas

Crisis de dolor vasooclusivo

La presentación más frecuente relacionada con drepanocitemia es la crisis de dolor vasooclusivo. Por lo general, los pacientes se presentan con dolor en los huesos largos, pero a menudo lo experimentan también en la espalda, el tórax y el abdomen. Pueden tener factores precipitantes que incluyen estrés fisiológico o emocional, extremos de temperatura, deshidratación, hipoxia o anemia, por mencionar algunos. La dactilitis, que es la inflamación dolorosa de un dedo completo, es en particular frecuente en niños < 5 años con drepanocitemia. El tratamiento comprende analgésicos tempranos, inicio de AINE y avanzar a medicamentos opioides, oxígeno suplementario e hidratación. El inicio rápido de analgésicos dirigidos por el paciente es importante tanto para tratar el dolor como para potencialmente evitar la hospitalización. También debe iniciarse de forma temprana la espirometría por estimulación, con objeto de prevenir las complicaciones respiratorias.

Vasooclusión esplénica

La vasooclusión esplénica puede conducir a secuestro esplénico o acumulación de eritrocitos en el tejido esplénico, con caída precipitada subsecuente de la hemoglobina en las pruebas de laboratorio. Esto debe sospecharse con esplenomegalia en la exploración física y es más frecuente en lactantes con enfermedad HbSS, ya que los niños de mayor edad suelen tener el bazo infartado. La identificación y la transfusión tempranas de concentrado eritrocítico son de gran importancia y a menudo se requiere una esplenectomía definitiva.

Priapismo

El priapismo también se ve a menudo en pacientes con drepanocitemia debido a la falciformación en los sinusoides peneanos, lo que bloquea el drenaje venoso apropiado. Esta es una situación de urgencia y demanda tratamiento sin demora del dolor, hidratación y posible consulta con urología si las medidas conservadoras fracasan. El tratamiento preferido para un priapismo prolongado que dura > 4 horas es la aspiración del cuerpo cavernoso junto con irrigación. Pueden usarse inyecciones de fenilefrina en el cuerpo cavernoso para lograr la detumescencia total.

Accidente vascular cerebral

El inicio repentino de déficits neurológicos debe despertar la sospecha de un accidente vascular cerebral isquémico agudo secundario a oclusión y a menudo se requiere IRM para el diagnóstico definitivo. Después del pronto reconocimiento, el tratamiento es la exanguinotransfusión.

Síndrome torácico agudo

El síndrome torácico agudo (STA) es una complicación particularmente preocupante de la drepanocitemia debido a sus elevadas morbilidad y mortalidad, sobre todo en la población pediátrica. El STA es causado con más frecuencia por infección; sin embargo, puede ser secundario a infarto o embolia grasa. Los síntomas y signos de STA incluyen tos, dolor torácico, disnea, fiebre e hipoxia. Los pacientes deben evaluarse con radiografía al tiempo que se inicia el tratamiento con oxígeno, antibióticos (cefalosporinas de tercera generación), manejo del dolor y tal vez transfusión sanguínea. Los líquidos IV deben usarse con prudencia para mantener la hidratación sin sobrecarga de líquido.

Complicaciones hemolíticas

Se observa tanto hemólisis intravascular como extravascular en la drepanocitemia. Esto resulta en un estado hemolítico crónico que es propenso a la descompensación aguda o crónica. Las complicaciones incluyen crisis aplásica y secuestro esplénico o hepático. El tratamiento de la anemia sintomática aguda es con transfusión de concentrado eritrocítico.

Complicaciones infecciosas

La asplenia funcional predispone a los pacientes a infección por microorganismos encapsulados, incluidos *Haemophilus influenzae*, *Neisseria meningitidis* y *Streptococcus pneumoniae*. Las crecientes tasas de vacunación han reducido las tasas de infección bacteriana. Sin embargo, cualquier fiebre > 38.5° en un niño con drepanocitemia justifica la evaluación con análisis detallados que abarcan cultivos sanguíneos y antibioticoterapia, por lo general con una cefalosporina de tercera generación.

PUNTOS CLAVE

- El tratamiento de una crisis de dolor vasooclusivo requiere un control adecuado del dolor; deben usarse medicamentos opioides de ser necesario.
- El STA se maneja con oxígeno suplementario, control del dolor, líquidos de mantenimiento y antibióticos.
- El inicio repentino de síntomas neurológicos justifica la toma de imágenes avanzadas para evaluar en busca de accidente vascular cerebral y la consideración de una exanguinotransfusión.
- Sospechar secuestro esplénico con aumento de tamaño del bazo y una caída de la hemoglobina, y tratar con transfusión sanguínea.
- La fiebre en pacientes con drepanocitemia debe llevar a una evaluación con biometría hemática completa y cultivos sanguíneos, así como tratamiento con antibióticos parenterales.

Lecturas sugeridas

Azar S, Wong TE. Sickle cell disease: a brief update. *Med Clin North Am.* 2017;101(2):375-393.
Marshall J. Sickle cell disease in children. In: Tintinalli JE, Stapczynski J, Ma O, Yealy DM, Meckler GD, Cline DM. eds. *Tintinalli's Emergency Medicine: A Comprehensive Study Guide.* 8th ed. New York, NY: McGraw-Hill; 2016.
Shilpa J, Bakshi N, Krishnamurti L. Acute chest syndrome in children with sickle cell disease. *Pediatr Allergy Immunol Pulmonol.* 2017;30(4):191-201.
Ware RE, de Montalembert M, Tshilolo L, Abboud MR. Sickle cell disease. *Lancet.* 2017;390(10091):311-323.

Anemia hemolítica: piense antes de transfundir

Yongtian Tina Tan, MD, MBA, Rosy Hao, MD y Carol C. Chen, MD, MPH, FAAP

La anemia hemolítica puede derivarse de una variedad de causas y algunas de ellas pueden empeorar la anemia con transfusiones sanguíneas. Es importante determinar la causa e iniciar un tratamiento apropiado. En la figura 166-1 se muestra un árbol de decisiones para ayudar en esta determinación.

Drepanocitemia y talasemia

Los pacientes con drepanocitemia en particular pueden tener crisis vasooclusivas, las cuales pueden presentarse como dolor, síndrome torácico agudo y secuestro esplénico. El diagnóstico y el manejo del síndrome torácico agudo son similares a los de los adultos e incluyen obtener una radiografía de tórax para buscar un infiltrado o infiltrados pulmonares nuevos, oxígeno según se requiera, antibióticos y analgesia.

El secuestro esplénico resulta de la acumulación esplénica de eritrocitos. Los pacientes pediátricos suelen presentarse con esplenomegalia hipersensible, una caída de la hemoglobina ≥ 2 puntos, trombocitopenia o reticulocitosis. Administrar líquido isotónico para mantener la euvolemia es fundamental para el manejo. La transfusión se considera solo si el paciente tiene anemia sintomática, ya que puede precipitar hiperviscosidad y aumentar el riesgo de falciformación.

Los pacientes con drepanocitemia y talasemia están funcionalmente asplénicos, por lo que una infección puede ser letal. La infección también puede desencadenar una crisis hemolítica en pacientes con drepanocitemia. Cuando estos pacientes se presentan con fiebre, requieren cultivo sanguíneo, biometría hemática completa, recuento de reticulocitos y ceftriaxona empírica.

Esferocitosis hereditaria y deficiencia de deshidrogenasa de glucosa-6-fosfato

Los pacientes con esferocitosis hereditaria (EH) pueden tener anemia crónica leve, en tanto que en la deficiencia de deshidrogenasa de glucosa-6-fosfato (G6PD) está ausente. En ambos trastornos, los pacientes se encuentran

Abordaje para el niño con anemia hemolítica en la sala de urgencias

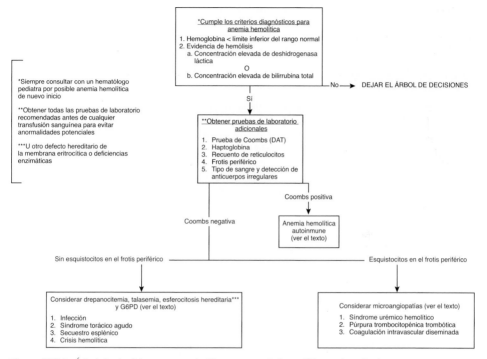

*Siempre consultar con un hematólogo pediatra por posible anemia hemolítica de nuevo inicio

**Obtener todas las pruebas de laboratorio recomendadas antes de cualquier transfusión sanguínea para evitar anormalidades potenciales

***U otro defecto hereditario de la membrana eritrocítica o deficiencias enzimáticas

*Cumple los criterios diagnósticos para anemia hemolítica
1. Hemoglobina < límite inferior del rango normal
2. Evidencia de hemólisis
   a. Concentración elevada de deshidrogenasa láctica
      O
   b. Concentración elevada de bilirrubina total

No → DEJAR EL ÁRBOL DE DECISIONES

Sí

**Obtener pruebas de laboratorio adicionales
1. Prueba de Coombs (DAT)
2. Haptoglobina
3. Recuento de reticulocitos
4. Frotis periférico
5. Tipo de sangre y detección de anticuerpos irregulares

Coombs positiva

Coombs negativa

Anemia hemolítica autoinmune (ver el texto)

Sin esquistocitos en el frotis periférico

Esquistocitos en el frotis periférico

Considerar drepanocitemia, talasemia, esferocitosis hereditaria*** y G6PD (ver el texto)
1. Infección
2. Síndrome torácico agudo
3. Secuestro esplénico
4. Crisis hemolítica

Considerar microangiopatías (ver el texto)
1. Síndrome urémico hemolítico
2. Púrpura trombocitopénica trombótica
3. Coagulación intravascular diseminada

Figura 166-1. Árbol de decisiones para el niño con anemia hemolítica en la sala de urgencias.

asintomáticos a menos que una crisis hemolítica la ocasione. El principal factor que la provoca es la infección; para pacientes con deficiencia de G6PD, otros desencadenantes incluyen ciertos alimentos o medicamentos. El manejo comprende tratar/eliminar el agente causal, hidratación intravenosa y protección de la función renal. La transfusión para pacientes sintomáticos puede ser de utilidad y no precipita hemólisis adicional.

Anemia hemolítica autoinmune

En la anemia hemolítica autoinmune (AHAI), los autoanticuerpos se unen a los eritrocitos, lo que conduce a destrucción prematura. Puede ser causada por anticuerpos "calientes" (más frecuente) o anticuerpos "fríos", ambos con una prueba de Coombs positiva. El manejo suele ser igual; en el tipo "frío", mantener al paciente abrigado y evitar los líquidos fríos puede prevenir cualquier hemólisis adicional.

Los pacientes con AHAI por lo general requieren hospitalizarse para observación estrecha y tratamiento. Las transfusiones de eritrocitos en AHAI pueden conducir a hemólisis adicional y solo deben considerarse en niños con anemia grave y signos de hipoxemia o insuficiencia cardiaca. Cuando se requieren transfusiones, infundir 5 mL/kg a lo largo de 10 a 15 minutos; si se desarrollan signos de hemólisis aguda, suspenderla y administrar solución salina normal hasta que pueda prepararse una nueva unidad. En pacientes con anemia grave, un curso inmediato ya sea de tratamiento con corticoesteroides o inmunoglobulina intravenosa (IGIV) puede reducir la necesidad de transfusión de eritrocitos.

Microangiopatías

Los esquistocitos con prueba de Coombs negativa sugieren un proceso microangiopático, como síndrome urémico hemolítico (SUH) o púrpura trombocitopénica trombótica (PTT).

El SUH es la ocurrencia simultánea de microangiopatía, trombocitopenia y lesión renal aguda y más a menudo es causada por la toxina Shiga en *Escherichia coli*. La hemólisis es el resultado de enfermedad de los vasos pequeños en el riñón y, por lo tanto, el tratamiento se dirige a brindar atención de apoyo y prevenir la insuficiencia renal. Esto puede incluir transfusiones de eritrocitos y plaquetas, manejo de líquidos/electrolitos e iniciar diálisis.

Considerar PTT con fiebre, hemólisis, anormalidades neurológicas y renales, y trombocitopenia. La institución sin demora de intercambio plasmático en la PTT puede salvar la vida. De no tratarse, la PTT tiene una tasa de mortalidad tan alta como 90%, sobre todo debida al retraso en el reconocimiento y el tratamiento. Solo considerar la transfusión de eritrocitos cuando la anemia es sintomática.

PUNTOS CLAVE

- Los niños con anemia hemolítica de nuevo inicio requieren interconsulta con subespecialidad y un estudio de laboratorio de referencia antes de la transfusión sanguínea.
- No trasfundir a pacientes con secuestro esplénico a menos que tengan anemia sintomática grave porque la transfusión puede empeorar la vasooclusión.
- La AHAI demanda observación estrecha, pero las transfusiones de eritrocitos pueden causar hemólisis adicional y solo deben considerarse en niños con anemia grave e hipoxemia.
- El reconocimiento y el tratamiento sin demora de la PTT con intercambio de plasma pueden salvar la vida.

Lecturas recomendadas

Barros MM, Langhi Jr DM, Bordin JO. Autoimmune hemolytic anemia: transfusion challenges and solutions. *Int J Clin Transfus Med.* 2016;5:9-18.

Joly B, Coppo C, Veyradier A. Thrombotic thrombocytopenic purpura. American Society of Hematology. *Blood.* 2017;129:2836-2846.

Sieff CA, Kesselheim JC. Hematologic emergencies. In: Fleisher GF, Ludwig SL, eds. *Textbook of Pediatric Emergency Medicine.* 6th ed. Philadelphia, PA: Lippincott Williams & Wilkins; 2010:862-886.

Vachinsky E. Overview of the clinical manifestations of sickle cell disease. *UpToDate.* 2019.

¿Azul a pesar de O_2?: considerar metahemoglobinemia

Morgan J. Sims, MD, FAAP y Benjamin F. Jackson, MD, FAAP, FACEP

Al enfrentarse a un caso de cianosis en ausencia de una enfermedad respiratoria o cardiaca conocida, los profesionales deben mantener un índice de sospecha elevado y un diagnóstico diferencial abierto. La metahemoglobinemia es una etiología poco frecuente, pero no rara, que hay que tener en mente para iniciar el tratamiento apropiado y oportuno.

En pacientes con metahemoglobinemia, la cianosis persiste aun con el uso de oxígeno suplementario. A pesar de una baja saturación de oxígeno y cianosis refractaria, estos pacientes tienen una PaO_2 normal. Otra característica destacada de la metahemoglobinemia es la sangre de color anormal, que suele describirse como chocolate. En condiciones normales, el hierro está en la hemoglobina en estado ferroso (Fe^{2+}), lo que permite el transporte efectivo de oxígeno; alrededor de 1% es férrico (Fe^{3+}) en individuos sanos típicos. Sin embargo, bajo estrés oxidativo, más hierro es transformado a su estado férrico, lo que hace que sea incapaz de unirse al oxígeno de forma reversible. El oxígeno no puede liberarse a los tejidos, lo que causa disfunción de órgano terminal.

Una concentración de metahemoglobina de 15% produce cianosis visible. Conforme las concentraciones aumentan, los pacientes comienzan a experimentar ansiedad, cefalea, mareo, fatiga, confusión, taquicardia y taquipnea. Se considera que la metahemoglobina > 30% pone en riesgo la vida porque pueden ocurrir complicaciones como convulsiones y arritmias. Las concentraciones de metahemoglobina de 70% o más son letales. Los umbrales sintomáticos pueden ser menores en individuos anémicos, ya que hay menos disponibilidad de hemoglobina que funcione normalmente antes del inicio de la metahemoglobinemia.

La metahemoglobinemia puede ser congénita o adquirida. La metahemoglobinemia congénita es causada más a menudo por deficiencia de citocromo b5 reductasa, la enzima predominantemente responsable de convertir la metahemoglobina de vuelta en hemoglobina. Los pacientes suelen estar asintomáticos a pesar de concentraciones elevadas de metahemoglobina. La metahemoglobinemia adquirida puede provenir de una gran variedad de agresiones ambientales, incluidos diversos alimentos, sustancias químicas y medicamentos. Algunas etiologías frecuentes comprenden geles para la dentición con benzocaína, dapsona, nitratos y antibióticos que contienen sulfamidas. Se sabe que productos ingeridos altos en nitratos, como agua de pozo, también han causado metahemoglobinemia. Si se sospecha ingestión, considerar buscar ayuda de toxicología. Por último, puede ocurrir metahemoglobinemia como parte de otro proceso patológico, de modo más notable gastroenteritis grave que causa acidosis y sepsis.

En todos los casos de metahemoglobinemia, el agente oxidativo causal debe identificarse y eliminarse. Si los pacientes solo presentan síntomas leves o tienen una concentración de metahemoglobina < 20% no se requiere tratamiento médico, ya que los pacientes convertirán la metahemoglobina de nuevo en hemoglobina en unas cuantas horas. Sin embargo, el tratamiento debe considerarse cuando las concentraciones de metahemoglobina superan 20% o cuando los pacientes tienen síntomas significativos. El tratamiento preferido es azul de metileno, 1 a 2 mg/kg IV. Si los síntomas persisten o las concentraciones de metahemoglobina superan 30%, puede repetirse la dosis después de 60 minutos. Debe tenerse cuidado: a concentraciones elevadas, el azul de metileno es un oxidante que puede potenciar la metahemoglobinemia. La dosis total de azul de metileno no debe superar 7 mg/kg.

No debe usarse azul de metileno en pacientes con deficiencia conocida o sospechada de deshidrogenasa de glucosa-6-fosfato (G6PD). En estos niños, puede precipitar una crisis hemolítica. En casos en que no puede usarse o no se cuenta con azul de metileno, puede recurrirse a ácido ascórbico (vitamina C) como tratamiento. La evidencia actual sobre el ácido ascórbico en metahemoglobinemia es limitada, pero sugiere que puede ser benéfico y es una opción de tratamiento razonable. Si bien el azul de metileno funciona con rapidez, el ácido ascórbico es un proceso más gradual que toma días para reducir significativamente las concentraciones de metahemoglobina. Para casos que son refractarios al azul de metileno o en pacientes con deficiencia de G6PD que requieren tratamiento agudo, considerar exanguinotransfusión.

Los niños con metahemoglobinemia deben ser ingresados al hospital después de recibir tratamiento, ya sea para observación o para intervenciones adicionales. Ciertos agentes pueden causar metahemoglobinemia de rebote, lo que requiere tratamiento subsiguiente.

PUNTOS CLAVE

- Los pacientes con una concentración de metahemoglobina de ~15% tienen cianosis; a medida que las concentraciones aumentan, evoluciona a anormalidades cardiorrespiratorias y estado mental alterado.
- Tratar los casos con una concentración de metahemoglobina superior a 20% o un paciente gravemente sintomático.
- El tratamiento consiste en azul de metileno, 1 a 2 mg/kg IV, pero no debe administrarse a pacientes con deficiencia de G6PD.
- En casos en que no puede usarse o no se cuenta con azul de metileno, considerar ácido ascórbico o exanguinotransfusión.

Lecturas recomendadas

Cash C, Arnold DH. Extreme methemoglobinemia after topical benzocaine: recognition by pulse oximetry. *J Pediatr.* 2017;181:319.

Cortazzo JA, Lichtman AD. Methemoglobinemia: a review and recommendations for management. *J Cardiothorac Vasc Anesth.* 2014;28:1043-1047.

Croteau SE, Fleegler EW, Brett-Fleegler M. Hematologic emergencies. In: Shaw KN, Bachur RG, ed. *Fleischer & Ludwig's Textbook of Pediatric Emergency Medicine.* 7th ed. Philadelphia, PA: Wolters Kluwer; 2016:804-837.

DeBaun MR, Frei-Jones M, Vichinsky E. Hereditary methemoglobinemia. In: Kleigman RM, ed. *Nelson Textbook of Pediatrics.* 19th ed. Philadelphia, PA: Elsevier Saunders; 2011:1672-1673.

Rehman HU. Methemoglobinemia. *West J Med.* 2001;175:193-196.

Neutropenia pediátrica: se vale una pausa, pero no entrar en pánico

Cortlyn Brown, MD y Heidi Werner, MD, MSHPEd

Llaman del laboratorio y dicen que el recuento absoluto de neutrófilos (RAN) de su paciente de 3 años de edad con buen aspecto es de 640. ¿Es una señal de alarma? ¿O no es para tanto? La neutropenia pediátrica es más frecuente de lo que puede pensarse y vale la pena esperar, sin entrar en pánico, como se verá más adelante.

La neutropenia es un RAN < 1 500/µL; la neutropenia grave es un RAN < 500/µL. En niños, la neutropenia puede ser adquirida o congénita, con infecciones, medicamentos y trastornos inmunológicos como las causas adquiridas más frecuentes. Muchos pacientes pediátricos se presentan con neutropenia asintomática, que se encuentra de forma incidental en las pruebas de laboratorio, y esos pacientes a menudo no requieren evaluación diagnóstica en urgencias; sin embargo, la neutropenia febril demanda consideración especial.

Neutropenia febril

La identificación temprana de los pacientes con neutropenia febril es fundamental, sobre todo en quienes se ven enfermos y necesitan evaluación inmediata y reanimación. Si bien algunos datos sugieren que la neutropenia en un paciente febril con buen aspecto e inmunocompetente con frecuencia es el resultado de una enfermedad viral, aún es imperativo identificar la neutropenia y los factores de riesgo subyacente sin demora. Los pacientes con aspecto enfermo y aquellos con enfermedades subyacentes requieren la administración de antibióticos de amplio espectro a la brevedad. Los profesionales de urgencias deben valorar los antecedentes en busca de infecciones previas, así como qué tan alta ha sido la fiebre y los síntomas generales, enfocándose en sus posibles fuentes, las cuales incluyen sitios orales, mucosos, pulmonares, GI, urinarios y del SNC. Los antecedentes farmacológicos detallados deben enfocarse en medicamentos inmunosupresores como quimioterapia. Los antecedentes familiares de muerte temprana en lactantes, neutropenia o infecciones recurrentes pueden indicar una causa congénita de neutropenia. Una exploración física enfocada puede arrojar una fuente infecciosa si se tiene en mente que es posible que la ausencia de neutrófilos disminuya la inflamación visible. La exploración también debe buscar adenopatía y organomegalia (más notablemente esplenomegalia).

La causa más frecuente de neutropenia leve a moderada es la supresión viral de la médula ósea; algunos ejemplos incluyen varicela, sarampión, rubéola, hepatitis A y B, influenza, citomegalovirus (CMV), virus de Epstein-Barr (VEB), parvovirus B19, adenovirus y virus Coxsackie. La supresión de las endotoxinas bacterianas, de modo más marcado con cocos grampositivos y bacilos gramnegativos, también puede ocasionar neutropenia.

Los pacientes neutropénicos febriles requieren biometría hemática y cultivo de sangre. Las pruebas, incluidas radiografía de tórax, análisis/cultivo de orina, RCP viral o imágenes abdominales, deben ajustarse a los síntomas y factores de riesgo del paciente. Al evaluar la biometría hemática, también hay que evaluar si hay trombocitopenia y anemia, ya que estas, además de la neutropenia, sugieren un proceso generalizado de la médula ósea, como anemia aplásica o leucemia. Los esquemas iniciales para pacientes neutropénicos febriles con buen aspecto incluyen ceftriaxona u otra monoterapia con cobertura amplia. Los pacientes con aspecto enfermo deben recibir doble o triple cobertura (p. ej., cefepime, vancomicina y metronidazol).

Neutropenia afebril

La neutropenia benigna crónica es la causa más frecuente de neutropenia febril en niños menores de 4 años de edad que no tienen una infección. Ciertos medicamentos, sobre todo analgésicos/antiinflamatorios (ibuprofeno, indometacina), antibióticos (sulfonamidas, penicilinas, cloranfenicol), anticonvulsivos (fenitoína, carbamacepina), el antitiroideo propiltiouracilo (PTU) y fármacos cardiovasculares (hidralacina, procainamida), pueden causar neutropenia. También hay causas autoinmunes, como neutropenia autoinmune primaria, que suele verse en niñas menores de 2 años de edad con infecciones cutáneas y respiratorias superiores leves. Esta neutropenia se resuelve de forma espontánea y se relaciona con un pronóstico favorable. Por último, hay causas hereditarias de neutropenia, como deficiencia de IgA, y causas congénitas, como síndrome de Kostmann, benigna familiar, síndrome de Shwachman-Diamond y anemia de Fanconi.

Destino del paciente

El destino depende de la función medular subyacente y del aspecto del paciente más que del RAN. Los niños con un buen aspecto y función medular normal pueden manejarse de manera ambulatoria con análisis de laboratorio de seguimiento para asegurar la resolución. Los niños con aspecto enfermo o función medular deficiente requieren vigilancia intrahospitalaria y antibióticos IV. Si se les da de alta, las familias deben recibir indicaciones para vigilar en busca de fiebre continuada, signos o síntomas de nuevas fuentes de infección o cambio en el nivel de referencia del funcionamiento. Un seguimiento estrecho con el subespecialista primario o médico de atención primaria es fundamental.

> **PUNTOS CLAVE**
>
> - La neutropenia es un recuento absoluto de neutrófilos (RAN) < 1 500/μL, con neutropenia grave < 500/μL.
> - La neutropenia febril en un niño con aspecto enfermo es una urgencia y demanda evaluación con biometría hemática y cultivo sanguíneo, así como identificación de la fuente subyacente de infección.
> - Los niños con aspecto enfermo o aquellos con supresión de la médula ósea y neutropenia febril requieren la administración sin demora de antibióticos de amplio espectro.

Lecturas sugeridas

Approach to the patient with neutropenia in childhood. https://pedemmorsels.com/neutropenic-fever/

Klastersky J, de Naurois J, Rolston K, et al.; ESMO Guidelines Committee. Management of febrile neutropaenia: ESMO clinical practice guidelines. *Ann Oncol.* 2016;27(suppl 5):v111-v118.

Meckler G, Lindemulder S. Fever and neutropenia in pediatric patients with cancer. *Emerg Med Clin North Am.* 2009;27(3):525-544.

Pascual C, Trenchs V, Hernández-Bou S, Català A, Valls AF, Luaces C. Outcomes and infectious etiologies of febrile neutropenia in non-immunocompromised children who present in an emergency department. *Eur J Clin Microbiol Infect Dis.* 2016;35(10):1667-16672.

Fiebre y neutropenia: estar preparado para cuando llegue ese paciente de oncología

Ian Kane, MD

Antecedentes

La fiebre y la neutropenia se mantienen como una complicación temida entre niños tratados con quimioterapia para el cáncer. La neutropenia se diagnostica formalmente por debajo de 1 500 células/μL; sin embargo, el riesgo de complicaciones secundarias a neutropenia aumenta a medida que el recuento absoluto de neutrófilos (RAN) cae por debajo de 500 células/μL y este límite se ha adoptado de manera generalizada como la definición de neutropenia entre esta población de pacientes. La fiebre se define entre estos niños como una temperatura > 38.3 °C o dos lecturas de temperatura > 38.0 °C separadas por al menos 1 hora. Los niños con fiebre y neutropenia están en riesgo de complicaciones infecciosas graves debido a su sistema inmunológico debilitado.

Preparación antes de la llegada

El manejo en la sala de urgencias de estos niños debe lograrse sin demora y de forma eficiente, ya que los estudios han documentado que los retrasos en la administración de antibióticos más allá de 60 minutos se relacionan con un aumento de la morbilidad y la mortalidad. Esto se logra más a menudo mediante el uso de las directrices de práctica clínica específicas de la institución desarrolladas junto con el departamento de oncología pediátrica.

Las directrices que se usan en la actualidad destacan la importancia de la comunicación entre urgencias y oncología antes del ingreso del paciente. La comunicación previa permite que los pacientes neutropénicos o potencialmente neutropénicos se prioricen y evalúen de forma urgente a fin de que puedan indicarse los estudios de laboratorio y los antibióticos apropiados sin demora.

Evaluación inicial

Los signos vitales prioritarios deben revisarse para valorar si hay indicaciones de sepsis grave y choque, lo que demandaría medidas de reanimación inmediata. Se requieren antecedentes y exploración física detallados para valorar en busca de cualquier fuente potencial de infección. Debe ponerse especial atención a todos los dispositivos a permanencia, como una línea venosa central (LVC), la boca para buscar mucositis y el abdomen para verificar si hay hipersensibilidad y distensión como se vería en la enterocolitis neutropénica. Deben obtenerse cultivos de sangre de cualquier luz de la LVC y una biometría hemática con diferencial en todos los pacientes. La bacteriemia es la infección más frecuente y grave entre niños con fiebre y neutropenia, y ocurre hasta en 25% de todos los casos. La adquisición sistemática de un cultivo periférico es controvertida y específica de cada institución porque el manejo de la bacteriemia periférica y relacionada con la LVC se hace de forma similar en estos pacientes. Otras investigaciones como análisis y cultivo de orina, pruebas virales y radiografía de tórax no se obtienen de manera sistemática a menos que la presentación clínica del niño las sugiera de modo específico. Es importante mencionar que las pruebas invasivas como cateterización urinaria o medición de la temperatura rectal deben evitarse en todos los pacientes neutropénicos.

Selección de antibióticos

Los antibióticos son vitales para cualquier niño con neutropenia sospechada o confirmada y deben iniciarse tan pronto como sea posible. Los antibióticos empíricos que se elijan para la típica fiebre inducida por quimioterapia y neutropenia deben proporcionar una amplia cobertura para grampositivos, gramnegativos y *Pseudomonas*, y las opciones incluyen piperacilina-tazobactam, cefepime o meropenem. La monoterapia con cualquiera de estos agentes ha mostrado ser similar al tratamiento en combinación con un mejor perfil de efectos secundarios. Solo debe añadirse vancomicina en casos en que se sospeche una infección por grampositivos; por ejemplo, entre niños con hipotensión, neumonía, signos de infección de tejidos blandos o en quienes recién fueron tratados con dosis elevadas de citarabina.

Destino del paciente

En la mayoría de las instituciones, todos los niños que cumplen con el criterio de fiebre y neutropenia son ingresados para antibióticos IV en lo que se hacen los cultivos. Sin embargo, algunos estudios más pequeños sugieren que ciertas poblaciones de bajo riesgo de niños con fiebre y neutropenia pueden ser dadas de alta con antibióticos orales y seguimiento estrecho en oncología.

PUNTOS CLAVE

- Contar con un algoritmo institucional es fundamental para una evaluación y un tratamiento expeditos en niños con fiebre y neutropenia.
- Entre niños con fiebre y neutropenia, un retraso en los antibióticos más allá de 60 minutos se relaciona con peores resultados.
- Para la mayoría de los niños, el tratamiento empírico con piperacilina-tazobactam, cefepime o meropenem es suficiente.
- La adición de vancomicina empírica debe reservarse para los niños con hipotensión o aquellos con signos de una infección grampositiva, como una infección cutánea o de tejidos blandos localizada.

Lecturas sugeridas

Henry M, Sung L. Supportive care in pediatric oncology: oncologic emergencies and management of fever and neutropenia. *Pediatr Clin North Am*. 2015;62:27-46.

Ku BC, Bailey C, Balamuth F. Neutropenia and the febrile child. *Pediatr Emerg Care*. 2016;32:329-336.

Yoshida H, Leger KJ, Xu M, et al. Improving time to antibiotics for pediatric oncology patients with suspected infections. *Pediatr Emerg Care*. 2018;34:47-52.

170

Hemofilia: no tratar de manera insuficiente las hemorragias graves

William White, MD, MA, Jessica L. Chow, MD, MPH y Dina Wallin, MD

Un enorme hematoma en el muslo después de las vacunas. Encías sangrantes con la dentición. Una circuncisión que no deja de sangrar. ¿Qué es lo primero en el diagnóstico diferencial? ¡Hemofilia!

La hemofilia es un trastorno ligado a X y conduce a una deficiencia de factores de coagulación; la hemofilia A es una deficiencia del factor VIII, en tanto que la hemofilia B es una deficiencia del factor IX. Las manifestaciones clínicas se observan sobre todo en hombres y aunque la hemofilia suele ser hereditaria, hasta un tercio de los niños diagnosticados tiene mutaciones *de novo*.

Los niveles de actividad de referencia del factor VIII y IX en plasma se correlacionan con la gravedad clínica y el riesgo hemorrágico, con la hemofilia grave definida como niveles de factor < 1% de lo normal, moderada como 1 a 5% y leve como 5 a 40%. La hemofilia B tiende a ser más leve y puede no diagnosticarse hasta más adelante en la vida.

Los factores de los antecedentes que sugieren hemofilia en niños incluyen formación fácil de hematomas, hemorragia espontánea y hemorragia persistente o grave después de traumatismo, cirugía o procedimientos como punciones en el talón, venopunción, vacunas y circuncisión. Sin embargo, el diagnóstico diferencial también incluye trastornos plaquetarios, vasculitis, coagulopatías y traumatismo no accidental.

Presentaciones hemorrágicas

Hemorragia de articulaciones y tejidos blandos

La característica distintiva de la hemofilia es la hemorragia articular (hemartrosis). Los pacientes pueden presentarse solo con dolor, sin datos en la exploración; a menudo, el primer signo es hormigueo, seguido de dolor, inflamación y reducción de la amplitud de movimiento. Se aconseja el tratamiento con factor, pues la hemartrosis no tratada puede conducir a artropatía crónica. Deben evitarse los antiinflamatorios no esteroides (que aumentan el riesgo hemorrágico) y las inyecciones intramusculares. No se requiere artrocentesis a menos que se evalúe para infección o para control del dolor (el factor se remplaza *antes* del procedimiento). La articulación puede necesitar ferulización sin apoyar peso. La mayoría de las hemartrosis se maneja de forma ambulatoria; las indicaciones de hospitalización incluyen alteración de una articulación mayor, retraso inicial del tratamiento, fracaso del tratamiento ambulatorio y control deficiente del dolor.

Otras manifestaciones clínicas frecuentes comprenden sangrado de la mucosa oral y hematomas intramusculares. La hemorragia de un diente que está brotando puede ser un signo inicial de hemofilia. Los hematomas musculares pueden presentarse vagamente como dolor o inflamación, a menudo después de un traumatismo o inyección. La restitución de factor se recomienda para hematomas musculares a fin de disminuir el riesgo de síndrome compartimental, daño nervioso y atrofia muscular.

Tratamiento

No retrasar, tratar primero y evaluar después

El objetivo principal es aumentar las concentraciones deficientes de factor circulante tan pronto como sea posible. Si se sospechan hemorragias agudas que pongan en riesgo la vida (p. ej., hemorragia intracraneal o sangrado de vías respiratorias, abdomen o tracto gastrointestinal), *no* esperar los resultados de laboratorio o de las imágenes para iniciar la restitución de urgencia.

Administrar la dosis a un objetivo específico de porcentaje de actividad de factor. Las hemorragias que ponen en riesgo la vida requieren 100% de actividad y las hemorragias menores/moderadas tienen objetivos más bajos (30 a 80%).

Hemofilia A

Cada unidad/kg de concentrado de factor VIII aumenta las concentraciones plasmáticas en 2%; se infunden 25 UI/kg para hemorragias menores o 50 UI/kg para hemorragias mayores. Pueden usarse crioprecipitados o ácido tranexámico (TXA) si no se cuenta con concentrado de factor VIII. Se ha demostrado que la desmopresina aumenta las concentraciones de factor VIII endógeno en algunos pacientes.

Hemofilia B

Cada unidad/kg de concentrado de factor IX aumenta las concentraciones plasmáticas en 1%; se infunden 40 UI/kg para hemorragias menores o 100 UI/kg para hemorragias mayores. Puede usarse plasma fresco congelado (PFC) o TXA si no se cuenta con concentrado de factor IX.

Algunos pacientes pueden presentarse a la sala de urgencias con sus propias dosis de factor recombinante. En caso de una hemorragia que pone en riesgo la vida, usar el factor proporcionado por el paciente para restitución acelera de forma significativa el proceso de restitución de factor.

Consideraciones adicionales

Preguntar al paciente si tiene inhibidores de factor conocido. Si el paciente sabe que tiene inhibidores O si el factor de infusión no aumenta su actividad a los porcentajes deseados, entonces pueden necesitar concentrado de complejo de protrombina activado (como FEIBA [actividad de derivación del inhibidor del factor ocho]) o factor activado recombinante VII.

En fechas más recientes surgió una nueva opción terapéutica, el tratamiento con el anticuerpo monoclonal emicizumab, para pacientes con hemofilia A. Este anticuerpo monoclonal a los factores IXa y X ha mostrado que disminuye la incidencia de sangrado en pacientes con y sin inhibidores de factor VIII. El manejo de la hemorragia en pacientes con emicizumab se trata como ya se mencionó.

PUNTOS CLAVE

- Los pacientes con hemofilia pueden presentarse con formación fácil de hematomas o hemorragias espontáneas o persistentes en la infancia temprana, incluso sin antecedentes familiares.
- ¡No retrasar el tratamiento de restitución de factor en hemorragias que ponen en riesgo la vida!
- Tratar primero y evaluar después (diagnósticos, interconsultas), con el objetivo de aumentar los niveles de actividad de factor a 100% para hemorragias graves. Para hemofilia A: 50 unidades (por kilo) para aumentar a 100%. Para hemofilia B: 100 unidades (por kilo) para aumentar a 100%.

Lecturas sugeridas

Kulkarni R, Soucie JM. Pediatric hemophilia: a review. *Semin Thromb Hemost.* 2011;37(7):737-744.
Morgan LM, Kissoon N, de Vebber BL. Experience with the hemophiliac child in a pediatric emergency department. *J Emerg Med.* 1993;11:519-524.
World Federation of Hemophilia. Guidelines for the management of hemophilia. *Haemophilia.* 2012. https://www.wfh.org/en/resources/wfh-treatment-guidelines. Consultado en febrero 10, 2019.

Cuánto es demasiado: identificar trastornos hemorrágicos anormales

Gabriel Paul Devlin, MD/CM y Tatyana Vayngortin, MD

Los niños a menudo se presentan a la sala de urgencias por hemorragia, ya sea porque se cayeron del pasamanos o porque se han estado metiendo el dedo en la nariz. Si bien no suele ser cuestión de peligro, la hemorragia puede anunciar una coagulopatía subyacente. Hay que tener en mente los signos de alerta y saber cuándo emprender una evaluación más integral.

Anamnesis y exploración clínica

El primer paso es una buena anamnesis, lo que no resulta sorprendente para ningún profesional. Los profesionales deben preguntar acerca de la intensidad y la duración del episodio actual de hemorragia, así como cualquier episodio importante anterior. En niños, esto incluye hematomas después de un traumatismo mínimo, o ninguno, así como cualquier hemorragia prolongada después de procedimientos habituales como vacunas, punción del talón, circuncisión, extracciones dentales, amigdalectomías y otras cirugías.

Alrededor de la cuarta parte de los pacientes que se presentan a urgencias con epistaxis o hemorragia uterina anormal (HUA) tiene un trastorno hemorrágico subyacente. Algunas señales de alerta para epistaxis incluyen edad < 2 años de edad, ausencia de factores de provocación, ocurrencia mayor de dos veces por semana, duración mayor de 30 minutos o hemorragia que requiere cauterización o taponamiento. Las señales de alerta en la HUA abarcan hemorragia abundante desde la menarca, duración mayor de 7 días, empapar una toalla o tampón cada hora, pasar coágulos de un tamaño mayor a una moneda de 5 pesos y escurrir a través de la ropa o la ropa de cama.

Los profesionales siempre deben hacer preguntas básicas de antecedentes médicos, medicamentos, revisión de sistemas y antecedentes familiares. Además de aspirina y AINE, ciertos suplementos de herbolaria (p. ej., jengibre, tanaceto, ginkgo biloba) también pueden causar sangrado. La revisión de sistemas debe evaluar si hay cáncer, disfunción hepática e infección. Los antecedentes familiares negativos son útiles, pero no descartan un trastorno hemorrágico hereditario (¡un tercio de los pacientes con hemofilia no tiene antecedentes familiares conocidos!).

Ciertas situaciones siempre deben motivar a una evaluación en busca de un trastorno hemorrágico. Esto incluye hemartrosis espontánea (sobre todo en un niño que recién aprendió a caminar), encías sangrantes, hemorragia de múltiples órganos o visitas frecuentes al médico por hemorragia. Asimismo, cualquier lactante que se presente con hemorragia significativa requiere atención especial, ya que ~50% de los pacientes con coagulopatía hereditaria grave se diagnostica en los primeros meses de vida.

La exploración física debe abarcar toda la piel, articulaciones y áreas mucocutáneas. Si bien los pequeños hematomas (< 1 cm) en la frente, la barbilla, la parte anterior de la rodilla y las espinillas son frecuentes en niños de mayor edad debido a caídas, los hematomas en lactantes premóviles (por lo general < 9 meses de edad) son muy preocupantes por traumatismos no accidentales o coagulopatía. Los hematomas más grandes o los que se ubican en brazos, abdomen, espalda y muslos causan más preocupación, pero también pueden verse en niños sanos ambulatorios. Las petequias difusas o cualquier púrpura requieren evaluación de laboratorio.

Evaluación de laboratorio y manejo

La detección de laboratorio para coagulopatía incluye biometría hemática completa, frotis sanguíneo, tiempo de protrombina (TP) y tiempo de tromboplastina parcial activada (TTPa). La evaluación adicional puede incluir enzimas de función hepática y concentraciones de aspirina/paracetamol según esté indicado. Los pacientes menores de 6 meses de edad tienen concentraciones más bajas de factor de coagulación, por lo que los profesionales deben asegurarse de que los rangos de referencia del laboratorio de su institución se ajusten de forma apropiada para la edad. Muchos trastornos como enfermedad de von Willebrand, hemofilia leve, deficiencia de factor XIII y trastornos de la función plaquetaria tienen análisis de detección normales. Algunas instituciones ofrecen perfiles de laboratorio (como perfil de von Willebrand o pruebas de sangrado) que pueden proporcionar información útil para la familia en el seguimiento. De cualquier modo, los médicos siempre deben referir a cualquier paciente con características que hagan sospechar un trastorno hemorrágico a un hematólogo pediatra para evaluación adicional, sin importar los resultados de laboratorio.

PUNTOS CLAVE

- Las señales de alerta de un trastorno hemorrágico incluyen hematomas/sangrado importante en la etapa de lactante, dos o más fuentes de hemorragia, petequias difusas, púrpura, hemorragia mucocutánea, hematomas espontáneos, hemartrosis o múltiples visitas a urgencias por hemorragia.
- Considerar la edad del paciente y los hitos del desarrollo al evaluar si los hematomas son normales.
- Las pruebas de detección básicas para un trastorno hemorrágico comprenden biometría hemática completa, frotis sanguíneo, TP y TTPa. Sin embargo, los estudios de detección de laboratorio normales no descartan un trastorno hemorrágico. Si hay causa suficiente de preocupación, referir con un hematólogo pediatra.

Lecturas sugeridas

Collins PW, Hamilton M, Dunstan FD, et al. Patterns of bruising in preschool children with inherited bleeding disorders: a longitudinal study. *Arch Dis Child*. 2017;102:1110-1117.

Khair K, Liesner R. Bruising and bleeding in infants and children—a practical approach. *Br J Haematol*. 2006;133(3):221-231.

Revel-Vilk S, Rand ML, Israels SJ. An approach to the bleeding child. In: Blanchette VS, Breakey VR, Revel-Vilk S, eds. *Sick Kids Handbook of Pediatric Thrombosis and Hemostasis*. Basel: Karger; 2013:14-22.

172

Reconocimiento y manejo de errores congénitos del metabolismo: la aguja en el pajar

James (Jim) Homme, MD

Los errores congénitos del metabolismo (ECM) se presentan con un espectro de signos y síntomas, la mayoría de los cuales se superpone de forma significativa con otras alteraciones. El tamiz neonatal ha mejorado la detección temprana; sin embargo, los pacientes pueden presentarse antes que los resultados del tamiz y existen muchos trastornos que evaden la detección con los métodos de tamiz ofrecidos en la actualidad. Es importante tener una comprensión básica de cómo reconocer y manejar estos trastornos.

Las manifestaciones clínicas de los ECM suelen ser el resultado de ya sea una interrupción en la producción de energía o la acumulación de metabolitos tóxicos. La glucosa es la fuente primaria de energía para casi todas las actividades celulares, con el resultado final de la conclusión del metabolismo en fosforilación oxidativa y producción de energía. Las células también utilizan cuerpos cetónicos de la degradación de los ácidos grasos para alimentar el sistema cuando no hay glucosa disponible. Las interrupciones en las vías metabólicas disminuyen los sustratos que pueden usarse o bloquean las vías de producción. Además, la acumulación de metabolitos puede tener ya sea efectos tóxicos directos o alterar el metabolismo. El conocimiento general de las manifestaciones sutiles y claras de los ECM así como unas cuantas pruebas de laboratorio claves son todo lo que el profesional necesita para poder identificar y atender este grupo heterogéneo de trastornos.

Reconocer los signos y síntomas sutiles y evidentes de un ECM (tabla 172-1) es el primer paso fundamental. Los estudios de laboratorio claves que deben realizarse si se sospecha un ECM se presentan en la tabla 172-2. Es fundamental obtener muestras durante la enfermedad aguda, ya que el tratamiento puede eliminar

Tabla 172-1 ■ Signos y síntomas potenciales de un ECM	
Sutiles	**Evidentes**
Alimentación insuficiente/rechazo al alimento	Hipoglucemia persistente
Vómito	Acidosis
Somnolencia	Letargo/coma
Irritabilidad	Convulsiones
Taquipnea	Arritmia
Tono anormal	Apnea
Postración con enfermedad leve	Miocardiopatía
Taquicardia	Muerte súbita inexplicable
Aumento de peso insuficiente	
Hemorragias y citopenias	

Tabla 172-2 ■ Pruebas de laboratorio para un potencial ECM	
Evaluación primaria	**Evaluación secundaria**
Sangre	**Sangre**
Glucosa[a]	Pruebas de laboratorio para evaluación primaria *más*
Electrolitos (Na$^+$, K$^+$, Cl$^-$, HCO$_3^{-a}$, brecha aniónica[a])	Carnitina en plasma, perfil de acilcarnitina
Biometría hemática con diferencial	Perfil de aminoácidos (cuantitativo)
Gasometría venosa	± Biotinidasa
Amoniaco[a]	
Lactato[a] y piruvato	
Transaminasas hepáticas ± bilirrubina	
± Estudios de coagulación ± creatinina cinasa	
Orina	**Orina**
Cetonas[a]	Pruebas de laboratorio para evaluación primaria *más*
Sustancias reductoras	Ácidos orgánicos, ácidos oróticos y aminoácidos
pH	Acilglicinas

[a]Análisis de laboratorio claves para guiar el manejo inicial

evidencia clave del trastorno y retrasar el diagnóstico. Se recomienda reservar suero y orina adicionales para pruebas futuras.

Los indicadores de laboratorio en el ámbito de atención aguda que sugieren un error congénito del metabolismo incluyen:

- Hipoglucemia profunda → Trastornos del metabolismo de carbohidratos
- Hipoglucemia hipocetósica → Defecto de la oxidación de ácidos grasos (OAG)
- Hiperamonemia sin acidosis → Defecto del ciclo de la urea
- Hiperamonemia con acidosis → Efecto secundario del ciclo de la urea por otro ECM como acidemia orgánica, OAG, etc.
- Alcalosis respiratoria + taquipnea (y convulsiones o estado mental alterado) → Hiperamonemia
- Acidosis láctica sin sepsis, mala perfusión o hipoxia → Trastorno mitocondrial
- Acidosis profunda → Acidemia orgánica
- Neonatos con cetosis → Acidemia orgánica

Algunos ECM, como muchas de las aminoacidopatías (p. ej., fenilcetonuria [PKU]) y trastornos del almacenamiento lisosómico (p. ej., mucopolisacaridosis), solo pueden diagnosticarse mediante pruebas específicas con síntomas que se manifiestan como resultado de la exposición acumulativa. De interés especial es que los trastornos del metabolismo de aminoácidos de cadena ramificada (p. ej., enfermedad de orina con olor a jarabe de arce) pueden ser rápidamente letales y deben sospecharse y descartarse en neonatos que se presentan con síntomas sutiles de alimentación deficiente, irritabilidad y letargo, seguidos de espasticidad, convulsiones y coma.

El manejo inicial de cualquier paciente en quien se sospeche un ECM se enfoca en *detener el catabolismo* al proporcionar una fuente de energía alternativa. Esto suele hacerse con una infusión de dextrosa al 10% en solución salina normal o dextrosa al 10% con solución salina al 0.45% a una tasa de mantenimiento de 1½ después de la corrección de la hipoglucemia inicial con bolos. Algunos pacientes requieren insulina concomitante o infusiones intralipídicas. Además, es posible que para la corrección de la acidosis metabólica se necesiten bolos/infusiones de bicarbonato. La eliminación de metabolitos tóxicos por medio de la suspensión de la alimentación, así como la administración de agentes depuradores o restitución de factores agotados también son importantes. El amoniaco es una neurotoxina potente y los pacientes con amoniaco elevado y alteración del estado mental *deben* transferirse sin demora a una institución que pueda proporcionar diálisis. Todos los pacientes reciben cuidados de apoyo y tratamiento de las posibles infecciones. La consulta temprana con un especialista en genética se recomienda con firmeza.

Lecturas sugeridas

MacNeil EC, Walker CP. Inborn errors of metabolism in the emergency department (undiagnosed and management of known). *Emerg Med Clin North Am.* 2018;36(2):369-385.

Rice GM, Steiner RD. Inborn errors of metabolism (metabolic disorders). *Pediatr Rev.* 2016;37(1):3-15.

173

¡No teman, un error congénito del metabolismo está aquí! Manejo del paciente con un error congénito del metabolismo conocido

James (Jim) Homme, MD

Los pacientes con errores congénitos del metabolismo (ECM) subyacentes conocidos pueden ser intimidantes debido a la noción de que estos trastornos son extensos y desconocidos sin capacitación especializada. Los recuerdos de vías metabólicas complejas que se memorizaron a toda prisa y se olvidaron aún más rápido generan una sensación de impotencia incluso en profesionales experimentados. Sin embargo, una comprensión básica de las principales partes del metabolismo junto con planes de atención de urgencia detallados y la opción de "llamar a un amigo especialista en metabolismo" permite a cualquier profesional manejar de forma eficiente y con confianza a este grupo heterogéneo de pacientes.

Lo primero que cualquier profesional debe preguntar cuando un paciente con un ECM se presenta buscando atención es "¿Tiene el paciente un plan de atención de urgencia establecido o un formato de información de urgencias (FIU) y dónde puedo encontrarlo?". Estos documentos suelen resumir el trastorno subyacente, delinear las situaciones que pueden resultar en descompensación metabólica y proporcionar una guía sobre el inicio de análisis de laboratorio y tratamiento apropiados. Además, a menudo incluyen la información de contacto del subespecialista clave. Los cuidadores tienen la indicación de llevar con ellos estos documentos, pero pueden no presentarlos por miedo a parecer muy insistentes o demandantes. De forma alternativa, pueden haber olvidado que el documento existe, sobre todo si el niño ha estado sano por un periodo prolongado. Es fundamental involucrar de inmediato a los cuidadores al momento de determinar el plan de atención para el paciente. Cuentan con la perspectiva de los valores de referencia del niño, su propensión a la descompensación y sus objetivos establecidos de atención.

Una comprensión básica de las clasificaciones a las que pertenecen la mayoría de los ECM ayuda a los profesionales a entender los fundamentos de la evaluación y el tratamiento recomendados. Las cuatro clases principales son trastornos del metabolismo de los carbohidratos, los lípidos y las proteínas, así como los defectos en la producción de energía primaria. Los trastornos del metabolismo de los carbohidratos afectan la disponibilidad de glucosa a través de la interrupción de la glucogenólisis (degradación de glucógeno), la gluconeogénesis (producción de glucosa) o la glucólisis (metabolismo de glucosa en acetil-CoA para alimentarla en el ciclo de Krebs). El piruvato es un intermediario clave en este proceso. Las enfermedades de almacenamiento de glucógeno

(EAG) de base hepática conducen a hipoglucemia en el estado de ayuno, en tanto que las EAG de base muscular conducen a degradación muscular con conservación de las concentraciones de glucosa en sangre. Otros trastornos de los carbohidratos incluyen galactosemia e intolerancia hereditaria a la fructosa. Las manifestaciones clínicas de estos trastornos resultan de los efectos tóxicos de la acumulación de galactosa o fructosa-1-fosfato.

Los individuos con trastornos de la oxidación de ácidos grasos desarrollan hipoglucemia hipocetósica durante el ayuno o una mayor demanda metabólica. Algunos ejemplos incluyen enzimas de la deshidrogenasa de acil CoA de cadena mediana, cadena larga y cadena muy larga o trastornos del metabolismo de la carnitina. Las manifestaciones clínicas se deben a hipoglucemia, hipocetonemia y acumulación de metabolitos tóxicos.

Se desarrollan aminoacidopatías cuando se interrumpe el paso inicial del metabolismo de los aminoácidos, la desaminación (eliminación del grupo amina). Suelen ser clínicamente silenciosas en su presentación y la disfunción ocurre en las exposiciones prolongadas. Las acidemias orgánicas resultan de defectos en el metabolismo enzimático de los cetoácidos restantes. Estos trastornos causan acidosis grave e hiperamonemia secundaria. Los defectos en el ciclo de la urea producen hiperamonemia profunda sin acidosis debido a la incapacidad de metabolizar adecuadamente amoniaco en urea. La morbilidad neurológica y la mortalidad general se relacionan de modo directo con la magnitud y la duración de la hiperamonemia.

Los trastornos de la producción de energía, a menudo denominados trastornos mitocondriales, son un grupo heterogéneo de trastornos cuyo resultado es la disminución de la producción de ATP (lo que puede decirse que es una sobresimplificación). Los tejidos con un mayor uso de energía (cerebro, músculos, corazón y pulmones) son los más afectados. Las manifestaciones comprenden encefalopatía, enfermedades neuromusculares, convulsiones, accidentes vasculares cerebrales y retrasos del desarrollo. Por lo general están afectados múltiples sistemas de órganos en estos trastornos.

El manejo de todos los ECM depende de la detención del proceso catabólico, proporcionando un sustrato alternativo (por lo general dextrosa) para la producción de energía, restitución de los cofactores disminuidos y eliminación de los metabolitos tóxicos mediante hidratación, agentes depuradores o diálisis. Un cofactor muy importante es la carnitina. Desempeña una función crítica en el transporte de ácidos grasos a través de la membrana mitocondrial para oxidación en energía y en la generación y estabilización de acetil-CoA. También se une al exceso de ácidos orgánicos y ácidos grasos libres y permite su excreción, lo que puede llevar a una deficiencia secundaria de carnitina durante la descompensación metabólica. Así, la carnitina suele utilizarse en el tratamiento de muchos ECM. La dosificación de los medicamentos y el monitoreo de la respuesta al tratamiento pueden ajustarse al paciente individual y su estado metabólico actual. Por lo tanto, es excepcionalmente importante involucrar a la subespecialidad indicada desde el inicio de la atención.

PUNTOS CLAVE

- Determinar de inmediato si un paciente con un ECM cuenta con un plan de atención de urgencia.
- La comunicación temprana con el genetista o proveedor primario de atención para un paciente con un ECM es fundamental: no tratar de manejarlo sin ayuda.
- A pesar de un buen aspecto, los pacientes con un ECM pueden descompensarse rápido: no desviarse del plan de atención o ignorar las preocupaciones del cuidador.

Lecturas recomendadas

MacNeil EC, Walker CP. Inborn errors of metabolism in the emergency department (undiagnosed and management of known). *Emerg Med Clin North Am.* 2018;36:369-385.

Rice GM, Steiner RD. Inborn errors of metabolism (metabolic disorders). *Pediatr Rev.* 2016;37(1):3-15.

174

Estar atento a anormalidades en el tamiz neonatal

Cree Kachelski, MD, FAAP y Jason (Jay) Homme, MD, FAAP

El tamizaje neonatal universal busca la detección temprana de múltiples trastornos genéticos, hipoacusia y cardiopatía congénita crítica (CCC). Los proveedores de atención a la salud de primera línea tienen que enfrentarse tanto a falsos positivos como a falsos negativos, además de reconocer los trastornos que pueden presentarse antes de contar con los resultados del tamiz neonatal. Con el aumento de las opciones de nacimiento alternativas, muchos recién nacidos no están sometiéndose al tamizaje neonatal. Hay ciertas presentaciones importantes que todos los profesionales de las salas de urgencias necesitan reconocer y tratar sin demora para disminuir la morbilidad y la mortalidad. Los profesionales también deben saber qué recursos utilizar si un niño con un tamiz neonatal anormal ha sido enviado a la sala de urgencias para su atención. El mejor recurso que puede utilizarse son las hojas ACT y el algoritmo de detección neonatal del American College of Medical Genetics and Genomics disponibles en línea.

Presentaciones que no deben ignorarse

El neonato letárgico que se presenta a la sala de urgencias puede hacerlo por múltiples causas. Los errores congénitos del metabolismo son una de ellas. Deben sospecharse en recién nacidos que están hipotónicos, tienen un aumento de peso insuficiente, alimentación deficiente, icteria inusual y evidencia de laboratorio que incluye acidosis, cetosis, amoniaco elevado o hipoglucemia. Los neonatos con galactosemia pueden presentarse con sepsis dado que son susceptibles a infecciones por *Escherichia coli*.

Otro trastorno que no debe pasarse por alto en un recién nacido hipotónico que no se alimenta de forma adecuada es el hipotiroidismo congénito. Este trastorno es dos veces más frecuente en lactantes del sexo femenino y más prevalente en el síndrome de Down. Estos pacientes también pueden tener distensión abdominal, estreñimiento e ictericia prolongada.

La CCC es la principal causa de mortalidad infantil. No todos los lactantes se diagnostican en el periodo neonatal a pesar del tamiz y la ecografía prenatal. Si un recién nacido se presenta con cianosis, taquipnea (sin problemas pulmonares), hipoxemia, cansancio rápido al alimentarse o hipotensión, debe considerarse CCC.

Cuidados de urgencia

En todos los recién nacidos letárgicos debe obtenerse de inmediato una glucosa en el punto de atención. La corrección de la hipoglucemia es urgente en el recién nacido con un objetivo de glucosa > 45. Otros estudios de laboratorio que deben obtenerse incluyen biometría hemática, lactato, gasometría, panel de electrolitos, panel de función hepática y amoniaco. Hay que considerar un ECM en lactantes con hipoglucemia inexplicable o hiperamonemia. Administrar líquidos IV y dextrosa para corregir la hipoglucemia. El tratamiento de urgencia de la hiperamonemia comprende agentes depuradores y puede requerir diálisis, por lo que es imperativo buscar la interconsulta sin demora con genética metabólica, cuidados intensivos y nefrología. Deben descontinuarse las alimentaciones y remplazarse por infusión con dextrosa al 10% y solución salina normal al 0.45% a una tasa de mantenimiento de 1.5 para detener el catabolismo porque el consumo de proteínas puede empeorar algunos ECM.

Si existe preocupación por hipotiroidismo congénito, obtener las concentraciones de TSH y T4 libre y comenzar con levotiroxina antes de tener los resultados de las pruebas. Iniciar el tratamiento en las primeras 2 semanas de vida del neonato puede preservar el desarrollo cognitivo. Los riesgos de un tratamiento temprano son mínimos y los exceden los daños potenciales de esperar los resultados de la prueba.

Para un neonato en el que una CCC es la preocupación, una radiografía de tórax puede ser útil para revisar el tamaño del corazón y la vascularidad pulmonar. Puede haber o no un soplo cardiaco en la exploración. Una ecocardiografía es diagnóstica, pero no está fácilmente disponible, por lo que un electrocardiograma puede ser de ayuda. Si se considera que la presentación de un lactante se debe a una lesión dependiente del conducto arterioso (p. ej., declinación rápida del estado clínico con cianosis o colapso cardiovascular), se requiere una infusión temprana de prostaglandinas para salvar la vida del lactante en consulta con el cardiólogo pediatra. Hay que estar preparado para apoyar el estado respiratorio, ya que la apnea es un efecto secundario conocido del tratamiento con prostaglandinas.

PUNTOS CLAVE

- Los recién nacidos que se encuentran letárgicos con hipoglucemia, cetosis o hiperamonemia tienen un error congénito del metabolismo hasta que se demuestre lo contrario. Indicar NPO y administrar líquidos IV con dextrosa. La hiperamonemia requiere un abordaje de multiespecialidad sin demora.

- Si se sospecha hipotiroidismo congénito, verificar TSH y T4 libre y comenzar con levotiroxina empírica.

- Los lactantes con CCC pueden presentarse con cianosis e hipoxia inexplicable. Una ecocardiografía es diagnóstica; sin embargo, la radiografía de tórax y el electrocardiograma pueden ser de ayuda. Para la sospecha de lesiones dependientes del conducto arterioso, iniciar prostaglandina y vigilar de cerca en busca de apnea.

- Consultar con el departamento de salud local para pruebas de detección completas y guías de tratamiento.

Lecturas sugeridas

Chakrapani, A, Cleary MA, Wraith JE. Detection of inborn errors of metabolism in the newborn. *Arch Dis Child Fetal Neonatal Ed*. 2001;(84):205-210.

Rose S, Brown R; American Thyroid Association; American Academy of Pediatrics. Update of newborn screening and therapy for congenital hypothyroidism. *Pediatrics*. 2006;117(6):2290-2303. doi: 10.1542/peds.2006-0915.

Yun SW. Congenital heart disease in the newborn requiring early intervention. *Korean J Pediatr*. 2011;54(5): 183-191.

175

Cuidados umbilicales: no confundir la granulación normal con la supuración de la onfalitis

Robert Peterson, MD

El cordón umbilical es la línea vital del feto para obtener oxígeno y nutrición antes de nacer. Una vez separado de la madre, se convierte en un sitio potencial de diseminación infecciosa y un lugar de mucha consternación tanto para padres como para médicos. El adagio "menos es más" en relación con la atención del cordón umbilical es tan verdadero como el que reza "manos a la obra" para las infecciones umbilicales. Aquí se comentarán la anatomía umbilical, los cuidados del cordón, las complicaciones básicas del mismo y la infección que no debe ignorarse, u onfalitis con la relacionada fascitis necrosante de la pared abdominal.

El ombligo

El ombligo es el último remanente de nuestra conexión biológica directa con nuestras madres. En condiciones normales, el cordón umbilical está compuesto por una vena y dos arterias, lleva sangre oxigenada y nutrientes al recién nacido desde su madre y puede servir como sitio de acceso vascular de urgencia, de ser necesario.

En general, después del parto, los vasos umbilicales presentan trombosis y se desprenden del extremo en la primera semana de vida. La atención del cordón seco dejándolo fuera del pañal y solo limpiándolo cuando esté sucio son las indicaciones de la American Academy of Pediatrics y la Organización Mundial de la Salud en contextos con grandes recursos. En países en desarrollo y nacimientos fuera del hospital se recomienda una limpieza inicial con clorhexidina. Cabe notar que el American College of Obstetricians and Gynecologists recomienda el pinzado retrasado del cordón, de 30 a 60 segundos, cuando sea seguro para la mamá y el bebé. Por último, el uso de instrumentos estériles al cortar el cordón ayuda a prevenir infecciones neonatales que surgen del muñón del cordón umbilical, incluido el tétanos neonatal.

Complicaciones del muñón del cordón umbilical

Una vez que se corta, el cordón umbilical pasa de ser una línea vital a un potencial de infección sistémica para el neonato. Por fortuna, la mayoría de las preocupaciones del muñón del cordón umbilical se refiere a drenaje serosanguinolento con o sin una pequeña área de tejido de granulación. Este tejido de granulación, que se observa como una pequeña área piógena en el muñón, puede cauterizarse según sea necesario con nitrato de plata.

Sin embargo, no todo el drenaje serosanguinolento es fisiológico. Puede ser patológico si es secundario a un uraco permeable. El uraco, que es una conexión de la vejiga fetal al ombligo, suele cerrarse y obliterarse durante el primer trimestre. Un uraco permeable puede conducir a la filtración de orina por el ombligo, lo que requiere una consulta quirúrgica. La obliteración parcial de este trayecto puede conducir a un quiste del uraco, que puede servir como un espacio potencial de infección.

Esto lleva al profesional a poner atención para no pasar por alto una infección del muñón umbilical, la onfalitis. A menudo, el primer signo y queja de presentación es la secreción purulenta desde el ombligo. Esta supuración suele desarrollarse en un remanente del uraco y es posible exprimirla con presión inferior en la línea media por debajo del ombligo. Si no se trata, puede desarrollarse celulitis circundante, que avanza con rapidez a un absceso, septicemia o fascitis necrosante. Es importante notar que la secreción purulenta, si bien es frecuente, no es necesaria para establecer el diagnóstico de onfalitis.

La evolución de la onfalitis es la principal causa de fascitis necrosante en niños, la cual se acompaña de un elevado riesgo de mortalidad. Los médicos deben evaluar con cuidado el eritema y la induración alrededor del muñón del cordón umbilical. Por desgracia, no existen criterios clínicos claros o pruebas de laboratorio definitivas para ayudar al médico a diagnosticar onfalitis.

En general, la sospecha de onfalitis debe manejarse de forma intensiva. Incluso en ausencia de fiebre, los médicos tienen que obtener cultivos e iniciar antibióticos. La cobertura de los antibióticos empíricos ha de dirigirse a bacterias tanto aerobias como anaerobias porque la onfalitis es una infección polimicrobiana. En estos casos, debe realizarse una ecografía para evaluar la profundidad y la extensión de la infección, lo que ayuda a determinar la necesidad de una intervención quirúrgica inmediata.

En general, el tratamiento médico de la onfalitis siempre debe hacerse en conjunto con una consulta quirúrgica. En la mayoría de los casos, esto requiere transferir al paciente a un centro que cuente con cirujanos pediatras y una unidad de cuidados intensivos pediátricos. Si no se considera un caso quirúrgico urgente, el destino del paciente debe discutirse con la unidad de cuidados intensivos, ya que el neonato necesitará vigilancia estrecha por si desarrollara ya sea septicemia o fascitis necrosante. Estas complicaciones hacen de la onfalitis una complicación del cordón umbilical que no debe ignorarse.

PUNTOS CLAVE

- La vena umbilical puede ser el sitio más fácil para lograr el acceso intravenoso en el recién nacido.
- La OMS y la AAP promueven el uso del cuidado seco del cordón umbilical en ambientes con grandes recursos.
- No es necesaria la fiebre para establecer el diagnóstico de onfalitis y su ausencia no debe retrasar el cultivo y el inicio de antibióticos.
- Para la onfalitis, se requiere una consulta quirúrgica porque dicha infección puede evolucionar rápidamente a fascitis necrosante de la pared abdominal.

Lecturas sugeridas

Fraser N, Davies B, Cusack J. Neonatal omphalitis: a review of its serious complications. *Acta Paediatr*. 2006;95:519-522.

Stewart D, Benitz W. Umbilical cord care of the newborn infant. Committee on Fetus and Newborn. *Pediatrics*. 2016;138(3):e20162149 doi: 10.1542/peds.2016–Open Access.

Video of emergent umbilical vein catheterization. https://vimeo.com/35337127

Zundel S, Lemaréchal A, Kaiser P, Szavay P. Diagnosis and treatment of pediatric necrotizing fasciitis: a systematic review of the literature. *Eur J Pediatr Surg*. 2017;27(2):127-137. doi: 10.1055/s-0036-1584531.

176

¡Tengo mucha hambre! Saber qué preguntas deben hacerse acerca de las dificultades del neonato para alimentarse

Katina M. Summerford, MD y Rachel E. M. Cramton, MD

Descripción general

La importancia de una nutrición adecuada en los primeros 30 días de vida no puede exagerarse. Los lactantes están en riesgo de deshidratación o hipoglucemia rápidas si su alimentación es deficiente o hay vómito. La alimentación deficiente indica un defecto anatómico o una enfermedad con pocas manifestaciones, o bien un problema más benigno. La alimentación deficiente puede conducir a retraso del desarrollo, una complicación que pone en riesgo la vida por desnutrición crónica o alimentación deficiente. Las preocupaciones de los padres por la alimentación del recién nacido son frecuentes en la sala de urgencias y los profesionales deben diferenciar entre una alimentación normal y una patología que no se puede ignorar.

¿Qué es normal?

Las bases de la alimentación en recién nacidos giran en torno a la hora adecuada de la toma, su volumen y el volumen de vómito. Los lactantes pueden perder temporalmente hasta 10% de su peso al nacer, pero deben recuperarlo hacia los 14 días de vida. Los lactantes alimentados exclusivamente al seno materno por lo general pierden más peso que los que se alimentan con fórmula. Los recién nacidos deben alimentarse a demanda, por lo general cada 1 a 3 horas. Los neonatos están en riesgo de hipoglucemia y nunca deben pasar > 3 horas sin alimentarse. Aquellos que se alimentan al seno materno tienen que hacerlo durante ≥ 15 minutos, en tanto que los que toman fórmula han de tomar ≥ 3-4 oz por sesión. Sin embargo, estas son simplemente guías, ya que el aumento de peso es la mejor medida.

Problemas de alimentación

Debe preguntarse con qué frecuencia se alimenta el niño y cuánto consume por vez (o cuánto tiempo tarda en comer, si es amamantado). Siempre preguntar sobre la manera en que se prepara la fórmula porque una mezcla inadecuada puede resultar en un consumo calórico insuficiente, además de anormalidades electrolíticas graves, como hiper o hiponatriemia. Si el síntoma principal es el vómito o la regurgitación, estimar el volumen, la frecuencia y el color.

El reflujo gastroesofágico (RGE) es una de las causas más frecuentes de regurgitación o vómito en los lactantes. A menudo los padres informan que el vómito ocurre después de la alimentación o que el bebé tiene gas o está inquieto y hace gestos o arquea la espalda. El vómito con cada comida o un lactante que no aumenta de peso son preocupantes por reflujo patológico. Para el padre que tiene que cambiarse la ropa cada hora es difícil estimar el volumen. Puede vaciarse una jeringa con 10 mL de agua sobre una servilleta para hacer una comparación, con lo que es posible que el padre se dé cuenta que su bebé en realidad no está "vomitando todo". Los remedios sencillos para el RGE incluyen una posición erguida por un mínimo de 30 minutos después de la alimentación y sacar el aire. En casos de RGE crónico o grave, puede ser adecuado un esquema de ranitidina; sin embargo, la decisión de iniciar el medicamento es mejor dejarla al médico de atención primaria. Los cambios en la fórmula no deben hacerse en urgencias. La fórmula debe cambiarse de forma escalonada en un lapso > 2 semanas. Si los padres están preocupados por la fórmula, recomendarles el seguimiento con su médico de cabecera, quien puede dedicar el tiempo necesario a este problema que no es urgente.

Los signos de una etiología más preocupante de vómito y alimentación deficiente incluyen vómito bilioso, hemorragia GI, vómito consistentemente fuerte ("en proyectil") e hipersensibilidad o distensión abdominales marcadas. Se sabe que la fístula traqueoesofágica (FTE), la atresia o membrana duodenal, la hernia hiatal, la hernia diafragmática, la malrotación intestinal y la estenosis pilórica hipertrófica causan problemas de alimentación neonatales, en particular vómito. Los pacientes con FTE por lo general tienen antecedentes prolongados de dificultad respiratoria leve relacionada con la alimentación o episodios recurrentes de neumonía. Cualquiera de estos datos más preocupantes en los antecedentes o la exploración física justifican una evaluación diagnóstica adicional que incluya imágenes o estudios de laboratorio.

Por último, los niños con enfermedades que no son GI pueden presentarse con dificultades para alimentarse. Un bebé que suda mientras se alimenta puede tener una cardiopatía. Hay que escuchar en busca de un soplo, asegurarse que todos los pulsos sean iguales y adecuados, y preguntar sobre episodios cianóticos. Un lactante que no se despierta para comer o que se niega a hacerlo puede estar enfermo, pues los neonatos tienen muy pocas formas de indicar que algo anda mal. El letargo, la irritabilidad o la negación a comer pueden indicar una enfermedad sistémica, como sepsis, o simplemente hipoglucemia. Si el lactante con frecuencia tiene leche escurriendo de las narinas, revisar en busca de defectos palpables o visibles en el paladar. Los lactantes con una función de succión/deglución/respiración mal coordinada pueden tener una causa neurológica subyacente, pero más a menudo solo no coordinan bien, lo que requiere una posición apropiada y hacer pausas durante la alimentación. Estos pacientes se benefician de asesoría sobre la lactancia en consulta externa.

PUNTOS CLAVE

- La pérdida de peso de hasta 10% es frecuente, pero el peso al nacer debe recuperarse para los 14 días de vida.
- Los recién nacidos deben alimentarse a demanda alrededor de cada 1 a 3 horas, pero nunca > 3 a 4 horas.

- El reflujo es una de las causas más frecuentes de regurgitación y vómito en lactantes y suele ser benigno. Los cambios de fórmula láctea no deben hacerse en el ámbito de urgencias.
- Sudoración, falta de interés, vómito bilioso, hemorragia GI, distensión abdominal o fatiga al alimentarse son signos preocupantes de una patología subyacente.
- La alimentación deficiente a largo plazo puede conducir a retraso del desarrollo que requiere hospitalización.

Lecturas sugeridas

Anonymous. Bright futures—nutrition issues and concerns. In: *AAP Bright Futures Guidelines*. American Academy of Pediatrics. brightfutures.aap.org/

Fortunato JE, Tarbell SE. Vomiting and nausea in the pediatric patient. Nausea Vomit. New York, NY: Springer International Publishing; 2016;175-190.

Lightdale JR, Gremse DA. Gastroesophageal reflux: management guidance for the pediatrician. Pediatrics. 2013;131(5):e1684-e1695.

Mccollough M, Sharieff GQ. Abdominal surgical emergencies in infants and young children. Emerg Med Clin North Am. 2003;21(4):909-935.

Rosen R, et al. Pediatric gastroesophageal reflux clinical practice guidelines. J Pediatr Gastroenterol Nutr. 2018;66(3):516-554.

¿Debe verse así?: saber qué es normal después de la circuncisión para poder tranquilizar a los padres

Alyssa Bernardi, DO y Rachel E. M. Cramton, MD

Es frecuente que los padres preocupados se presenten en la sala de urgencias entrada la madrugada con preguntas sobre lo que es normal y anormal después de una circuncisión. En este capítulo se examinarán las técnicas usadas para circuncidar a los lactantes masculinos, revisar la atención posoperatoria básica y describir las complicaciones preocupantes que requieren atención sin demora por parte del profesional de urgencias.

Técnicas de circuncisión

Para entender qué es normal y anormal debe estarse familiarizado con el proceso de circuncisión. La analgesia suele lograrse con bloqueo nervioso peneano dorsal y sacarosa oral. El procedimiento por lo general dura < 15 minutos. Hay tres técnicas que pueden usarse para retirar el prepucio. Dos de las tres técnicas de circuncisión usan una pieza de metal o plástico para proteger el glande del pene en tanto se retira el prepucio. La técnica de pinza Gomco ajusta una campana de metal sobre el glande y debajo del prepucio. La pinza se ajusta entonces sobre el prepucio y se deja en su sitio durante 5 minutos para lograr la hemostasia de los tejidos. El prepucio se corta en circunferencia con un bisturí. Se utiliza una técnica similar con la Plastibell; se desliza un anillo de plástico sobre el glande y el prepucio se anuda con un cordón. El cordón y la parte de plástico se dejan colocados en el pene del lactante hasta por 1 semana; a la larga el prepucio se vuelve necrótico y se esfacela como resultado de la ligadura que corta la irrigación sanguínea al tejido. Si el dispositivo Plastibell no se ha caído después de 1 semana o ha migrado en sentido proximal, puede retirarse con un cortador de anillos. La última técnica utiliza una pinza de Mogen, en la cual el prepucio se extiende de modo que se aplane y se desliza a través de una pinza linear antes de cortarlo.

Instrucciones posoperatorias para los padres

Muchos padres se encuentran distraídos o preocupados antes y después de la circuncisión del lactante, por lo que no siempre recuerdan o siguen las instrucciones para el alta. El mensaje más importante que debe transmitírseles es que mantengan el glande cubierto. Un emoliente de barrera, como petrolato, puede aplicarse generosamente al glande del pene justo después de la circuncisión. Se aplica un apósito no adhesivo sobre el glande o un ungüento de barrera al propio pañal para evitar que la piel se adhiera al mismo. Los padres deben volver a aplicarlo con cada cambio de pañal hasta por 5 días después de la circuncisión para evitar estenosis del meato y adherencias. A menos que el área del glande esté completamente cubierta por heces, no hay necesidad de limpiar la totalidad del pene durante el cambio de pañal. Nótese que el glande del pene está muy vascularizado y se verá muy eritematoso y ligeramente edematoso después de la circuncisión. Esto es normal y no hay necesidad de preocuparse a menos que la abertura del meato esté ocluida o el lactante no haya orinado durante 6 a 8 horas después de la circuncisión.

Complicaciones de la circuncisión

Las complicaciones más probables en un paciente recién circuncidado que se ven en urgencias son hemorragia e infección local. Considerando esto, un metaanálisis internacional de 2015 informó que la mediana de frecuencia de todas las complicaciones posteriores a la circuncisión fue solo 1.5%.

La mayor parte de las hemorragias posteriores a la circuncisión es limitada y se resuelve sola o con presión. Las técnicas para tratar la hemorragia en urgencias incluyen aplicación de una pequeña cantidad de nitrato de plata (usar solo si la hemorragia se limita a varios sitios pequeños), aplicación de polímero de celulosa oxidada (Surgicel®) o varias suturas pequeñas usando una sutura absorbible fina. Nunca debe emplearse cauterio para detener la hemorragia en un paciente recién circuncidado porque esto puede conducir a necrosis tisular y afectar la función del pene y el aspecto cosmético. Si la hemorragia es abundante o resistente al nitrato de plata, indagar si hay hemofilia o hemorragias en los antecedentes familiares y considerar análisis de sangre para la evaluación de una coagulopatía. Consultar con urología o cirugía pediátrica para una exploración quirúrgica si la hemorragia es intensa o persistente.

La infección en un paciente después de la circuncisión suele ser local y puede tratarse con cambios de apósitos. Si la infección parece ser leve o si hay preocupación en torno a que se desarrolle una infección, recalcar a los padres la importancia de un ungüento de barrera y los cambios frecuentes del pañal (es decir, no dejar que el lactante permanezca con el pañal mojado por periodos largos). Una infección local puede tratarse con bacitracina o un ungüento antibiótico tópico similar. Considerar una infección sistémica (*y una evaluación completa para sepsis*) si el paciente demuestra letargo, mala alimentación o fiebre. Hay que recordar que la fiebre en un neonato recién circuncidado siempre causa preocupación y debe hacerse la evaluación correspondiente.

PUNTOS CLAVE

- Si el dispositivo Plastibell no se ha caído después de 1 semana, o ha migrado en sentido proximal, puede retirarse usando un cortador de anillos.
- Mantener el glande cubierto con petrolato. No hay necesidad de limpiar el área del pañal entre cada cambio de pañal.
- Nunca usar cauterio para detener la hemorragia en un paciente recién circuncidado.
- Una infección localizada puede tratarse con bacitracina o un ungüento antibiótico tópico similar.
- La fiebre en un neonato circuncidado debe evaluarse con la misma preocupación que en el no circuncidado con un enfoque hacia una evaluación para sepsis.

Lecturas sugeridas

Cancian MJ, Caldamome AA. Special considerations in the pediatric patient. In: Taneja SS, Shah O, eds. *Complications of Urologic Surgery*. 4th ed. Edinburgh, UK: Elsevier; 2010:581-590.

Smith AW, Hebra A, Mansfield JM, et al. Management of Plastibell circumcision ring migration and glans penis incarceration. *J Pediatr Surg Case Rep*. 2013;7:186-188.

Srinivasan M, Hamvas C, Coplen D. Rates of complications after newborn circumcision in a well-baby nursery, special care nursery, and neonatal intensive care unit. *Clin Pediatr*. 2015;12:1185-1191.

178

Costal de huesos o crecimiento normal: identificar el retraso del desarrollo

Marci Macaraeg, MD y Rachel E. M. Cramton, MD

El retraso del desarrollo es difícil de definir de forma aguda, ya que el diagnóstico verdadero se hace con el tiempo. Sin embargo, puede sospecharse con los antecedentes, la exploración o las cifras. El paciente puede ser llevado con el médico debido a preocupaciones nutricionales por parte del pediatra o los responsables del niño. El paciente puede verse o actuar desnutrido en la exploración. Es posible que su gráfica de crecimiento demuestre < 5% o una caída en el peso ≥ 2 percentiles a lo largo de 3 a 6 meses. Los lactantes a término < 2 años de edad deben medirse en las gráficas de crecimiento de la Organización Mundial de la Salud, mientras que los niños más grandes se miden en las gráficas de crecimientos de los Center for Disease Control. También hay graficas de crecimiento especiales para niños especiales, incluidos lactantes prematuros, trisomía 21, síndrome de Prader-Willi y muchos otros, que pueden obtenerse con facilidad en línea.

Por fortuna, es muy raro que los niños con retraso del desarrollo se presenten con trastornos que ponen en riesgo la vida. Los trastornos más graves y frecuentes que justifican tratamiento en urgencias son la deshidratación y la hipoglucemia. En un lactante, los signos de deshidratación incluyen taquicardia para la edad, llenado capilar > 2 segundos, falta de producción de lágrimas al llorar, fontanela hundida o letargo. Preguntar a las personas responsables del niño si el número de pañales mojados ha sido normal ese día. Los niños y adolescentes tienen signos más típicos de deshidratación, como taquicardia, disminución del llenado capilar, membranas mucosas secas y reducción del gasto urinario. Para todos estos pacientes, la rehidratación es clave. El bolo típico en pediatría es 10 a 20 mL/kg de líquido isotónico con revaloración.

Algunos trastornos que ponen en riesgo la vida que pueden presentarse como retraso del desarrollo y no pueden ignorarse comprenden malrotación intermitente con o sin vólvulo, hiperplasia suprarrenal congénita, cardiopatía congénita, errores congénitos del metabolismo e infección aguda o sepsis. Mucho del retraso del desarrollo es social, por lo que debe considerarse siempre abuso o negligencia. La mayoría de los pacientes con retraso del desarrollo, incluidos los neonatos, puede manejarse de forma ambulatoria. Si los antecedentes y la exploración física no son significativos para ninguna anormalidad, excepto por un niño que es pequeño para su edad y que por lo demás está fuerte, vigoroso y come bien, entonces los pacientes deben ser dados de alta con un buen seguimiento ambulatorio.

Iniciar una evaluación diagnóstica para un niño con retraso del desarrollo depende de los antecedentes y la exploración física, ya que el diagnóstico diferencial es muy amplio. Si hay alguna preocupación por los antecedentes o la exploración física, se realizan las pruebas apropiadas para datos anormales. Deben hacerse una biometría hemática y un panel metabólico completo para evaluar anemia, deficiencia de hierro y función renal y hepática. Si hay un soplo cardiaco, considerar una radiografía de tórax y un ecocardiograma. Los estudios tiroideos y las concentraciones de glucosa, lactato y amoniaco pueden indicar un error congénito del metabolismo. En su mayor parte, el retraso del desarrollo se debe a un consumo calórico inadecuado y debe manejarse en el ámbito ambulatorio con educación y asesoría para los padres. El niño debe hospitalizarse si está enfermo, si no come mientras está en urgencias o si existe la preocupación de que la familia del niño no pueda garantizar un seguimiento confiable o un hogar seguro.

Ocurre un síndrome de realimentación cuando se reintroduce la nutrición de forma intensiva a un niño con desnutrición grave. El adolescente con anorexia nerviosa prolongada es el ejemplo prototípico. Las manifestaciones clínicas del síndrome de realimentación comprenden vómito, diarrea y desequilibrios de líquido. Entre los datos de laboratorio se encuentran hipofosfatemia, hipopotasiemia, hipomagnesiemia y desequilibrio de glucosa. Los desequilibrios de líquido pueden conducir a edema, hipotensión y choque. Esto, además de las anormalidades de electrolitos, pueden ser letales, por lo general debido a arritmias o insuficiencia cardiaca. El manejo del síndrome de realimentación incluye la corrección intensiva de las anormalidades electrolíticas, en especial de fósforo, potasio y magnesio. Estos pacientes deben vigilarse con un monitor cardiaco con telemetría y deben recibir revisiones más frecuentes tanto de los signos vitales como de los electrolitos.

PUNTOS CLAVE

- El retraso del desarrollo se define como un niño que se encuentra en < 5% en la gráfica del crecimiento apropiada o un niño que ha caído > 2 percentiles en 3 a 6 meses.
- La mayoría de los casos de retraso del desarrollo, de los neonatos a los adolescentes, puede y debe darse de alta y manejarse en el ámbito ambulatorio.
- Siempre hay que considerar deshidratación, maltrato/negligencia y causas de retraso del desarrollo que ponen en riesgo la vida.
- Mucho del retraso del desarrollo es social y requiere asesoría y orientación para los padres. Realizar estudios y hospitalizar solo cuando hay una preocupación clínica acerca de una enfermedad.
- Estar atento al síndrome de realimentación en los niños con desnutrición grave.

Lecturas sugeridas

Ammoury RF. Malabsorptive disorders of childhood. *Pediatr Rev.* 2010;31(10):407-415.

Growth Charts. Washington State Academy of Nutrition and Dietetics. https://www.eatrightwashington.org/pnpg/page/growth-charts

Jaffe AC. Failure to thrive: current clinical concepts. *Pediatr Rev.* 2011;32(3):100-107.

Mehler PS, Winkelman AB, Andersen DM, Gaudiani JL. Nutritional rehabilitation: practical guidelines for refeeding the anorectic patient. *J Nutr Metab.* 2010;2010.

Motil K. Poor weight gain in children younger than two years: etiology and evaluation. In: Drutz J, Jenson C, eds. *UpToDate*, consultada el 14 de enero de 2010 de https://www.uptodate.com/contents/poor-weight-gain-in-children-younger-than-two-years-in-resource-rich-countries-etiology-and-evaluation?search=Poor%20weight%20gain%20in%20children%20younger%20than%20two%20years:%20etiology%20and%20evaluation&source=search_result&selectedTitle=1~150&usage_type=default&display_rank=1

ALERGIA/INMUNOLOGÍA

179

Anafilaxia: puede tratarse de un choque, pero no tiene por qué terminar en tragedia...

Lindsey Retterath, MD y Melissa E. Zukowski, MD, MPH, FACEP, FAAP

La anafilaxia tiene que ser una de las urgencias médicas más conocidas entre los niños de la década de 1990. Si no ha visto la película *Mi primer beso* –alerta de *spoiler*– termina con la trágica muerte del personaje de Macaulay Culkin debido a que lo pica un enjambre de abejas. Sin embargo, si se reconoce y maneja de forma oportuna, con orientación anticipada sobre anafilaxia en niños de alto riesgo, esta urgencia médica atemorizante no tiene que terminar en una tragedia. Esto lleva a la pregunta: ¿cómo se prepara a los pacientes pediátricos y a sus cuidadores para manejar la anafilaxia antes de que lleguen a la sala de urgencias?

Anafilaxia

Cualquier reacción alérgica que afecta dos o más sistemas constituye anafilaxia. Estos pueden incluir el sistema cardiovascular, el sistema respiratorio, la piel, los ojos y las vías GI. Aunque un paciente con ronchas y vómito puede hacer pensar sin demora en anafilaxia, es aún más importante considerar la anafilaxia como la etiología del compromiso hemodinámico y la dificultad respiratoria. Hay que estar atento a signos/síntomas sutiles de perfusión deficiente de órgano terminal. La mortalidad por anafilaxia ocurre más a menudo como asfixia o broncoespasmo, por lo general correlacionada con antecedentes de asma concomitante o administración retrasada de epinefrina.

Para la anafilaxia se administra epinefrina IM, 1:1000 (1 mg/mL). Simplemente hay que administrarla, y rápido. Para la anafilaxia, la epinefrina es la única intervención farmacológica basada en evidencia. Asimismo, la mayoría de los casos con una elevada morbilidad o mortalidad incluye un retraso en la administración. No hay que depender de antihistamínicos o glucocorticoides porque estos medicamentos de segunda línea no salvan la vida en caso de urgencia. Los autoinyectores están disponibles en tres presentaciones. El tamaño "lactante" (0.1 mg) es para menores de 1 año, el "pediátrico" (0.15 mg) para > 1 año y que pesan < 30 kg, y la dosis de "adulto" (0.3 mg) para niños > 30 kg. La dosis basada en el peso es de 0.01 mg/kg o 0.1 mL/kg. La dosis máxima típica es de 0.3 mg/dosis; sin embargo, puede administrarse hasta 0.5 mg/dosis en tanto esta no sea > 0.01 mg/kg.

Los pacientes con antecedentes de anafilaxia suelen ya haber usado un autoinyector o haber recibido epinefrina antes de llegar a urgencias. Debe confirmarse la dosis previa a la llegada al hospital y considerar seriamente una nueva dosis si la previa fue inadecuada o se desconoce. Además de antecedentes de asma/atopia/eccema, preguntar acerca de fiebre, posibles cuerpos extraños, exposiciones ambientales y antecedentes respiratorios y cardiovasculares. Si un paciente requiere más de una dosis de epinefrina IM, considerar una infusión de epinefrina e ingreso a la UCI. Las dosis iniciales habituales son de 0.5 mcg/kg/min, pero ajustar al alza según se requiera hasta que mejore la perfusión o la respiración. Por fortuna, la mayoría de estos pacientes se da de alta a casa. La orientación anticipada en caso de recurrencia es fundamental, ya que ocurre anafilaxia bifásica hasta en 15% de los niños.

Orientación anticipada

Las exposiciones alérgicas rara vez son planeadas, lo que hace que el acceso a un autoinyector sea vital. Siempre que sea posible, hay que educar a todos los cuidadores, no solo al que esté presente en urgencias. Considerar el alta con un "Plan de emergencia para alergia y anafilaxia" que incluya una lista de las alergias probables del paciente, las dosis y las indicaciones de los medicamentos, así como los trastornos comórbidos. Las instrucciones deben incluir cuándo buscar ayuda, cuándo autotratar con un autoinyector y la importancia de retirar el agente causal. El pediatra o alergólogo del paciente debe actualizar el plan por lo menos cada año y copias del mismo tienen que conservarse en casa y en la escuela. Aconsejar a los padres y al paciente que obtengan un brazalete de alerta médica para alergias graves. Esto permite reconocer y tratar sin demora en caso de que el paciente esté demasiado grave para comunicar sus antecedentes médicos.

Los niños por lo general pueden reconocer la anafilaxia para la edad de 9 años y administrarse de forma confiable epinefrina IM hacia los 12. Los cuidadores, a su vez, deben recibir indicaciones acerca de cómo reconocer la anafilaxia y cómo usar los autoinyectores.

La orientación anticipada es especialmente importante en niños con alergias graves o anafilaxia y antecedentes de asma. Los niños con asma tienen más probabilidades de presentar síntomas respiratorios que ponen en riesgo la vida durante una reacción alérgica. La epinefrina temprana es la única intervención que ha mostrado cambiar la morbilidad y la mortalidad. Una buena orientación para una administración apropiada de un autoinyector con epinefrina antes de llegar al hospital puede en verdad salvar la vida.

PUNTOS CLAVE

- Epinefrina: ¡adminístrela rápido, adminístrela pronto!
- Estar alerta a signos sutiles de perfusión deficiente de órganos terminales: ¡téngales respeto!
- Anafilaxia bifásica: puede ocurrir hasta en 15% de los pacientes pediátricos.
- Orientación anticipada: aunque no es tan emocionante como el tratamiento de la anafilaxia en urgencias, sin duda es FUNDAMENTAL para los pacientes y sus familias.

Lecturas sugeridas

Alquarashi W, Stiell I, Chan K, et al. Epidemiology and clinical predictors of biphasic reactions in children with anaphylaxis. *Ann Allergy Asthma Immunol.* 2015;115:217.

Bock SA, et al. Further fatalities caused by anaphylactic reactions to food, 2001-2006. *J Allergy Clin Immunol.* 2007;119(4):1016-1018.

Simons E, Sicharer SH, Weiss C, Simons FE. Caregivers' perspectives on timing the transfer of responsibilities for anaphylaxis recognition and treatment from adults to children and teenagers. *J Allergy Clin Immunol Pract.* 2013;1(3):309-311.

Turner PJ, Gowland MH, Sharma V, et al. Increase in anaphylaxis-related hospitalizations but no increase in fatalities: an analysis of UK national anaphylaxis data, 1992-2012. *J Allergy Clin Immunol.* 2015;135(4):956-963.

Wang J, Sicherer SH; Section on Allergy and Immunology. Guidance on Completing a Written Allergy and Anaphylaxis Emergency Plan. *Pediatrics.* 2017;139(3):e20164005. doi: 10.1542/peds.2016-4005.

Inmunodeficiencia primaria: qué esperar cuando las líneas celulares empiezan a fallar

Monica Hajirawala, MD y Julia Schweizer, MD, FAAP

Características clínicas comunes de la inmunodeficiencia

Un paciente con infecciones recurrentes de vías respiratorias superiores, neumonías, infecciones de oídos, abscesos, infecciones sinusales graves, bronquitis, infecciones micóticas o diarrea puede haber tenido una racha de mala suerte o presentar signos de una inmunodeficiencia. Hay que sospechar de un paciente que tiene fiebre intermitente, retraso del desarrollo, infección con microorganismos infrecuentes, infecciones bacterianas graves, antecedentes familiares de inmunodeficiencia, evolución clínica grave de infecciones comunes o infecciones que persisten con una respuesta parcial o falta de respuesta al tratamiento. Cuando fallan partes del sistema inmunológico, el patrón de infecciones puede ayudar a identificar el problema.

Los pacientes con defectos de la inmunidad innata como deficiencia de linfocitos citolíticos naturales o enfermedad granulomatosa crónica se presentan con cicatrización deficiente de las heridas, infecciones piógenas y progresión rápida de las infecciones. Dado que el sistema innato es responsable de crear una respuesta inflamatoria, es posible que estos pacientes no se presenten con fiebre ni experimenten dolor relacionado y tengan marcadores inflamatorios normales en caso de una infección. Por desgracia, su falta de síntomas puede retrasar el diagnóstico o empeorar el resultado, por lo que hay que tener cuidado en un paciente con una deficiencia innata conocida.

Los defectos de los linfocitos B, como la deficiencia de IgA, la deficiencia inmunológica variable común y la agammaglobulinemia ligada a X, causan muy a menudo infecciones recurrentes de senos paranasales, oído y pulmones, en particular con microorganismos encapsulados debido a problemas con la producción o función de los anticuerpos. Estos ocurren más a menudo después de que las inmunoglobulinas maternas desaparecen alrededor de los 6 meses de edad. A menudo tienen enfermedades autoinmunes, neoplasias, citopenias e hipoacusia neurosensorial. Los trastornos de linfocitos T son funcionalmente similares a los que ocurren en el sida, con un patrón similar de infecciones oportunistas con *Candida* y *Mycobacterium*. En consecuencia, en el diagnóstico diferencial de estos pacientes debe considerarse infección por VIH.

Pruebas de detección para inmunodeficiencia

Las mejores pruebas de detección iniciales para cualquier niño con infecciones recurrentes son la biometría hemática completa con diferencial no automática y la velocidad de sedimentación globular (VSG). Debe ponerse especial atención al recuento absoluto de linfocitos (RAL) (que varía con la edad), el recuento absoluto de neutrófilos (RAN) y el recuento plaquetario. Un RAN bajo indicaría un defecto de adhesión de los leucocitos, neutropenia congénita o neutropenia adquirida. Hay que tener en mente que un RAN bajo es muy frecuente en niños después de una infección viral o secundario a exposición a sustancias. Un RAL bajo puede indicar una deficiencia de linfocitos T. Las anormalidades plaquetarias, junto con problemas inmunológicos, pueden indicar síndrome de Wiskott-Aldrich. Las infecciones bacterianas y micóticas crónicas son menos probables si la VSG es normal. Debe referirse al paciente con un inmunólogo pediatra para una evaluación detallada si existe preocupación por una inmunodeficiencia.

Una anamnesis y una exploración física detalladas y un perfil metabólico completo también ayudan a evaluar si hay una inmunodeficiencia secundaria, como una neoplasia maligna, VIH, medicamentos inmunosupresores, drepanocitemia, asplenia, diabetes mellitus, hepatopatía grave, insuficiencia hepática y pérdida de proteínas.

Manejo de la inmunodeficiencia en la sala de urgencias

Cualquier paciente con una inmunodeficiencia primaria o secundaria debe recibir una evaluación diagnóstica detallada para infecciones en la sala de urgencias si presenta síntomas, fiebre o signos vitales preocupantes. Los pacientes inmunocomprometidos con cualquier etiología tienen un riesgo elevado de infecciones bacterianas, bacteriemia oculta y enfermedades graves, por lo que la anamnesis y la exploración física detalladas pueden guiar la evaluación diagnóstica infecciosa. Deben considerarse los dispositivos médicos insertados como fuentes potenciales de infecciones. Si el paciente tiene aspecto enfermo, se recomienda con firmeza hospitalización y antibióticos empíricos. Incluso si la exploración física, los signos vitales y los resultados de laboratorio son tranquilizantes, de todos modos debe considerarse un cultivo sanguíneo debido al riesgo elevado de bacteriemia. También debe considerarse la consulta con la especialidad involucrada (p. ej., oncología, nefrología) y antibióticos empíricos. Si el paciente se considera estable para el alta, requiere seguimiento frecuente en la primera semana para revalorar su estado clínico.

PUNTOS CLAVE

- Sospechar inmunodeficiencia en pacientes con infecciones recurrentes, infecciones graves por bacterias comunes, infecciones inusuales, infecciones oportunistas, antecedentes familiares de inmunodeficiencia, diarrea o retraso del desarrollo.
- Obtener una biometría hemática con diferencial no automática y VSG como pruebas de detección iniciales.

Lecturas sugeridas

Alkhater SA. Approach to the child with recurrent infections. *J Fam Community Med*. 2009;16(3):77-82.

Kliegman RM, et al. *Nelson Textbook of Pediatrics, vols. 1 and 2*. 20th ed. Elsevier; 2016.

O'Keefe AW, et al. Primary immunodeficiency for the primary care provider. *Paediatr Child Health*. 2016;21(2): e10-e14.

Reust CE. Evaluation of primary immunodeficiency disease in children. *Am Fam Physician*. 2013;87(11):773-778.

181

No olvidar buscar las cinco preguntas de las lesiones cutáneas

Caroline Wang, MD y Julia N. Magana, MD

Las equimosis son la clave visible más frecuente de maltrato físico, pero infortunadamente los médicos a menudo subestiman su relevancia. Algunas lesiones cutáneas no deben ignorarse, ya que pueden ser indicadores de maltrato infantil o la señal de una lesión interna. A menudo, los niños que ya caminan se presentan con equimosis sobre áreas óseas, como espinillas, rodillas, codos y frente: estas son normales y una parte esperada de la infancia. ¿Entonces qué lesiones cutáneas deben ser causa de preocupación? Considerar las equimosis en el contexto de estas cinco preguntas:

Quién: el niño que no camina rara vez presenta equimosis. Para golpearse de forma accidental, la persona debe ser capaz de generar suficiente impulso para aplastar los tejidos. Estudios han mostrado de manera repetida que "los que no se mueven, rara vez se golpean". Cualquier equimosis sin un antecedente claro de traumatismo en un lactante que aún no camina debe motivar a una evaluación adicional para maltrato infantil. Las lesiones en niños de mayor edad que no se desplazan debido a un retraso del desarrollo deben llevar al profesional a hacer más preguntas.

Qué: las lesiones con patrón y una gran cantidad de equimosis son preocupantes. Si se utiliza un objeto para causar un traumatismo, puede quedar una silueta o un patrón del objeto, como las marcas de un cinturón y su hebilla o una correa doblada usada para azotar al niño. Un gran número de equimosis también debe despertar la sospecha de maltrato.

Dónde: las áreas protegidas del cuerpo presentan equimosis con menor frecuencia. Una forma fácil de recordarlo es usando la nemotecnia (en inglés) TEN-4 FACES: que son equimosis en torso, orejas (*ears*) y cuello (*neck*), frenillo, ángulo de la mandíbula, cachete, párpado (*eyelid*), o esclerótica de un niño < 4 años sin un accidente público confirmado o cualquier equimosis en un lactante < 4 meses de edad.

Cuándo: si un lactante se presenta a urgencias con un síntoma principal y la equimosis de interés se encuentra de forma incidental.

Por qué: si no hay un "por qué" o un antecedente de un traumatismo que explique una equimosis en un lactante que no camina o un relato verificable que tenga sentido de acuerdo con el nivel de desarrollo en el niño de mayor edad, debe considerarse la posibilidad de maltrato.

Los principios de las cinco preguntas pueden aplicarse también a las quemaduras. Las quemaduras infligidas son más graves que las accidentales. Las quemaduras con escaldaduras por inmersión sin marcas de salpicaduras relacionadas, las quemaduras por inmersión con distribución en media-guante o los glúteos o genitales quemados de forma simétrica son señales de alerta de maltrato. Las quemaduras por contacto infligidas o las quemaduras con un patrón suelen estar bien demarcadas, ser profundas y dejar una huella clara del objeto usado, por ejemplo, un cigarrillo o hierro caliente.

¿Qué debe hacerse ante equimosis o lesiones cutáneas preocupantes? En niños < 2 años de edad con cualquier lesión notoria o sospechosa es imperativo obtener una serie radiográfica ósea. Las lesiones deben fotografiarse con un instrumento de medición. Si hay cualquier lesión en la cara o la cabeza, ha de tenerse un umbral bajo para obtener una TC de la cabeza en niños de 12 meses de edad o menores. Hay que recordar que las reglas de decisión para obtener imágenes, como las guías PECARN para lesiones cefálicas, no aplican para el maltrato. También tienen que considerarse análisis de laboratorio para la detección de lesiones ocultas, lo que incluye biometría hemática, panel metabólico, transaminasas y análisis de orina. Deben obtenerse la documentación apropiada y una anamnesis detallada. Los profesionales médicos también tienen la responsabilidad legal de informar las sospechas de maltrato.

PUNTOS CLAVE

- Quién: los que no se mueven, rara vez se golpean.
- Qué: las lesiones con patrón y un gran número de equimosis son causa de preocupación.
- Dónde: hay que preocuparse de las equimosis que corresponden a las siglas TEN-4 FACES. Son las que se ubican en torso, orejas, cuello, frenillo, ángulo de la mandíbula, cachete, párpado o esclerótica en niños < 4 años de edad.
- Cuándo: si un lactante pequeño se presenta con una equimosis sin un traumatismo como síntoma principal, esto es causa de preocupación.
- Por qué: debe haber un "porqué" para equimosis extrañas en niños pequeños.

Lecturas sugeridas

Christian CW; Committee on Child Abuse and Neglect, American Academy of Pediatrics. The evaluation of suspected child physical abuse. *Pediatrics*. 2015;135(5):e1337-e1354.

Pierce MC, Kaczor K, Aldridge S, et al. Bruising characteristics discriminating physical child abuse from accidental trauma. *Pediatrics*. 2010;125(1):67-74.

Sheets LK, Leach ME, Koszewski IJ, et al. Sentinel injuries in infants evaluated for child physical abuse. *Pediatrics*. 2013;131(4):701-707.

¡No ignorar un traumatismo cefálico por maltrato!

Leah Sitler, MD y Julia N. Magana, MD

Los niños con un traumatismo cefálico por maltrato (TCM) pueden presentarse con una variedad de síntomas, algunos de los cuales pueden ser sutiles. Por lo tanto, es fundamental mantener un alto grado de sospecha, ya que los TCM son la causa más frecuente de maltrato letal, a pesar de lo cual los profesionales suelen pasarlos por alto. Cuando esto ocurre, los TCM pueden tener un fuerte impacto clínico y social, lo que incluye un efecto a largo plazo en la salud mental y física de los pacientes; además, tienen el potencial de ser letales.

Los TCM se han denominado históricamente síndrome del bebé sacudido porque su mecanismo más conocido es cuando un cuidador sacude al niño. Este movimiento de tipo latigazo provoca fuerzas de cizallamiento que pueden romper venas emisarias, lo que conduce a hemorragias intracraneales como las hemorragias subdurales. Con frecuencia resulta una lesión anóxica difusa por fuerzas de aceleración/desaceleración rápida complicada por hemorragia, edema, cizallamiento axonal y disminución de la perfusión cerebral. Las sacudidas con fuerza también pueden causar hemorragias retinianas. Los TCM incluyen muchos datos como lesión intracraneal/espinal, fracturas costales y de otros tipos y hemorragias retinianas complejas inconsistentes con el mecanismo indicado. No hay una prueba diagnóstica única y el diagnóstico se hace mediante la sospecha. Ya que el mecanismo de un TCM tiene múltiples partes, el mejor término es TCM como lo sugiere la American Academy of Pediatrics.

¿Cuándo debe sospecharse un TCM?

Los profesionales pasan por alto los TCM porque sus signos son similares a infecciones, traumatismos accidentales o incluso a un lactante ostensiblemente normal. Los signos y síntomas pueden incluir vómito, convulsiones, cambios en el llanto, cambios en el nivel de actividad, disminución del interés por la alimentación, apnea, cambio de color y otros. Los pacientes pueden presentarse con una crónica de un traumatismo que, en la superficie, puede ser plausible o tal vez no tengan una descripción del mismo. Es responsabilidad del profesional diferenciar entre una etiología benigna y el maltrato. La anamnesis debe enfocarse en el mecanismo del traumatismo descrito, la respuesta de los padres, los síntomas subsecuentes, la capacidad de desarrollo del paciente y los antecedentes sociales.

Los lactantes deben someterse a una exploración completa de la piel de la cabeza a los pies con el niño completamente desvestido. Las equimosis, las hemorragias en las escleróticas o la rotura del frenillo en un lactante que no camina son señales de alerta, en particular junto con los signos y síntomas antes mencionados de TCM. Debe palparse todo el cuerpo en busca de hipersensibilidad ósea, lesiones en el cuero cabelludo e hipersensibilidad o distensión abdominal. El lactante debe observarse en urgencias mientras bebe e interactúa con la familia en busca de cualquier anormalidad neurológica sutil.

¿Qué hacer cuando está el TCM en el diagnóstico diferencial?

Los profesionales no advierten el TCM cuando no obtienen una TC cefálica porque atribuyen sus signos a causas más benignas, no lo consideran o utilizan las reglas PECARN para lesión cefálica traumática a fin de reducir la radiación. Estas reglas no pueden aplicarse a un TCM debido a que dependen de una anamnesis precisa por parte del paciente, la cual es notoriamente imprecisa en caso de maltrato. Asimismo, las reglas PECARN consideran una lesión cerebral traumática de importancia clínica, en tanto que diagnosticar incluso un TCM leve puede cambiar de forma drástica la vida del niño.

Si los síntomas, lesiones o narraciones no tienen sentido, obtener una TC sin contraste. Considerar una TCM en cualquier hemorragia intracraneal sin una causa clara. Transferir al paciente a un centro de traumatismos pediátricos para una evaluación adicional con un subespecialista.

El diagnóstico de TCM tiene importantes implicaciones para el niño y la familia, y muchos profesionales dudan en establecerlo. Sin embargo, es trabajo del médico no asignar culpas, pero sí brindar la mejor atención y evaluación médica para el niño. Los profesionales deben presentar un informe a las autoridades indicadas (es decir, agencias de protección infantil o autoridades competentes) cuando hay cualquier sospecha razonable de maltrato.

PUNTOS CLAVE

- ¡Considerar siempre la posibilidad de TCM! En ocasiones el único síntoma puede ser vómito.
- Tomar en serio las heridas cutáneas, sobre todo en el contexto de posibles síntomas de TCM.
- ¡No aplican las reglas de decisión! Si se sospecha un TCM, obtener una TC cefálica.
- Si se sospecha maltrato, asegurarse de informarlo a las autoridades competentes.

Lecturas sugeridas

Choudhary AK, Servaes S, Slovis TL, et al. Consensus statement on abusive head trauma in infants and young children. *Pediatr Radiol.* 2018;48(8):1048-1065.

Christian C, Block R; Committee on Child Abuse and Neglect, American Academy of Pediatrics. Abusive head trauma in infants and children. *Pediatrics.* 2009;123(5):1409-1411.

Magana J, Kuppermann N. The PECARN TBI rules do not apply to abusive head trauma. *Acad Emerg Med.* 2017;24(3):382-384.

Huesos rotos en hogares rotos: cuándo obtener una serie radiográfica ósea

Lily Anne Jewett, MD y Julia N. Magana, MD

Los médicos que atienden a pacientes en los que existe la sospecha de posible maltrato infantil deben decidir cómo emprender el diagnóstico. Los profesionales de medicina de urgencias usan radiografías para la detección de fracturas ocultas. Pero en un intento por evitar la radiación, pueden ordenar radiografías inapropiadas que proporcionan una falsa tranquilidad o exponen al niño de forma inapropiada a pruebas innecesarias. Una serie ósea es una herramienta crucial para evaluar si se sospecha maltrato y los profesionales deben saber qué es lo que implica y cuándo obtener una.

La serie ósea, según la define el American College of Radiology, es una serie de 20 radiografías que se usan sobre todo para valorar fracturas ocultas en niños con preocupación por maltrato. Las recomendaciones del

American College of Radiology para la serie ósea incluyen proyecciones AP y laterales del cráneo, proyecciones laterales de la columna cervical y toracolumbar, y proyecciones AP sencillas de los huesos largos, manos, pies, tórax y abdomen, así como oblicuas de las costillas. Entre lactantes en los que el maltrato es una preocupación, 11 a 20% tiene una fractura no sospechada que se detecta con la serie ósea. Las tasas más elevadas de resultados positivos pueden encontrarse en niños < 6 meses y niños con antecedentes de eventos breves inexplicados/que ponen en riesgo la vida o convulsiones.

Si bien una serie ósea es una prueba apropiada para muchos niños en riesgo de maltrato, los expone al equivalente de 1 a 2 meses de radiación de fondo (~0.2 mSv). Para fines de comparación, una tomografía computarizada de la cabeza es equivalente a ~12 a 18 meses de radiación de fondo (1.5 a 1.9 mSv). Otras desventajas incluyen el costo, la duración de la hospitalización y la necesidad de que un experto interprete las placas. La serie ósea requiere un técnico radiólogo y un radiólogo familiarizado con la serie, por lo que tal vez no esté disponible en todas las instituciones. Por lo tanto, el paciente puede necesitar seguimiento estrecho en una institución apropiada o la transferencia a un centro donde puedan obtenerse e interpretarse estas placas. En ocasiones resulta tentador indicar una "bebegrafía" (placa única de todo el cuerpo del lactante) en lugar de una serie ósea en un intento por reducir la radiación, pero esto no es un sustituto adecuado. Las bebegrafías no son lo bastante sensibles para detectar fracturas ocultas y es factible que la evidencia de maltrato pase inadvertida.

El objetivo primario de la serie ósea es detectar fracturas ocultas en niños en riesgo de maltrato que no hablan, no pueden proporcionar una anamnesis confiable o son incapaces de indicar los antecedentes de un traumatismo. Por este motivo, los profesionales deben ordenar una serie ósea cuando sospechen maltrato en niños < 2 años de edad y en > 2 años que no puedan verbalizar las áreas de lesión o dolor durante la exploración. Si el niño de mayor edad puede identificar las áreas con o sin lesión, las imágenes pueden enfocarse en las zonas que causan preocupación clínica.

El Informe de maltrato de 2015 de la American Academy of Pediatrics recomienda la serie ósea en todos los niños < 2 años de edad con (1) lesiones obvias por maltrato o (2) cualquier lesión sospechosa incluyendo:

- Lesiones orales, equimosis u otras lesiones en la piel en lactantes que no caminan
- Lesiones no consistentes con la narración proporcionada
- Lactantes con muerte súbita inexplicable e inesperada (comentar con el forense)
- Lactantes y niños pequeños con lesiones intracraneales inexplicables
- Lactantes y hermanos < 2 años de edad y contactos en el domicilio de un niño maltratado

Asimismo, una fractura en un lactante que no camina debe despertar la preocupación de maltrato, en particular en aquellos sin un antecedente claro de traumatismo o sin un trastorno médico conocido que los predisponga a fragilidad ósea. El uso apropiado de la serie ósea como herramienta de detección para niños en riesgo de maltrato tiene el potencial de marcar una diferencia de por vida para el niño.

PUNTOS CLAVE

- Se usa una serie ósea para detectar traumatismos ocultos en víctimas jóvenes con sospecha de maltrato físico que no pueden proporcionar antecedentes confiables.
- La serie ósea consiste en MUCHAS placas que capturan todas las extremidades en proyecciones específicas; una "bebegrafía" no sustituye una serie ósea.
- Obtener una serie ósea cuando haya lesiones obvias o sospechadas que apunten a maltrato, como equimosis, fracturas o lesiones orales en un niño que no camina.

Lecturas sugeridas

Borg K, Hodes D. Guidelines for skeletal survey in young children with fractures. *Arch Dis Child Educ Pract Ed.* 2015;100(5):253-256.

Christian CW; Committee on Child Abuse and Neglect, American Academy of Pediatrics. The evaluation of suspected child physical abuse. *Pediatrics.* 2015;135(5):e1337-e1354.

Expert Panel on Pediatric Imaging; Wootton-Gorges SL, Soares BP, et al. ACR Appropriateness Criteria® suspected physical abuse-child. *J Am Coll Radiol.* 2017;14(5S):S338-S349.

Wood JN, Fakeye O, Mondestin V, et al. Development of hospital-based guidelines for skeletal survey in young children with bruises. *Pediatrics.* 2015;135(2):e312-e320.

184

Momentos centinela, lesiones centinela: saber cómo reconocer los signos de maltrato

Leslie Palmerlee, MD, MPH

Aproximadamente 20 a 30% de los niños que mueren por maltrato visita la sala de urgencias por lesiones antes de su muerte. Las víctimas de maltrato pueden presentarse en urgencias con lesiones al parecer menores o síntomas que causan confusión. Cada una de estas visitas tiene el potencial de ser una oportunidad desperdiciada de intervenir y salvar una vida. Los profesionales de urgencias pueden ignorar signos sutiles de maltrato y por lo tanto perder una oportunidad de evitar maltrato adicional e incluso la muerte.

Ciertos niños están en mayor riesgo de maltrato. Puede ser útil pensar en los factores de riesgo como pertenecientes a tres categorías: factores relacionados con el niño, con el cuidador y con el ambiente. Los niños < 4 años de edad, en especial los lactantes < 12 meses, así como aquellos con necesidades especiales (incluidos aquellos con discapacidad y enfermedad mental) tienen un mayor riesgo de maltrato. Los cuidadores con antecedentes de enfermedades mentales, abuso de sustancias o que fueron víctimas de violencia están en mayor riesgo de maltratar a sus hijos. Por último, los niños que crecen en zonas con tasas elevadas de pobreza, desempleo y relaciones sociales endebles también están en mayor riesgo de maltrato. Si bien la presencia de factores de riesgo puede ayudar a señalar al profesional que existe la posibilidad de maltrato, no puede decirse lo contrario ante su ausencia. Los profesionales nunca deben sentirse confiados por la falta de factores de riesgo tradicionales. Los niños sin factores de riesgo evidentes de maltrato tienen mayores probabilidades de ser ignorados que aquellos con factores de riesgo conocidos y los profesionales deben tener cuidado de evitar los sesgos en las evaluaciones de maltrato. Estos factores de riesgo puede obtenerlos el trabajador social o el profesional con un lenguaje gentil y normalizante (Pierce *et al.*, 2014).

Una forma sencilla de detectar maltrato es realizar una exploración cutánea en todos los niños pequeños que llegan a urgencias por cualquier motivo. Todos los niños pequeños deben ser descubiertos y examinados de pies a cabeza en busca de lesiones centinela. Las lesiones centinela son aquellas que pueden ignorarse al considerarlas intrascendentes, pero pueden ser una señal de alerta de maltrato debido a que, por su nivel de desarrollo, los niños no son capaces de sufrir la lesión o porque la explicación de esta es poco convincente. Las lesiones centinela en niños < 12 meses de edad incluyen hemorragias en la subconjuntiva, lesiones en el frenillo, equimosis inusuales, quemaduras, mordidas y fracturas que no son apropiadas para la edad o el nivel de desarrollo. Cuando un profesional encuentra una de estas lesiones, el primer paso es realizar una anamnesis más detallada. Resulta esencial averiguar más acerca del mecanismo de la lesión, como la forma en que ocurrió, cuándo ocurrió, quién estaba presente y las circunstancias que rodean al evento. Si hubo una caída, indagar sobre la mecánica de la caída, la superficie en la que cayó el niño, la altura de la caída y la forma en que cayó. Si hay inconsistencias importantes en la narración o esta no corresponde a las capacidades de desarrollo del niño, obtener análisis e interconsultas adicionales. Realizar una serie ósea en niños < 6 meses con cualquier equimosis y en aquellos < 24 meses de edad con equimosis preocupantes. Hay que tener un umbral bajo para obtener una TC de la cabeza en niños con cualquier lesión de la cara/cabeza y en aquellos con signos sutiles de lesiones cefálicas, como inquietud, letargo, vómito o alimentación deficiente. En todos los casos en que se sospeche maltrato, consultar con trabajo social o los servicios de protección infantil. Considerar transferir al niño u hospitalizarlo si no puede obtenerse una evaluación diagnóstica completa o hay preocupación sobre un alta segura.

PUNTOS CLAVE

- Conocer los factores de riesgo de maltrato, pero en su ausencia, hacerlos a un lado.
- Siempre incluir el maltrato en el diagnóstico diferencial al tratar a niños.
- Realizar una valoración completa de la piel en niños pequeños y de riesgo elevado.
- Estar atento a lesiones centinelas y tomarlas tan en serio como si se tratara de una hemorragia centinela para hemorragia subaracnoidea.

Lecturas sugeridas

Lindberg DM, Beaty B, Juarez-Colunga E, et al. Testing for abuse in children with sentinel injuries. *Pediatrics*. 2015;136:831-838.

Maguire-Jack K, Font SA. Community and individual risk factors for physical child abuse and child neglect: variations by poverty status. *Child Maltreat*. 2017;22(3):215-226.

Pierce MC, Kaczor K, Thompson R. Bringing back the social history. *Pediatr Clin North Am*. 2014;61(5):889-905.

Thorpe EL, Zuckerbraun NS, Wolford JE, et al. Missed opportunities to diagnose child physical abuse. *Pediatr Emerg Care*. 2014;30:771-776.

Wood J, Fakeye O, Mondestin V, et al. Development of hospital-based guidelines for skeletal survey in young children with bruises. *Pediatrics*. 2015;135:312-320.

No ignorar: abuso sexual adolescente

Molly Hallweaver, MD y Angela Jarman, MD, MPH

El abuso sexual es una desafortunada realidad y una de cada tres víctimas femeninas de violación fue abusada por primera vez entre los 11 y 17 años de edad. El abuso sexual tiene profundas consecuencias a corto y largo plazos en la salud física, mental y reproductiva de los sobrevivientes. Se define la adolescencia entre los 11 y 18 años de edad y el abuso sexual como un término amplio para cualquier acto sexual no consensuado entre menores o actos sexuales ilegales entre un adolescente y un adulto según lo determinen las leyes locales. Los médicos de urgencias deben estar preparados para identificar, tratar y referir a las víctimas de abuso sexual en urgencias.

A quién someter a detección

No hay un factor de riesgo único que sea suficiente para identificar a las víctimas y es obligatorio un alto índice de sospecha en el ámbito pediátrico. Si bien existen diferencias entre las víctimas de abuso sexual y de explotación sexual comercial, de forma práctica deben ser consideradas en conjunto por la mayoría de los profesionales. Si un paciente tiene alguna de las características de alerta que se muestran en la tabla 185-1, someter a detección para abuso sexual.

Cómo hacer la detección

Al hablar con las víctimas adolescentes de abuso sexual, usar un lenguaje que no incluya juicios de valor para crear un espacio seguro y evitar traumatizarlas de nuevo. Es importante utilizar un abordaje que considere el trauma. Esta abordaje terapéutico está centrado en el paciente y reconoce los múltiples y complejos factores que pueden causar un trauma y que estas experiencias traumáticas pueden influir sobre todos los aspectos de la forma en que funcionan los pacientes, lo que incluye cómo piensan, se comportan e interactúan con los demás.

- Reiterar la confidencialidad al tiempo que se explican los compromisos de informe obligatorio.
- Hablar al paciente frente a frente en un lugar privado.
- Utilizar siempre a un traductor del hospital si se da el caso que el paciente no hable español. No recurrir a familiares o amigos.
- Ser directo con los adolescentes y hacer preguntas como "¿Te ha forzado alguien a tener contacto sexual sin tu consentimiento?" o "¿Alguna vez has tenido que intercambiar sexo por dinero, comida, drogas, un lugar donde dormir u otros favores?".
- Hay que ser explícito acerca de qué constituye actividad sexual, ya que no todos los pacientes reconocen lo que es abuso sexual.

Tabla 185-1 ■ Señales de alerta para pacientes en riesgo elevado de abuso sexual

Señales de alerta
- Discrepancia entre la anamnesis y la presentación física/clínica
- Síntoma principal de alto riesgo (dolor pélvico, secreción vaginal/peneana, dolor pélvico/genital, solicitud de pruebas para infección de transmisión sexual, solicitud de prueba de embarazo, intoxicación/ingestión, intento/ideación suicida)
- Signos de maltrato físico
- Población vulnerable (indigente/fugitivo, LGBTQI, trastorno concurrente de consumo de sustancias, trastornos de salud mental, retraso del desarrollo)

Implicaciones clínicas

Cuando un paciente comparte que ha sido víctima de abuso, es importante evaluar y tratar las complicaciones físicas del abuso sexual. Al tener la obligación de informar sobre el abuso en niños, debe notificarse a las autoridades correspondientes de acuerdo con las políticas locales.

- Se realizan exámenes para recabar evidencia por parte de personal especialmente capacitado, para lo cual puede ser necesario transferir al paciente a un lugar diferente.
- Los adolescentes deben dar su consentimiento para los exámenes forenses, aunque la edad a la que el paciente tiene la facultad legal para dar su consentimiento varía de un lugar a otro.
- En las pacientes del sexo femenino siempre deben hacerse pruebas de embarazo.
- El paciente también debe someterse a pruebas para VIH, infecciones de transmisión sexual y otras enfermedades transmisibles. Deben ofrecerse tratamientos profilácticos como Plan B para prevención del embarazo, antibióticos para clamidia/gonorrea y profilaxis para VIH según sea apropiado.

La narración se reporta al pie de la letra usando comillas y se describen los datos objetivos de la exploración física. Evitar enunciados como "*consistente con* abuso" en la documentación. Las lesiones físicas en la región anogenital pueden ser de actividad sexual tanto consensuada como no consensuada. De igual modo, muchas víctimas confirmadas de abuso sexual tienen exploraciones físicas normales.

Los sobrevivientes de abuso sexual están en riesgo elevado de secuelas más adelante, lo que incluye dolor crónico, síntomas del estado de ánimo y eventos adversos en la vida; asegurar un seguimiento apropiado y la continuidad de la atención es importante para la salud mental y física del paciente a largo plazo.

PUNTOS CLAVE

- La mayoría de las víctimas de abuso sexual se atiende en el ámbito de atención aguda. Hay que estar atento a los signos de alerta y detectar a los pacientes de alto riesgo.
- Identificar a las víctimas de abuso sexual puede tener un impacto sobre la atención aguda del paciente y se acompaña de consecuencias profundas para su salud mental y física a largo plazo.
- Usar un abordaje sin juicios de valor e informado sobre traumas en la atención de estos pacientes. Enlistar un equipo multidisciplinario cuando sea posible (trabajo social, atención primaria, psiquiatría, etc.).
- Familiarizarse con los protocolos legales locales para los informes obligatorios y el manejo del abuso físico y sexual en su localidad.

Lecturas recomendadas

Crawford-Jakubiak JE, Alderman EM, Leventhal JM. Care of the adolescent after an acute sexual assault. *Pediatrics.* 2017;139(3). doi:10.1542/peds.2016-4243.
https://www.nctsn.org/trauma-informed-care
https://www.cdc.gov/std/tg2015/sexual-assault.htm
https://www.freelists.org/archives/hilac/02-2014/pdftRo8tw89mb.pdf=

Es normal estar normal: entender los aspectos singulares de la exploración por abuso sexual en prepúberes

Samantha Kerns, MD y Mary Bing, MD, MPH

Los padres asustados suelen acudir a la sala de urgencias cuando les preocupa que su hijo haya sufrido abuso sexual. Los profesionales a menudo se sienten mal preparados para reconocer y atender a las víctimas potenciales debido a que los principios del abuso sexual en adultos no se trasladan con facilidad al abuso sexual infantil. Para brindar una atención compasiva y apropiada en urgencias, es fundamental que los profesionales entiendan los aspectos particulares del abuso sexual pediátrico.

Antecedentes médicos

Un niño que ha experimentado abuso sexual puede presentarse a urgencias con una preocupación por abuso sexual o con síntomas inespecíficos como cefaleas, dolor abdominal, cambios en la conducta, encopresis o enuresis. Durante un turno concurrido, es fácil apresurarse al recabar los antecedentes esperando que los datos de la exploración o los resultados de laboratorio permitan establecer el diagnóstico de abuso sexual infantil. Pero los antecedentes son el aspecto más importante de la evaluación, pues la mayoría de las exploraciones de niños que han sufrido abuso sexual no demuestra anormalidades.

El adulto debe entrevistarse por separado para que no influya sobre la narración del niño. Debido a que los prepúberes suelen ser sugestionables, deben ser entrevistados por profesionales capacitados. La coordinación temprana con un equipo multidisciplinario ayuda a evitar que se repitan las entrevistas que pueden someter al niño a más traumas y poner en riesgo la evidencia potencial. El profesional debe documentar al pie de la letra cualquier revelación que haga el niño. Las preguntas importantes para el cuidador incluyen quién es el sospechoso, cuándo fue el último contacto con el sospechoso, dónde ocurrió el posible abuso (importante para la jurisdicción legal) y si el sospechoso sigue teniendo contacto con el niño.

Exploración física

Si bien el abuso sexual en adultos suele dejar evidencia física, incluso en casos legalmente confirmados de abuso sexual la mayoría de los niños no tiene lesiones o infecciones clínicamente evidentes. Es normal estar normal, incluso en la víctima de abuso. Las lesiones son raras a pesar de antecedentes de penetración, pues los tipos frecuentes de abuso (tocamientos, contacto oral-genital, contacto genital-genital sin penetración) rara vez dejan marcas y las lesiones genitales menores sanan rápido. Los profesionales deben realizar una exploración de exclusión médica para asegurarse que no haya lesiones que requieran atención de urgencia. Para la exploración en busca de evidencia, el profesional debe basarse en los protocolos locales, los cuales determinan quién aprueba y realiza la exploración y en qué ventana de tiempo. A diferencia del abuso sexual en adultos, la evidencia en los niños se deteriora con rapidez y estas exploraciones rara vez se autorizan después de 72 horas. Para la exclusión médica, debe bastar con la exploración externa de los genitales y suele realizarse en posición de rana o en pronación con las rodillas contra el tórax. Los profesionales que rara vez realizan exploraciones en busca de evidencia en prepúberes tienen la tendencia a concluir que los datos inesperados o inespecíficos como eritema, dilatación anal o himeneal son resultado de abuso. Los datos inespecíficos deben documentarse y comunicarse, pero no se consideran evidencia de abuso, en particular si no hay antecedentes informados de abuso. Puede usarse documentación fotográfica para complementar (pero no para sustituir) los datos de la exploración física.

Evaluación diagnóstica y tratamiento

Las infecciones de transmisión sexual (ITS) son raras en niños, pero cuando se encuentran son causa de gran preocupación de abuso. Los protocolos locales deben dirigir las pruebas. Considerar seriamente hacer pruebas para ITS en niños sintomáticos o si el perpetrador tiene características de alto riesgo. La forma preferida para hacer pruebas de detección de *Chlamydia* y gonorrea es con una prueba de amplificación de ácido nucleico en orina sucia. Tratar las ITS si los resultados son positivos, no hacerlo de forma profiláctica. Sin importar los datos de la exploración, debe informarse un antecedente preocupante de abuso.

PUNTOS CLAVE

- Los antecedentes son clave, pero hay que obtenerlos de las personas responsables del niño. Hay que dejar a los profesionales capacitados entrevistar a los prepúberes acerca de todo lo que no son aspectos médicos.
- Documentar las respuestas del niño de forma textual.
- Es normal estar normal. La mayoría de las víctimas de abuso no tiene datos físicos de lesión. Dejar los datos inespecíficos como eritema y dilatación anal/himeneal a los expertos para que ellos determinen la causa.
- Informar cuando haya sospecha de abuso sexual, incluso si la exploración es normal.

Lecturas sugeridas

Adams JA. Understanding medical findings in child sexual abuse: an update for 2018. *Acad Forensic Pathol.* 2018;8(4):924-937.

Adams JA, Harper K, Knudson S, Revilla J. Examination findings in legally confirmed child sexual abuse: it's normal to be normal. *Pediatrics.* 1994;94(3):310-317.

Adams JA, Kellogg ND, Farst KJ, et al. Updated guidelines for the medical assessment and care of children who may have been sexually abused. *J Pediatr Adolesc Gynecol.* 2016;29(2):81-87.

Jenny C, Crawford-Jakubiak JE; Committee on Child Abuse and Neglect; American Academy of Pediatrics. The evaluation of children in the primary care setting when sexual abuse is suspected. *Pediatrics.* 2013;132(2):e558-e567.

Center for Disease Control. 2015 Sexually Transmitted Disease Treatment Guidelines. https://www.cdc.gov/std/tg2015/default.htm. Accessed April 29, 2019.

Tratar al paciente, no a la sustancia

Michelle Odette, MD y Daniel K. Colby, MD

Las tasas de uso de sustancias y trastorno de uso de sustancias (TUS) por personas jóvenes en todo el mundo son elevadas. Si bien por lo general se entiende que los adolescentes son una población en riesgo, de todos modos los profesionales son tomados desprevenidos en la sala de urgencias por la juventud de estos pacientes, la gravedad de la toxicidad por sustancias y la variedad de sustancias consumidas.

Consejos generales sobre el uso de sustancias

El error más frecuente en relación con el uso de sustancias en urgencias es no preguntar sobre el tema o hacerlo frente a los cuidadores. Para los adolescentes, es importante pedir a los padres que salgan de la habitación y hacer preguntas sensibles en relación con alcohol y drogas. A menudo no se requieren pruebas toxicológicas, ya que los pacientes con frecuencia revelan la información. En pacientes con una intoxicación grave por sustancias, la mejor fuente de información es una exploración focalizada, ya que muchos se presentan con toxíndromes clásicos. Recordar los patrones de los toxíndromes puede llevar al diagnóstico incluso con antecedentes subóptimos.

Infortunadamente, no todos los pacientes intoxicados son casos del manual de toxíndromes o los antecedentes se contraponen a la exploración y la sustancia exacta en sí misma con frecuencia nunca se identifica. Como resultado, cuando se trata la toxicidad aguda por sustancias, hay que asegurarse de *tratar al paciente, no a la sustancia.* Los antídotos no suelen ser necesarios, en particular cuando distraen de los cuidados de apoyo que la mayoría de estos pacientes requieren. Una vez que se les estabiliza, puede identificarse la sustancia con más detalle si es necesario.

Una prueba que suele usarse en urgencias como una forma rápida de detectar las sustancias de abuso frecuentes es la detección de sustancias en orina (DSO). Sin embargo, la DSO es una herramienta llena de fallas. Los laboratorios cuentan con distintos paneles para DSO, con niveles muy variables de sensibilidad y especificidad, y muchas reacciones cruzadas que pueden crear falsos positivos. Por ejemplo, un medicamento ubicuo como ibuprofeno puede causar resultados falsos positivos para barbitúricos, fenciclidina (PCP) y tetrahidrocannabinol (TCH). El ejemplo más evidente es la detección de anfetaminas, que tiene casi una docena de agentes que arrojan resultados falsos positivos. Además, la tasa de falsos negativos es muy grande porque hay muchas sustancias que no se detectan, lo que incluye fentanilo, una sustancia de abuso cada vez más frecuente. Debido a estas características, la utilidad de la DSO es limitada, ya que rara vez cambia el manejo agudo. Los antecedentes detallados y la exploración por parte de un profesional familiarizado con los toxíndromes son más valiosos que cualquier prueba de sustancias.

Sustancias de uso frecuente

Alcohol

- Asegurarse de incluir el alcohol en el diagnóstico diferencial para pacientes pediátricos que se presentan con un estado mental alterado. La ingestión de alcohol puede causar hipoglucemia y convulsiones en niños.

Cafeína

- Si bien la mayoría de los pacientes con toxicidad por cafeína se presenta con síntomas leves de náusea y palpitaciones, puede ocurrir toxicidad grave por cafeína incluso de forma accidental en pacientes que consumen diferentes fuentes de cafeína, como bebidas energéticas y pastillas de cafeína.
- Los pacientes con toxicidad grave por cafeína pueden presentarse con síntomas similares a un toxíndrome simpaticomimético, lo que incluye hipertermia, taquicardia, irritabilidad e incluso somnolencia. Es posible que haya desajustes metabólicos graves, como hipopotasiemia. La rabdomiólisis también es frecuente.

Marihuana

- La toxicidad por marihuana no se presenta con solo un toxíndrome clásico. Los síntomas pueden ser variables.
- Los niños pequeños y jóvenes pueden obtener marihuana en casa y los comestibles de cannabis son muy apetitosos para los niños. La marihuana de hoy es significativamente más potente que la marihuana de los años sesenta. Hay que considerar la ingestión de esta droga ubicua en cualquier niño con alteración del estado mental. Es más probable que los cuidadores revelen si hay marihuana en casa si no se utiliza un lenguaje que emita un juicio de valor.
- Para los adolescentes que se presentan con náusea y dolor abdominal recurrentes, hay que asegurarse de indagar sobre el consumo de marihuana, ya que el uso crónico se relaciona con síndrome de hiperémesis por cannabis. Los síntomas suelen resolverse al suspender la marihuana, aunque la resolución completa puede tomar de semanas a meses porque la marihuana se almacena en la grasa mucho después de que termina la exposición.

Dextrometorfano

- El uso intencional de dextrometorfano, conocido también como "robo", resulta en un estado disociativo con un estado mental alterado "similar a un zombi" y nistagmo.
- Los pacientes a menudo toman jarabes para la tos/gripe de venta libre por el dextrometorfano que contienen. Sin embargo, estos preparados también incluyen otros ingredientes, como paracetamol, guaifenesina, antihistamínicos o seudoefedrina. Como resultado, en los pacientes que pueden haberlo consumido con fines recreativos también hay que considerar toxicidad por estas exposiciones concomitantes.

PUNTOS CLAVE

- Tratar al paciente, no a la sustancia.
- La DSO es bastante ineficaz y rara vez cambia el manejo.
- Buscar patrones de toxíndrome para establecer el diagnóstico en lugar de confiar en la DSO.

Lecturas recomendadas

Algren DA, Christian MR. Buyer beware: pitfalls in toxicology laboratory testing. *Mo Med.* 2015;112(3):206–210.
Levy S. Youth and the opioid epidemic. *Pediatrics.* 2019;143(2):e20182752.
Nanda S, Konnur N. Adolescent drug & alcohol use in the 21st century. *Pediatr Ann.* 2006;35(3):193–199.

El campo minado del consentimiento en el menor: asegurarse de seguir la legislación en vigor

Rachel J. Heidt, MD y Kendra Grether-Jones, MD

¿Qué hacer cuando un menor no acompañado se presenta en la sala de urgencias? ¡Pues atenderlo! En México aplica la NOM-047-SSA2-2015 para la atención a la salud del grupo etario de 10 a 19 años de edad, que en su fracción 5.8.1 indica que la ausencia de responsables legales del menor de edad no justifica la negativa de brindar la atención médica que corresponda, en caso de urgencia, supuesto en el que se incluirá una nota en el expediente clínico, que rubricará el responsable del servicio. En Estados Unidos, la legislación federal bajo la Emergency Medical Treatment and Active Labor Act (EMTALA) establece la obligación de realizar una exploración médica de detección para determinar si existe un trastorno médico urgente (TMU). Un TMU es cualquier amenaza a la vida o la salud del paciente.

Debe hacerse el intento de contactar a los padres o tutores legales del menor para obtener su consentimiento sin retrasar la estabilización del paciente, pero si *no* se encuentran y *no* se identifica un trastorno por el que peligra la vida, deben tomarse en cuenta los aspectos particulares para determinar la capacidad del menor para dar su consentimiento con base en el trastorno por el cual busca atención, así como su estado físico y mental.

Emancipación, doctrina del menor maduro y excepciones específicas

Emancipación: la mayoría de los estados reconoce a los menores como emancipados si están casados, son económicamente autosuficientes o no viven en casa, así como si están en el servicio militar activo. En algunos lugares, un menor que tiene un hijo o una que está embarazada se consideran emancipados. Algunos estados requieren que la emancipación se dictamine en un juzgado.

Doctrina del menor maduro: muchos estados también reconocen los derechos de consentimiento del menor maduro, por lo general a partir de los 12 años de edad, que se determina que tiene la capacidad de entender y apreciar los beneficios, riesgos y alternativas del tratamiento propuesto. Las leyes varían en este respecto y no siempre es el médico quien puede determinar si el menor está capacitado para decidir, por lo que en muchos casos se requiere el consentimiento de los padres para dar tratamiento en situaciones que no son de urgencia.

Excepciones específicas: muchos estados permiten que el menor otorgue su consentimiento para evaluación/tratamiento para servicios de salud mental, adicciones a sustancias o alcohol, atención relacionada con el embarazo, salud reproductiva y atención para infecciones de transmisión sexual. Si hay sospecha de maltrato o negligencia, las agencias o autoridades respectivas deben involucrarse desde el inicio.

Asentimiento y consentimiento

El **asentimiento** es la autorización de alguien que no puede dar su consentimiento legal. En condiciones ideales, los niños de más de 7 años de edad deben recibir información apropiada a su estado de desarrollo sobre su atención y debe preguntárseles si están de acuerdo antes de realizar cualquier prueba o procedimiento. Por arriba de los 14 años de edad, el proceso debe ser similar a la obtención del consentimiento informado, incluso si la toma de decisión legal no depende de ellos.

El **consentimiento** informado es tradicionalmente proporcionado por el padre o tutor. Puede darlo el menor si está emancipado, si la atención corresponde a la doctrina del menor maduro o si se incluye en las excepciones contempladas (como en temas de salud sexual y reproductiva).

Si una persona que no está autorizada para proporcionar su consentimiento legal acompaña al niño, el profesional debe evitar la evaluación y el tratamiento en estos niños si no es urgente. A menos que se haya establecido el derecho del menor de dar su consentimiento legal, el profesional tiene que hacer el intento de notificar al padre o tutor legal tan pronto como sea posible.

Si se identifica un trastorno que amenaza la vida, se asume el consentimiento y se proporciona la atención relacionada con ese trastorno urgente sin demora. No hay necesidad de contar con el consentimiento de dos médicos para este tratamiento, a menos que las políticas de la institución en particular lo exijan. Si no se trata de una urgencia, la atención debe retrasarse hasta que el consentimiento pueda obtenerse, a menos que el menor cumpla con alguno de los otros criterios que ya se mencionaron.

El padre o tutor tiene el derecho de negarse a dar su consentimiento para la evaluación y el tratamiento de urgencia, pero al mismo tiempo es necesario actuar con el interés superior del niño en mente. Si la atención médica en cuestión es necesaria y es probable que prevenga la muerte, una discapacidad o un daño importante al niño, tal vez sea necesario involucrar a las agencias o autoridades competentes. Es posible que esté indicada la custodia protectora temporal mientras se provee la atención. La participación temprana del área legal del hospital o del comité de ética puede ser de ayuda.

PUNTOS CLAVE

- Atienda a todos los pacientes incluso si no están acompañados, pero solo trate los trastornos urgentes sin el consentimiento apropiado.
- La mayoría de los requerimientos varía según el lugar, por lo que es importante conocer los que aplican en su localidad y saber en qué consisten la emancipación, el menor maduro y las excepciones específicas.
- Un menor es una persona. Hay que explicarle lo que se está haciendo y por qué de forma apropiada para su edad.

Lecturas sugeridas

Benjamin L, Ishimine P, Joseph M, et al. Evaluation and treatment of minors. *Ann Emerg Med*. 2018;71(2):225-232.

Committee on Bioethics. Informed consent in decision-making in pediatric practice. *Pediatrics*. 2016;138(2): e20161484.

Committee on Pediatric Emergency Medicine and Committee on Bioethics. Consent for emergency medical services for children and adolescents. *Pediatrics*. 2011;128(2):427-433.

Guadarrama-Orozco JH., Garduño Espinosa J, Vargas López G, Viesca Treviño C. Consentimiento informado y rechazo de los padres al tratamiento médico en edad pediátrica. El umbral de la tolerancia médica y social. Parte I. *Bol. Med. Hosp. Infant. Mex.* 2015 ;72(3): 208-214.

Guttmacher Institute. An overview of consent to reproductive health services by young people. https://www.guttmacher.org/state-policy/explore/overview-minors-consent-law. Accessed April 30, 2019.

Norma Oficial Mexicana NOM-047-SSA2-2015, Para la atención a la salud del Grupo Etario de 10 a 19 años de edad.

Retting P. Can a minor refuse assent for emergency care? *Virtual Mentor*. 2012;14(10):763-766.

PRÁCTICA APLICADA

189

Medicina basada en evidencia: contar con las herramientas para hacer una evaluación juiciosa

Eddie G. Rodriguez, MD y Fernando Soto, MD, FACEP

"Durante nuestra formación médica aprendemos sobre la 'presentación clásica' de las enfermedades y las intervenciones frecuentes", pero "la mitad de lo que se aprende en la escuela de medicina está equivocado o es anticuado… por desgracia no sabemos qué mitad." La medicina basada en evidencia (MBE), mediante el uso de herramientas estandarizadas básicas, ayuda a mantener la práctica actualizada al aplicar la mejor evidencia disponible para la atención clínica.

La mayor parte de la información requerida para interpretar los estudios puede derivarse de entender las tablas de contingencia 2 × 2. El abordaje estandarizado consiste en colocar la enfermedad en la parte superior (eje x) y la prueba o "método de referencia" en las filas laterales (eje y) con los verdaderos positivos (VP) en la esquina superior izquierda (tabla 189-1).

Un VP es cuando el paciente tiene la enfermedad y la prueba es positiva. Un falso positivo (FP) ocurre cuando el paciente no tiene la enfermedad, pero la prueba es positiva. Un verdadero negativo (VN) es cuando el paciente no tiene la enfermedad y la prueba es negativa. Un falso negativo (FN) ocurre cuando el paciente tiene la enfermedad, pero la prueba es negativa. La prevalencia describe la frecuencia con que la enfermedad está presente en la población de estudio. Se calcula tomando a aquellos con la enfermedad divididos por el total de sujetos de estudio: (VP + FN)/(VP + FN + VN + FP).

Los términos clave sensibilidad (sn), especificidad (esp) y valores predictivos positivos y negativos pueden recordarse con la frase: "La verdad sobre todo". La sensibilidad y la especificidad no se ven impactadas por la prevalencia de la enfermedad; sin embargo, los valores predictivos positivos y negativos sí. Dado que gran parte del tiempo se desconoce la prevalencia o es variable, muchos prefieren el cociente de verosimilitud.

La sensibilidad es la probabilidad de que una prueba sea positiva en aquellos con la enfermedad. Las pruebas con una elevada sensibilidad pueden producir resultados falsos positivos, pero suelen ser buenas pruebas de detección. Se calcula al dividir el número de VP entre el total de aquellos con la enfermedad: (VP/VP + FN).

La especificidad es la probabilidad de que una prueba sea negativa en pacientes que NO tengan la enfermedad. Las pruebas con una alta especificidad pueden producir falsos negativos, pero pueden usarse para confirmar o diagnosticar la enfermedad. Se calcula al dividir los VN entre todos aquellos sin enfermedad: (VN/VN + FP).

El valor predictivo positivo (VPP) es la probabilidad de tener en realidad la enfermedad en todos aquellos con un resultado positivo en la prueba. Se calcula al dividir el valor de aquellos con una prueba positiva y la enfermedad entre aquellos con una prueba positiva (VP/VP + FP).

El valor predictivo negativo (VPN) es la probabilidad de que aquellos con un estudio negativo no tengan la enfermedad. Se calcula al dividir a aquellos libres de enfermedad con un resultado negativo entre aquellos con una prueba negativa (VN/VN + FN).

El cociente de verosimilitud positivo (CVP) es la probabilidad de que un paciente con la enfermedad tenga un resultado positivo en comparación con la probabilidad de que un paciente sin la enfermedad tenga un resultado positivo. CVP = sensibilidad/1 – especificidad.

El cociente de verosimilitud negativo (CVN) puede definirse como la probabilidad de que un paciente con la enfermedad tenga un resultado negativo en la prueba en comparación con la probabilidad de que un paciente sin la enfermedad tenga un resultado negativo. CVN = 1 – sensibilidad/especificidad.

Tabla 189-1 ■ Tabla de contingencia 2 × 2			
		Enfermedad	
	+	−	
Prueba/ exposición +	VP	FP	VPP = VP/VP + FP
−	FN	VN	VPN = VN/VN + FN
	Sn = VP/VP + FN	Esp = VN/VN + FP	

Demostración de los cálculos para sensibilidad (Sn), especificidad (Esp), valor predictivo positivo (VPP) y valor predictivo negativo (VPN) usando la tabla 2 × 2 con Enfermedad en el eje X y Prueba/exposición en el eje Y.

Otras herramientas de la MBE son la reducción de riesgo absoluta (RRA), el número necesario a tratar (NNT) y el valor kappa. Los primeros dos términos son extremadamente útiles para describir intervenciones de tratamiento a los pacientes y colegas. El último se usa para evaluar la variabilidad de una observación.

La RRA, también conocida como diferencia de riesgo, se utiliza para describir la magnitud del efecto de una intervención. Por ejemplo, si un trastorno se observa en 25% de los pacientes del grupo control, pero solo ocurre en 5% de las veces en los que toman un fármaco determinado, entonces la RRA es de 20%.

El NNT es el inverso de la RRA (1/RRA). Es una forma de expresar cuántas intervenciones deben realizarse para obtener el resultado deseado. En el ejemplo anterior, la RRA es 20%, por lo que el NNT es 1/0.2 = 5. Esto significa que por cada cinco tratamientos provistos, se observará un evento del resultado deseado.

El valor kappa es el acuerdo interobservador. Mide las variaciones entre las observaciones o los puntos de datos recabados por diferentes personas. Kappa puede variar de 0 a 1 (de ningún acuerdo a un acuerdo total). Un valor kappa de 0.25, por ejemplo, significa un acuerdo débil, en tanto que un valor de 0.75 significa un acuerdo muy bueno.

PUNTOS CLAVE

- Las herramientas básicas de la medicina basada en evidencia (MBE) ayudan a mantener la práctica actualizada.
- La sensibilidad y la especificidad proporcionan la probabilidad de una prueba positiva o negativa en un individuo con o sin la enfermedad.
- Valor predictivo positivo (VPP) y valor predictivo negativo (VPN) es la probabilidad de tener en realidad la enfermedad dependiendo del resultado de la prueba.
- La reducción de riesgo absoluta (RRA) y el número necesario a tratar (NNT) ayudan a compartir las opciones de tratamiento con pacientes y colegas.

Lecturas sugeridas

https://bestpractice.bmj.com/info/us/toolkit/ebm-tools/statistics-calculators/

Irwig L, Irwig J, Trevena L, et al. Chapter 18, Relative risk, relative and absolute risk reduction, number needed to treat and confidence intervals. In: *Smart Health Choices: Making Sense of Health Advice*. London: Hammersmith Press; 2008. https://www.ncbi.nlm.nih.gov/books/NBK63647/

McGee S. Simplifying likelihood ratios. *J Gen Intern Med*. 2002;17(8):646-649.

Mi bebé se puso azul: cambiar la terminología de episodio de muerte aparente a episodio inexplicable breve resuelto

Supriya Sharma, MD, FAAP y Marianne Gausche-Hill, MD, FACEP, FAAP, FAEMS

¿Qué debe hacer cuando un bebé se pone azul? Los episodios súbitos de muerte aparente en lactantes alarman al cuidador y representan un desafío para el médico de urgencias. Estos incidentes a menudo son difíciles de evaluar y manejar con base en la variedad de trastornos subyacentes graves que causan estos episodios. En 2016, la American Academy of Pediatrics (AAP) publicó unas guías de práctica clínica que sugieren un cambio en la terminología de evento de muerte aparente (ALTE, por sus siglas en inglés) a episodio inexplicable breve resuelto (BRUE, por sus siglas en inglés). El objetivo de este cambio fue distinguir entre eventos de muerte aparente en lactantes, que son breves y no progresivos y por tanto la evaluación y el manejo pueden simplificarse, de eventos más graves que pueden ser progresivos y llevar a la necesidad de cuidados pediátricos intensivos.

En este capítulo se explorará el cambio en las recomendaciones de manejo de ALTE a BRUE.

Un BRUE se define como un episodio que ocurre en un lactante menor de 1 año de edad cuando el observador informa un episodio súbito, breve y ahora resuelto de ≥ 1 de los siguientes:

- Cianosis o palidez
- Respiración ausente, disminuida o irregular
- Cambio marcado en el tono (hipertonía o hipotonía)
- Nivel de respuesta alterado

El diagnóstico de BRUE es uno de exclusión, después de que el médico de urgencias realiza una anamnesis y una exploración física adecuadas y no hay otra explicación para el episodio.

Es importante que el médico diferencie a los pacientes de alto y bajo riesgo con BRUE, ya que esto determinará si el paciente requiere evaluación diagnóstica o manejo adicionales. Los pacientes de bajo riesgo se definen por las siguientes características:

- Edad > 60 días
- Prematuridad: edad gestacional ≥ 32 semanas y edad desde la concepción ≥ 45 semanas
- Primer BRUE (sin BRUE previo y que no ocurre en brotes)
- Duración del episodio < 1 minuto
- No requiere reanimación cardiopulmonar (RCP) por parte de un profesional médico capacitado
- Sin características preocupantes en la anamnesis
- Sin datos preocupantes en la exploración física

Los lactantes que han experimentado un BRUE que no cumplen con las características de bajo riesgo son, por definición, de riesgo elevado. Por desgracia, una revisión de los resultados de la bibliografía de ALTE para pacientes de riesgo elevado no arrojó recomendaciones definitivas relacionadas con su manejo. Sin embargo, es imperativo que el médico de urgencias reconozca que los pacientes en la categoría de riesgo elevado pueden tener un episodio recurrente, un trastorno subyacente de gravedad, el potencial de un resultado adverso y requerir atención crítica. Para pacientes con BRUE de bajo riesgo, la AAP tiene las recomendaciones basadas en evidencia para profesionales que se detallan más adelante (tabla 190-1).

Tabla 190-1 ■ Recomendaciones de manejo para pacientes con riesgo más bajo	
Los profesionales deben:	• Educar a los cuidadores sobre BRUE y participar en una toma de decisiones conjunta para guiar la evaluación, el destino y el seguimiento • Ofrecer recursos para dar capacitación en RCP al cuidador
Los profesionales pueden:	• Obtener pruebas de tos ferina • Obtener un electrocardiograma de 12 derivaciones • Vigilar brevemente a los pacientes con oximetría de pulso continua y observaciones en serie
Los profesionales no necesitan:	• Obtener pruebas respiratorias virales, análisis de orina, glucosa sanguínea sérica, bicarbonato, ácido láctico o imágenes neurológicas • Ingresar al paciente *nada más* para vigilancia cardiorrespiratoria
Los profesionales no deben:	• Obtener recuento de leucocitos, cultivo sanguíneo, análisis o cultivo de líquido cefalorraquídeo, sodio, potasio, cloruro y amoniaco en suero, gasometría, ácidos orgánicos en orina, aminoácidos plasmáticos o acilcarnitinas • Obtener una radiografía de tórax o un ecocardiograma • Obtener un electroencefalograma • Obtener estudios para enfermedad por reflujo gastroesofágico • Obtener estudios de laboratorio para anemia • Iniciar vigilancia cardiorrespiratoria en el hogar • Prescribir tratamiento supresor de ácidos o medicamentos antiepilépticos

PUNTOS CLAVE

■ Las nuevas guías clínicas recomiendan un cambio en la terminología de ALTE a BRUE para los lactantes de bajo riesgo.

■ Los lactantes de mayor riesgo (es decir, < 2 meses, un profesional médico ha realizado RCP, múltiples episodios, enfermedad comórbida incluyendo prematuridad, signos vitales anormales o datos en la exploración física) son aquellos enfermos en los que la evaluación y el manejo se basan en etiologías subyacentes posibles y requieren hospitalización.

■ Los lactantes de bajo riesgo con BRUE pueden manejarse con mínimas pruebas y ser dados de alta con seguimiento estrecho.

Lecturas sugeridas

McFarlin A. What to do when babies turn blue: beyond the basic brief resolved unexplained event. *Emerg Med Clin North Am*. 2018;36:335-347.

Tate C, Stanley R. Brief resolved unexplained events (formerly apparent life-threatening events) and evaluation of lower–risk infants. *Arch Dis Child Educ Pract Ed*. 2018;103:95-98.

Tieder JS, Bonkowsky JL, Etzel RA, et al.; for the Subcommittee on Apparent life-threatening events, American Academy of Pediatrics. Brief resolved unexplained event (formerly apparent life-threatening events) and evaluation of lower risk infants. *Pediatrics*. 2016;137:e20160591.

El niño dependiente de la tecnología

Blair Rolnick, MD, FAAP y Christopher S. Amato, MD, FAAP, FACEP

La tecnología médica está en cambio constante, lo que conduce a una mayor frecuencia y desafío para quienes cuidan a estos niños. Lo mismo que con cualquier cuidador, es vital atender verdaderamente sus preocupaciones, ya que son el barómetro más confiable del estado del niño y de cualquier cambio reciente, cualquier contingencia planeada y equipo médico adicional. Asimismo, estos cuidadores están en riesgo de desgaste, dada la complejidad de las necesidades del niño, por lo que hay que valorarlos en busca de tensión emocional.

Traqueostomía

Las complicaciones incluyen (1) descanulación accidental, (2) sangrado, (3) estenosis subglótica, (4) infección de la herida y (5) neumomediastino.

La complicaciones tardías comprenden (1) infección, (2) formación de granuloma y (3) fístula (rara). Las urgencias más frecuentes en pacientes pediátricos con traqueostomía son bloqueo, desplazamiento y descanulación accidental.

Aquellos que están agonizando requieren oxígeno a flujo elevado tanto a la cara como a la traqueostomía después de su colocación correcta. Succionar para determinar la permeabilidad y eliminar secreciones. El tamaño del catéter (doble del tamaño de la traqueostomía) usado es clave: demasiado corto puede llevar a bloqueo, en tanto que demasiado largo puede causar un traumatismo traqueal. La incapacidad para pasar un catéter de succión requiere un cambio de traqueostomía inmediato.

La formación del estoma necesita ~7 días para madurar, en cuyo punto se hace el primer cambio de tubo. Debe tenerse cuidado de evitar crear un trayecto falso.

Sonda de gastrostomía

El desplazamiento demanda remplazo oportuno porque el trayecto se cierra en unas cuantas horas. El trayecto de las sondas de gastrostomía suele madurar luego de 3 meses. La manipulación antes de este tiempo puede crear un trayecto falso, lo que conduce de forma subsiguiente a obstrucción o peritonitis. Si se desconoce la madurez del trayecto de la sonda, consultar con cirugía o gastroenterología pediátrica.

Hay que remplazar las sondas en los trayectos maduros tan pronto como sea posible. Debe aplicarse lubricante a la ostomía y la sonda. Aplicar presión perpendicular al estoma e insertar con cuidado. El remplazo debe ser indoloro y sin resistencia. Puede sustituirse con una sonda de Foley si la de gastrostomía no está inmediatamente disponible.

TRUCO: colocar la punta de la sonda de Foley en agua helada durante 10 a 15 segundos para darle rigidez y lograr a una colocación más fácil.

Después del remplazo, confirmar la posición. Aspirar el contenido gástrico y escuchar si hay borborigmos después de instilar 10 a 15 mL de aire es suficiente para confirmar la colocación. Si hay incertidumbre, se recomienda una radiografía con contraste.

Otras complicaciones menos frecuentes de las sondas de gastrostomía incluyen peritonitis, neumoperitonitis, obstrucción de la salida gástrica e infecciones de ostomía local. El remplazo incorrecto de una sonda de gastrostomía desalojada puede conducir a peritonitis y septicemia. La obstrucción de la salida gástrica puede ocurrir debido a la migración del balón distal de la sonda PEG a un sitio pilórico o por el llenado excesivo del balón.

Dispositivo de asistencia ventricular

Los dispositivos de asistencia ventricular (DAV) son dispositivos implantables que apoyan la circulación en pacientes con insuficiencia cardiaca. En comparación con la población adulta, los pacientes pediátricos con DAV tienen mayor mortalidad y morbilidad relacionadas con accidente vascular cerebral y otros eventos tromboembólicos. Los DAV pueden ser izquierdos (DAVI), derechos (DAVD) y biventriculares.

El DAVI es el dispositivo que se encuentra con mayor frecuencia. Todos los DAVI consisten en una bomba, un controlador, un cable y las baterías que se conectan al controlador o a una fuente de poder. Cuando el paciente se presenta a urgencias, sin importar el motivo, el médico debe valorarlo mientras otro miembro del equipo contacta al coordinador de DAVI del paciente.

La evaluación de un paciente con un DAVI incluye valorar la perfusión y la presión arterial media (PAM). No hay un pulso palpable debido al flujo continuo del DAVI. Si hay signos de perfusión deficiente, debe administrarse un bolo de líquido. La hipertensión en pacientes con DAVI demanda atención inmediata porque el aumento de la poscarga puede conducir a trombosis y accidente vascular cerebral. Se ausculta el tórax y el abdomen del paciente para identificar el zumbido de la bomba.

Los parámetros primarios del dispositivo son velocidad, potencia, carga de la batería e índice pulsátil (IP). El IP indica el estado de volumen del paciente, la elasticidad y la contractilidad. El IP se ve afectado por la precarga y la poscarga. La disminución de la precarga conduce a disminución del IP; la sobrecarga de volumen conduce a incremento del IP. La velocidad de la bomba y el IP están inversamente relacionados.

- Potencia alta, IP bajo: la velocidad cambiante de la bomba puede indicar trombosis de la bomba o hipotensión –considerar líquidos.
- Potencia alta con IP alto: puede indicar sobrecarga de volumen.
- Potencia baja, IP bajo, velocidad constante: considerar obstrucción hipertensiva o del flujo de entrada/salida.
- Potencia alta con IP alto: puede indicar un evento de succión (colapso del ventrículo izquierdo).

Batería: contactar de inmediato al coordinador de DAV. La bomba reduce la velocidad de forma automática para conservar la batería, lo que conduce a síncope y mareo leve.

Deben seguirse los protocolos ACLS estándar en pacientes con DAVI, pero es necesario tener mucho cuidado con las compresiones torácicas debido a su potencial de dañar la cánula. Puede realizarse desfibrilación, electroestimulación y cardioversión. Sin embargo, las almohadillas del desfibrilador o electroestimulador deben colocarse directamente sobre la bomba, por lo que primero hay que atender todos los problemas propios del DAVI.

PUNTOS CLAVE

- Los cuidadores dan información crucial, por lo que resulta esencial escuchar sus preocupaciones y valorar si están bajo tensión, ya que están en riesgo de sufrir desgaste emocional secundario a la complejidad de los problemas médicos del niño.
- Traqueostomía: cuando el paciente se presenta con dificultades, ajustar su posición y después proporcionar oxígeno de flujo alto tanto a la cara como a la traqueostomía.
- DAVI: es normal que no haya pulso; valorar la perfusión y la PAM. Aplican los protocolos PALS/ACLS en pacientes con DAVI, pero debe tenerse gran cuidado cuando se requieran compresiones torácicas para evitar dañar la cánula.

Lectura sugerida

www.mylvad.com proporciona enlaces a las guías de campo de servicios médicos de urgencia para diversos DAVI.

192

Atención del niño sano en la sala de urgencias: buscar el punto preciso haciendo justo lo necesario

Mark S. Mannenbach, MD

La preparación de la mayoría de los profesionales que atienden a niños en urgencias se enfoca comprensiblemente en el reconocimiento temprano y la estabilización de diagnósticos de alta peligrosidad en un esfuerzo por reducir tanto la morbilidad como la mortalidad. Sin embargo, la mayoría de los niños que se presentan para atención en urgencias requiere poco en cuanto a una intervención aguda, ya que casi todos los niños están sanos y tienen un bajo riesgo de descompensación. Un estimado de 800 000 niños se presentan para atención en el ámbito de urgencias en Estados Unidos, incluido 3.4% que utiliza la sala de urgencias como su fuente de atención en caso de enfermedad. Un número cada vez más grande de visitas a urgencias ha llevado a una mayor duración de las hospitalizaciones y al potencial de una menor satisfacción del paciente.

Existen muchas oportunidades para que los profesionales de urgencias mejoren la satisfacción del paciente por medio de una evaluación exhaustiva de cada paciente junto con instrucciones detalladas para el seguimiento, las que incluyen cuándo regresar a urgencias, así como cuándo acudir con el médico de cabecera. Una comprensión clara de la atención del niño sano permite al profesional de urgencias brindar la atención apropiada y potencialmente cumplir o incluso exceder las expectativas del cuidador.

Al atender a niños que se han lastimado, el conocimiento preciso del uso apropiado de un casco protector y de un asiento para niños en el vehículo puede ser de gran ayuda para reforzar las iniciativas de prevención de lesiones que deben incluirse en las visitas de atención para el niño sano. Entender las recomendaciones para remplazar los asientos en los vehículos después de un choque ayuda a orientar a los cuidadores en estas situaciones. Aprovechar momentos de enseñanza luego de caídas del cambiador u otras alturas o después de ingestiones accidentales por prescolares curiosos es otro ejemplo de cómo puede hacerse sinergia con los médicos de atención primaria en la prevención de lesiones.

Las lesiones o enfermedades agudas crean una oportunidad única para que el profesional de urgencias inicie discusiones sobre la importancia de las inmunizaciones en el mantenimiento general de la salud del niño. Los padres y los cuidadores pueden reconsiderar su oposición previa a las vacunas cuando enfrentan la realidad de resultados desfavorables o la necesidad de una evaluación más extensa en urgencias.

La atención a los hitos del crecimiento y el desarrollo de lactantes y niños pequeños también permite una evaluación dirigida más clara en urgencias. En el lactante que se presenta con episodios repetidos de vómito y aumento del perímetro cefálico puede identificarse más rápido un nuevo diagnóstico de hidrocefalia o tumor cerebral en el ámbito de urgencias. La incapacidad para alcanzar o, más preocupante, el perder hitos del desarrollo hace pensar en una patología subyacente de gravedad, como maltrato físico. El desarrollo de guías que incluyen la expectativa de un conjunto completo de signos vitales y parámetros de crecimiento para el niño pequeño tiene el potencial de tranquilizar tanto al profesional de urgencias como al cuidador acerca de la falta de una necesidad urgente de estudios diagnósticos innecesarios.

Los cuidadores pueden salir de urgencias con la impresión de que "no se hizo nada" incluso después de que el profesional de urgencias está satisfecho por haber realizado una evaluación apropiada para descartar el problema importante de atención aguda. Como ejemplo, además de entender la necesidad de identificar un diagnóstico potencial de alta peligrosidad para el neonato con regurgitación, el profesional de urgencias también puede ofrecer estrategias para optimizar la alimentación. Una mayoría de lactantes presenta vómito o regurgitación en los primeros meses de vida. Estos síntomas crean considerable preocupación, sobre todo en padres primerizos. Una revisión de los requerimientos nutricionales de los lactantes y las estrategias para evitar la sobrealimentación junto con la consideración de intolerancia o alergia a la fórmula láctea también puede ser de utilidad. Para lactantes alimentados al seno materno, la discusión sobre la dieta de la madre o el uso de medicamentos puede revelar una explicación de los síntomas; la eliminación de la leche de vaca, huevos u otros alimentos de la dieta de la madre puede llevar a la resolución de los síntomas en el lactante que se amamanta.

La tranquilización utilizando la curva de crecimiento del niño puede ser de gran ayuda al prestar atención a los datos existentes y una conexión más profunda con el modelo de atención conocido como hogar médico.

El profesional de urgencias haría bien no solo en convertirse en experto en reanimación pediátrica y otros procedimientos para esta población, sino también desarrollar un conocimiento funcional de los desafíos que suelen enfrentar las familias que cuidan niños. Comprender la probabilidad de una enfermedad importante y de las explicaciones más frecuentes para los síntomas del niño mediante la educación continua usando la experiencia personal, revisión de la bibliografía y aportación de los proveedores de atención primaria es fundamental para brindar una atención apropiada en el marco de urgencias.

PUNTOS CLAVE

- Existen oportunidades para que los profesionales apliquen conceptos de atención del niño sano a los niños que buscan atención en urgencias.
- Las estrategias para incorporar conceptos de atención del niño sano como la expectativa de las mediciones del crecimiento en todos los niños ayudan a proporcionar cuidados pediátricos agudos apropiados.
- Los profesionales en el ámbito de atención aguda tienen una perspectiva única y el potencial de transmitir un mensaje significativo a los cuidadores en las familias en cuanto a prevención de lesiones.
- Las recomendaciones de inmunización pueden compartirse con los cuidadores de la familia en el ámbito de atención aguda para fomentar el cumplimiento con los esquemas ya sea en tiempo real o en visitas de seguimiento.
- Es recomendable que los profesionales de urgencias obtengan un conocimiento funcional de la atención del niño sano con el objetivo de aplicarlo a su práctica diaria.

Lecturas sugeridas

Barata I, Brown KM, Fitzmaurice L, et al. Best practices for improving flow and care of pediatric patients in the emergency department. *Pediatrics*. 2015;135;e273-e283.

Chu T, Shah A, Walker D, et al. Pattern of symptoms and signs of primary intracranial tumours in children and young adults: a record linkage study. *Arch Dis Child*. 2015;100:1115-1122.

McCollough M, Sharieff GQ. Common complaints in the first thirty days of life. *Emerg Med Clin North Am*. 2002;20:27-48.

Melzer-Lange MD, Zonfrillo MR, Gittelman MA. Injury prevention opportunities in the emergency department. *Pediatr Clin North Am*. 2013;60:1241-1253.

Zachariah P, Posner A, Stockwell MS, et al. Vaccination rates for measles, mumps, rubella, and influenza among children presenting to a pediatric emergency department in New York City. *J Pediatr Infect Dis Soc*. 2014;3: 350-353.

193

Episodios psiquiátricos, manejo de la conducta pediátrica: agotar todas las medidas no farmacológicas antes de recurrir a la sujeción química o física en un niño

Adriana Porto, MD y Whitney Minnock, MD

Introducción

Un niño agitado que se presenta a la sala de urgencias pediátricas debe evaluarse en busca de las causas potenciales de la agitación. El estado de agitación puede ser un signo de un trastorno que pone en riesgo la vida y que necesita atenderse sin demora. Hay causas psiquiátricas y físicas modificables y no modificables de agitación, las cuales pueden poner al niño y al personal en riesgo de lesión.

Evaluación inicial

Primero, hacer que el ambiente sea seguro para el paciente y el equipo. Un abordaje calmado y amigable puede evitar que el paciente se sienta amenazado. Esto lo anima a ser más cooperativo y comunicativo. La exploración física debe evaluar en busca de signos de traumatismos directos, cualquier clave de algún trastorno médico, ingestión de cualquier toxina o medicamento u otro dato que pueda causar la agitación. Es posible que los pacientes exhiban un aspecto sindrómico o conducta consistente con un retraso del desarrollo que puede tratarse de forma distinta que a un paciente psiquiátrico o que abusa de sustancias. Los signos tempranos de agitación incluyen caminar de un lado a otro, mecerse o golpear objetos inanimados.

Abordaje del niño agitado

Un paciente que sufre un trastorno psiquiátrico (con o sin trastornos médicos o intoxicación relacionados) justifica un abordaje multidisciplinario, idealmente con un trabajador social, un psiquiatra (si está disponible) y el personal de urgencias. La comunicación clara y constante es la clave para un tratamiento adecuado. Si el niño empeora, debe movérsele a una habitación segura, en condiciones ideales con paredes protegidas y libre de objetos que puedan causar daño.

Manejo

Es importante estar familiarizado con las diferentes técnicas y opciones no farmacológicas en urgencias. Los tratamientos no farmacológicos son la primera línea y se enfocan en crear un ambiente tranquilo. Esto incluye minimizar los estímulos externos como ruidos, olores, temperatura y luz en la habitación. Algunos hospitales proporcionan sistemas de aislamiento del ruido y adaptan los colores de las paredes en habitaciones de salud conductual. Cuando está disponible, la atención emocional pediátrica es de gran ayuda, en especial para pacientes con autismo y otras alteraciones del desarrollo. El uso de mantas con peso puede ser útil en niños con autismo. Las técnicas de tranquilización como una voz suave y minimizar el número de personas en la habitación pueden ayudar a disminuir la ansiedad. Recurrir a comida, bebidas, juegos de video, aplicaciones en la computadora, cuentos, libros para colorear y otras actividades que distraigan al paciente puede disminuir el estrés.

Cuando las intervenciones para mantener la calma fallan, hay que prepararse para escalar a sujeción química o física. Los datos sobre sujeción química en niños son limitados y se basan sobre todo en informes de casos o se extrapolan de bibliografía sobre adultos. Si el niño ya está tomando medicamentos psiquiátricos, deben administrarse los medicamentos orales habituales a menos que se sospeche toxicidad. Si al niño no le toca una dosis, considerar ¼ o ½ de la cantidad diaria total si está tomando una benzodiacepina o un antipsicótico. Las benzodiacepinas, los antihistamínicos y los neurolépticos son los medicamentos que se usan con mayor frecuencia, si bien las benzodiacepinas son las más utilizadas. Se prefiere la vía oral, pero si el paciente no está dispuesto a tomarlas, considerar la vía intramuscular (IM) antes de la intravenosa (IV) si no hay otro motivo para colocar una IV. La vía intranasal (IN) también es una opción y puede preferirse de acuerdo con la situación o el fármaco (es decir, midazolam).

Si estos medicamentos no están mejorando la agitación, puede usarse haloperidol u otros antipsicóticos. Ziprasidona por vía intramuscular ha mostrado cierto beneficio en informes abiertos de pacientes psiquiátricos pediátricos agitados. Risperidona también ha mostrado cierta mejoría de la agresión. Hay que tener en mente que la mayoría de estos solo se ha estudiado en adolescentes. Los antipsicóticos pueden causar síntomas extrapiramidales, en particular en pacientes que están tomando otros medicamentos antipsicóticos o antagonistas de dopamina. Si ninguno de estos medicamentos funciona, ketamina en dosis analgésicas se administra en varias instituciones, sobre todo a pacientes mayores de 18 años de edad, aunque hay otros informes de casos promisorios que incluyen a adolescentes.

PUNTOS CLAVE

- Descartar causas médicas de agitación.
- La identificación temprana de un paciente potencialmente agresivo puede prevenir la necesidad de sujeción.
- Usar primero medidas tranquilizantes.
- El abordaje y el manejo deben ser multidisciplinarios.
- Los medicamentos intranasales u orales pueden ser tan efectivos como los IM o IV.

Lecturas sugeridas

Adimando AA, Poncin YB, Baum CR. Pharmacological management of the agitated pediatric patient. *Pediatr Emerg Care*. 2010;26(11):856-860.

Barzman DH, Brackenbury L, Sonnier L, et al. Brief Rating of Aggression by Children and Adolescents (BRACHA): development of a tool for assessing risk of in- patients' aggressive behavior. *J Am Acad Psychiatry Law*. 2011;39(2):170-179.

Connor DF, Melloni RH, Harrison RJ. Overt categorical aggression in referred children and adolescents. *J Am Acad Child Adolesc Psychiatry*. 1998;37:66-73.

Malas N, Brahmbhatt K, McDermott C, et al. Pediatric delirium: evaluation, management and special considerations. *Curr Psychiatry Rep*. 2017;19(9):65.

Navegar en la complejidad del trastorno del espectro autista en urgencias pediátricas: trabajar con los cuidadores para individualizar la atención

Sarah Kleist, MD

El trastorno del espectro autista (TEA) es una alteración compleja del neurodesarrollo que tiene una gravedad variable, la cual suele definirse por las alteraciones en la comunicación verbal y las interacciones sociales y sus conductas restrictivas y repetitivas. La incidencia de este trastorno aumentó de forma marcada a lo largo de las décadas anteriores; como resultado, los niños con TEA están convirtiéndose en un porcentaje cada vez mayor de los pacientes que se atienden en las salas de urgencias pediátricas por trastornos médicos y psiquiátricos agudos. Los niños con TEA experimentan retos específicos en el ocupado ambiente clínico de la sala de urgencias. Así, el entendimiento de las características centrales y las preocupaciones conductuales del TEA puede ayudar a los profesionales a prepararse para estos encuentros y hacer que las visitas sean positivas y efectivas tanto para los pacientes y las familias, como para los profesionales de atención a la salud.

Una sala de urgencias ocupada, con su impredecibilidad, luces brillantes, multitudes y tiempos de espera prolongados puede ser abrumadora para cualquiera. Los niños con TEA pueden reaccionar de manera muy diferente a las demás personas ante estos estresores y por lo tanto requieren un abordaje especializado para crear un ambiente seguro y de apoyo. El espectro autista es muy variable en su fenotipo, por lo que cada persona con autismo es única en la forma en que usa y entiende el lenguaje; navega en situaciones sociales; reacciona a los sonidos, las luces y el tacto; y enfrenta los cambios a su ambiente y sus rutinas. Y, por último, sumado a la complejidad de una visita a la sala de urgencias, el TEA con frecuencia coexiste con trastornos como ansiedad, depresión o agresión, que pueden complicar aún más las pruebas diagnósticas y el manejo de la atención a la salud de estos niños.

Se ha informado que los problemas de comunicación son una importante barrera para una evaluación y un tratamiento efectivos, ya que los niños con TEA a menudo experimentan dificultades para desarrollar habilidades del lenguaje, para expresarse e interpretar lo que otros les dicen. Al tomarse el tiempo de obtener una anamnesis detallada de las habilidades de comunicación del niño por parte de los padres o cuidadores, el profesional puede saber mejor cómo proceder. Los profesionales deben evitar hacer preguntas abiertas y dar más tiempo para procesar y responder. Es importante recordar que los niños con TEA a menudo entienden mejor de lo que pueden hablar. De modo similar, los niños no verbales pueden entender el lenguaje incluso si no pueden comunicarse. Utilizar tabletas con aplicaciones específicas para TEA, lenguaje de señas (si aplica), gestos, juego simbólico y tableros de imágenes puede ayudar al personal a comunicarse de una manera más efectiva.

Los niños con TEA pueden ser hipersensibles a ciertos disparadores e hiposensibles a otros. Se cree que las conductas repetitivas que suelen presentarse en el TEA pueden ser en realidad conductas adaptativas para ayudar a equilibrar las diferencias sensoriales que el niño está experimentando. Muchas salas de urgencias pediátricas están comenzando a adaptarse mediante la creación de experiencias amigables para autistas. Estos cambios incluyen proporcionar un área de espera separada tranquila para las familias con niños con TEA, tener cajas sensoriales que incluyan objetos con una variedad de texturas para ayudar a los pacientes a calmarse a sí mismos y manejar el estrés, y proporcionar herramientas de comunicación que ayuden a los niños a expresar sus miedos y preocupaciones.

Los niños con TEA representan una serie única de desafíos en su visita a la sala de urgencias. Los profesionales desempeñan una función primaria para establecer las bases de una evaluación de atención a la salud y un plan de manejo constructivos y exitosos. Estar preparados y tener una actitud proactiva puede facilitar una buena relación paciente-profesional. Comunicarse de forma efectiva, disminuir los tiempos de espera y los estímulos sensoriales e involucrar de modo activo al cuidador puede evitar una mala comunicación, aliviar la frustración y reducir la ansiedad. Reforzar una conducta cooperadora por medio de recompensas y alabanzas; ignorar las conductas que parezcan atípicas, como movimientos corporales inusuales o vocalizaciones inesperadas; y animar a los cuidadores a que redirijan y tranquilicen son esenciales para proporcionar una atención de calidad.

PUNTOS CLAVE

- Los niños con TEA reaccionan de forma distinta a los estresores en la sala de urgencias y requieren un abordaje especializado para crearles un ambiente seguro y de apoyo.
- Los niños con TEA tienen dificultades para desarrollar y procesar el lenguaje, por lo que es posible que las alteraciones en la comunicación constituyan una barrera importante para una evaluación y un tratamiento efectivos.
- Se cree que las conductas repetitivas presentes en el TEA son conductas adaptativas que equilibran las diferencias sensoriales que el niño está experimentando. Pueden ignorarse si no son dañinas.
- Comunicarse de manera efectiva, disminuir los estímulos sensoriales e involucrar de forma activa al cuidador primario pueden ayudar a reducir los problemas de comunicación y la frustración, para lograr una visita positiva y efectiva para los pacientes, los familiares y los profesionales de la atención a la salud por igual.

Lecturas sugeridas

Giarelli E, Nocera R, Turchi R, et al. Sensory stimuli as obstacles to emergency care for children with autism spectrum disorder. *Adv Emerg Nurs J*. 2014;36(2):145-163.

Kalb LG, Stuart EA, Freedman B, et al. Psychiatric-related emergency department visits among children with an autism spectrum disorder. *Pediatr Emerg Care*. 2012;28(12):1269-1276.

Nicholas DB, Zwaigenbaum L, Muskat B, et al. Toward practice advancement in emergency care for children with autism spectrum disorder. *Pediatrics*. 2016;137(Suppl 2):S205-S211.

FARMACIA

195

Evitar errores comunes en medicina de urgencias pediátricas: coadyuvantes de la sedación: no subestimar el poder de la distracción y la analgesia para procedimientos pediátricos

Anita A. Thomas, MD

Los niños a menudo se sienten angustiados en el ambiente médico. En el primer año de vida, tienen que acudir con el médico de atención primaria al menos siete veces y con frecuencia la visita se acompaña de procedimientos dolorosos como punciones en el talón o vacunación. Los niños son pinchados y picados sin que puedan entenderlo o racionalizarlo. El proceso resulta en una experiencia negativa, que a menudo conduce a ansiedad y miedo a los profesionales médicos. Es importante diferenciar entre esta angustia y el dolor, y aunque es importante atender el dolor con analgesia dirigida, los niños que pueden comunicarse suelen considerar que su angustia psicológica es más importante que el dolor. Puede ser frustrante para todos los involucrados cuando un niño se niega a cooperar durante la exploración física o algún procedimiento, pero hay que recordar que puede recurrirse a todos los auxiliares disponibles además de, o incluso en lugar de, la sedación. Los objetivos de la sedación para procedimientos pediátricos incluyen mantener la seguridad, minimizar el dolor/trauma psicológico, manejar la ansiedad y controlar la conducta/ambiente para completar el procedimiento de forma segura. Estos objetivos se alinean bien con los auxiliares de la sedación.

Atender al dolor

Hay que limitar los procedimientos dolorosos, como extraer sangre. Debe tratarse de juntar los estudios de laboratorio, en especial para niños con enfermedades crónicas, que pueden requerir que se extraiga sangre varias veces. Utilizar anestésicos tópicos como LET (lidocaína, epinefrina y tetracaína) para laceraciones y EMLA (una mezcla eutéctica de anestésicos locales), enfriamiento externo (p. ej., aerosol enfriador, hielos o compresas frías) o estimulación vibratoria para colocación de IV periférica, drenaje de abscesos, punción lumbar o bloqueos nerviosos. Los bloqueos nerviosos pueden considerarse para reparar laceraciones y bloqueos de hematomas. La lidocaína en solución amortiguadora con bicarbonato puede hacer que la inyección sea menos dolorosa. Los analgésicos orales como paracetamol, ibuprofeno u oxicodona son buenas opciones. Fentanilo intranasal es de acción rápida y puede ser útil antes del acceso IV o para facilitar la exploración física cuando se valora inicialmente una extremidad fracturada.

Atender la ansiedad

Distracción, distracción, distracción. Existen muchas opciones tecnológicas como tabletas, equipos de realidad virtual, dispositivos móviles o video. Sin embargo, las burbujas son una excelente distracción para lactantes y además pueden utilizarse como una herramienta en la exploración física para valorar la coordinación ojo–mano, el seguimiento con la mirada y la función motora general. Recurrir a un miembro de la familia o un integrante del personal para hacer las burbujas a menudo calma al niño. Otros auxiliares como estampas o juguetes con luces para distraerlo también son útiles. Es posible que cantar calme al niño. Puede ser útil bajar la intensidad de la luz en la sala de exploración o realizarla con el niño en brazos de sus padres. Resulta importante mencionar que reducir la ansiedad de la familia también puede mejorar la ansiedad del niño. Discutir el procedimiento con la familia y el paciente establece expectativas, sobre todo en niños de mayor edad. Preparar la consulta de modo que el niño no se sorprenda por lo que está haciendo. Colocar al paciente pediátrico para un procedimiento de modo que esté viendo en sentido opuesto a este o que no pueda verlo a menudo reduce la angustia. Si en la institución donde se encuentra hay especialistas en atención emocional pediátrica, emplear este recurso. Ellos consideran la etapa del desarrollo del niño y piensan en técnicas de afrontamiento/distracción durante los procedimientos, como un video entretenido en una tableta. Si su institución no cuenta con este servicio, utilice su celular para poner un video/juego popular que el paciente disfrute. O use los celulares de los familiares para poner videos caseros o fotografías. A nivel farmacológico, midazolam oral o intranasal es una excelente opción para la ansiólisis (aunque debe advertirse a los padres de una posible reacción paradójica) y la amnesia anterógrada potencial para un procedimiento. También puede recurrirse a óxido nitroso para la ansiólisis y tiene un tiempo de recuperación rápido de 3 a 5 minutos.

Por último...

Si todo lo demás falla o se trata de un procedimiento prolongado y particularmente doloroso, la sedación profunda puede ser la mejor opción. Solo hay que recordar que siempre deben considerarse primero auxiliares de la misma para evitar la sedación profunda siempre que sea posible.

PUNTOS CLAVE

- No subestimar el poder de la distracción y una buena analgesia/ansiólisis para un procedimiento antes de recurrir a la sedación total.
- Utilizar los servicios de atención emocional pediátrica (si cuenta con ellos) y la ayuda de los familiares en busca de comodidad y distracción.
- Utilizar el celular como distractor en caso de necesidad.
- Debe considerarse la analgesia/ansiólisis tópica o intranasal de forma escalonada porque puede prevenir la necesidad de sedación profunda.

Lecturas sugeridas

Drendel AL, Ali S. Ten practical ways to make your ED practice less painful and more child-friendly. *Clin Pediatr Emerg Med*. 2017;18(4):242-255.

Johnston CC, Bournaki MC, Gagnon AJ, Pepler CJ, Bourgault P. Self-reported pain intensity and associated distress in children aged 4-18 years on admission, discharge, and one-week follow up to emergency department. *Pediatr Emerg Care*. 2005;21(5):342-346.

Lawton B, Davis T, Goldsten H, Tagg A. Spoonful of sugar: improving the palatability of emergency department visits for children and their families. *Emerg Med Australas*. 2015;27:504-506.

Pillai Riddell RR, Racine NM, Gennis HG, et al. Non-pharmacological management of infant and young child procedural pain. *Cochrane Database Syst Rev*. 2015;(12):CD006275.

Un momento, ¿son los pediatras matemáticos disfrazados?: recuérdese que todas las dosis infantiles se basan en el peso

Matthew Shapiro, MD

¡Los niños no son adultos en miniatura! Los niños experimentan diversos cambios en su composición corporal (relevantes para la distribución de medicamentos) y la función orgánica (relevantes para la absorción de medicamentos) relacionados con el desarrollo, por lo que requieren consideraciones posológicas específicas. Si bien los médicos desean dejar la farmacocinética en la facultad de medicina, es necesario recordar los principios farmacocinéticos de absorción, distribución, metabolismo y excreción para entender la disposición de los medicamentos en pediatría.

Los niños tienen amplias variaciones en el pH intragástrico y el cociente entre el área de superficie corporal total y la masa corporal total (que afecta la absorción de los medicamentos orales y percutáneos), los espacios de agua corporal extracelular y total (que afectan la distribución de los medicamentos y las concentraciones farmacológicas en plasma), la expresión y actividad de las enzimas (que afectan el metabolismo) y la función renal (que afecta la excreción). Si bien los aspectos específicos de la farmacocinética pediátrica pueden dejarse a los farmacólogos, la premisa subyacente relacionada con las variaciones en el uso de medicamentos por los pacientes pediátricos aún es importante.

¿Qué se hace entonces con esta información?

Hay que recordar que siempre debe verificarse dos veces la dosis del medicamento y poner especial atención a las recomendaciones específicas. Los medicamentos siempre se dosifican de acuerdo con el *peso del niño en kilogramos, no en libras.* La obtención del peso del niño no debe ser un estimado: si no puede obtenerse el peso real, debe usarse una cinta basada en la longitud para estimar el peso, como la cinta de Broselow. Los medicamentos en pediatría pueden dosificarse en miligramos por kilogramo por dosis (p. ej., mg/kg cada 8 h) o miligramos por kilogramo por día divididos en un cierto número de dosis (p. ej., mg/kg/día divididos dos veces al día). Al determinar la dosis, estar al tanto de las recomendaciones relacionadas para cada dosis y para cada día para evitar las sobredosis.

Ya que los niños requieren dosis basadas en el peso y a menudo crecen con rapidez, hay que recordar que los pacientes pediátricos pueden haber crecido más allá de su dosis prescrita previa. Esto es particularmente frecuente en niños con epilepsia, ya que es muy fácil que un niño aumente de peso y por lo tanto se le administre una dosis insuficiente de un medicamento que antes se había administrado a una dosis perfecta.

Los neonatos prematuros y de término requieren una posología más complicada que depende tanto de la edad gestacional como de la edad posnatal y la edad corregida. Estas consideraciones por lo general *solo son importantes si la edad corregida del niño es < 40 semanas.* La edad corregida (es decir, la edad desde la concepción) simplemente se calcula al añadir la edad gestacional más la edad posnatal en semanas. Por lo tanto, un lactante de 8 semanas de edad, anteriormente de 28 semanas de edad gestacional (SEG) tiene una edad corregida de 36 SEG. En el periodo neonatal, la dosis difiere con base tanto en la edad gestacional como en la edad posnatal. Un neonato que tenía 35 SEG, ahora de 12 días de edad, requiere una diferente dosis de gentamicina IV que un recién nacido que tenía 35 SEG y ahora tiene 6 días de edad.

Los medicamentos también tienen dosis máximas variables. Debido a que con frecuencia los médicos dependen de una dosis basada en el peso, los niños mayores y los adolescentes pueden alcanzar dosis máximas al medir lo que mide un adulto. Asimismo, ¡diferentes diagnósticos tienen diferentes dosis! Amoxicilina se administra como una dosis de 90 mg/kg/día dividida dos veces al día para otitis media aguda, en tanto que se administra como 50 mg/kg/día o dividida dos veces al día para amigdalofaringitis estreptocócica.

Los medicamentos orales tienen concentraciones variables. Cuando se calculan las dosis, hay que poner atención a las varias formas de dosis para evitar dar ya sea una cantidad minúscula de la medicina que sea imposible que los padres administren de manera consistente o una cantidad irrazonablemente enorme que el niño no pueda tomar. Por lo general, está bien redondear los medicamentos a un número entero, pero tener cuidado al hacerlo en medicamentos no líquidos porque el efecto puede ser mucho más pronunciado (p. ej., redondear un medicamento que es de 75 mg/mL es muy distinto que redondear uno que es de 250 mg por tableta).

Ciertos medicamentos solo pueden administrarse a niños de cierta edad o en ciertas circunstancias. Por ejemplo, si bien doxiciclina no suele prescribirse a niños menores de 8 años de edad a causa de la preocupación de que los dientes se manchen, aún es el tratamiento recomendado para niños menores de 8 años de edad diagnosticados con fiebre exantemática de las Montañas Rocosas. La American Academy of Pediatrics, la Food and Drug Administration de Estados Unidos, la Agencia Europea de Medicamentos y la Organización Mundial de la Salud recomiendan no usar supresores de la tos (codeína, dextrometorfano) en niños de diferentes edades con base en la falta de eficacia y las preocupaciones de seguridad, aunque en ocasiones pueden prescribirse a los adolescentes.

PUNTOS CLAVE

- Los niños tienen diferente absorción, distribución, metabolismo y excreción de los medicamentos de acuerdo con su edad.
- ¡No hay que adivinar! Siempre deben consultarse las recomendaciones de dosificación.
- Si se está atendiendo a un lactante con antecedentes de prematuridad y una edad corregida < 40 SEG, poner especial atención a la dosis.
- Algunas opciones recomendables para verificar las dosis apropiadas para la edad y el peso incluyen UpToDate, NeoFax y el libro rojo de la AAP.

Lecturas sugeridas

Engle WA; American Academy of Pediatrics Committee on Fetus and Newborn. Age terminology during the peri-natal period. *Pediatrics*. 2004;114(5):1362-1364.

Kearns GL, et al. Developmental pharmacology—drug disposition, action, and therapy in infants and children. *N Engl J Med*. 2003;349(12):1157-1167.

O'Hara K. Paediatric pharmacokinetics and drug doses. *Aust Prescr*. 2016;39(6):208-210.

Que la dosis esté contigo... enfocarse en la comunicación para evitar los errores de dosis 10 veces mayores

Elise Milani, MD y Stephen Lim, MD, FAAEM

Errores de medicación

Proporcionar atención médica a pacientes pediátricos es un proceso complejo que incluye a muchas personas y múltiples sistemas. Debido a este proceso de múltiples niveles, es posible que ocurran errores de medicación. Sin embargo, afortunadamente ese proceso escalonado establece una serie de "verificaciones" en la que muchos de estos errores pueden identificarse y solucionarse. Puede ocurrir un error de medicación en cualquier lugar a lo largo del proceso de prescribir, transcribir, preparar, administrar y monitorear un medicamento. Los *errores de medicación adversos* son aquellos que dañan al paciente.

La incidencia de errores de medicación entre pacientes adultos y pediátricos es similar; no obstante, los errores de medicación en poblaciones pediátricas tienen tres veces más probabilidades de causar daño. Los pacientes pediátricos son particularmente susceptibles a los errores de medicación adversos debido a sus tamaños variables, fisiología diferente y barreras de comunicación. Los niños presentan grandes variaciones de tamaño y los pesos más pequeños pueden conducir a errores frecuentes en la dosificación en factores de 10. La dosificación se complica aún más en medicamentos que vienen en diferentes concentraciones (p. ej., epinefrina a una concentración de 1:1000 y 1:10000). Además, la fisiología pediátrica cambia durante el desarrollo, por lo que el metabolismo de cualquier medicamento puede variar de manera considerable. Por ejemplo, trimetoprim-sulfametoxazol puede administrarse con seguridad a un niño de 5 meses de edad, pero puede ser letal si se administra a uno de 1 mes de edad debido a su metabolismo hepático inmaduro. Estas diferencias sutiles tienen consecuencias significativas y requieren gran consideración. Con esto en mente, pueden implementarse varias herramientas para minimizar los errores de medicación.

Reducir los errores de medicación

Los sistemas de computación han demostrado ser críticos para reducir los errores de medicación. El sistema de entrada de orden médica computarizada (CPOE, por sus siglas en inglés) describe un sistema en el que las órdenes se asignan y reciben de forma electrónica. Este proceso ha reducido drásticamente errores de transcripción porque los responsables de la farmacia y las enfermeras ya no tienen que leer la horrible letra de los doctores e interpretar indicaciones vagas o ausentes de administración. De modo similar, el sistema computarizado de soporte para decisiones clínicas (CCDS) es un sistema electrónico que "verifica" las órdenes. Puede alertar a los médicos acerca de alergias del paciente, recetas médicas duplicadas, interacciones farmacológicas adversas y recordatorios basados en evidencia. Además, los parámetros de dosis incluidos en las recetas médicas ayudan a minimizar errores de dosificación.

La provisión de atención médica es un esfuerzo multidisciplinario. Médicos, enfermeras, técnicos, farmacéuticos y otros profesionales deben sentirse obligados y ser alentados a dar voz a sus preocupaciones cuando las recetas médicas parezcan inapropiadas. Puede ocurrir un error en la dosis, la vía, la frecuencia e incluso el tipo de medicamento y todos los medicamentos deben "verificarse" antes de prepararse y administrarse. Los farmacéuticos clínicos especializados pueden proporcionar su perspectiva sobre el manejo médico. Los farmacéuticos clínicos que trabajan en la sala de urgencias, las unidades de cuidados intensivos y las salas de hospitalización ayudan a reducir los errores de medicación, en especial los errores de dosis. Los estudios también han demostrado que la incorporación de los farmacéuticos clínicos a los equipos médicos resulta en esquemas médicos más costo-efectivos.

Muchos errores pueden evitarse cuando una persona confirma que ha escuchado la receta y después repite lo que ha escuchado. Por ejemplo, un doctor dice a una enfermera que "por favor administre al paciente de la habitación 'A' 3.375 mg de piperacilina/tazobactam IV". La enfermera después verifica que ha escuchado el mensaje y dice: "De acuerdo, voy a administrarle al paciente de la habitación 'A' 3.375 mg de piperacilina/tazobactam IV, ¿cierto?" El doctor entonces confirma que esto es correcto y dice: "sí". Esta técnica permite que tanto la enfermera como el doctor verifiquen el mensaje y da la oportunidad de detectar cualquier discrepancia. Si la cultura del hospital es una en la que "las decisiones de los médicos no deben cuestionarse", entonces la enfermera no dirá nada si detecta un error. Por seguridad del paciente y un ambiente de trabajo cohesivo, todo el personal de salud debe sentirse cómodo y ser alentado a manifestar sus preocupaciones.

La educación continua de los profesionales de atención a la salud es útil para reducir errores de medicación. Debe proporcionarse información frecuente y actualizada de las guías actuales de medicamentos, efectos adversos de medicamentos, tasas del hospital de errores de medicación y medidas constantes de mejoría de la calidad.

PUNTOS CLAVE

- Los errores de medicación en los pacientes pediátricos tienen una probabilidad tres veces mayor de causar daño que en los pacientes adultos.
- Los niños son susceptibles a errores de medicación adversos debido a grandes variaciones en su tamaño, fisiología y capacidad para comunicarse.
- Las herramientas que ayudan a minimizar los errores de medicación adversos incluyen sistemas computarizados, farmacéuticos clínicos, buena comunicación en el lugar de trabajo, costumbre de verificar las dosis y educación continua.

Lecturas sugeridas

Fortescue EB. Prioritizing strategies for preventing medication errors and adverse drug events in pediatric inpatients. *Pediatrics.* 2003;111(4):722-729.
Lesar TS. Factors relating to errors in medication prescribing. *JAMA.* 1997;277(4):312-317.
Neuspiel DR. Reducing the risk of harm from medication errors in children. *Health Serv Insights.* 2013;6:47-59.
Poole RL. Medication errors: "neonates, infants and children are the most vulnerable!". *J Pediatr Pharmacol Ther.* 2008;13(2):65-67.
Walsh KE. How to avoid pediatric medication errors: a user's guide to the literature. *Arch Dis Child.* 2005;90(7):698-702.

198

Solo una probadita: estar consciente de las medicinas con sabor desagradable que los niños pueden negarse a tomar

Rachel Wiltjer, DO y Jennifer E. Guyther, MD

Cuando éramos niños, la mayoría de nosotros pensaba que las medicinas sabían mal. Ahora, como profesionales médicos adultos, muchos hemos visto a o escuchado de un paciente pediátrico que escupe paracetamol por todo el piso (o sobre la persona con la mala suerte de estar administrándolo). Podemos mirar al cielo e insistir en mejores técnicas de administración, pero el sabor de la medicina puede convertirse en un verdadero problema para cumplir con un esquema de dosificación. Los sobornos, las súplicas y la fuerza bruta, a los que se recurre con frecuencia, rara vez funcionan, y dejan a los médicos en medio de una situación complicada.

El sabor es una combinación de gusto, olor e irritación química. Las células del gusto aparecen a las 7 a 8 semanas de gestación y a la larga sirven como protección contra las intoxicaciones. A unas pocas horas del nacimiento, pueden observarse indicaciones de la capacidad para distinguir sabores en muchos lactantes cuando rechazan lo amargo y prefieren lo dulce y gustoso. Los medicamentos líquidos se preparan con una variedad de aditivos para aprovechar las papilas gustativas de forma química. Se considera que el sodio bloquea lo amargo y los azúcares estimulan los receptores del dulce. Las experiencias individuales y la cultura influyen sobre las preferencias de sabor. Por ejemplo, los sabores a chicle y uva predominan en Estados Unidos, los cítricos y los sabores a moras son populares en Europa y el regaliz es el preferido en Escandinavia.

Una variedad de pequeños estudios ha comparado los sabores de los medicamentos que se usan con frecuencia, así como sus efectos sobre el cumplimiento. Algunos de los medicamentos con mejor sabor incluyen amoxicilina/ácido clavulánico y cefalexina. Algunos de los peores son TMP/SMX, penicilina, clindamicina y metronidazol. La solución de prednisona y dexametasona también tiene mal sabor.

Los medicamentos de sabor desagradable pueden tener un efecto grave sobre el cumplimiento. Ya es bastante complicado pedir a los padres que administren medicamentos a niños que no tienen ningún interés por tomarlos, a veces incluso hasta tres o cuatro veces al día por hasta 2 semanas. El cumplimiento con un antibiótico recetado cae a 44% para el día 3 y a 18% para el 9. Los medicamentos que se prescriben a diario o dos veces al día tienen tasas de cumplimiento de 73 y 70%, respectivamente, en comparación con 52% para los que se administran tres veces al día y 42% para los que se administran cuatro veces al día. La necesidad de administrar un medicamento que es particularmente desagradable incrementa la dificultad de cumplir tanto con un esquema de dosis como con el número total de dosis. Para disminuir la cantidad física de medicamento que los padres tienen que administrar, debe prescribirse la mayor concentración apropiada y el menor número de dosis diarias.

Algunas farmacias ofrecen saborizantes que pueden añadirse a los medicamentos, a menudo por un pequeño costo adicional. Los endulzantes como chocolate, fresa o miel de maple pueden administrarse en casa antes y después del medicamento. Dar al niño una golosina fría antes y después de tomar el medicamento añade dulzura y disminuye el funcionamiento de las papilas gustativas. Una paleta o un caramelo puede ayudar a los niños en edad de comerlos a contrarrestar los sabores desagradables. Usar medicamentos no líquidos como tabletas masticables o que pueden disolverse o bien los gránulos en el interior de las cápsulas en ocasiones resulta de ayuda. Algunas tabletas pueden triturarse (después de verificar con el farmacéutico) y mezclarse con algún alimento apetitoso, como puré de manzana, crema de cacahuate o betún. Para niños un poco mayores con dificultades especiales o que requieren medicamentos con frecuencia, el entrenamiento para tomar pastillas usando dulces muy pequeños (pasando a dulces de mayor tamaño que se aproximen al tamaño de la tableta que tienen que tomar) es una opción para evitar por completo los medicamentos líquidos.

El primer paso para mejorar el cumplimiento con los medicamentos líquidos es conocerlos. Hay que considerar el sabor al escribir una receta. Intente probar estos medicamentos antes de recetarlos. Si uno de los que peor sabe es en realidad el mejor fármaco, considerar administrar una dosis de prueba en urgencias antes de enviar al paciente a casa para asegurarse que puede tolerarlo. Este abordaje da a las enfermeras la oportunidad de educar a los padres sobre las técnicas que pueden ayudar en la administración del medicamento en casa. Cuando dos medicamentos tienen una eficacia comparable, puede añadirse el sabor a la decisión al momento de elegirlo.

PUNTOS CLAVE

- El sabor tiene un verdadero impacto sobre el cumplimiento con los medicamentos. Después de considerar su efectividad, costo y esquema de dosificación, hay que tomar en cuenta el sabor para ayudar al cumplimiento.
- Proporcionar a los padres estrategias para mejorar la administración del medicamento en casa, como dar una golosina fría antes y después de tomar la medicina, dar un líquido dulce para quitar el mal sabor o mezclar el medicamento en un alimento que le guste al niño.
- Algunos de los medicamentos favoritos del médico tienen un sabor terrible, por lo que hay que considerar una prueba de tolerabilidad antes de que el paciente salga de urgencias.

Lecturas sugeridas

Baguley D, Lim E, Bevan A, et al. Prescribing for children—taste and palatability affect adherence to antibiotics: a review. *Arch Dis Child*. 2012;97:293-297.

Bradshaw H, Mitchell M, Edwards C, et al. Medication palatability affects physician prescribing preferences for common pediatric conditions. *Acad Emerg Med*. 2016;23:1243-1247.

Falagas M, Karagiannis AK, Nakouti T, et al. Compliance with once-daily versus twice or thrice-daily administration of antibiotic regimens: a meta-analysis of randomized controlled trials. *PLoS One*. 2015;10(1):e0116207.

Gee SC, Hagemann TM. Palatability of liquid anti-infectives: clinician and student perceptions and practice outcomes. *J Pediatr Pharmacol Ther*. 2007;12(4):216-223.

Przemyslaw K. Patient compliance with antibiotic treatment for respiratory tract infections. *J Antimicrob Chemother*. 2002;46(6):897-903.

Nota: los números de página seguidos por una "f" denotan figuras, aquellos seguidos de una "t" denotan tablas.